国家卫生健康委员会"十四五"规划教材
全国高等学校药学类专业第九轮规划教材
供药学类专业用

人体解剖生理学

第8版

主　编　周　华　杨向群

副主编　金宏波　黄菊芳　李卫东

编　者（以姓氏笔画为序）

王爱梅（锦州医科大学）　　　　　　　　林默君（福建医科大学）

朱大诚（江西中医药大学）　　　　　　　金宏波（哈尔滨医科大学）

刘羽丹（中国医科大学）　　　　　　　　周　华（四川大学华西基础医学与法医学院）

刘尚明（山东大学基础医学院）　　　　　袁东智（四川大学华西基础医学与法医学院）

刘海岩（吉林大学基础医学院）　　　　　黄菊芳（中南大学基础医学院）

李　莎（河北医科大学）　　　　　　　　崔　巍（沈阳药科大学）

李卫东（广东药科大学）　　　　　　　　彭碧文〔武汉大学泰康医学院（基础医学院）〕

杨向群（中国人民解放军海军军医大学）　韩　莹（南京医科大学）

杨最素（浙江海洋大学食品与药学学院）　蔡　青（天津中医药大学）

邹　原（大连医科大学）

人民卫生出版社
·北　京·

图书在版编目（CIP）数据

人体解剖生理学 / 周华，杨向群主编 . —8 版 . —
北京：人民卫生出版社，2022.8（2024.11重印）
ISBN 978-7-117-33194-4

Ⅰ. ①人… Ⅱ. ①周… ②杨… Ⅲ. ①人体解剖学 –
人体生理学 – 医学院校 – 教材 Ⅳ. ①R324

中国版本图书馆 CIP 数据核字（2022）第 102089 号

人卫智网	www.ipmph.com	医学教育、学术、考试、健康， 购书智慧智能综合服务平台
人卫官网	www.pmph.com	人卫官方资讯发布平台

人体解剖生理学
Renti Jiepou Shenglixue
第 8 版

主　　编：周　华　杨向群
出版发行：人民卫生出版社（中继线 010-59780011）
地　　址：北京市朝阳区潘家园南里 19 号
邮　　编：100021
E - mail：pmph @ pmph.com
购书热线：010-59787592　010-59787584　010-65264830
印　　刷：人卫印务（北京）有限公司
经　　销：新华书店
开　　本：850×1168　1/16　　印张：21
字　　数：607 千字
版　　次：1979 年 8 月第 1 版　　2022 年 8 月第 8 版
印　　次：2024 年 11 月第 5 次印刷
标准书号：ISBN 978-7-117-33194-4
定　　价：78.00 元
打击盗版举报电话：010-59787491　E-mail：WQ @ pmph.com
质量问题联系电话：010-59787234　E-mail：zhiliang @ pmph.com
数字融合服务电话：4001118166　E-mail：zengzhi @ pmph.com

出 版 说 明

全国高等学校药学类专业规划教材是我国历史最悠久、影响力最广、发行量最大的药学类专业高等教育教材。本套教材于1979年出版第1版,至今已有43年的历史,历经八轮修订,通过几代药学专家的辛勤劳动和智慧创新,得以不断传承和发展,为我国药学类专业的人才培养作出了重要贡献。

目前,高等药学教育正面临着新的要求和任务。一方面,随着我国高等教育改革的不断深入,课程思政建设工作的不断推进,药学类专业的办学形式、专业种类、教学方式呈多样化发展,我国高等药学教育进入了一个新的时期。另一方面,在全面实施健康中国战略的背景下,药学领域正由仿制药为主向原创新药为主转变,药学服务模式正由"以药品为中心"向"以患者为中心"转变。这对新形势下的高等药学教育提出了新的挑战。

为助力高等药学教育高质量发展,推动"新医科"背景下"新药科"建设,适应新形势下高等学校药学类专业教育教学、学科建设和人才培养的需要,进一步做好药学类专业本科教材的组织规划和质量保障工作,人民卫生出版社经广泛、深入的调研和论证,全面启动了全国高等学校药学类专业第九轮规划教材的修订编写工作。

本次修订出版的全国高等学校药学类专业第九轮规划教材共35种,其中在第八轮规划教材的基础上修订33种,为满足生物制药专业的教学需求新编教材2种,分别为《生物药物分析》和《生物技术药物学》。全套教材均为国家卫生健康委员会"十四五"规划教材。

本轮教材具有如下特点:

1. 坚持传承创新,体现时代特色 本轮教材继承和巩固了前八轮教材建设的工作成果,根据近几年新出台的国家政策法规、《中华人民共和国药典》(2020年版)等进行更新,同时删减老旧内容,以保证教材内容的先进性。继续坚持"三基""五性""三特定"的原则,做到前后知识衔接有序,避免不同课程之间内容的交叉重复。

2. 深化思政教育,坚定理想信念 本轮教材以习近平新时代中国特色社会主义思想为指导,将"立德树人"放在突出地位,使教材体现的教育思想和理念、人才培养的目标和内容,服务于中国特色社会主义事业。各门教材根据自身特点,融入思想政治教育,激发学生的爱国主义情怀以及敢于创新、勇攀高峰的科学精神。

3. 完善教材体系,优化编写模式 根据高等药学教育改革与发展趋势,本轮教材以主干教材为主体,辅以配套教材与数字化资源。同时,强化"案例教学"的编写方式,并多配图表,让知识更加形象直观,便于教师讲授与学生理解。

4. 注重技能培养,对接岗位需求 本轮教材紧密联系药物研发、生产、质控、应用及药学服务等方面的工作实际,在做到理论知识深入浅出、难度适宜的基础上,注重理论与实践的结合。部分实操性强的课程配有实验指导类配套教材,强化实践技能的培养,提升学生的实践能力。

5. 顺应"互联网+教育",推进纸数融合 本次修订在完善纸质教材内容的同时,同步建设了以纸质教材内容为核心的多样化的数字化教学资源,通过在纸质教材中添加二维码的方式,"无缝隙"地链接视频、动画、图片、PPT、音频、文档等富媒体资源,将"线上""线下"教学有机融合,以满足学生个性化、自主性的学习要求。

众多学术水平一流和教学经验丰富的专家教授以高度负责、严谨认真的态度参与了本套教材的编写工作,付出了诸多心血,各参编院校对编写工作的顺利开展给予了大力支持,在此对相关单位和各位专家表示诚挚的感谢!教材出版后,各位教师、学生在使用过程中,如发现问题请反馈给我们(renweiyaoxue@163.com),以便及时更正和修订完善。

人民卫生出版社

2022年3月

主 编 简 介

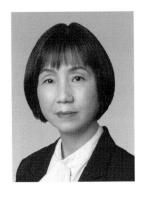

周　华

　　博士,四川大学华西基础医学与法医学院生理学教研室教授,从事生理学教学与科研工作 30 余年,主持教改项目 5 项,主编、参编国家级规划教材和其他教材 10 余部。曾先后获得四川大学本科优秀教学奖、四川大学教学成果奖、姜维平优秀教学奖等多项荣誉。中国生理学会呼吸生理专业委员会委员,四川省生理科学会生理学专业委员会委员兼秘书,《生理学报》审稿人。主要科研方向是中枢神经系统兴奋性活动相关的细胞生物学研究,参加国家自然科学基金、教育部博士点基金 7 项,在国际国内学术期刊上发表论文 30 余篇。

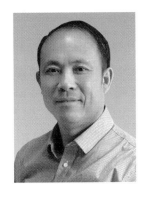

杨向群

　　医学博士、教授、博士生导师,中国人民解放军海军军医大学人体解剖学教研室主任。任中国解剖学会人体解剖和数字解剖学分会、科技开发与咨询工作委员会、体质调查委员会副主任委员,上海市解剖学会副理事长兼秘书长、全军解剖组织胚胎学专业委员会副主任委员。获评中国人民解放军海军军医大学特级优秀教员、“最受学员喜爱的老师”。从事人体解剖学、心血管再生医学的教学和科研工作。获军队院校育才银奖、上海市育才奖、军队科技进步奖二等奖与三等奖、美国生理学会职业机会奖、海军级教学成果奖和校级教学成果奖一等奖,发表教学和科研论文 150 余篇,主编教材和专著 10 余部,参编 20 余部。《解剖学报》《解剖学杂志》《中华细胞与干细胞杂志》《医用生物力学》编委。

副主编简介

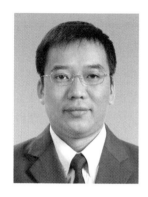

金宏波

　　哈尔滨医科大学生理学教授,机能学实验教学中心主任。中国生理学会理事,中国病理生理学会理事,中国病理生理学会机能实验教学工作委员会副主任委员,黑龙江省生理科学会副理事长兼秘书长,国家级一流本科课程负责人。从事基础医学教学工作27年,承担生理学、实验机能学等课程教学工作。研究方向为痛觉调制机制,可兴奋组织兴奋机制等。主持科研、教学改革项目多项。发表SCI收录论文10余篇。参加国家级规划教材和其他教材、专著等编写40余部。主持国家级一流本科课程和省级虚拟仿真实验项目、线上线下混合式课程等。

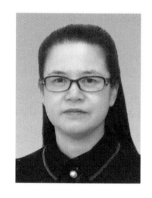

黄菊芳

　　中南大学基础医学院人体解剖学与神经生物学系博士生导师、生命科学学院院长。中国解剖学会常务理事,湖南省解剖学会副理事长,湖南省人类遗传资源产业技术创新战略联盟牵头人,湖南省人类遗传资源库负责人。主持国家重点研发专项1项、省重点研发专项2项、国家自然科学基金面上项目6项。担任人民卫生出版社教材《人体解剖生理学》(第7版)副主编《系统解剖学》(第9版)编委。近年来提出了"分布式人类遗传资源库"建设的理念,牵头开设了全英文的"低温生物学与生物样本库科学"课程、基础与临床结合的"数字医学"研究生课程。主要研究方向为神经损伤与修复机制研究、生物样本库规范化建设研究、人类遗骸保护技术研究等。

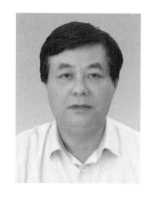

李卫东

　　教授、医学博士、研究生导师。广东药科大学健康学院院长;广东省光与健康工程技术研究中心主任;广东省本科高校健康教育教学指导委员会委员;广东省本科高校医学技术类专业教学指导委员会委员;广东省一流本科专业负责人;国家"十三五"规划教材、全国高等学校健康服务与管理专业第一届教材评审委员会委员;获得广东省教学成果奖一等奖2项;广东省康复医学会教学成果奖一等奖1项;主持完成国家自然基金项目和中央财政支持地方高校项目3项;主持完成广东省重点教学改革项目2项、广东省质量工程项目3项;主编国家规划教材5部;发表论文40余篇;培养硕士研究生30余位。

前　言

《人体解剖生理学》(第 7 版)自 2016 年出版以来,在众多医药院校药学类专业教学中已使用 5 年以上。为了更好地满足现阶段药学类专业教育教学的需求,根据 2021 年在北京召开的全国高等学校药学类专业第九轮规划教材主编人会议精神,我们重新组建了《人体解剖生理学》(第 8 版)教材的编写委员会,编写团队由全国 18 所综合性大学或医药院校的 19 位多年工作在教学第一线的生理学和解剖学教师组成。

根据第 7 版教材各使用单位的反馈意见,结合当前学科发展以及教学改革趋势,本版教材在保留第 7 版教材基本风格及主体内容框架的基础上,根据药学类专业特点对原版内容进行调整、精简、修正及更新。比如,"第一章　绪论"中增加人体解剖学和生理学发展历史,强化结构与功能相适应的生物学观点以及二者的有机联系;"第五章　血液的组成与功能"增加促红细胞生成素受体;"第八章　消化系统的结构与功能"增加肠道微生态;"第十章　泌尿系统的结构与功能"增加上皮细胞水通道蛋白 1(AQP1),上皮细胞尿素转运体以及影响尿液浓缩与稀释药物的作用位点图;"第十二章　神经系统的结构与功能"增加神经递质代谢;"第十四章　生殖系统的结构与功能"增加辅助生殖技术。本次修订中,我们还注重联系临床及药学专业特点,通过丰富、完善、扩充原有教材中的"案例分析"学习栏目,使每章设有的典型案例作为问题导入引导学生学习;通过"药学实践"这个新栏目(数字资源内容),了解前沿重大研究成果转化为创新药的过程,以此激发学生的探索创新精神。我们所做的努力就是为了增加教材的可读性,提高学生的学习兴趣,增加解剖生理学知识与药物开发及药物临床应用的联系。

在本教材的编写过程中,全体编写人员表现出极大的热情和高度负责的精神,副主编和编委们对编写工作给予了大力支持和帮助,为本教材的顺利完稿和出版付出了辛勤的劳动。在此,我们表示衷心的感谢!

由于我们的编写经验和水平有限,本教材难免存在不当之处,我们恳请读者不吝批评指正!

周　华　杨向群
2022 年 4 月

目　录

第一章

绪　论

学习目标

1. **掌握**　人体解剖生理学的研究对象和任务;内环境与稳态的概念;稳态的维持;生理功能的调控;负反馈、正反馈及其生理意义。
2. **熟悉**　生理学的研究方法及其在药物研究中的应用;解剖学的基本术语。
3. **了解**　解剖学和生理学的发展与现代医药学的关系;前馈及其生理意义。

第一章
教学课件

第一节　人体解剖生理学概述

一、人体解剖学和人体生理学的研究对象和任务

人体解剖生理学(human anatomy and physiology)是由人体解剖学和人体生理学两部分组成的,二者都是生命科学的重要分支。

人体解剖学(human anatomy)是研究人体正常形态和结构的科学。人体的基本结构及功能单位是**细胞**(cell);结构及功能相似的一类细胞通过细胞外基质聚合在一起构成**组织**(tissue);不同组织有机组合构成**器官**(organ);结构及功能密切相关的几个器官协调配合,共同实现特定的生理功能而成为**系统**(system)。人体解剖学的任务就是揭示人体各器官系统的正常形态结构、位置与毗邻关系、生长发育规律及其功能意义。

人体生理学(human physiology)是研究人体正常生命活动规律的科学。人体生命活动的正常进行有赖于组成人体的细胞、组织、器官和系统行使不同的生理功能以及各组成部分功能活动的相互联系和协调。例如,血液在心血管系统内循环流动、运输物质;呼吸系统的主要功能是从外界环境摄取机体新陈代谢所需要的氧气、排出二氧化碳;消化系统的主要功能是对食物进行消化、吸收,使机体获取所需的营养物质;神经及内分泌系统的功能则是对器官系统的功能进行调节,使之达到高度的协调配合。人体生理学的任务就是研究各项生理功能的表现形式、活动过程、发生机制及影响因素,阐明机体为适应环境变化和维持整体生命活动所作的相应调节。

机体各种不同的功能都需要一定的结构来完成,即一定的解剖结构产生与之相适应的生理功能。例如,骨因含有矿物质沉积物而质地坚固,坚硬的骨可支持躯体、保护器官;心瓣膜可防止血液回流,使血液朝单一方向流动;小肠内面黏膜因存在大量环状皱襞、绒毛和微绒毛结构而具有巨大的吸收面积,该结构特点成为小肠发挥吸收功能的有利条件。结构是功能的物质基础,人体解剖生理学教材按照解剖学与生理学知识的内在联系进行有机整合,帮助学生在了解人体形态结构的基础上,深入学习人体生理学的知识。

二、人体解剖生理学与医药学的关系

人体解剖生理学与医药学有着密切的关系,对人体结构和功能的认识开启了医学的新征程。1543年,安德烈亚斯·维萨留斯(Andreas Vesalius)根据直接观察撰写出版《人体的构造》一书,他所开

创的人体解剖学成为近现代医学的基石。1628年,威廉·哈维(William Harvey)根据动物实验证实体内的血液循环现象,发表《动物心脏和血液运动的解剖论》,近代生理学由此开始。医学发展进入以实验科学为基础的新纪元。

人体解剖生理学的深入研究对医药学的发展起着重要的促进作用。例如,对细胞信号转导通路及信号通路中各信号分子作用的研究促进了人们对肿瘤、心血管疾病、炎症性疾病以及神经退行性疾病的分子病理机制的认识,推动了人类在基础与临床医学、药物治疗学、药物设计等领域的治疗创新和新型靶向药物的研制开发;对细胞膜上离子通道结构及功能的研究,增进了人类对于离子通道结构和功能异常所致"离子通道病"的认识,并由此研制出一类通过作用于离子通道治疗疾病的药物。可以相信,随着人体解剖生理学研究的深入,将有更多疗效高、副作用低的药物产生。

科学家的故事(拓展阅读)

人体解剖生理学是一门非常重要的基础医学理论课程,它是学习和理解疾病状态下机体形态结构异常和功能变化的前提,是理解各种药物治疗原理的基础。医药学专业的学生只有掌握了人体解剖生理学知识,才能进一步学习药理学、病理学、病理生理学等专业相关后续课程。

三、生理学的研究方法和三个水平

生理学是一门实验性科学,其知识主要是通过实验获得的。生理学的研究可以从细胞和分子、器官和系统以及整体三个水平进行。

(一)生理学的研究方法

生理学的研究方法包括客观观察和实验研究。

机体中,一些反映功能活动的生理指标可通过观察、测定、分析和统计处理而获得,如心率、呼吸频率、体温、尿量等生理活动的正常值及其生理变异。

机体大量的生理学知识是通过实验研究来获取的。实验是在人工控制条件下,观察记录实验对象的某些生理功能变化,分析其产生机制及影响因素的研究方法。实验对象包括人和动物。

1. 人体实验　人体实验是在伦理允许的范围内、以不伤害人体为前提进行的实验研究。常见的无创人体功能研究方法有:心电、脑电、脑血流测定,肺通气功能测定,人脑记忆的功能性核磁共振等。然而,人体实验所能提供给我们直接观察人体生理功能的机会有限,而动物尤其是哺乳动物与人体生理功能在很大程度上具有相似性,因此人体生理学的知识很多来自于动物,尤其是哺乳动物实验。

2. 动物实验

(1) 急性实验:**急性实验**(acute experiment)是以完整动物或动物材料为研究对象,在人工控制的实验环境条件下,短时间内对动物某些生理活动进行观察和记录的实验。急性动物实验可分为离体实验和在体实验。

1) 离体实验:**离体实验**(experiment *in vitro*)是从活的或刚处死的动物体内取出所需的细胞、组织或器官,在类似于体内环境的人工环境中进行观察和实验。例如,蛙心灌流实验就是将青蛙体内分离出的心脏,用接近其血浆成分的溶液灌流,保持心脏跳动,灌流液中加入某些化学药物观察其对心脏活动的影响。离体实验的优点是容易控制实验条件,排除无关因素的干扰,便于研究某单一因素的作用。但由于离体条件与真实生理条件有差异,应结合在体实验对结果进行分析。

2) 在体实验:**在体实验**(experiment *in vivo*)是在动物麻醉条件下,手术暴露所需研究的某些器官或组织,观察人为干预条件下某些生理功能的变化。例如,分离动物的颈总动脉并插管记录血压,观察记录血压在不同因素作用下变化的实验。在体实验的优点是可在整体情况下,研究某一器官的功能活动规律以及与其他器官、系统间的相互联系。

(2) 慢性实验:**慢性实验**(chronic experiment)是以清醒、完整的动物为研究对象,尽量使动物生活在接近自然的条件下,在一段时间内,对机体某些生理功能进行反复多次观察和记录的实验。慢性实验通常需要事先对动物施行无菌外科手术,处理拟研究的器官,待动物身体状态恢复后再行实验。例如,用于观察胃液分泌机制的假饲实验,需事先对狗进行手术,形成食管瘘和胃瘘,再行观察不同部位感受器受刺激后引起的胃液分泌变化;研究某个内分泌腺功能时,可先行手术将其摘除,然后比较相关生理功能在手术前后的变化;研究某种药物的药理或毒理作用时,常常需要较长时间饲喂动物并观察相关功能活动的变化。慢性实验的优点在于实验条件更接近自然,但干扰因素较多,实验条件难于完全控制。

生理学动物
实验分类
(视频)

显然,上述实验方法各有长处,但都存在某些局限,因此要解决某个科学问题,应根据研究目的进行科学合理的设计,将急性和慢性实验,离体和在体实验所得到的结果进行综合客观的分析,以便得到正确可靠的结论。

(二)生理学研究的三个水平

人体结构功能复杂,生理学知识是通过不同水平上进行的研究获得的。目前,生理学研究大致分为以下三个水平。

1. 细胞和分子水平 细胞是构成人体的基本结构和功能单位,细胞的特性决定了由这些细胞构成的各个器官的功能特性。细胞和分子水平研究主要揭示细胞以及组成细胞的生物大分子的功能和生物学特性,它有助于认识相关器官生理功能产生的机制。例如,肌肉的收缩功能是由肌细胞的收缩特性决定的,肌细胞的收缩是由于细胞内特殊蛋白质分子的构象和排列方式在一定条件下发生变化所致。目前,对细胞和分子水平的功能研究已逐步深入基因水平及后基因组层面,阐述有关基因在生理学中作用的生理基因组学已成为一个新的分支。细胞和分子水平的研究往往需要采用离体实验的方法,并借助于细胞和分子生物学的技术手段。

2. 器官和系统水平 构成人体的不同器官和系统具有不同的生理功能,研究这些器官和系统的功能活动,阐明其发生机制、活动规律以及影响因素是器官和系统水平研究的重要任务。

3. 整体水平 人体是一个有机的整体,构成这一整体的各器官系统相互协调、相互配合、相互制约,从而保障生命活动的正常进行。如果某一器官出现功能障碍就会很快累及其他脏器。例如,肾脏功能衰竭时,可引起多器官功能受损。此外,人体所处的环境,包括自然环境和社会环境也会对生理功能产生重大的影响,一旦外环境发生变化,机体的各种生命活动都会做出相应的反应。整体水平以完整的机体为研究对象,分析环境对机体功能活动的影响,阐明各种生理条件下人体各器官系统之间相互联系和协调的规律。

生理学研究的三个水平各有侧重,又相互联系、相互补充。只有将三个水平的研究结合起来,才有可能揭示人体生命活动的真貌。

上述生理学的研究方法实际上也是药物研究的重要手段。早期的药物研究主要依赖于动物实验,注重药物对器官和系统的作用。随着细胞和分子生物学技术的飞速发展,发现很多药物往往通过作用于特殊的靶分子,如基因、酶、通道、受体而发挥药理作用,据此设计并筛选药物已成为目前药物研究的主流。然而,在药物的设计和研究中只有既注重药物对细胞、分子的作用,同时又不忽视药物对器官和系统,乃至整个机体的影响,才能使药物的研究达到一个更高的水平。

第二节 生理学研究的基本范畴

一、机体的内环境与稳态

(一)机体的内环境

体液(body fluid)是人和动物机体所含液体的总称。正常成人体液约占体重的60%,其中的2/3

人体体液构
成示意图
（图片）

分布在细胞内,称为**细胞内液**(intracellular fluid),其余 1/3 分布在细胞外,称为**细胞外液**(extracellular fluid)。细胞外液中,约 1/4 分布在心血管系统内,称为**血浆**(plasma),约 3/4 分布于组织间隙,称为**组织间液**(interstitial fluid)或**组织液**(tissue fluid),此外还有少量的淋巴和脑脊液等。

多细胞动物的绝大多数细胞并不直接与外环境接触,而是直接浸浴并生存在细胞外液中。细胞通过细胞外液与外界环境之间进行物质交换,即细胞从其周围的细胞外液中获取新陈代谢所需要的氧气和营养物质,同时将二氧化碳和其他代谢产物排到细胞外液。循环流动的血浆是沟通各部分体液并与外界环境进行物质交换的重要媒介。可见,细胞外液是细胞直接生活的环境。一百多年前,法国生理学家克洛德·贝尔纳(Claude Bernard)将细胞外液称为机体的**内环境**(internal environment),并指出内环境保持相对稳定是机体在不断变化的外环境中仍能很好生存的首要条件。

（二）稳态

内环境的各项理化性质,如温度、pH、渗透压和各种液体成分等保持相对稳定的状态称为**稳态**(homeostasis)。内环境稳态是在不断变化的过程中达到的一种动态平衡,是机体自我调节的结果。即使在正常情况下,细胞外液理化性质相对恒定的状态也随时会因为机体代谢和所在外环境的变化被打破。在这种情况下,机体神经和体液等调节机制的作用可使各器官和系统的功能及时做出相应的调整,保证内环境的各项理化性质能始终保持在相对稳定的状态,不至于出现过度的波动。例如,当机体因运动而导致体内 CO_2 增多或相对缺氧时,呼吸运动加强,以此排出更多的 CO_2,摄取更多的 O_2;当体内水过剩时,肾脏会增加尿的生成,排出过多的水。因此,稳态的维持需要人体各个器官和系统的参与和协调。

稳态是细胞行使正常生理功能以及机体维持正常生命活动的必要条件。例如,细胞外液晶体渗透压保持相对稳定对于红细胞保持正常形态和体积极为重要;细胞膜两侧的离子保持一定的浓度梯度是可兴奋细胞产生生物电的前提条件。如果内、外环境变化过于激烈,内环境稳态不能维持,将引起机体功能异常,导致疾病,严重时甚至危及生命。在这种情况下,往往需要通过适当的药物和其他医疗手段来帮助恢复内环境的平衡。

目前,有关稳态的概念已扩展到泛指机体的各项生理功能在神经和体液因素调节下保持相对稳定的状态。机体如何调节各器官和系统的功能活动以适应内、外环境的变化,从而维持稳态正是人体生理学研究的核心,也是我们学习生理学需要把握的关键。

案例分析

一位 60 岁的健康男性,在果园采摘水果。时值夏日,烈日炎炎,空气潮湿,男子工作不久即大汗淋漓。几小时后,他感到头晕、思维模糊。由于意识不清晰,他记不清多久没有喝水以及何时停止出汗的。家人听到呼救赶来时,他的皮肤已经变成淡蓝色,准备站立时晕倒在地。男子被送到医院,诊断为"中暑"。

问题:

1. 为何患者先是大汗淋漓而后出汗停止?

2. 引起患者头晕、意识模糊的原因是什么?

3. 患者皮肤为何变成淡蓝色?

4. 患者的体温、血压有何改变?

5. 机体如何调节其功能活动以维持温度及血压的相对稳定?患者的症状与内环境稳态有何关系?

分析：

正常人体的温度通过体内完善的体温调节机制保持相对恒定(详见第九章)。如体温升高，机体产热减少，散热增加，体温下降；相反，体温降低，机体产热增加，散热减少，体温回升。

炎热、潮湿、高温环境下作业可使体温升高，机体通过发汗散热来降低体温。然而，持续大量出汗并且缺乏液体补充引起体液丢失，细胞外液的量和离子浓度稳态失衡，脑功能活动降低；细胞外液进一步减少致血容量不足，血压下降，皮肤、内脏等血管收缩，皮下血流减少使得泌汗停止。详细分析见右侧二维码。

内环境因素温度异常和中暑(案例学习)

二、刺激与反应

如前所述，人体所在的内、外环境总是不断变化着的，当环境发生变化时，机体必须及时作出反应，调整其原来的功能状态以适应环境的各种变化。因此，研究各种刺激与反应的关系也是生理学研究的一个重要范畴。

(一) 刺激

生理学上，将凡能引起机体发生反应的内、外环境变化统称为**刺激**(stimulus)。按照性质不同，刺激可分为物理(如电、声、光、机械、温度等)、化学(如酸、碱等各种化学物质)以及生物(如细菌、病毒、真菌)等类型。社会、精神、心理因素的变化作为刺激对人类健康的影响也越来越受到重视。刺激能否引起反应，与刺激的强度和刺激持续的时间以及强度对时间的变化率有关(详见第三章)，刺激只有达到一定强度才能引起反应。如果刺激强度过大，或机体对刺激的反应过于强烈，都有可能造成机体的损伤，导致疾病的发生。

(二) 反应

机体受到刺激后所发生的某种功能活动的变化称为**反应**(response)。反应包括兴奋和抑制两种形式。受到刺激时，如果是功能活动从无到有，或从弱到强即为**兴奋**(excitation)，反之功能活动从有到无，或从强到弱即为**抑制**(inhibition)。

(三) 兴奋性

兴奋性(excitability)是指组织或细胞接受刺激后发生反应的能力，是生命活动的基本特征之一。不同类型的细胞接受刺激发生反应时的外在表现形式不同，如肌细胞表现为机械收缩，腺细胞表现为分泌。随着电生理研究的深入，人们发现，神经细胞、肌细胞和部分腺细胞在受刺激后首先发生的共同反应是产生动作电位。因此，生理学中将这些能够产生动作电位的细胞称为**可兴奋细胞**(excitable cell)，对可兴奋细胞而言，兴奋性又指细胞接受刺激后产生动作电位的能力，而兴奋则指细胞产生动作电位的过程(详见第三章)。

三、机体生理功能的调节

当内、外环境发生改变时，机体的各项功能活动必须及时做出适应性反应才能维持内环境的稳态，保证各项生命活动的正常进行。机体功能活动的这种适应性反应过程称为**调节**(regulation)。体内各种生理功能的调节，包括神经调节、体液调节和自身调节，主要是以**反馈控制**(feedback control)的形式来进行的。

(一) 生理功能的调节方式

1. 神经调节　**神经调节**(neural regulation)是由神经系统对生理功能进行的调节，是人体生理功能调节中最主要的形式。神经调节的基本方式是**反射**(reflex)，即在中枢神经系统的参与下，机体对内、外环境的变化所做出的规律性应答。如进食引起唾液分泌增加，锻炼时心跳、呼吸加快都是由反射引起的。反射活动的结构基础是**反射弧**(reflex arc)。反射弧由五个部分组成,即感受器、传入神经、中枢、传出神经和效应器。感受器感受内、外环境变化的刺激并将刺激转变成神经冲动经传入神经传向中枢。神经中枢是指位于脑和脊髓内调节某一特定功能的神经元群。中枢接受传入神经信号,分析整合后发出传出信号经传出神经到达效应器,改变效应器的活动。反射又分为非条件反射和条件反射。非条件反射是生来就有的反射,其反射弧固定、数量有限,由非条件刺激引起。如食物刺激口腔引起唾液分泌,光照使瞳孔缩小等。非条件刺激对个体的生存具有重要意义。条件反射是在非条件反射的基础上通过后天学习建立的,"望梅止渴"是条件反射性唾液分泌的典型例子。条件反射可以使机体能够更好地适应环境的变化(详见第十二章)。

反射弧中任何一个环节被阻断,反射将不能完成。一些药物可通过影响反射弧的某些环节来发挥药理作用。例如,口腔外科拔牙时,局部注射麻醉药可以阻断神经纤维上神经冲动的传导,阻止疼痛信号向大脑皮质传导,从而起到止痛的效果。

2. **体液调节**　**体液调节**(humoral regulation)是指机体的某些组织细胞所分泌的特殊化学物质经体液途径到达所作用的组织、细胞,影响其功能活动的调节方式。这些特殊的化学物质可以是内分泌细胞分泌的激素,也可以是某些组织细胞产生的特殊化学物质,如白介素、趋化因子等。上述体液途径中,特殊的化学物质经血液运输到达靶细胞发挥其作用的方式称为**远距分泌**(telecrine),经组织

液扩散作用于邻近细胞发挥作用的方式称为**旁分泌**(paracrine)。下丘脑内有一些神经元能合成激素,激素经轴浆运输至末梢,分泌入血,经血液循环到达远隔部位作用于靶细胞,这种分泌方式称为**神经分泌**(neurocrine)。

体液调节的方式(视频)

此外,体内一些内分泌腺或内分泌细胞接受神经支配,其分泌活动受到相应神经的调节,这种方式称为**神经 - 体液调节**(neurohumoral regulation)。如肾上腺髓质细胞受交感神经节前纤维支配,分泌肾上腺素和去甲肾上腺素。

3. **自身调节**　**自身调节**(autoregulation)指机体的一些细胞、组织或器官不依赖于神经或体液调节,自身对内、外环境的变化产生适应性反应的调节方式。如心肌、骨骼肌收缩时的做功量会因肌肉收缩前的初长度的变化而变化。

上述三种调节方式各具特点:①神经调节反应迅速,定位准确,持续时间短暂;②体液调节作用缓慢而持久,作用较为广泛;③自身调节的幅度和范围较小,但对维持某些组织或器官生理功能的稳定有一定的意义。三者互相协调配合,使得机体各项功能活动的调节更加完善。

(二) 机体功能调节的控制论原理

前述各种调节机制之所以能够准确地将人体各项功能活动调控在一个适当的水平,可以用**控制论**(cybernetics)的原理加以解释。"控制论"是在 20 世纪 40 年代由美国应用数学家 Norbert Wiener 建立的。从控制论的角度来看,人体内存在数以千计的**控制系统**(control system),有的存在于细胞内,有的存在于同一器官的不同部分之间,有的存在于不同器官之间。控制论将控制系统分为非自动控制系统、反馈控制系统和前馈系统,体内各种生理功能的调节主要是以反馈控制形式进行的,有些情况下还有前馈控制形式。

1. **反馈控制原理**　反馈控制系统实际上就是自动控制系统,其特点是在控制部分和受控部分之间存在着双向信息联系。控制部分发出控制信息,控制受控部分的活动,受控部分活动产生的效应,即输出变量,通过监测装置监测,并由监测装置发出反馈信息返回控制部分,影响或修正控制部分原有的活动,使其能适当调整再输出控制信息,最终使受控部分的活动达到预定的控制目的,这就是反馈(图 1-1)。因此,反馈控制系统是一个闭环系统,由受控部分发出的反馈信息反过来影响控制部分活动的过程称为**反馈**(feedback)。根据反馈信息对控制部分作用的结果,又将反馈分为负反馈和正反馈。

(1) 负反馈:如果反馈信息对控制部分作用的结果是使受控部分的活动向原先活动相反的方向变

化则为**负反馈**(negative feedback)。负反馈是机体内最为普遍的一种反馈控制形式,其调节意义在于维持系统的稳态。在负反馈控制系统中设置有一个**调定点**(set point),相当于各种生理指标所需维持的一个适当水平,如体温的 37℃,平均动脉压的 100mmHg 就是相应的自动控制系统的调定点。负反馈调控的结果就是要使各项生理指标能维持在调定点所设置的水平。为此,反馈信息首先需要与调定点进行比较,如出现差异,则控制部分将根据偏差信息调整原有活动,修正原来发出的信号,从而使受控部分的活动也做出相应的改变(图 1-1)。

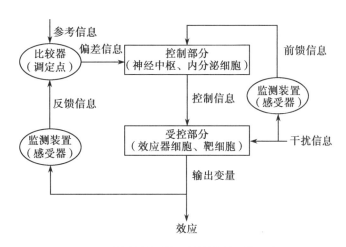

反馈控制系统和前馈控制系统示意图(图片)

图 1-1 反馈控制系统和前馈控制系统示意图

神经调节和体液调节对生理功能的调控很多情况下是以负反馈方式进行的。中枢神经系统与内分泌腺分别为控制部分,而效应器与靶器官分别为受控部分。例如,调节血压快速波动的压力感受性反射就是典型的负反馈,在这里作为受控部分的效应器是心脏和血管,控制部分是心血管中枢。当动脉血压突然升高时,通过监测装置,即位于颈动脉窦、主动脉弓的压力感受器,将血压升高的反馈信息输送至心血管中枢,调整其原有的活动并发出指令,使心脏活动减弱,血管舒张,从而使血压降低,恢复到正常水平。相反,当动脉血压降低时,负反馈调控使血压回升到正常水平。

(2) 正反馈:如果反馈信息对控制部分作用的结果最终是使受控部分的活动在原有活动的同一方向上进一步加强则为**正反馈**(positive feedback)。其意义在于使机体的某项生理功能不断加强,直到最后完成。例如,在生理止血过程中,小血管破裂导致血小板发生黏附、聚集和释放反应,而血小板释放的特殊化学物质又吸引更多的血小板聚集在血管的破裂处,形成止血栓,产生止血效应;分娩时,胎头下降压迫子宫颈,刺激特定的感受器产生传入冲动,引起神经垂体释放缩宫素,子宫收缩。子宫收缩促使胎儿下降并增强对宫颈的压迫,导致更多的缩宫素的释放,这样促使子宫收缩不断加强直到胎儿娩出。

病理情况下的正反馈可成为一种恶性循环。例如,机体大量失血时,心室每搏输出量减少,引起动脉血压下降、冠状动脉供血不足。而心肌供血不足又将进一步减弱心肌的泵血功能,使每搏输出量和冠脉血流量更加减少,出现恶性循环。恶性循环如此反复,最终将导致死亡。

2. 前馈控制系统　前述负反馈的不足在于,其总是在干扰信息已经引起某一生理功能的波动之后才发挥作用。事实上,干扰信号在作用于受控部分,引起某项生理指标改变之前就可能作用于某些特殊的监测装置,使其发出前馈信息,提前作用于控制部分,即控制部分在反馈信息尚未到达前已受到纠正信息(前馈信息)的影响,及时纠正其指令可能出现的偏差,这种自动控制形式称为**前馈**(feedforward)(图 1-1)。例如,冬泳者进入游泳场还没有开始游泳之前,寒冷环境对视觉、听觉器官的刺激就已通过相应的传入途径提前影响体温调节中枢,使机体及时增加产热、减少散热,这就尽可能地避免了体温的下降。可见,前馈调节的意义在于使某种生理功能得到及时而有"预见性"的调节。但前馈控制也会发生失误,如听到天气预报要降温,机体提前做出了反应,但实际上没有降温,则机体反应失误。

第三节 解剖学的基本术语

一、人体的方位术语

人体的解剖
面(图片)

　　为了正确描述人体结构的形态和毗邻关系,解剖学上常采用一些公认的统一标准和描述用语。

　　人体方位的确定是基于标准姿势,即身体直立,面部向前,两眼向正前方平视,两足并立,足尖向前,上肢下垂于躯干两侧,掌心向前。不管研究对象处于何种位置,都要按此标准姿势进行描述。常用于描述方位的术语有:

　　1. 上和下　上和下是对部位高低关系的描述。头在上,足在下,故近头侧者为上,远离头侧者为下。如眼位于鼻之上,而口则位于鼻之下。动物则可用颅侧、尾侧作为对应名词。

　　2. 前和后或腹侧和背侧　凡距身体腹面近者为前,距背面近者为后。如乳房在前胸壁,脊柱在消化管的后面。

　　3. 内侧和外侧　是对各部位与正中面相对距离的位置关系的描述,距人体正中矢状面近者为内侧,远离正中矢状面者为外侧。如眼位于耳的内侧,耳位于眼的外侧。

　　4. 内和外　是表示与空腔相互位置关系的描述,近内腔者为内,远内腔者为外。如腹腔内、外等。

　　5. 浅和深　是对与皮肤表面相对距离关系的描述,离皮肤表面近者为浅,离皮肤表面远者为深。

　　6. 近侧和远侧　常用于对四肢的描述,凡距肢体根部近者为近侧,远离肢体根部者为远侧。

人体的解剖
方位(图片)

二、人体的面

　　1. 矢状面　将人体分成左右两部的切面称矢状面。经过人体正中的矢状面称正中矢状面。

　　2. 冠(额)状面　将身体分为前、后两部的切面。

　　3. 水平或横切面　将身体分为上、下两部的切面。

分析思考

1. 机体如何维持稳态? 稳态对于生命的意义何在?
2. 要进行一项生理学研究应如何进行设计?
3. 如何将生理学的原理及研究方法应用于药物的研发?

第一章
目标测试

(周 华)

第二章

人体的基本组成

学习目标

1. **掌握** 细胞膜的化学组成及结构;细胞周期的概念及其意义;细胞凋亡及其意义;人体四大基本组织形态、结构及其主要功能。
2. **熟悉** 细胞器的主要结构与功能;减数分裂的基本过程及特征;神经组织的构成;神经元的光镜结构。
3. **了解** 内、外分泌腺的区分;染色质与染色体;细胞分裂的主要方式;细胞衰老的特征。

第二章
教学课件

人体是一个复杂的有机体,其基本的结构和功能单位是细胞。细胞和细胞外基质共同构成组织;组织按特定的方式有机组合后构成器官;一些结构上连续或功能相关的器官组成系统。人体器官按照功能分为:运动、消化、呼吸、泌尿、生殖、循环、感觉器官、神经和内分泌九大系统,本章重点介绍细胞和组织。

第一节 细 胞

细胞是由细胞膜、细胞质和细胞核三部分组成的(图2-1)。

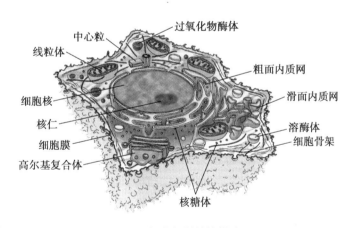

图 2-1 细胞超微结构模式图

一、细胞膜

细胞膜(cell membrane)是包绕在细胞质表面的一层薄膜,因其由原生质特化而成,故又称**质膜**(plasma membrane)。细胞内在结构与功能上具有密切联系的膜性结构总称为**内膜系统**(endomembrane system)。质膜与内膜系统具有较多的相似性,两者总称为**生物膜**(biomembrane)。

(一)细胞膜的化学成分与结构

细胞膜主要是由按照一定规律排列的脂质、蛋白质及少量的糖类等化学成分构成的。液态镶嵌模型（fluid mosaic model）是目前公认的细胞膜分子结构模型（图 2-2）。该学说认为：细胞膜以液态的脂质双分子层作为基本骨架，其中镶嵌着不同分子结构和生理功能的蛋白质。

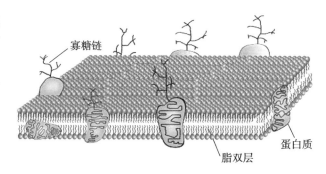

图 2-2　细胞膜液态镶嵌模型

1. 膜脂　生物膜上的脂类统称**膜脂**（membrane lipid）。主要有磷脂、糖脂和胆固醇等。膜脂分子都是两亲性分子，有亲水性的头部和疏水性的尾部，其按照特定的方式排列，构成细胞膜的基本骨架，其中膜脂分子疏水的尾部两两相对，位于双分子层的中间，而亲水的头部则排列在脂质双分子层的内、外两侧（图 2-2）。

2. 膜蛋白　根据膜蛋白与脂双层结合的方式不同，可分为内在膜蛋白、表面膜蛋白和脂锚定蛋白三类。

内在膜蛋白（intrinsic membrane protein）又称**整合蛋白**（integral membrane protein），占膜蛋白总量的 70%~80%，含有亲水性和疏水性氨基酸，该类蛋白全部或部分嵌入膜内。**表面膜蛋白**（peripheral membrane protein）又称**外在蛋白**（extrinsic protei），占膜蛋白总量的 20%~30%，主要分布在细胞膜的内、外表面，以非共价键与脂类分子结合。**脂锚定蛋白**（lipid anchored protein）可位于膜的两侧，以共价键与脂双层内的脂分子结合。膜蛋白在细胞间的识别、物质的跨膜转运及信号转导等方面起着重要作用。

3. 膜糖类　细胞膜上的糖类多为寡糖和多糖链，大多与膜蛋白或膜脂结合形成糖蛋白或糖脂，分布在质膜外表面，占膜总量的 2%~10%。膜糖类与细胞免疫、细胞识别、黏附与迁移、细胞癌变等密切相关。

（二）膜的特性

1. 流动性　脂质双层中的脂质分子具有侧向扩散、旋转、摆动和翻转等流动形式。膜蛋白具有侧向扩散和旋转扩散两种流动方式。膜蛋白与膜脂的结合方式、温度、pH 和离子浓度等都能影响膜的流动性。

2. 不对称性　构成膜的各种成分在细胞膜上分布不对称，主要表现为膜脂与膜蛋白的不对称性。

二、细胞质

真核细胞不同于原核细胞的一个主要特点是细胞内容物被分隔成细胞核和细胞质，细胞质中有各种膜性细胞器。**细胞器**（organelle）是细胞质内有一定形态结构、又有相对独立功能的结构，包括膜性细胞器和非膜性细胞器两类。

膜性细胞器主要包括内质网、高尔基复合体、溶酶体、线粒体、过氧化物酶体和核膜等。非膜性细胞器与细胞有丝分裂有关，包括中心体、核糖体、微管、微丝及中间纤维等。

内质网（endoplasmic reticulum，ER）是存在于细胞质中由内膜构成的小管、小泡或扁囊连接成的连续性网状膜系统（图 2-3）。其膜上有多种酶系，是蛋白质和脂类的合成场所，也可形成其他一些细胞内膜结构。有核糖体附着的内质网称**粗面内质网**（rough

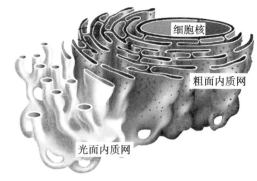

图 2-3　粗面内质网和光面内质网模式图

endoplasmic reticulum, RER); 无核糖体附着的内质网称**光面内质网**(smooth endoplasmic reticulum, SER)。

　　高尔基复合体(Golgi complex)是由数层重叠的扁平囊泡和若干大、小泡构成的,是细胞内的加工厂。由内质网合成的分泌蛋白质被运输到这里进一步加工、修饰,形成糖蛋白、糖脂、蛋白多糖和溶酶体等(图2-4)。

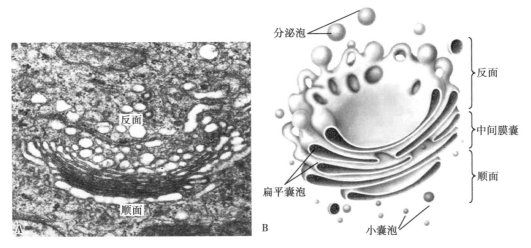

图2-4　高尔基复合体的结构

A.高尔基复合体透射电镜图;B.高尔基复合体结构模式图。

　　溶酶体(lysosome)是由单位膜包被、含有多种水解酶的囊性小体,是细胞内的"消化器官",对处理细胞内衰老、破损结构及内吞的病毒或细菌等起着重要作用(图2-5)。

　　过氧化物酶体(peroxisome)也称**微体**(microbody),含多种与过氧化氢代谢有关的酶,如过氧化氢酶,该酶可消除对细胞有害的 H_2O_2。

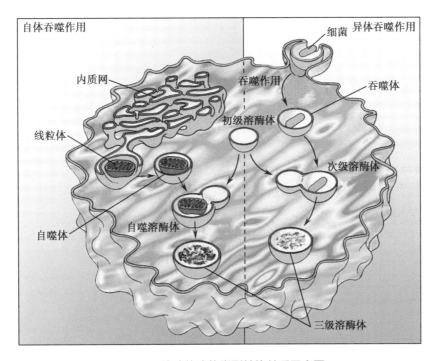

图2-5　溶酶体功能类型转换关系示意图

线粒体（mitochondria）为线状或粒状、半自主母性遗传的膜性细胞器，含有多种与生物氧化有关的酶，是细胞有氧呼吸和供能的场所。细胞所需的能量约 95% 来自线粒体，线粒体为细胞的氧化中心和"动力站"（图 2-6）。

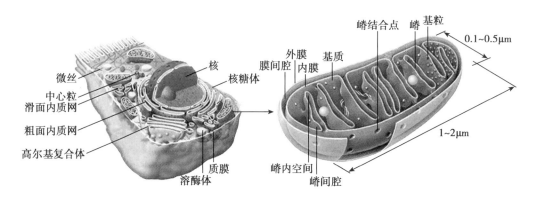

图 2-6　线粒体由双层膜套叠而成

注：左图为线粒体在细胞内的分布；右图为线粒体结构图。

细胞骨架（cytoskeleton）是真核细胞质中蛋白质纤维网架体系，包括**微管**（microtubule）、**微丝**（microfilament）及**中间丝**（intermediate filament，IF）又称**中间纤维**。微管参与中心粒、纤毛与鞭毛的形成，胞内物质运输与信号传导，染色体的运动。

三、细胞核

细胞核（nucleus）是细胞遗传、代谢、生长及繁殖的控制中心。细胞核的形状和数目随物种的细胞类型以及功能状态而异。细胞通常只有 1 个核，但也可有多个核。存在于间期的细胞核，称间期核，由核被膜、核仁、染色质和核基质等组成（图 2-7）。

（一）核被膜和核孔复合体

1. 核被膜（nuclear envelope）　也称核膜，由内、外两层单位膜构成，两层膜间的空隙，称**核周隙**（perinuclear space）。核膜上有核孔，其胞质面附着有核糖体，内侧面有一层致密的纤维网络，称核纤层。

2. 核孔（nuclear pore）　是核被膜上沟通核质和细胞质的通道，数目随细胞分化程度、功能状况以及细胞类型而异。核孔以一组蛋白颗粒和纤维物质按特定的方式排布形成的复合结构称为**核孔复合体**（nuclear pore complex）。

（二）染色质与染色体

染色体（chromosome）是同一物质在细胞周期的不同时期中所表现的两种不同的存在形式。染色质在细胞有丝分裂过程中高度螺旋化并折叠形成染色体；而在细胞分裂间期，染色体解螺旋就形成疏松的染色质（图 2-8）。

染色质（chromatin）是指间期细胞核内易被碱性染料着色的物质，主要成分是 DNA、组蛋白、非组蛋白及少量 RNA。根据染色质的形态和功能将其分为**常染色质**（euchromatin）和**异染色质**（heterochromatin）（图 2-8）。常染色质螺旋化程度小，分散度大，其 DNA 分子具有转录活性；异染色质为凝集状态的 DNA 与组蛋白的复合物，螺旋化程度高，其 DNA 分子不具有转录活性。

同源染色体（homologous chromosome）是指两条分别来自母本与父本，形态、大小与结构相似的染色体，在减数分裂过程中能相互配对。

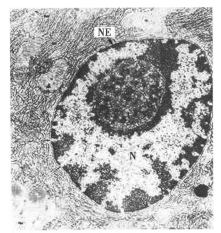

A

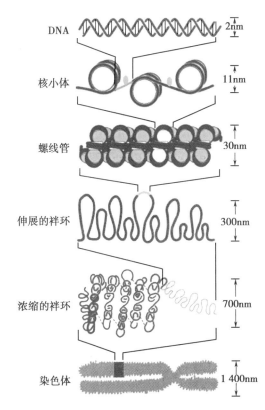

B

图 2-7 细胞核结构

A. 大鼠胰腺细胞核电镜图片（N：细胞核；NE：核膜）；B. 间期细胞核结构模式图。

（三）核仁

核仁是真核细胞区别于原核细胞的标志之一，是细胞间期核中出现的结构，在细胞分裂期消失。真核细胞核内有 1 个或 1 个以上的核仁（图 2-7）。核仁的主要成分为蛋白质、DNA 和 RNA。

（四）核基质

核基质（nuclear matrix）是指在细胞核内除核膜、核纤层、染色质与核仁以外的物质，又称核骨架，在结构上与核纤层及核孔复合体有密切联系。

四、细胞增殖与细胞周期

细胞增殖（cell proliferation）是通过细胞的生长与分裂使细胞数目增加的过程。细胞分裂有三种形式：有丝分裂、减数分裂和无丝分裂。无丝分裂又称直接分裂，其过程简单、迅速，无染色体、纺锤体形态的变化，是低等生物繁殖的主要方式。

细胞周期（cell cycle）：即细胞从上一次分裂结束开始，到下一次分裂结束所经历的全过程。它分为细胞生长期（也称分裂间期）和分裂期（也

图 2-8 染色质纤维螺旋和折叠形成染色体示意图

称有丝分裂期)两个阶段。

分裂间期:可分为 DNA 合成前期(G₁ 期)、DNA 合成期(S 期)和 DNA 合成后期(G₂ 期)。G₁ 期是从细胞分裂完成到 DNA 开始复制的时期,有大量的 RNA 与蛋白质合成。S 期是 DNA 进行复制的时期,主要包括 DNA 的半保留复制和组蛋白合成,使体细胞 DNA 含量加倍。G₂ 期是从 DNA 复制结束到有丝分裂开始的时期,主要合成与有丝分裂有关的物质。

有丝分裂期(M 期):此期时程很短,但细胞形态结构变化最大,生化活动极为复杂。M 期包括以下 4 期。①前期:染色质浓缩、螺旋化并形成染色体,核仁缩小并解体,有丝分裂器开始形成;②中期:染色体移向中央,形成赤道板,着丝点附着在纺锤丝上;③后期:2 条姐妹染色单体在纺锤丝的牵引下,在着丝粒处分离并分别移向细胞两极,成为数目相等的 2 组染色体;④末期:2 组染色单体已移至细胞的两极,纺锤丝消失,染色体解旋重新成为染色质,核膜也重新出现,形成 2 个子核,同时胞质也一分为二,至此 2 个子代形成(图 2-9)。

(一) 有丝分裂

有丝分裂(mitosis),包括核分裂与胞质分裂两个过程,是真核细胞的主要增殖方式,其具体变化见有丝分裂期(M 期)(图 2-9)。

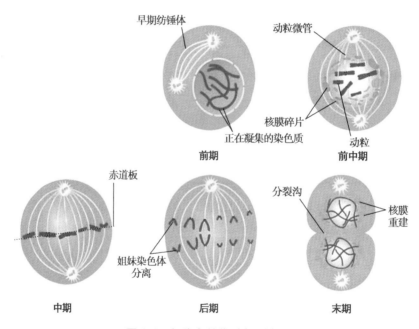

图 2-9　细胞有丝分裂主要过程

(二) 减数分裂

减数分裂(meiosis)是有性生殖个体在生殖细胞形成过程中所发生的一种特殊的细胞分裂方式。整个分裂过程包括两次连续的分裂,而 DNA 只复制 1 次,形成的生殖细胞染色体数目仅为母细胞的一半(图 2-10)。

1. 第一次减数分裂　前期变化最复杂,分为以下 5 个阶段。①细线期:染色体凝集呈细线状。②偶线期:同源染色体配对,形成联会复合体,称为二价体。③粗线期:染色体进一步变粗,完成联会。该期的每个二价体复制成由 4 条染色单体组成的四分体,在此期间可发生遗传基因重组,产生新的等位基因组合。④双线期:同源染色体分开。⑤终变期:核仁、核膜消失,纺锤体形成。然后,经中期、后期和末期,四分体先移至赤道板,最后四分体的同源染色体分离,移向细胞两极,完成第一次减数分裂。生成的两个子细胞中的同源染色体由四分体变为二分体。

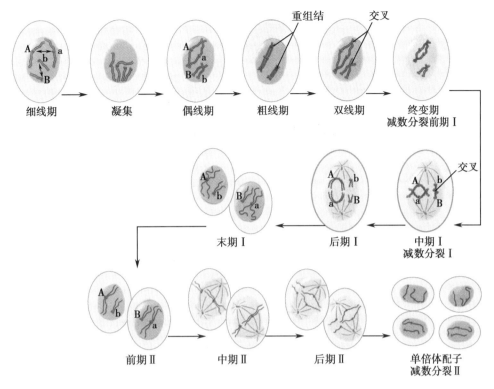

图 2-10　减数分裂主要过程

2. 第二次减数分裂　第一次减数分裂完成后,经过一个简短的间期,其间 DNA 不再复制,即开始第二次减数分裂,此分裂过程与有丝分裂的 M 期相同,二分体的同源染色体再次分离进入两个子细胞。

(三) 无丝分裂

又称为核粒纽丝分裂,是低等动物繁殖的主要方式。

五、细胞的衰老

细胞衰老(cell senescence),是指细胞在正常环境条件下发生的细胞生理功能和增殖能力减退并发生细胞形态相应改变,最后趋向死亡的现象。关于细胞衰老的原因,目前公认的主要有衰老基因学说、端粒酶学说、自由基学说与 DNA 损伤修复学说。

六、细胞凋亡

细胞凋亡(apoptosis)是细胞在一定的生理条件或某些病理条件下,遵循自身的程序,自己结束生命活动的自然过程,又称**程序性细胞死亡**(programmed cell death,PCD)(图 2-11)。

凋亡是细胞重要的功能活动之一,与细胞坏死有本质的区别。凋亡发生时,细胞首先变圆,随即与邻近细胞脱离,失去微绒毛,胞质浓缩,内质网与线粒体肿胀,核仁消失,线粒体嵴断裂与消失;细胞坏死时细胞膜与细胞质中的细胞器发生破裂,细胞质外溢,细胞解体并引发炎症反应。凋亡有助于去除机体有害的和衰老的细胞,调控器官的细胞数量。

一些抗肿瘤药物就是根据细胞凋亡信号转导途径作为治疗靶点,通过诱导凋亡而发挥抗肿瘤的药理作用。

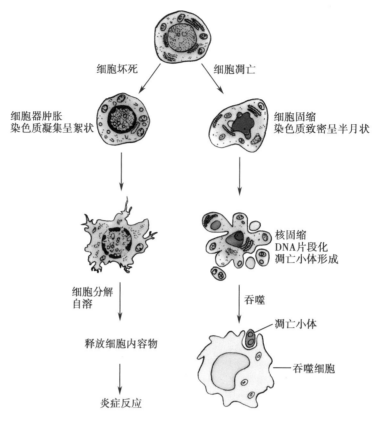

图 2-11　细胞凋亡与细胞坏死的形态比较

案例分析

患者,男,59 岁。五年前自觉右上肢动作不如从前灵活,有僵硬感并伴不自主抖动,情绪紧张时症状加重,睡眠时症状消失。一年后左上肢亦出现类似症状,并逐渐出现起身落座动作困难,行走时前冲,易跌倒,步态幅度小,转身困难,近一年来记忆力明显减退,情绪低落。检查:神清,面具脸,面部油脂分泌较多,伸舌居中,鼻唇沟等对,四肢肌张力呈齿轮样增高,腱反射双侧正常,双手放置时呈搓丸样,不自主震颤,无明显共济失调。双侧病理征(-),交谈时语音低沉,写字时可见字越写越小。头颅 CT:双侧基底神经节区有腔隙性低密度影。诊断为"帕金森病"。

问题:

帕金森病最主要的病理改变是什么? 帕金森病的发生发展与细胞线粒体功能异常有何关系?

分析:

帕金森病是常见的神经系统变性疾病,最主要的病理改变是中脑黑质多巴胺能神经元的变性死亡,体内多巴胺含量显著下降,从而出现帕金森临床症状。

患者神经细胞内常见线粒体功能异常。细胞衰老、基因突变和细胞自噬异常等多种因素均可影响线粒体功能,导致细胞抗氧化作用减弱,对氧化应激的敏感性增加,胞内氧化还原稳态失衡,活性氧增加。活性氧不断累积,进一步破坏线粒体稳态,损伤线粒体和细胞中蛋白质、脂质以及核酸,导致神经元功能障碍甚至坏死。

第二节　组　　织

组织(tissue)由细胞和细胞外基质组成,是构成器官的基本成分。细胞外基质是细胞与细胞之间的物质,由各种纤维和基质构成。人体组织分为上皮组织、结缔组织、肌组织和神经组织4类。

人体四大基本组织概述（微课）

一、上皮组织

上皮组织(epithelial tissue)简称上皮,由形态规则、排列密集的上皮细胞与少量细胞外基质组成。上皮组织具有极性,朝向体表或器官腔面的一侧称游离面,通过基膜与深层的结缔组织相连的一侧称基底面。绝大部分上皮组织内无血管,代谢依赖于深层的结缔组织;上皮组织内有丰富的神经末梢,可感受各种刺激。上皮组织主要分为被覆上皮和腺上皮。

（一）被覆上皮

被覆上皮(covering epithelium)覆盖在人体外表及衬贴于体内管、腔、囊的腔面,主要具有保护功能。根据细胞的层数及浅层细胞的形状,主要可分为以下几种。

1. 单层扁平上皮(simple squamous epithelium)　又称单层鳞状上皮,由一层扁平细胞构成,细胞呈多边形或扁形,细胞边缘呈锯齿状,核呈扁圆形,位于中央(图2-12)。衬于心、血管和淋巴管腔面者称**内皮**(endothelium);分布在心包膜、胸膜和腹膜表面者称**间皮**(mesothelium)。该上皮的主要功能为润滑作用。

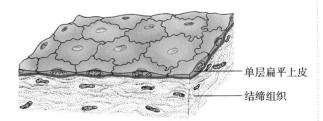

图2-12　单层扁平上皮立体模式图

右侧标注：单层扁平上皮、结缔组织

2. 单层立方上皮(simple cuboidal epithelium)　由一层立方形细胞组成,细胞呈多边形或立方形,核圆,位于中央,主要分布于甲状腺滤泡、肾小管等处,有分泌和吸收功能(图2-13)。

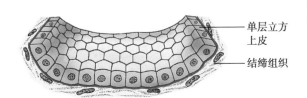

图2-13　单层立方上皮立体模式图

右侧标注：单层立方上皮、结缔组织

3. 单层柱状上皮(simple columnar epithelium)　由一层棱柱状细胞组成,细胞呈多边形或柱状,核椭圆,位于细胞基底部。这类上皮分布于胆囊、胃、肠黏膜和子宫内膜及输卵管黏膜等处,具有吸收和分泌功能。在肠黏膜的柱状细胞之间还散在有**杯状细胞**(goblet cell),可分泌黏液,以润滑和保护上皮(图2-14)。

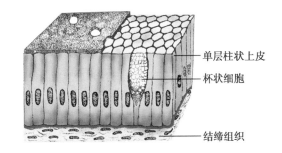

图2-14　单层柱状上皮立体模式图

右侧标注：单层柱状上皮、杯状细胞、结缔组织

4. 假复层纤毛柱状上皮(pseudos-tratified ciliated columnar epithelium)　由梭形、锥形、柱状和杯状细胞组成,以柱状细胞最多,游离面有纤毛。因其上皮细胞形态不同、高矮不等,胞核的位置不在同一平面,侧面观貌似复层,实为单层而得名(图2-15)。主要分布于呼吸道黏膜,有保护和分泌功能。

5. 复层扁平上皮(stratified squamous epithelium)　由多层细胞组成,基底层为矮柱状或立方形细胞,中间层为多边形和梭形细胞,表层为数层扁平鳞状细胞,故又称复层鳞状上皮(图2-16)。复层扁平上皮具有很强的机械性保护作用,受损伤后有很强的再生修复能力。

6. 变移上皮(transitional epithelium)　由多层细胞组成,细胞层数和形状可随所在器官容积

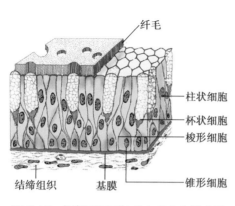

图 2-15   假复层纤毛柱状上皮立体模式图

（标注：纤毛、柱状细胞、杯状细胞、梭形细胞、锥形细胞、结缔组织、基膜）

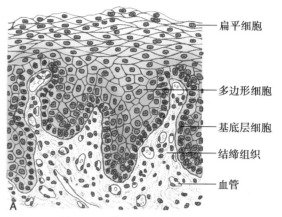

图 2-16   复层扁平上皮模式图

（标注：扁平细胞、多边形细胞、基底层细胞、结缔组织、血管）

的大小而改变。主要分布在肾盂、输尿管和膀胱等处（图 2-17）。

（二）腺上皮

以分泌功能为主的上皮细胞称**腺上皮**（glandular epithelium）；以腺上皮为主构成的器官称**腺**（gland）。其分泌物经导管排至体表或器官腔内的称**外分泌腺**（exocrine gland）；有的腺无导管，分泌物直接释放入血，称**内分泌腺**（endocrine gland）。胰腺同时具有外分泌腺和内分泌腺的功能，既可以分泌胰液通过导管排入肠腔，又可以分泌胰岛素直接释放入血。

（三）细胞间的连接

上皮细胞排列紧密，形成多种**细胞连接**（cell junction）。常见的有紧密连接、中间连接、桥粒和缝隙连接等。当有两种或两种以上的细胞连接同时存在时，称**连接复合体**（junctional complex）（图 2-18）。

二、结缔组织

结缔组织（connective tissue）由细胞和细胞外基质组成。广义的结缔组织包括固有结缔组织、软骨、骨、血液与淋巴。狭义的结缔组织一般指**固有结缔组织**（connective tissue proper）。结缔组织起源于胚胎时期的间充质，间充质细胞在胚胎时期可分化为各种结缔组织、血管内皮和平滑肌纤维等。结缔组织分布广泛，具有支持、连接、充填、营养、保护、修复和防御等功能。固有结缔组织包括以下 4 种类型。

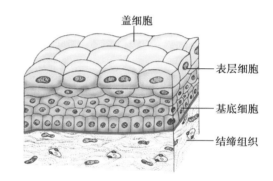

图 2-17   变移上皮模式图

（标注：盖细胞、表层细胞、基底细胞、结缔组织）

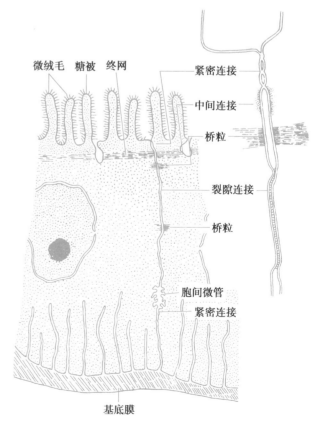

图 2-18   柱状上皮细胞图示各种细胞连接装置

（标注：微绒毛、糖被、终网、紧密连接、中间连接、桥粒、裂隙连接、桥粒、胞间微管、紧密连接、基底膜）

（一）固有结缔组织

1. 疏松结缔组织　**疏松结缔组织**（loose connective tissue），又称**蜂窝组织**（areolar tissue），主要由多种细胞和细胞外基质成分构成。细胞有成纤维细胞、巨噬细胞、浆细胞、肥大细胞、脂肪细胞和未分化的间充质细胞等。间质主要由胶原纤维、弹性纤维、网状纤维等多种纤维和基质组成（图 2-19）。

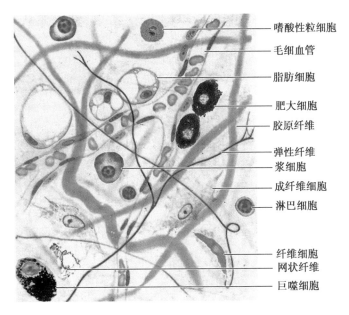

图 2-19　疏松结缔组织铺片

2. 致密结缔组织　**致密结缔组织**（dense connective tissue）以纤维为主要成分，细胞和基质成分很少，以支持和连接为主要功能。依据纤维的性质和排列方式分为规则致密结缔组织、不规则致密结缔组织和弹性组织。规则致密结缔组织的胶原纤维沿受力方向平行排列成束，束间有沿其长轴成行排列的腱细胞，主要构成韧带、肌腱和腱膜。不规则致密结缔组织的胶原纤维彼此交织成致密的板层结构，走向与承受机械力学作用的方向相适应，主要见于真皮、硬脑膜、巩膜及内脏器官的被膜等处。弹性组织以弹性纤维为主，主要见于项韧带、黄韧带及弹性动脉的中膜。

3. 脂肪组织　**脂肪组织**（adipose tissue）由大量脂肪细胞聚集而成，被疏松结缔组织分隔成许多脂肪小叶，分为白色（黄色）脂肪组织和褐色脂肪组织。前者主要分布于皮下、腹腔、盆腔和骨髓腔等处，可为机体活动提供化学能。后者主要分布于新生儿的肩胛间区、颈后、肾脏周围等区域，能为机体提供热能。正常成年男性脂肪含量占体重的 10%~20%，正常成年女性脂肪含量占体重的 15%~25%。

4. 网状组织　**网状组织**（reticular tissue）由网状细胞、网状纤维和基质构成。网状细胞体积较大，呈星状，核大且染色浅，胞质呈弱嗜碱性。网状纤维由网状细胞产生，交织成网状细胞可依附的支架，是构成淋巴组织、淋巴器官和造血器官的基本成分。

（二）软骨与骨

1. 软骨　**软骨**（cartilage）是一种器官，由软骨组织及周围的软骨膜构成。软骨较硬，略有弹性，是胚胎早期的主要支架成分。软骨组织为固态的结缔组织，由**软骨细胞**（chondrocyte）、基质及纤维构成。电镜下软骨细胞的胞质内含丰富的粗面内质网和发达的高尔基复合体，有合成纤维和基质的功能（图 2-20）。基质的主要成分为蛋白多糖和水，纤维成分埋于基质中，使软骨具有一定的韧性和弹性。软骨表面有软骨膜，为致密结缔组织。软骨有 3 种类型，分别为透明软骨、纤维软骨和弹性软骨。软骨的生长方式有 2 种：软骨膜下生长和软骨内生长。

2. 骨组织

（1）**骨组织**（osseous tissue）：是坚硬的结缔组织，由细胞和钙化的细胞外骨基质构成。骨组织的细胞主要包括骨祖细胞、成骨细胞、骨细胞及破骨细胞四大类型(图 2-21)。

骨祖细胞是一种干细胞,可增殖分化为成骨细胞。成骨细胞产生胶原纤维和基质,形成类骨质,类骨质钙化为骨基质。成骨细胞被埋于骨基质中,转变为骨细胞。骨细胞具有一定的溶骨和成骨作用,参与调节钙、磷平衡。破骨细胞可释放溶酶体酶和乳酸等,有溶解和吸收骨基质的作用。

骨膜是被覆于除关节面以外的骨外表面及内表面的一层膜。在外表面的称骨外膜,分为两层,外层主要是粗大的胶原纤维束,内层疏松,含骨祖细胞。在骨髓腔面、骨小梁表面、中央管及穿通管的内表面的称为骨内膜。

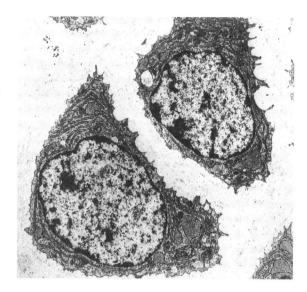

图 2-20   软骨细胞超微结构模式图

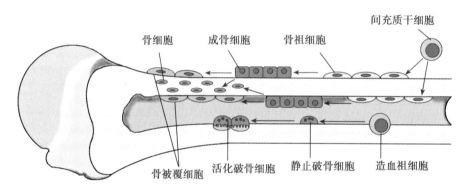

图 2-21   骨组织的各种细胞模式图

(2) **骨基质**(bone matrix):由有机成分和无机成分组成。有机成分约占骨组织重量的 35%,含有大量胶原纤维和少量蛋白多糖及其复合物,使骨质具有韧性。无机成分主要为骨盐,使骨质坚硬,约占骨组织重量的 65%,其化学结构为羟基磷灰石结晶。骨盐沉着于呈板层状排列的胶原纤维上,形成坚硬的板状结构,称**骨板**(bone lamella)。

3. 骨的发生   骨的发生包括**膜内成骨**(intramembranous ossification)和**软骨内成骨**(endochondral ossification)。

膜内成骨是指在将要成骨的部位,首先由间充质分化为原始结缔组织膜,在该处骨祖细胞通过分裂增殖分化为成骨细胞。成骨细胞合成和分泌类骨质,并被包埋其中成为骨细胞。钙盐沉积于类骨质形成骨基质,此过程为膜内成骨。软骨内成骨是指在胚胎发育过程中,在将要成骨的部位,由间充质首先形成透明软骨雏形,此后软骨被分解吸收,由骨组织分化为成骨细胞形成骨组织,最终替换软骨。

4. 骨的老化   骨组织具有较明显的年龄变化,从 50 岁开始,骨无机质逐渐减少,钙的含量降低。骨有机质中的蛋白多糖明显减少,胶原蛋白增多,胶原纤维增粗且排列变得不规则,骨密质萎缩变薄,骨松质中骨小梁减少并变细,以致骨密度降低,骨组织呈多孔、疏松状态。由于骨的弹性减弱,脆性增大,抗压力降低,老年人和妇女绝经期后易发生骨折或压缩性变形等,属于原发性骨质疏松症。继发性骨质疏松症则是由某些疾病或药物所引起。

三、肌组织

肌组织(muscle tissue)由肌细胞和细胞间少量的结缔组织组成。肌细胞细长,呈纤维状,又称肌纤维。肌细胞膜与细胞外的基膜统称为肌膜;肌纤维内的光面内质网,称肌浆网。按其结构和功能分为**横纹肌**(striated muscle)与**平滑肌**(smooth muscle)。横纹肌按其所处位置又可分为骨骼肌与心肌。

骨骼肌(skeletal muscle)借肌腱附着于骨骼,属随意肌。在光镜下骨骼肌纤维呈长圆柱形,沿肌纤维的纵轴,可见明、暗相间的横纹。细胞核呈扁椭圆形,核染色质少,着色较浅(图 2-22)。致密结缔组织包裹整块肌肉形成**肌外膜**(epimysium);肌外膜的结缔组织深入肌内,分隔与包围大小不等的肌束形成**肌束膜**(perimysium);包绕在每条肌纤维周围的网状纤维膜为**肌内膜**(endomysium)。

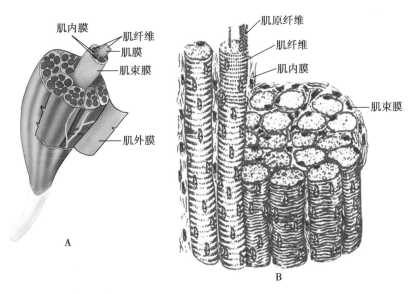

图 2-22　骨骼肌与肌膜模式图
A. 一块骨骼肌;B. 一个肌束。

心肌(cardiac muscle)主要分布于心壁和邻近心的大血管根部,其收缩具有自动节律性,属不随意肌。心肌纤维为短圆柱状,有分支,相互连接成网,细胞连接处的结构,称**闰盘**(intercalated disk)(图 2-23)。

平滑肌(smooth muscle)广泛分布于血管、淋巴管的肌层、内脏器官,其收缩不受意识支配,属不随意肌。平滑肌纤维呈梭形,一般长为 200μm,有肌丝,但无横纹(图 2-24)。收缩时可扭曲成螺旋形。

四、神经组织

神经组织(nervous tissue)由**神经细胞**(nerve cell)和**神经胶质细胞**(neuroglial cell)构成。神经细胞通过突触形成联系,组成复杂的神经网络,对各种生理功能发挥神经调节作用。神经胶质细胞对神经元起支持、营养、保护及修复等作用。

(一) 神经细胞

神经细胞又称**神经元**(neuron),其形态多样,可分为胞体和突起两部分。

1. **胞体**　神经元的胞体是细胞营养和信息整合的中心,可呈圆形、锥体形、星形、梭形等。细胞核位于胞体中央,常染色质多,染色浅,常呈空泡状,核仁大而圆,核被膜明显。细胞质又称核周质,其中除具有高尔基复合体、线粒体、溶酶体、光面内质网和脂褐素等外,还具有特征性结构尼氏体和神经原纤维(图 2-25、图 2-26)。

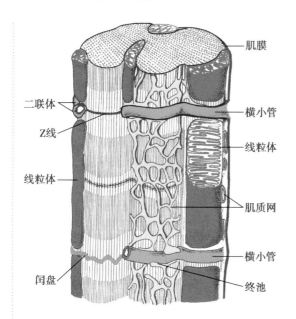

图 2-23　心肌纤维超微结构立体模式图

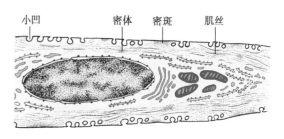

图 2-24　平滑肌纤维超微结构示意图

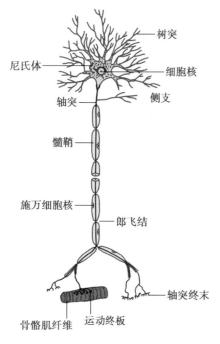

图 2-25　神经元和神经纤维结构模式图

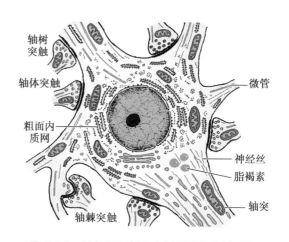

图 2-26　神经元及部分突触超微结构模式图

　　尼氏体（Nissl body）在光镜下呈嗜碱性颗粒或斑块，分布于核周和树突内。电镜下尼氏体为粗面内质网和游离核糖体，能合成结构蛋白和分泌蛋白以及产生神经递质的相关酶类（图 2-26）。**神经递质**（neurotransmitter）是神经元合成的，充当信使作用的特定化学物质。

　　神经原纤维（neurofibril）在镀银标本上，呈棕黑色细丝，在胞体内交织成网，参与构成神经元的细胞骨架，也参与了营养物质、神经递质等的运输。

　　2. **突起**　神经元的突起可分为**树突**（dendrite）和**轴突**（axon）（图 2-25）。树突内的结构与核周质基本相似，树突短，分支多，分支上可见大量的**树突棘**（dendritic spine），树突和树突棘扩大了神经元接受刺激的表面积。与树突形态相比，轴突细长，分支少，每个神经元只有 1 个轴突。胞体发出轴突的部位称**轴丘**（axon hillock）（图 2-25）。轴突的功能主要是将神经冲动传至神经末梢。

（二）神经胶质细胞

神经胶质细胞又称**神经胶质**（neuroglia），其数量比神经元多。在镀银标本上，胶质细胞也具有突起，但无树突与轴突之分，也不能传导神经冲动。

中枢神经系统的胶质细胞分为：星形胶质细胞、少突胶质细胞、小胶质细胞与室管膜细胞。

星形胶质细胞（astrocyte）是胶质细胞中体积最大的一种，胞体发出许多突起，有些突起末端膨大形成脚板，贴附于毛细血管壁上，主要起支持和绝缘作用。

少突胶质细胞（oligodendrocyte）的突起末端呈叶片状，包绕轴突形成中枢神经系统有髓神经纤维的髓鞘。

小胶质细胞（microglia）属单核吞噬细胞系统的成员，激活后具有吞噬能力。

室管膜细胞（ependymal cell）为脑室和脊髓中央管内表面的单层立方形或柱状上皮样细胞，参与脉络丛的构成（图2-27）。

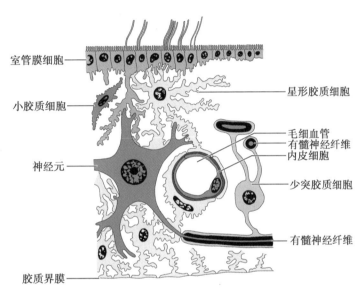

图 2-27　中枢神经系统的几种神经胶质细胞模式图

周围神经系统的胶质细胞有2种：**施万细胞**（Schwann cell）是周围神经系统的髓鞘形成细胞；**卫星细胞**是神经节内包裹神经元胞体的一层扁平或立方形细胞，对神经元有营养和保护作用。

（三）神经纤维

神经纤维（nerve fiber）由神经元的长轴突及包绕在其外面的胶质细胞构成，分为**有髓神经纤维**（myelinated nerve fiber）和**无髓神经纤维**（unmyelinated nerve fiber）。

1. 有髓神经纤维　在周围神经系统中，多数是有髓神经纤维。光镜下，有髓神经纤维的中央为神经元的轴索，其外包有髓鞘和神经膜。髓鞘和神经膜呈节段性，相邻两个节段之间无髓鞘的狭窄处，称为**郎飞结**（node of Ranvier）。两个郎飞结之间的一段神经纤维，称为**结间体**（internode），每个结间体的外周部分即是一个施万细胞，HE染色时，髓鞘呈泡沫状或网状。电镜下，髓鞘呈明暗相间的同心圆板层状，它是由施万细胞的质膜反复缠绕轴突形成的，而髓鞘外面的一层膜和基膜形成神经膜（图2-28）。在中枢神经系统，有髓神经纤维的髓鞘则由少突胶质细胞的突起包绕轴突而成，髓鞘外面无神经膜（图2-29）。

2. 无髓神经纤维　由神经元的细小轴突及包在其外面的施万细胞组成，只有神经膜而无髓鞘（图2-30）。而中枢神经系统的无髓神经纤维裸露。

许多功能相关的神经纤维由结缔组织包绕在一起构成神经；每一条神经纤维周围的少量疏松结缔组织，称为神经内膜；包裹每束神经纤维的结缔组织，称为神经束膜；围绕在神经外面的一层致密结缔组织，称为神经外膜。

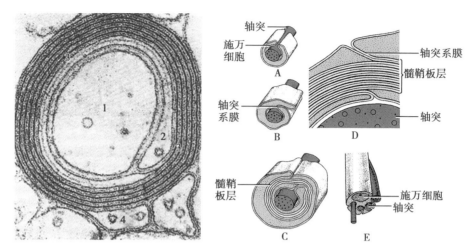

图 2-28　周围神经系统有髓神经纤维的超微结构（左）及其髓鞘形成（右）

1. 轴突；2. 施万细胞内侧胞质；3. 髓鞘；4. 施万细胞外侧胞质。

A~C. 髓鞘发生过程；D. 有髓神经纤维超微结构；E. 无髓神经纤维超微结构。

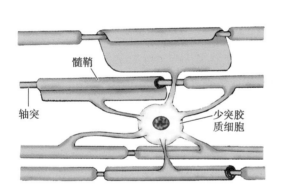

图 2-29　中枢神经系统有髓神经纤维模式图

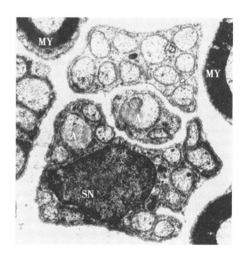

图 2-30　无髓神经纤维横切面电镜图

SN. 施万细胞核；A. 轴突；MY. 有髓神经纤维髓鞘

分析思考

1. 根据骨的相关知识，思考如何构建组织工程骨。
2. 根据所学的细胞知识，分析抗肿瘤靶向药物的作用机制。

第二章
目标测试

（黄菊芳）

第三章

细胞的基本功能

学习目标

1. **掌握** 细胞膜的物质转运功能；细胞静息电位和动作电位的概念、特征及其产生机制；动作电位的引起和传导；神经肌肉接头的兴奋传递；兴奋与兴奋性；兴奋 - 收缩耦联。
2. **熟悉** 细胞的信号转导途径；骨骼肌的收缩机制；影响肌肉收缩的因素。
3. **了解** 骨骼肌收缩的外部表现和力学分析。

细胞是人体最基本的结构和功能单位。尽管机体细胞种类不同，但大都具有一些共同的功能特征，要理解人体各器官、系统的生理功能，必须首先了解细胞具有普遍性的基本功能。药物之所以能够治疗疾病，通常也是因为能够作用于细胞中某些具有特定功能的蛋白质，进而影响细胞功能，因此，要理解药物的药理作用也必须对细胞的基本功能有足够的认识。

第一节 细胞膜的物质转运功能

细胞膜是分隔细胞内液与细胞外液的特殊屏障。由于细胞膜结构是在液态脂质双分子层基本骨架中镶嵌有一些特殊功能蛋白，这就决定细胞膜是一种特殊的半透膜。不同理化性质的物质，如各种离子、营养成分、信号分子、代谢产物，乃至药物要进出细胞都要通过细胞膜的物质转运功能才能实现。

一、被动转运

被动转运（passive transport）是指小分子物质或离子顺着浓度梯度或电位梯度进行跨膜转运，不需要细胞额外消耗能量。根据物质转运过程是否需要膜上蛋白质的帮助，被动转运可分为单纯扩散和易化扩散。

（一）单纯扩散

根据物理学原理，溶液中的分子都在不停地进行热运动，不同浓度的溶液混在一起，则分子净移动方向是从高浓度到低浓度，这就是扩散（diffusion）（图 3-1）。细胞**单纯扩散**（simple diffusion）是指物质从质膜高浓度侧通过脂质分子间隙向低浓度侧进行跨膜扩散。物质扩散速率，即单位时间内物质的扩散量，取决于该物质在膜两侧的浓度差和细胞膜对该物质的通透性。通透性又与物质脂溶性、分子大小及所带电荷有关。浓度差越大，细胞膜对物质的通透性越高，扩散速率就越大。一般来说，只有那些具有脂溶性、分子小、不带电荷的非极性分子或少数不带电荷的极性小分子，如 O_2、N_2、CO_2、乙醇、尿素、甘油、水、类固醇激素及某些药物能通过单纯扩散方式进行跨膜转运。在进行药物设计时必须考虑到药物脂溶性、分子大小等对其吸收和体内分布的影响。

简言之，单纯扩散的特点是：①不需要膜蛋白质帮助；②物质转运动力是物质的浓度梯度,不需要额外消耗代谢能量;③物质转运方向是从高浓度侧向低浓度侧;④转运结果是物质浓度在细胞膜两侧达到平衡。

　　水分子虽然具有极性,但因其分子小,不带电荷,可以通过细胞膜磷脂分子之间的空隙,以渗透方式跨膜转运。**渗透**(osmosis)是水分子在渗透压差驱动下通过细胞膜,从低渗透压一侧向高渗透压一侧转运,直到两侧渗透压达到平衡(图3-2)。渗透压的高低由溶液中不能自由通过细胞膜溶质的粒子数目决定,而与溶质的种类和颗粒大小无关。这些单位容积溶液中溶质粒子数(分子数或离子数)越高,渗透压越高,反之越低。因此,渗透可以被看作是特殊形式的水分子单纯扩散,但细胞膜脂质双分子层对水通透性很低,故扩散速率很慢。

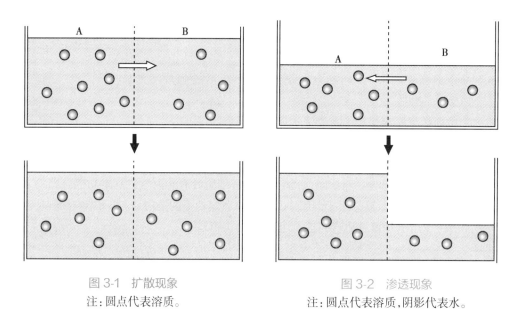

图 3-1　扩散现象
注:圆点代表溶质。

图 3-2　渗透现象
注:圆点代表溶质,阴影代表水。

(二)易化扩散

　　易化扩散(facilitated diffusion)指非脂溶性小分子物质或带电离子在细胞膜上特殊蛋白质帮助下进行跨膜转运。根据膜蛋白所起作用不同,可将其分为以下两种形式。

　　1. 经载体易化扩散　　**经载体易化扩散**(facilitated diffusion via carrier)是水溶性小分子物质或离子在细胞膜载体蛋白介导下顺浓度梯度进行的跨膜转运。**载体**(carrier)是镶嵌在细胞膜上一类具有特殊转运功能的蛋白质,又称为**转运体**(transporter),其结构跨越细胞膜整个脂质双层,并且有与被转运物特异结合位点。当载体蛋白与被转运物质在高浓度侧结合后,通过其立体构象的改变,将物质转运至低浓度侧,并将其释放出去(图3-3A)。一般细胞中葡萄糖和氨基酸等的跨膜转运就是借助膜相应载体蛋白的帮助实现的。这种经载体易化扩散具有以下特点:

　　　　(1)饱和现象:**饱和**(saturation)现象是由于细胞膜上某种载体数量以及该载体所具有的与被转运物结合的位点数有限,因此,在一定范围内,随着被转运物浓度增加,载体转运物质速率相应增加,但当浓度增加到一定程度,载体对该物质转运量已达到饱和状态后,转运物质速率不能再继续增加。

经载体易化
扩散和饱和
现象示意图
(图片)

　　　　(2)结构特异性:结构特异性是由于载体蛋白分子立体构象决定其只能特异性识别、结合与转运某种或某几种物质。例如,肾近曲小管**葡萄糖转运体**(glucose transporter,GLUT)只能识别、结合与转运天然的能被机体利用的右旋葡萄糖,而不能转运非天然的左旋葡萄糖。

　　(3)竞争性抑制:若有的载体可以识别、结合一种以上具有相似化学结构的物质,则两种物质会竞争与载体的结合,这就是**竞争性抑制**(competitive inhibition)。例如,GLUT 也能识别与转运右旋半乳

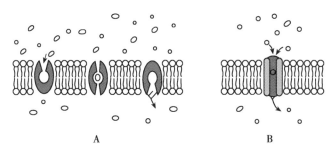

图 3-3　经载体易化扩散和经通道易化扩散
A. 载体；B. 通道。

单纯扩散和易化扩散的异同（拓展阅读）

糖,右旋半乳糖的存在会抑制右旋葡萄糖转运。

2. 经通道易化扩散　**经通道易化扩散**（facilitated diffusion via channel）是带电离子在细胞膜通道蛋白帮助下顺电化学梯度进行跨膜转运。**离子通道**（ion channel）蛋白结构中具有贯通整个脂质双层的水相孔道（图 3-3B）,当某种通道开放时,细胞膜对特定离子就具有通透性,这种离子可顺电化学梯度经通道很快通过细胞膜。

离子通道具有以下特征。

（1）离子选择性:离子选择性指每种通道只允许一种或几种离子通过,而其他离子则不易通过或完全不能通过。通道的离子选择性主要由孔道内壁所带电荷以及孔道大小决定。根据通道对离子选择性,可分为钠通道、钙通道、钾通道、氯通道、非选择性阳离子通道等。

（2）转运速度快:与载体相比,通道对物质转运速率快得多,可达每秒 $10^6 \sim 10^8$ 个离子,因此这种带电离子经通道的跨膜扩散对于细胞快速生物电活动具有重要作用。

（3）通道门控特性:在通道立体构象中,往往具有一个或两个控制通道开、关的"闸门（gate）"结构,一般为一些特殊氨基酸序列。由某种特定条件控制闸门运动,导致通道开、关的过程称为**通道门控**（channel gating）。只有当某种离子通道开放时,细胞膜才具备对特定离子的通透性。

离子通道的门控特性示意图（图片）

根据控制通道开放或关闭因素不同,可将离子通道分为三种类型:①**电压门控通道**（voltage-gated channel）,这是由膜电位（细胞膜内、外两侧电位差）改变控制其开放和关闭的一类通道,如骨骼肌和神经细胞膜上电压门控钠、钾通道;②**化学门控通道**（chemically-gated channel）或**配体门控通道**（ligand-gated channel）,这是由化学信号,如激素、神经递质、G 蛋白等,控制其开放和关闭的一类通道,如骨骼肌终板的乙酰胆碱 N_2 受体阳离子通道;③**机械门控通道**（mechanically-gated channel）,这是由机械刺激控制其开放和关闭的一类通道,如内耳毛细胞上的机械门控通道。

除门控通道外,还有少数非门控通道,这类通道可以不需特殊刺激而一直保持开放状态,如神经细胞膜上的钾漏通道。

此外,细胞膜上除离子通道外,还存在由**水通道蛋白**（aquaporin,AQP）构成的**水通道**（water channel）。水通道可提高细胞膜对水的通透性和转运能力。目前已鉴定出十余种水通道蛋白。这些水通道蛋白的分布及功能具有组织特异性。在一些进行水分子高效跨膜转运的细胞,如近端肾小管上皮细胞、胆囊上皮细胞、呼吸道和肺泡上皮细胞等都存在水通道。

药物靶点（药学实践）

一些药物可通过直接与通道蛋白特定部位结合影响通道功能,或首先作用于调控通道功能的生物介质,间接影响通道功能而发挥药理作用。

二、主动转运

主动转运（active transport）是小分子物质或离子在细胞膜上特殊蛋白质帮助下,由细胞代谢提供能量,逆浓度梯度和 / 或电位梯度进行跨膜转运。根据物质转运过程中是否需要 ATP 直接供给能量,可将其分为原发性主动转运和继发性主动转运。

（一）原发性主动转运

原发性主动转运（primary active transport）是细胞膜上具有 ATP 酶活性的特殊蛋白质即离子泵,直接水解 ATP 获得能量,帮助一种或一种以上物质逆浓度梯度和 / 或电位梯度进行跨膜转运。由于物质转运方向是逆着电 - 化学梯度进行,因而转运结果是建立或维持这些物质在膜两侧的浓度梯度。在生物体内有很多离子泵,例如普遍存在于所有细胞膜上的钠 - 钾泵,存在于肌质网和内质网膜上的钙泵,以及存在于胃腺壁细胞膜上的质子泵。下面重点介绍钠 - 钾泵的功能。

钠泵主动转运(图片)

钠 - 钾泵（sodium-potassium pump）,简称钠泵,是由 α 和 β 两个亚单位构成的二聚体蛋白。因 α 催化亚单位需要在膜内 Na^+ 和膜外 K^+ 共同参与下才具有 ATP 酶活性,故钠泵又称 Na^+,K^+-ATP 酶（Na^+,K^+-ATPase）。钠泵每水解 1 分子 ATP 可逆浓度梯度将 3 个 Na^+ 移出胞外,2 个 K^+ 移入胞内。具体过程是:当 ATP 酶（E）结合并水解 1 分子 ATP 为 ADP 时,1 个无机磷（Pi）被转移到酶分子上使之成为高能形式（E-P）,同时将在胞内结合的 3 个 Na^+ 释放到胞外,并与胞外 2 个 K^+ 结合,然后 E-P 的 Pi 被释放,回到原来的 E 形式,将结合的 K^+ 释放入胞内,再与胞内 Na^+ 结合开始另一个周期（图 3-4）。

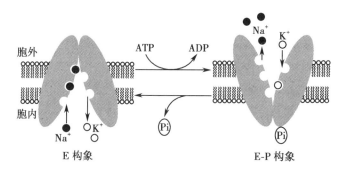

图 3-4   钠泵主动转运示意图

钠泵的活动使 Na^+、K^+ 在细胞内、外不均衡分布,细胞内 K^+ 浓度约为细胞外液 30 倍,而细胞外液中 Na^+ 浓度约为胞质 10 倍。当细胞内 Na^+ 浓度升高或细胞外 K^+ 浓度升高时,都可激活钠泵转运 Na^+、K^+,从而维持 Na^+、K^+ 在细胞内、外的不均衡分布。

钠泵的转运过程(动画)

钠泵的活动具有重要的生理意义:①建立和维持 Na^+、K^+ 在细胞内、外的浓度梯度是细胞生物电产生的重要条件之一;②细胞内高 K^+ 是细胞内许多代谢反应所必需的;③维持细胞内液正常渗透压和细胞容积相对稳定;④细胞外较高 Na^+ 浓度所储存的势能可用于其他物质如葡萄糖、氨基酸逆着浓度梯度进行继发性主动转运,以及提供 Na^+-H^+ 交换及 Na^+-Ca^{2+} 交换动力等;⑤具有生电作用,这是因为钠泵在转运 Na^+、K^+ 过程中正电荷向细胞内、外转移的数量不对等,由此会造成一定程度的膜电位变化。

一些治疗心脏病的药物,如哇巴因、洋地黄毒苷就是与心肌细胞膜上钠泵(强心苷受体)特定部位结合,抑制钠泵活性,从而减小细胞内、外 Na^+ 浓度梯度,与此相关的 Na^+-Ca^{2+} 交换量也随之减少,细胞内 Ca^{2+} 浓度增加,产生强心作用。

（二）继发性主动转运

继发性主动转运（secondary active transport）是一些物质借助于原发性主动转运建立的某离子（Na^+ 或 H^+）浓度梯度所具有的势能,在载体帮助下逆浓度梯度和 / 或电位梯度进行跨膜转运。

体内最普遍的继发性主动转运是借助于钠泵工作建立的细胞内、外 Na^+ 浓度梯度来实现的,其具有以下特点:①以钠泵介导的原发性主动转运为基础,首先是钠泵通过耗能过程建立起细胞内、外

Na⁺浓度梯度；②Na⁺与另外一种或一种以上的物质转运耦联进行，当Na⁺顺浓度梯度扩散时，其释放的势能会供给另一些物质(如葡萄糖、氨基酸)或离子(如Ca^{2+}、H^+、Cl^-等)逆浓度梯度转运；③ATP只是间接为这些物质逆浓度梯度转运供能，因而对这些物质而言是继发性主动转运。

原发性主动转运和继发性主动转运的区别(拓展阅读)

根据物质转运方向与Na⁺顺浓度梯度转运方向是否一致，可将继发性主动转运分为同向转运和反向转运。如果某种物质转运方向与Na⁺顺浓度梯度转运方向一致则称为**同向转运**(symport)；如果彼此方向相反则称为**反向转运**(antiport)。

葡萄糖和氨基酸在小肠黏膜吸收过程是继发性主动转运过程(图3-5)。小肠上皮细胞基底膜或侧膜钠泵的活动可保持细胞内Na⁺浓度低于胞外；靠肠腔侧细胞膜上Na⁺-葡萄糖转运体将肠腔中Na⁺和葡萄糖分子一起转运至上皮细胞内。在这一过程中，Na⁺顺浓度梯度转运，同时释放出势能用于葡萄糖分子逆浓度梯度从肠腔转运至细胞内。当细胞内葡萄糖浓度增加后，再由基底膜或侧膜上相应载体转运至组织液，最后进入血液。如果钠泵功能被抑制，则葡萄糖继发性主动转运将减弱或消失。氨基酸在小肠的吸收方式与之相似。

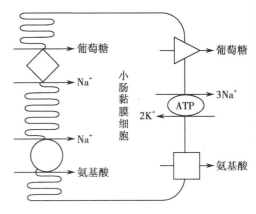

图 3-5　葡萄糖和氨基酸在小肠黏膜的吸收
◇：Na⁺-葡萄糖转运体；○：Na⁺-氨基酸转运体；
▷：葡萄糖载体；□：氨基酸载体；◯：钠泵。

反向转运又称交换，Na^+-Ca^{2+}交换和Na^+-H^+交换是存在于很多细胞的重要生理过程，完成这一过程的膜蛋白称为Na^+-Ca^{2+}交换体或Na^+-H^+交换体，这些蛋白可利用Na⁺浓度梯度提供的势能将细胞内Ca^{2+}或H^+排出细胞。Na^+-H^+交换有助于维持细胞内正常pH，Na^+-Ca^{2+}交换有助于维持细胞内Ca^{2+}浓度恒定。

三、膜泡运输

一些大分子、固态物质或液态物质团块进出细胞并不直接通过细胞膜，而是由膜包围形成囊泡，通过膜包裹、膜融合和膜离断等一系列过程完成转运的，称为**膜泡运输**(vesicular transport)。膜泡运输包括入胞和出胞两种形式。

(一) 入胞

入胞(endocytosis)是细胞外某些大分子或物质团块，如细菌、细胞碎片、液体等通过细胞膜所形成的囊泡进入细胞的过程。

1. 吞噬　**吞噬**(phagocytosis)是细胞摄入颗粒状固体物质的过程。这些物质团块首先与细胞膜接触，然后该处细胞膜内陷，形成包裹有被转运物的囊泡，囊泡与细胞膜分离，进入细胞中(图3-6)。最后囊泡与细胞中的溶酶体融合，囊泡内容物被溶酶体酶消化后释放到胞质中。吞噬主要发生在巨噬细胞和中性粒细胞，作用是消除异物和病原微生物，清除衰老细胞和死亡细胞等。

膜泡运输示意图(图片)

2. 吞饮　**吞饮**(pinocytosis)是液体或大分子被摄入细胞的过程，其机制与吞噬相似，只是形成的胞饮泡很小，直径仅0.1~0.2μm。吞饮又分为液相入胞和受体介导入胞。

(1) 液相入胞：**液相入胞**(fluid-phase endocytosis)是细胞外液连同所含溶质一起被直接摄入细胞的过程，在小肠上皮细胞和肾小管上皮细胞等具有吸收功能的细胞非常活跃。

(2) 受体介导入胞：**受体介导入胞**(receptor-mediated endocytosis)是由细胞膜上特异性受体介导某些大分子物质摄入细胞的过程。被转运分子首先与膜上受体识别结合，移行至细胞膜上称为"有被小凹"的特定区域，该处细胞膜内陷，形成囊泡，囊泡与细胞膜分离进入细胞中。当被转运物被释放后，

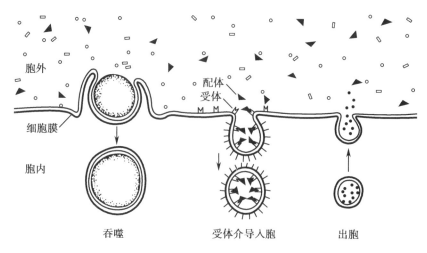

图 3-6   入胞和出胞

含有受体的小泡再与细胞膜融合,重新成为膜的组成成分。许多大分子物质,如结合 Fe^{2+} 的运铁蛋白、低密度脂蛋白等都是以这种方式进入细胞。

（二）出胞

膜泡运输
（动画）

出胞(exocytosis)是细胞内合成的激素、酶类、神经递质等大分子物质排出细胞的过程。这些物质大都在内质网合成,然后在高尔基复合体进行加工,并被包装成分泌泡。包裹着分泌物的囊泡向细胞膜移动,然后与之融合,最后融合处破裂,囊泡中的内容物被全部排出胞外。

第二节   细胞的信号转导

生物体内各种细胞总是不断地接受着内、外环境中各种理化因素的刺激,并根据这些刺激不断地调整自身功能状态以适应环境的变化。机体内细胞之间的信息交流往往是由特殊的信号分子,如激素、神经递质、细胞因子等化学物质介导的**信号转导**(signal transduction),亦是信号从细胞外转入细胞内的过程。在信号转导过程中,**受体**(receptor)是细胞中具有接受和转导信息功能的蛋白质,分布在细胞膜的受体称为膜受体,位于胞质内和核内的受体则分别称为胞质受体和核受体。凡能与受体发生特异性结合的物质则称为**配体**(ligand)。

根据所介导配体和受体不同,信号转导可通过两类方式进行。一类是水溶性配体或物理信号先作用于膜受体,再依次经跨膜和细胞内信号转导机制产生效应。依据膜受体特性不同,这类信号转导

几种主要信
号转导通路
的模式图
（图片）

又包括 G 蛋白耦联受体、离子通道型受体、酶联型受体和招募型受体介导的信号转导通路。另一类是脂溶性配体直接与胞质受体或核受体结合而发挥作用,这类方式都通过影响基因表达而产生效应(图 3-7)。其实,由膜受体介导的信号转导也大都可改变转录因子活性而影响基因表达。

细胞信号转导本质上是细胞和分子水平的功能调节,是机体生命活动中的生理功能调节的基础。信号转导通路及各信号分子、信号分子间以及信号通路间相互作用的改变,是许多疾病的分子基础,也是药物作用的有效靶点。

一、G 蛋白耦联受体介导的信号转导

G 蛋白耦联受体介导的跨膜信号转导一般需要细胞膜上三类蛋白质参与,即 G 蛋白耦联受体、G 蛋白和 G 蛋白效应器。外来信号分子即配体,与受体结合后激活 G 蛋白,由激活的 G 蛋白进一步影

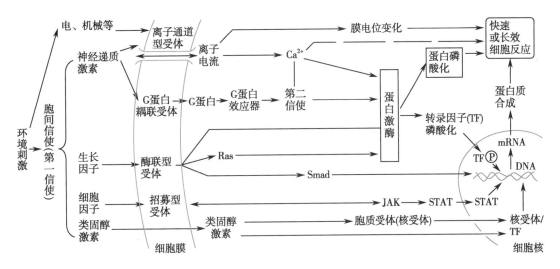

图 3-7 几种主要的细胞信号转导通路

Ras：一种小 G 蛋白；Smad：Smad 蛋白，具有转录因子（TF）作用的蛋白质家族；JAK：Janus 酪氨酸激酶；STAT：信号转导子与转录激活子。

响 G 蛋白效应器功能，生成第二信使，激活蛋白激酶，从而引起细胞的生物效应。

（一）G 蛋白耦联受体

G 蛋白耦联受体（G protein-coupled receptor）位于细胞膜上，因其能与 G 蛋白相耦联而得名。虽然针对不同配体的这类受体种类很多，但都同属于一个蛋白质分子超家族，具有相似的结构和功能，即由一条以 α 螺旋 7 次跨膜多肽链构成，其胞外段为 N 端，胞内段为 C 端。与配体特异结合部位在胞外 N 端或跨膜螺旋内部，与 G 蛋白结合部位在胞内侧。当受体与配体结合后，其分子构象改变并在膜上发生位移，与 G 蛋白结合并使之激活（图 3-8）。

G 蛋白的激活和失活循环示意图（图片）

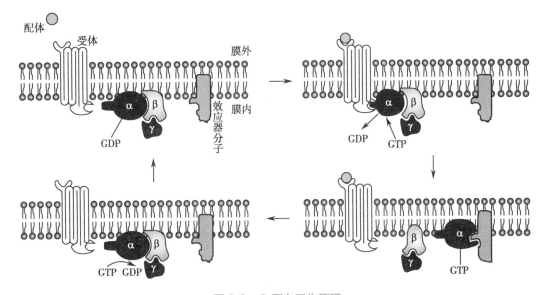

图 3-8 G 蛋白工作原理

（二）G 蛋白

G 蛋白（G protein）是鸟苷酸结合蛋白（guanine nucleotide binding protein）的简称，是联系受体与效应器分子的中介分子。目前已发现 G 蛋白有 20 多种，同属于一个分子家族。

大多数 G 蛋白由一个大的 α 亚单位与两个小的 β 亚单位和 γ 亚单位构成。α 亚单位具有 GTP 酶活性,并具有与 GTP/GDP 结合位点,是 G 蛋白行使其功能的最重要部分;而 β 和 γ 亚单位通常形成功能复合体发挥作用。在没有外来信号的情况下,受体、G 蛋白和效应器分子彼此分离,这时 α 亚单位与 β 亚单位、γ 亚单位结合在一起,并与 GDP 结合处于失活状态。一旦外来信号与受体结合,受体构象改变并与 G 蛋白结合时,α 亚单位与 β、γ 亚单位分离,同时释放出鸟苷二磷酸(guanosine diphosphate,GDP)而与鸟苷三磷酸(guanosine triphosphate,GTP)结合成为激活形式的 α 亚单位 -GTP 复合物。活化的 α 亚单位再激活下游效应器分子,进一步引发信号转导过程。此后,α 亚单位所具有 GTP 酶将其结合的 GTP 水解生成 GDP。重新与 GDP 结合的 α 亚单位再与 β、γ 亚单位结合回到原来的失活形式,从而终止信号转导(图 3-8)。

由此可见,G 蛋白 α 亚单位在信号转导过程中起着重要的分子开关作用。当其处于活化状态时,信号通路被激活;当其处于失活状态时,信号通路被阻断。此外,激活态 G 蛋白解离出的 βγ 复合物亦可激活相应的下游效应器(酶或离子通道),把信号转导到细胞内部。

（三）G 蛋白效应器

由 G 蛋白激活的效应器主要有酶和离子通道。如果效应器是离子通道,则可直接导致通道开关状态改变,促使离子跨膜扩散,从而影响细胞功能。下面重点介绍效应器酶。

重要的效应器酶有**腺苷酸环化酶**(adenylyl cyclase,AC),可催化腺苷三磷酸(adenosine triphosphate,ATP)水解生成环腺苷酸(cyclic adenylic acid,cAMP);**磷脂酶 C**(phospholipase C,PLC),可催化细胞膜磷脂成分磷脂酰肌醇 4,5- 双磷酸(phosphatidylinositol 4,5-bisphosphate,PIP_2)水解生成三磷酸肌醇(inositol triphosphate,IP_3)和二酰甘油(diacylglycerol,DAG);**鸟苷酸环化酶**(guanylyl cyclase,GC),可催化 GTP 水解生成 cGMP;此外,还有**磷脂酶 A**(phospholipase A,PLA)和**磷酸二酯酶**(phosphodiesterase,PDE)等。

（四）第二信使

第二信使(second messenger)是指激素、神经递质、细胞因子等细胞外信使分子(第一信使)作用于膜受体后产生的细胞内信号分子。G 蛋白激活的 G 蛋白效应器酶分解特定底物所生成的特殊分子,如 cAMP、cGMP、IP_3、DG、Ca^{2+}、花生四烯酸及其代谢产物等在胞质中作为第二信使。第二信使接替细胞膜上的信号分子,将外来信号的信息传递到胞内,直接或间接影响胞质中各种蛋白激酶活性,最终促进某些功能蛋白质磷酸化,实现对细胞功能的调节。

（五）蛋白激酶

蛋白激酶是将 ATP 分子磷酸基团转移到底物蛋白上而产生蛋白磷酸化的酶类。磷酸化的蛋白底物可发生带电特性改变和构象改变,导致其生物学特性发生改变。由第二信使激活的蛋白激酶称为第二信使依赖性蛋白激酶。例如,cAMP 可直接激活**蛋白激酶 A**(protein kinase A,PKA);DG 可直接激活**蛋白激酶 C**(protein kinase C,PKC);cGMP 可直接激活**蛋白激酶 G**(protein kinase G,PKG)。

IP_3 则与内质网或肌质网膜 IP_3 受体结合,该受体是一种化学门控钙通道,当其与 IP_3 结合后开放,促使内质网中 Ca^{2+} 释放入胞质。胞质中增加的 Ca^{2+} 可直接引发一些生理效应,也可激活 PKC,还可与**钙调蛋白**(calmodulin,CaM)结合生成 Ca^{2+}-CaM 复合物,再激活依赖 CaM 的蛋白激酶,进而发挥作用。某些第二信使物质也可直接调控离子通道活动。

G 蛋白耦联受体介导的信号转导通路(图片)

上述跨膜信号转导途径具有逐级放大效应,即一个信号分子可引起下游更多信号分子被激活,从而导致细胞生理功能发生明显改变(图 3-9)。常见的信号转导通路有受体 -G 蛋白 -AC-cAMP-PKA 通路、受体 -G 蛋白 -PLC-IP_3-Ca^{2+} 和 DG-PKC 通路等。

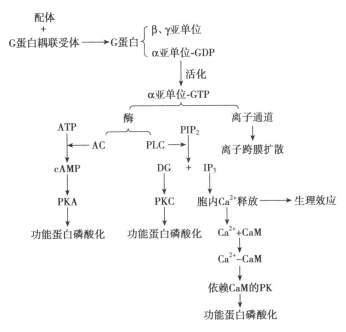

图 3-9 G 蛋白耦联受体介导的跨膜信号转导途径

二、离子通道型受体介导的信号转导

离子通道型受体(ion channel receptor)是由配体结合部分和离子通道两部分组成的膜蛋白,其前一部分与化学信号分子结合,后一部分介导离子跨膜转运。化学门控通道兼具受体和通道功能,故又称为离子通道型受体;电压门控通道和机械门控通道虽不称为受体,但它们也能接收物理信号,产生膜电位改变,其信号转导功能与化学门控通道类似,故也归入离子通道型受体介导的信号转导之列。

(一) 化学门控通道介导的信号转导

化学门控通道(配体门控通道)结构中具有受体功能的特殊基团或亚单位与特定化学信号分子——配体结合后,分子构象发生改变使通道开放,离子跨膜流动,膜电位改变,从而引起细胞功能改变。

骨骼肌终板膜上的 N_2 型乙酰胆碱受体阳离子通道是典型的化学门控通道。这种受体是由 $\alpha_2\beta\gamma\delta$ 亚单位构成的五聚体,其中 α 亚单位是乙酰胆碱(acetylcholine, ACh)结合的部位。ACh 与 2 个 α 亚单位相结合,通道分子构象改变导致通道开放,终板膜外的 Na^+ 内流,同时也伴随少量膜内的 K^+ 外流,使终板膜发生去极化,产生终板电位(图 3-10),最终实现 ACh 这一特殊化学信号在骨骼肌细胞膜的信号转导。

在体内,γ- 氨基丁酸受体、甘氨酸受体、5- 羟色胺受体等也属于这类化学门控通道。

(二) 电压门控通道介导的信号转导

在电压门控通道分子结构中,存在一些对膜电位改变敏感的结构域或基团,充当着"受体"的作用,细胞膜电位改变首先作用于这些特殊结构,再诱发整个通道分子构象改变,使通道开放或关闭,促进或阻碍相应离子跨膜移动,其结果将导致细胞生物电活动改变,从而实现信号转导。神经细胞和肌细胞膜 Na^+、K^+、Ca^{2+} 通道就属于这类通道。

以骨骼肌细胞膜电压门控钠通道为例,该通道由 α、β_1 和 β_2 三个亚单位组成。其中 α 亚单位是形成孔道的主要部分,其结构中具有带正电荷的精氨酸和赖氨酸,当膜电位改变时,在电场的作用下,这些基团发生移动,导致整个通道构象改变,使通道激活或失活(图 3-11)。

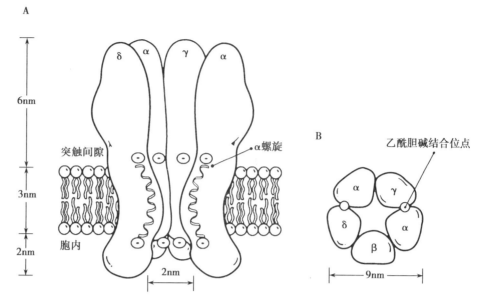

图 3-10　N$_2$ 型 ACh 受体阳离子通道

A. N$_2$ 型 ACh 受体阳离子通道；B. ACh 结合位点。

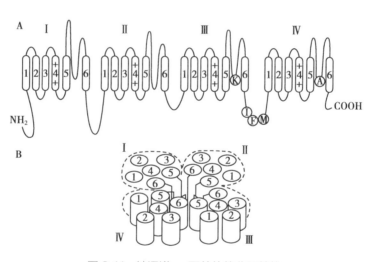

图 3-11　钠通道 α 亚单位的分子结构

(三) 机械门控通道介导的信号转导

这类通道对机械刺激敏感，当受到特定的机械刺激时，可引起通道开放或关闭，促进或阻碍相应离子的跨膜移动，其结果也将导致细胞生物电活动改变，从而实现跨膜信号转导。在内耳毛细胞顶部细胞膜上就存在着这样一类通道，当声波传到内耳，毛细胞顶部纤毛发生摆动使通道受到机械刺激而被激活开放，引起离子跨膜移动，从而导致膜电位变化，这是内耳感音换能的重要基础。

三、酶联型受体介导的信号转导

酶联型受体介导的信号转导是由细胞膜受体和酶共同完成的。有些受体分子本身同时也是酶，有些受体本身虽然不是酶，但一旦激活可与其他酶分子发生联系并使之激活。外来的化学信号首先与受体分子结合，使受体自身具有的酶活性被激活或与其他酶分子结合并使之激活，再通过这些酶引起胞内一系列生化反应从而实现跨膜信号转导。

（一）酪氨酸激酶受体介导的信号转导

酪氨酸激酶受体（tyrosine kinase receptor）同时具有受体和酪氨酸激酶双重功能,结构中只有一个跨膜 α 螺旋,胞外段是与配体特异性结合部位,胞内段是酪氨酸激酶所在部位。一旦受体与配体结合,引起分子构象改变,位于胞内段的酶被活化,使受体分子本身的酪氨酸残基或细胞质中其他蛋白分子的酪氨酸残基磷酸化(图 3-12),进而引发系列细胞内信号事件。大部分生长因子,如表皮生长因子、神经生长因子及胰岛素和部分肽类激素通过这类受体将外来信号的作用转导至细胞内。

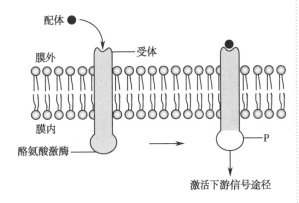

图 3-12　酪氨酸激酶受体介导的信号转导

（二）酪氨酸激酶结合型受体介导的信号转导

酪氨酸激酶结合型受体（tyrosine kinase-associated receptor）分子本身没有酶的活性,但当受体分子与配体结合后,可与胞内其他酪氨酸激酶结合并使之激活,使相关蛋白质分子酪氨酸残基磷酸化,从而引发下游的信号事件。一些激素,如促红细胞生成素、生长激素和催乳素等是通过这种方式实现跨膜信号转导的。

（三）鸟苷酸环化酶受体介导的信号转导

鸟苷酸环化酶受体（guanylyl cyclase receptor）分子结构与酪氨酸激酶受体相似,只是该受体分子的胞内段具有鸟苷酸环化酶(GC)活性。一旦配体与受体结合,将激活 GC,使胞质内 GTP 转化为cGMP,后者可激活依赖 cGMP 的蛋白激酶 G,通过对底物蛋白磷酸化实现跨膜信号转导。**心房钠尿肽**（atrial natriuretic peptide,ANP）就是鸟苷酸环化酶受体的重要配体。

（四）丝氨酸 / 苏氨酸激酶受体介导的信号转导

与酪氨酸激酶受体不同的是,丝氨酸 / 苏氨酸激酶受体的胞内结构域具有**丝氨酸 / 苏氨酸激酶活性**,而非酪氨酸激酶活性。当这类受体被激活后,通过磷酸化下游信号蛋白的丝氨酸 / 苏氨酸残基而启动信号转导通路。**转化生长因子 -β**（transforming growth factor-β,TGF-β）受体可通过激活 TGF-β 受体激酶,使 Smad 蛋白的丝氨酸 - 苏氨酸残基磷酸化而被激活,并转位到细胞核中,调控特定蛋白质基因表达(图 3-7)。

四、招募型受体介导的信号转导

招募型受体（recruitment receptor）也是单个跨膜受体,受体分子的胞内域没有任何酶的活性,但招募型受体的胞外域一旦与配体结合,其胞内域即可在胞质侧招募激酶或转接蛋白,激活下游信号转导通路。如细胞因子受体介导的 JAK-STAT 信号通路等(图 3-7)。招募型受体的主要配体是细胞因子等,受体涉及细胞因子受体、整联蛋白受体、Toll 及 Toll-like 受体、肿瘤坏死因子受体、T 细胞受体等。

五、核受体介导的信号转导

与水溶性配体不同,脂溶性配体可直接进入细胞与胞质受体或核受体结合而发挥作用。由于胞质受体在与配体结合后,一般也要转入核内发挥作用,因而常将细胞内的受体统称为**核受体**（nuclear receptor）。核受体实质上是激素调控特定蛋白质转录的一大类转录调节因子,包括类固醇激素受体、维生素 D_3 受体、甲状腺激素受体和视黄酸受体等。

核受体为多肽单链,含有激素结合域、DNA 结合域、转录激活结合域和铰链区等功能区段。激素结合域位于受体 C 末端,由 220~250 个氨基酸残基组成,除能与激素结合外,还存在**热休克蛋白**(heat shock protein,HSP)结合位点、受体二聚体形成所需的片段和转录激活作用。核受体一般处于静止状态,需活化后才能与靶基因 DNA 中称为**激素应答元件**(hormone response element,HRE)的特定片段

3-15

核受体介导的信号转导通路模式图(图片)

结合,调控其转录过程。参与胞质中类固醇激素受体活化的主要是 HSP90、HSP70 等热休克蛋白,它们能使受体锚定在胞质中,并遮盖受体的 DNA 结合域,使之不能发挥作用。

当类固醇激素进入胞质与受体结合形成激素 - 受体复合物后,核受体便与热休克蛋白解离,核受体域内的核转位信号暴露,激素 - 受体复合物即转位至核内,再以二聚体形式与核内靶基因上 HRE 结合(DNA 结合型受体),从而调节靶基因转录并表达特定的蛋白质产物,引起细胞功能改变(图 3-13)。

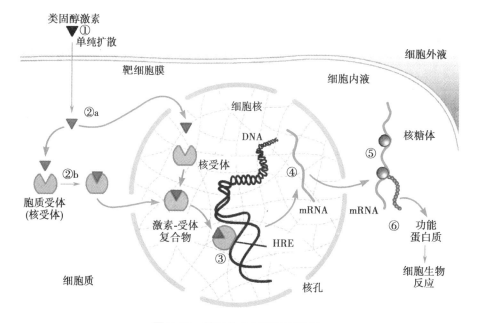

图 3-13　核受体介导的信号转导

①~⑥：为配体自进入细胞至产生生物效应的全过程;HRE：激素应答元件;DNA：脱氧核糖核酸;mRNA：信使核糖核酸。a 和 b 表示进入胞浆后的两个不同途径。

3-16

信号转导与人类疾病和药物研发(药学实践)

综上所述,信号转导的共同点是外来信号都必须首先作用于细胞的受体分子或分子中具有"受体"作用的结构,进一步由受体或受体所联系的下游信号分子引发相应的生物效应。药物也可作为特殊的信号分子影响细胞功能从而发挥药理效应。实际上,大多数化学药物是通过作用于细胞膜上的特异性受体而发挥其药理作用。一些药物与受体结合并使之激活,可产生与一些生物信号相似的效应,这类药物称为受体**激动剂**(agonist);一些药物与受体结合后即阻断相关生物信号的作用,这类药物称为受体**阻断剂**(blocker),对激动药而言,则称为**拮抗剂**(antagonist)。

第三节　细胞的生物电活动

生物电活动普遍存在于生物体内,与肌肉收缩、腺体分泌、神经冲动产生及传导等机体功能活动都有着密切关系。临床上常常通过记录某个器官的电活动来帮助诊断疾病,如心电图、脑电图和肌电图等。这些器官的电活动都是以单一细胞生物电活动为基础,本节重点讨论细胞的生物电活动。

一、细胞的生物电现象

神经纤维静息电位测定示意图(图片)

1939 年,Hodgkin 和 Huxley 以直径为 1mm 的枪乌贼巨大神经轴突为材料,采用细胞内记录方法,观察到细胞生物电活动,以后用玻璃微电极在哺乳动物细胞也记录到相似的生物电活动。

神经纤维动作电位模式图(图片)

如图 3-14 所示,将记录电极插入轴突内,将参考电极置于细胞外,两电极连于示波器(图 3-14A)。在细胞没有受到外来刺激情况下,所记录到的电位值相对于膜外为一负值。这种在安静状态下,存在于细胞膜内、外两侧的电位差称**静息电位**(resting potential,RP),其特点为"外正内负"。习惯上以膜外作为零电位参考,以膜内电位值来代表膜电位。静息电位负值越大,表明膜内、外电位差越大,反之亦然。不同细胞静息电位值有所差别,神经细胞约 –70mV,骨骼肌细胞约 –90mV,平滑肌细胞约 –55mV,红细胞约 –10mV。

在静息电位基础上,当细胞受到一个适当的刺激后,膜电位迅速从 –70mV 上升至 +30mV 左右,原来的内负外正转变成内正外负的状态,随即膜内电位又很快恢复到原来静息电位水平。在示波器上可记录到一个先迅速上升,然后又快速下降的电位波动。细胞受到有效刺激时膜电位所经历的快速、可逆和可传播的膜电位波动称为**动作电位**(action potential,AP)(图 3-14B)。

生理学上,通常把静息状态下膜电位所保持的内负外正的稳定状态称为极化(polarization);以此为基础,膜电位值增大的过程称为超极化(hyperpolarization);膜电位值减小的过程称为去极化(depolarization),去极化超过零电位以上的部分称为超射(overshoot),发生超射时膜两侧电位极性反转称为反极化(reverse polarization);细胞先发生去极化后又向原来的极化状态恢复的过程称为复极化(repolarization)。

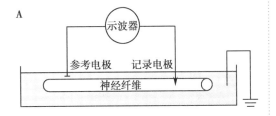

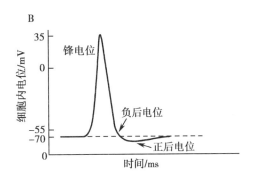

图 3-14　神经纤维跨膜电位的记录
A. 实验装置;B. 神经纤维动作电位。

哺乳动物神经细胞和骨骼肌细胞动作电位都包括快速去极化的上升支和快速复极化的下降支,两者形成的尖峰状快速电位波动,称为锋电位(spike potential),历时约 0.5~2 毫秒,是动作电位的主要部分。此后,膜电位在最后恢复到静息电位以前,还要经历一些微小而相对缓慢的波动,称为后电位(after potential),包括负后电位(后去极化电位)和正后电位(后超极化电位)。

动作电位具有以下特点:①**全或无**(all- or- none)现象,即对于同一个细胞而言,如果刺激没有到达一定强度则不能引起动作电位(无),只要刺激达到一定强度就能引发动作电位,并且所引起的动作电位总是以同样的波形和波幅出现,不会因刺激强度增强而增大(全);②不衰减传播:产生于细胞某处的动作电位可以沿细胞膜迅速、不衰减传导至整个细胞,并始终保持其原有的波形和幅度;③脉冲式发放:连续刺激产生的多个动作电位总有一定间隔而不会发生融合,呈现为一个个分离的脉冲式发放。

二、细胞生物电产生机制

(一) 基本原理

细胞膜两侧离子的浓度差是引起离子跨膜扩散的直接动力。该浓度差是由细胞膜中的离子泵,主要是钠泵的活动形成和维持的。由于膜两侧电位差是由带电离子跨膜扩散所致,因而称为**扩散电位**(diffusion potential)。由于扩散发生在细胞膜内、外,在细胞膜内、外两侧形成电位差,也称为**跨膜电位**(transmembrane potential),简称**膜电位**(membrane potential,E_m)。

实际上,离子跨膜扩散受到两个方向相反的驱动力作用,一是由浓度梯度所形成的化学驱动力推动离子跨膜扩散,二是由膜电位所形成的电驱动力阻止离子继续扩散,两者合称为电化学驱动力。最初在化学驱动力作用下,大量离子跨膜扩散,但随着膜电位建立并越来越大,阻止离子扩散的电驱动力也将越来越大,跨膜扩散离子量将逐渐减少,最后当两种力量达到平衡,即电化学驱动力为零时,离子净扩散停止,这时的膜电位称为该离子的**平衡电位**(equilibrium potential,E_x)。平衡电位可用简化的 Nernst 方程进行计算:

$$E_x = 60 \lg \frac{[X^+]_o}{[X^+]_i} (mV) \tag{式 (3-1)}$$

式中,$[X^+]_i$ 和 $[X^+]_o$ 分别代表细胞内、外离子浓度。离子浓度差越大,其平衡电位绝对值也越大。

根据以上物理模式,不难分析得出,细胞膜电位的形成必须具备两个基本条件,一是在细胞内、外存在离子的浓度梯度,表 3-1 所示为哺乳动物细胞内、外的主要离子分布及其平衡电位值;二是细胞膜对某些离子有选择的通透性或称**电导**(conductance)。在此基础上发生离子跨膜扩散,形成跨膜离子电流,将导致膜电位改变。

表 3-1   哺乳动物骨骼肌细胞内、外液主要离子浓度及平衡电位

离子成分(X^+)	细胞内液 $[X^+]_i$/(mmol/L)	细胞外液 $[X^+]_o$/(mmol/L)	平衡电位 /mV
K^+	155	4	−98
Na^+	12	145	+67
Cl^-	4	120	−90
Ca^{2+}	10^{-4}	1.0	+123

注:表中 Ca^{2+} 浓度为游离 Ca^{2+} 浓度。

电生理学上通常以正电荷移动方向代表离子电流方向,正离子内流为内向电流(inward current),内向电流可使膜电位负值减少,导致去极化改变;正离子外流为外向电流(outward current),使膜电位负值增加,导致复极化或超极化改变。

(二)静息电位的产生

在安静状态时,由于细胞膜上存在非门控钾漏通道持续开放而主要对 K^+ 具有通透性,同时细胞内液 K^+ 浓度远远高于细胞外液,因而在化学驱动力作用下 K^+ 外流,而膜内有机负离子不能随之外流,导致膜内正电荷减少而膜外正电荷增多,这就形成以"内负外正"为特征的膜电位。膜电位所产生的电驱动力会阻止 K^+ 继续外流,最后当两个方向的力量达到平衡时的膜电位就是静息电位。由于静息电位主要是由于 K^+ 外流所致,静息电位值非常接近于 K^+ 平衡电位 E_K。根据 Nernst 方程,如果细胞外 K^+ 浓度发生改变,静息电位值也会相应改变。例如,当发生细胞外高钾时,细胞内、外 K^+ 浓度差减小,K^+ 外流减少,静息电位值也减少,将对细胞的兴奋性产生影响。

静息电位的产生机制(动画)

实际上,静息电位实测值一般较 K^+ 平衡电位的理论值略小,其原因在于,安静状态下细胞膜除对 K^+ 具有较大通透性外,对 Na^+ 亦有一定通透性,少量 Na^+ 内流对静息膜电位也有一定影响。同时,钠泵活动在一定程度上也参与静息电位形成(图 3-15)。

(三)动作电位的产生

根据 Hodgkin 和 Huxley 的研究,动作电位产生的根本原因是适当的刺激引起细胞膜对离子通透

性或电导改变,并且细胞膜电导变化与细胞膜电位改变及时间进程有关。

1. 动作电位的引起　要引起动作电位,首先要有一个适当的刺激使细胞膜发生一定程度的初始去极化,当去极化达到某一临界膜电位时,才能引发动作电位。能引发动作电位的临界膜电位值称为**阈电位**(threshold potential)。

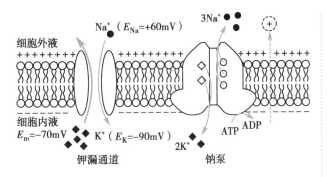

图 3-15　神经元细胞膜钾漏通道和钠泵参与静息电位形成
E_m:静息膜电位;E_{Na}:Na^+平衡电位;E_K:K^+平衡电位。

阈电位水平一般比静息电位小 10~20mV,如果静息电位为 –70mV,则阈电位约 –55mV。对于电刺激来说,能否使膜电位达到阈电位,取决于所施加电刺激的性质和强度。如图 3-16 所示,如用正、负两个电极从膜外侧施加电刺激时,负电极下方细胞膜产生去极化电紧张电位(相当于经插入胞内的电极注入正电荷);而正电极下方细胞膜产生超极化电紧张电位(相当于经插入胞内的电极注入负电荷)。随着引发去极化改变的电刺激强度在一定范围内增大时,负极下方的去极化电位成比例增大;当去极化刺激进一步增强时(依然是阈下刺激),去极化电紧张电位和少量 Na^+ 通道激活产生的去极化电位叠加形成更大的去极化波动;一旦刺激达到阈强度,膜去极化电位就能达到阈电位水平,进而引发动作电位(图 3-16A)。而引发超极化改变的电刺激(图 3-16B),无论强度多大,都不能引起动作电位。

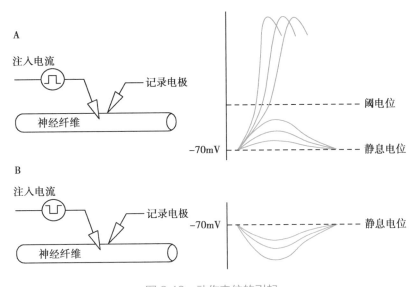

图 3-16　动作电位的引起

2. 动作电位的形成　由表 3-1 可知,静息电位值远离 Na^+ 平衡电位,显然,即使是在静息状态,Na^+ 也受到一个强大驱动力的作用。以神经细胞为例(图 3-15),Na^+ 所受到的驱动力 $E_m–E_{Na}=$ –70mV–(+60mV)=–130mV,负值即驱动力的方向是推动 Na^+ 内流。然而在静息状态下,细胞膜对 Na^+ 几乎没有通透性。当一个适宜的刺激引起膜电位发生初始去极化达到阈电位时,细胞膜上电压门控 Na^+ 通道突然大量快速开放,膜 Na^+ 电导迅速提高,使得细胞外大量 Na^+ 在强大电化学驱动力作用下快速内流,内向 Na^+ 电流导致膜电位发生快速去极化。膜的去极化促使 Na^+ 通道开放是一个正反馈过程,又称再生循环(regenerative cycle)。随着膜去极化,越来越多 Na^+ 通道开放,导致更多 Na^+ 内流,其结果是膜电位迅速去极化直到最后接近于 Na^+ 平衡电位水平,这时膜电位由原来的负电位倒转成正电位,构成动作电位锋电位上升支。

细胞膜 Na$^+$ 电导的变化除与膜电压有关外,还与时间进程有关。Na$^+$ 电导的增加只是一过性的,当膜电位去极化到接近峰值时,大量 Na$^+$ 通道失活,Na$^+$ 电导减小直到最后消失,Na$^+$ 内流停止。这时,由于膜去极化使大量电压门控 K$^+$ 通道被延迟激活,K$^+$ 电导明显增大,远大于静息时 K$^+$ 电导,而此时膜电位远离钾平衡电位,K$^+$ 受到的驱动力 E_m-E_K=+30mV-(-90mV)=+120mV。强大驱动力推动 K$^+$ 外流,所形成的外向 K$^+$ 电流促使膜电位迅速复极,这就形成锋电位下降支。在复极过程中,K$^+$ 通道开放也是一个正反馈过程,随着复极进程,更多 K$^+$ 通道开放,使 K$^+$ 外流进一步加快,直至膜电位恢复到接近静息电位水平。

简言之,动作电位锋电位的产生是在适宜的刺激作用下,膜电位首先去极化达到阈电位引起膜电导变化,先是 Na$^+$ 电导迅速增加,大量 Na$^+$ 内流导致快速去极化,此后 Na$^+$ 电导减小,K$^+$ 电导增加,大量 K$^+$ 外流导致快速复极化。

每次动作电位之后,在细胞膜上 Na$^+$ 泵作用下,内流的 Na$^+$ 被迅速泵出细胞外,外流的 K$^+$ 则被泵回细胞内,细胞内外的离子分布又恢复到原来的水平。

3. 动作电位产生的分子基础　由适宜刺激引发的膜电导发生规律性变化是动作电位产生的必要条件,并且膜电导具有电压依赖和时间依赖特性,这可以通过电压钳技术加以证明。

电压钳实验的基本原理是电学上反映电压、电流和电阻三者关系的欧姆定律。据此,与细胞生物电活动相关的参数,即推动离子流动的电化学驱动力(E_m-E_x)、某离子跨膜流动产生的膜电流(I_x)和膜电导(G_x,电阻的倒数)三者间的关系如下:

$$G_x = \frac{I_x}{E_m-E_x}$$
式(3-2)

式(3-2)中,E_x 是由特定离子在细胞内、外的浓度所决定的平衡电位,为一固定值。如果能保持膜电位 E_m 在某一恒定水平,则可通过记录跨膜离子电流 I_x 反映膜对某种离子的电导 G_x。但如前所述,离子跨膜流动必然会改变膜电位 E_m,而膜电位变化又将影响到离子跨膜流动。电压钳技术是通过一个负反馈控制电路,根据跨膜离子电流强度和方向,向细胞内注入与离子电流强度相同但方向相反的电流,使膜电位被钳制在一个恒定水平,这样就能测定到在这一膜电位状态下的离子电流,再结合药理学技术,使用特异性离子通道阻滞剂,就可分析细胞膜对某种离子的电导变化。

图 3-17 是利用电压钳(voltage clamp)技术将枪乌贼巨大神经轴突的膜电位从静息电位的 -65mV 钳制到去极化水平 -9mV,持续数毫秒时所记录到的膜电流,其特点为先是向下的内向电流,然后是向上的外向电流;采用 Na$^+$ 通道特异性阻滞剂河鲀毒素(tetrodotoxin,TTX)作用于神经轴突后,内向电流消失;而当采用 K$^+$ 通道特异性阻滞剂四乙胺(tetraethylammonium,TEA)后,外向电流消失,说明内向电流是 Na$^+$ 电流,外向电流为 K$^+$ 电流。根据离子电流可以计

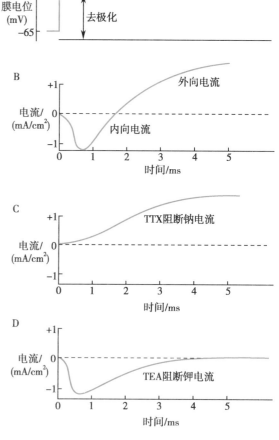

图 3-17　电压钳实验所记录到的跨膜离子电流

动作电位的产生机制(动画)

算出相应的细胞膜 Na^+、K^+ 电导变化。

由此可知,在刺激使细胞发生一定程度去极化基础上,首先引起快速而短暂 Na^+ 电导增加,很快 Na^+ 电导减小,但出现延时 K^+ 电导增加,Na^+、K^+ 电导变化时程正好与所产生动作电位去极化与复极化时程相对应(图3-18)。

细胞膜 Na^+、K^+ 电导的上述特点是由相应的 Na^+、K^+ 通道结构和功能特点决定的。下面重点介绍 Na^+ 通道的结构和功能特点。

根据 Hodgkin 和 Huxley 提出的 Na^+ 通道结构的 H-H 模式,Na^+ 通道结构中具有激活门 m 和失活门 h,两个闸门的开放和关闭决定 Na^+ 通道具有三种不同的功能状态(图3-19),通道的激活必须以膜去极化为条件。

Na^+ 通道有以下 3 种功能状态。

(1)静息态:即细胞没有受到外来刺激时,激活门关闭的备用状态。虽然此时失活门处于开放状态,Na^+ 仍然不能通过。如果细胞膜上的钠通道都处于这个状态,则 Na^+ 电导几乎为零。

(2)激活态:是刺激后通道开放的状态。当适宜刺激使膜电位一定程度去极化时,Na^+ 通道激活门迅速打开,而失活门由于对膜电位变化的反应较激活门慢,因而仍然处于开放状态。这时,由于两个门在短时间内都同时开放,Na^+ 可以经通道内流。对整个细胞膜而言,一旦膜电位去极化达阈电位,大量

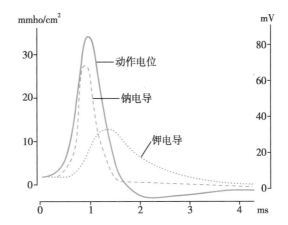

图 3-18 动作电位进程及其对应的细胞膜 Na^+、K^+ 电导变化

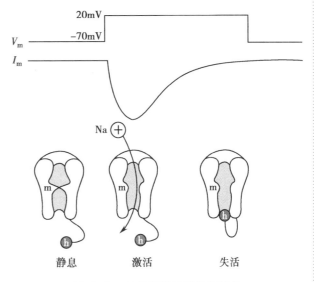

图 3-19 钠通道的三种功能状态
V_m:膜电位;I_m:钠电流。

Na^+ 通道激活,Na^+ 电导迅速增加,内向 Na^+ 电流也随之增强,引起膜电位迅速去极化到顶点。

(3)失活态:是继激活状态之后通道对刺激的无反应状态。Na^+ 通道处于激活态的时间很短,稍后失活门对膜电位的变化发生反应而逐渐关闭,Na^+ 通道失活。当动作电位去极化到顶点后,细胞膜上 Na^+ 通道已关闭,内向 Na^+ 电流终止,随后复极化开始。在复极化过程最初阶段,处于失活态的 Na^+ 通道不能直接被再次激活,以后随着复极化进程,处于失活态的 Na^+ 通道逐渐重新恢复到静息态,通道才具备被重新激活的可能。Na^+ 通道从失活态回到静息态的过程称为复活。复极化越接近静息电位水平,复活的 Na^+ 通道越多。

K^+ 通道只有一个激活门,根据激活门开放或关闭,K^+ 通道有激活和去激活两种状态。相对于 Na^+ 通道而言,K^+ 通道激活缓慢,当给予一个去极化水平刺激时,需要延迟一段时间 K^+ 通道才得以激活,并且将长时间维持在这种激活状态,此时激活门重复开、关的过程,使 K^+ 得以外流,直到膜电位回到静息电位水平。

前述电压钳技术所记录的是整个细胞膜的宏膜电流,用膜片钳(patch clamp)技术则可记录到单通道离子电流。膜片钳技术基本原理与膜电位相同,不同在于记录单通道离子电流的玻璃微电极尖端很细,通过负压吸引方式使电极尖端与一小片细胞膜紧紧贴附,形成一个高阻抗封接,使这一小片

细胞膜在电学上与周围完全阻隔起来,这样所记录到的电流就是流经单个通道的离子电流(图 3-20)。据此,可计算单通道的电导、开放概率、平均开放时间和关闭时间,以反映通道功能状态。将多次记录到的单通道电流叠加起来可得到与电压钳实验所记录到的相似的宏膜电流。

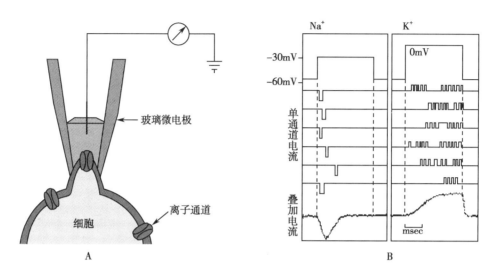

图 3-20　膜片钳实验记录的单通道 Na^+、K^+ 电流
A. 膜片钳实验装置;B. Na^+、K^+ 电流。

　　一些药物作为通道的激动剂或阻断剂作用于通道,通过影响细胞生物电活动而发挥药理作用。如局部麻醉药、抗癫痫药和抗心律失常药可通过阻断钠通道,抑制细胞动作电位产生和传导而发挥作用。上述电生理学研究方法可用于这些药物作用的研究。

　　4. 动作电位的传导　动作电位在同一细胞的传导和不同细胞间的传导机制不同。

　　(1)动作电位在同一细胞的传导:动作电位一旦产生,可以沿着细胞膜不衰减地传播至整个细胞膜,这是动作电位的重要特征。

　　1)传导的机制:动作电位能沿着细胞膜不衰减传导,关键原因是在已经兴奋的部位和邻近未兴奋部位之间形成了**局部电流**(local current)。

　　图 3-21A 所示为无髓神经纤维上动作电位的传导。在首先产生动作电位的部位,由于膜去极化使细胞膜内、外两侧电位的极性发生倒转,由原来的"内负外正"变为"内正外负",这就与邻近未兴奋部分之间形成电位差,因而产生局部电流。局部电流以电紧张形式传播,其方向是细胞内正电荷从兴奋部位流向未兴奋部位,穿出细胞膜,再从未兴奋部位流向兴奋部位。局部电流使得一定距离内的细胞膜去极化达到阈电位,引起 Na^+ 通道大量开放,进而产生新的动作电位。如此反复,动作电位便通过局部电流沿细胞膜向远处传导。由于动作电位的传播其实是沿着细胞膜不断产生新的动作电位,因此能保持其原有的波形和幅度,而不会发生衰减。

　　图 3-21B 所示为有髓神经纤维上动作电位的传导。有髓神经纤维动作电位传导方式与无髓神经纤维一样,只是由于髓鞘主要成分脂质具有绝缘性,局部电流只能在髓鞘的中断部位,即一个个郎飞结之间"跳跃"产生动作电位。动作电位在有髓神经纤维的这种传导方式称为**跳跃式传导**(saltatory conduction),其传导速度比无髓神经纤维快得多。与无髓神经纤维比较,动作电位在有髓神经纤维传导同样距离所需要转运的离子更少,所消耗能量也相对更少,因而更加"节能"。

动作电位在神经纤维上的双向传导示意图(图片)

　　2)影响传导的因素:由于动作电位传导是局部电流以电紧张扩布的形式使一定距离内的细胞膜去极化到阈电位水平,因而局部电流的强度、传播速度直接影响到动作电位传导。

　　局部电流的传播完全遵循物理学上电流沿导体传导的被动电学特性。据此,影响动作电位在同

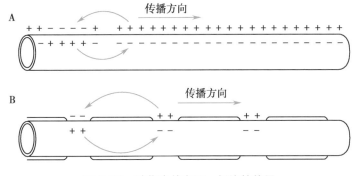

图 3-21　动作电位在同一细胞的传导
A. 无髓神经纤维；B. 有髓神经纤维。

一细胞传导速度的因素有以下几个方面：①细胞直径大小：细胞直径越大，纵向电阻越小，因而局部电流传播越快，能更快地使邻近部位的细胞膜去极化达到阈电位，因而动作电位传导越快；反之越慢；②动作电位去极化幅度：不同细胞的动作电位去极化幅度有别，如去极化幅度越大，与相邻未兴奋部位之间形成的局部电流就越强，在相同时间内可以使更远距离的细胞膜去极化达到阈电位水平，因而动作电位传导越快；③对于神经纤维而言，有髓神经纤维比无髓神经纤维传导快，除由于前述的跳跃式传导特点外，还因为髓鞘绝缘性极大地增加横向膜电阻，使得局部电流难以横向流出细胞膜，而是沿神经纤维纵向传播得更远更快。

动作电位通过缝隙连接在细胞之间传播（图片）

（2）动作电位在不同细胞之间的传导：根据细胞与细胞之间联系方式的不同，动作电位在不同细胞之间的传导机制也有所差异。

1）动作电位通过缝隙连接的传导：在某些组织，如心肌和平滑肌的细胞间存在缝隙连接（gap junction）。在缝隙连接部位，相邻两个细胞的膜靠得很近，细胞间距离小于3nm。每侧细胞膜上都规则地排列着一些称为连接体的蛋白颗粒。每个连接体都是由6个称为连接子的单体蛋白形成的同源六聚体，中央围成一个亲水性孔道（图3-22）。两侧膜上的连接体端端相连，使两个连接体的

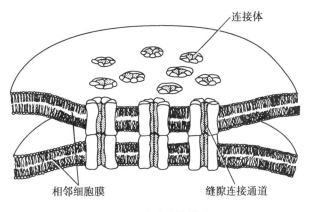

图 3-22　缝隙连接模式图

亲水性孔道对接，形成允许离子通过的通道。这些通道通常是开放的，因而形成细胞间的一个低电阻区。当一个细胞产生动作电位时，可通过与上述同一细胞相同的传导机制，通过流经缝隙连接的局部电流很快传导至另一个细胞。由于动作电位通过缝隙连接的传导速度快，便于这些组织的细胞同步活动。

2）动作电位通过神经突触或神经肌肉接头的传导：在神经细胞之间以及运动神经纤维与骨骼肌细胞之间，动作电位的传导只能通过细胞间的特殊结构，即神经细胞间的突触和神经肌肉接头，以更为复杂的机制实现动作电位传导。

（四）局部电位

如果所施加刺激的强度不足以使膜去极化达到阈电位而引发动作电位，但仍然可以引起受刺激局部产生一定程度的去极化电位，这就是**局部电位**（local potential）。

局部电位是由于外加电刺激直接对细胞膜电位的影响所产生的电紧张电位，再加上少量 Na^+ 通道激活所致少量 Na^+ 内流的主动成分，因而具有普通的电紧张电位的特

局部兴奋的实验装置和实验结果示意图（图片）

征,即:①不表现"全或无"特征,即局部电位幅度随着刺激强度的增加而增大,呈等级性电位;②衰减性传播,即局部电位幅度随着传播距离增加而逐渐减小,直至最后消失;③总和现象,如在细胞膜相邻部位同时给予刺激,所引起的局部电位在彼此的电紧张传播范围内可以发生叠加或总和,称为空间总和(spatial summation);如果在同一部位给予一定频率的连续刺激,则在同一部位先后产生的局部电位也能够发生叠加或总和,称为时间总和

局部电位与动作电位的区别(拓展阅读)

(temporal summation)(图 3-23)。体内许多电信号都具有上述局部电位的特征,如肌细胞的终板电位、感受器细胞的感受器电位和神经元突触处的突触后电位等。如果局部电位总和叠加起来使膜电位达到阈电位,也可引发动作电位。

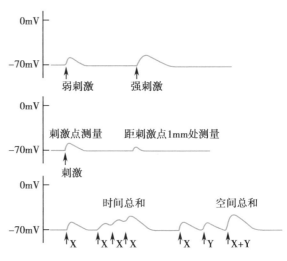

图 3-23　局部电位及其时间、空间总和

三、细胞的兴奋和兴奋性

(一) 细胞产生兴奋的条件

在生理学中,兴奋也是指动作电位的产生过程,因而可以将动作电位看作是细胞兴奋的标志。

机体内、外环境的变化称为刺激。刺激作用于细胞能否引起兴奋,取决于细胞本身的兴奋性和刺激的性质。兴奋性是刺激引起兴奋的基础,如果细胞没有兴奋性,任何强大的刺激都不能引起细胞兴奋;刺激能否引起细胞兴奋,取决于三个要素,即刺激强度、刺激持续时间以及刺激强度对时间的变化率(单位时间内强度的变化)。

生理学实验中经常使用的刺激形式是电刺激。通常是固定刺激强度对时间的变化率,研究刺激强度和刺激持续时间这两个参数对于细胞兴奋的影响。在一定范围内,如果刺激持续时间越短,则使细胞发生兴奋所需的刺激强度就越大;反之,刺激持续时间越长,则引起细胞兴奋所需的刺激强度就越小。

如将刺激持续时间也加以固定,只改变刺激强度,可测定出能使组织或细胞发生兴奋或产生动作电位的最小刺激强度,称为**阈强度**(threshold intensity)或**阈值**(threshold)。相当于阈强度的刺激称为**阈刺激**(threshold stimulus)。大于阈强度的刺激称为阈上刺激,小于阈强度的刺激称为阈下刺激。阈值一般可作为衡量细胞兴奋性的指标,二者呈反变关系,即阈值越大表明兴奋性越低,反之,兴奋性越高。当一个去极化性质的电刺激强度达到阈强度时,恰好使受刺激的细胞膜电位达到阈电位,引发动作电位。

(二) 细胞一次兴奋后兴奋性的周期性变化

细胞在发生一次兴奋后,由于通道功能状态的变化,会导致其兴奋性出现规律性变化,经历几个不同的时期(图 3-24)。

1. 绝对不应期　在兴奋发生后的最初一段时间内,无论施加多强的刺激也不能使细胞再次兴奋,这段时间称为**绝对不应期**(absolute refractory period)。对于骨骼肌细胞或神经细胞而言,在此期 Na^+ 通道完全处于失活状态,因此无论再施加多强的刺激也不能使细胞再次产生新的兴奋,此时兴奋性为零。由于这一时期几乎覆盖整个动作电位的锋电位,因而锋电位不会发生叠加总和。

2. 相对不应期　**相对不应期**(relative refractory period)是在绝对不应期之后的一段时期,此时细胞兴奋性有所恢复,但较正常兴奋性低。在这一时期,部分 Na^+ 通道已经恢复到可以再次激活的静息状态,如果所给的刺激强度足够大,可以再次引起细胞兴奋。

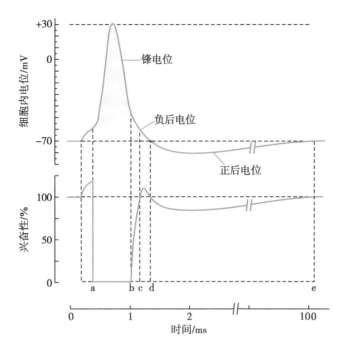

图 3-24　兴奋性变化与动作电位的关系

ab：绝对不应期；bc：相对不应期；cd：超常期；de：低常期。

3. 超常期　**超常期**（supranormal period）是相对不应期后，细胞经历的兴奋性略高于正常水平的时期。此期更多 Na^+ 通道已经恢复到静息状态，并且在时间上与动作电位的去极化负后电位相重叠，膜电位更接近阈电位，因而细胞受到刺激时更容易发生兴奋。

4. 低常期　**低常期**（subnormal period）在时间上与动作电位的超极化正后电位相重叠，虽然此时 Na^+ 通道都已恢复到静息状态，但由于膜电位的水平比静息电位水平更远离阈电位，因而细胞不容易发生兴奋。

兴奋性变化与动作电位的时间关系示意图（图片）

第四节　肌肉的收缩功能

按照形态和功能特点，可将肌肉分为横纹肌和平滑肌，横纹肌又包括骨骼肌和心肌。骨骼肌受躯体运动神经支配，也称随意肌；心肌和平滑肌受自主神经调控，是非随意肌。这里重点介绍骨骼肌的收缩功能，简单介绍平滑肌收缩功能的特点。

一、骨骼肌的收缩功能

骨骼肌收缩是在运动神经元控制下进行的。当运动神经元产生的神经冲动到达运动神经末梢时，通过神经肌肉接头将兴奋传至骨骼肌细胞，再通过兴奋 - 收缩耦联引起骨骼肌细胞的机械收缩活动。

（一）神经肌肉接头的兴奋传递

1. 神经肌肉接头的结构　**神经肌肉接头**（neuromuscular junction）由运动神经纤维末梢和与之对应的肌细胞膜共同构成（图 3-25）。运动神经纤维末梢膨大，失去髓鞘，其中有包含乙酰胆碱（acetylcholine, ACh）递质的囊泡。与肌细胞膜对应的末梢膜为接头前膜，与接头前膜对应的肌细胞膜为接头后膜，又称**终板**（end plate），终板膜形成许多皱褶，其上密集分布着乙酰胆碱受体，即 N_2 型 ACh 受体阳离子通道，接头后膜外表面还

骨骼肌神经肌肉接头的结构和兴奋传递的主要步骤（图片）

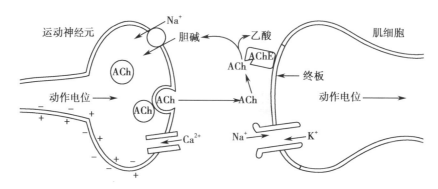

图 3-25　神经肌肉接头结构及其兴奋传递

有能使乙酰胆碱水解的乙酰胆碱酯酶(acetylcholinesterase);接头前、后膜之间有约 50nm 空隙为接头间隙,其中充满组织间液。

2. 神经肌肉接头的兴奋传递　动作电位经在神经肌肉接头的传递是以化学递质 ACh 作为中介进行的,具体过程如下。

(1) 当动作电位到达运动神经末梢时,接头前膜发生去极化,进而使接头前膜的电压门控 Ca^{2+} 通道开放。

(2) Ca^{2+} 通道开放使接头前膜对 Ca^{2+} 的通透性增加,大量 Ca^{2+} 顺浓度梯度由胞外进入到神经末梢内。

(3) 进入神经末梢的 Ca^{2+} 触发囊泡向接头前膜方向移动,并与之融合,以出胞方式将囊泡中储存的 ACh 释放到接头间隙。一次神经冲动到达所引起的 Ca^{2+} 内流,可导致约 125 个囊泡同时释放。每个囊泡释放时总是将其中所含的所有 ACh 分子全部释放出来,这种以囊泡为单位的倾囊释放称为量子式释放(quantal release)。

(4) ACh 在接头间隙扩散至终板,与终板膜上的 ACh 受体阳离子通道结合导致通道开放,允许 Na^+ 和 K^+ 顺着电化学梯度扩散,但以 Na^+ 内流为主。其结果是使终板膜发生去极化。这个去极化电位称为**终板电位**(end-plate potential,EPP)。一次动作电位到达所引起的每个囊泡释放的 ACh 会导致终板膜约 0.4mV 的微小去极化电位,即微终板电位。终板电位实际上是由一次动作电位所引起的囊泡释放产生的所有微终板电位的总和。

(5) 终板电位属于局部电位,可以电紧张扩布的方式使邻近正常肌细胞膜去极化到阈电位水平,从而暴发动作电位。由于终板处没有动作电位产生必需的电压门控钠通道,因此不可能产生动作电位。

3-27

有机磷酸酯药中毒(拓展阅读)

(6) ACh 发挥作用后很快被终板膜上的胆碱酯酶水解,使及时终止,以保证下次神经冲动到达神经末梢时引起相同效应。水解产物胆碱约 50% 被主动摄取回到轴突末梢,作为原料再用于 ACh 合成。

由上可见,神经肌肉接头处的兴奋传递过程是电 - 化学 - 电传递过程,具有单向性、Ca^{2+} 依赖性、时间延搁、1:1 传递、易受内环境影响等特征。

案例分析

患者,女,33 岁,昏迷 1 小时送医。患者 1 小时前因与家人发生矛盾,自服家中农药“甲胺磷”一小瓶。家人发现后送急诊。期间患者开始腹痛、恶心、呕吐,大汗,吐出物有大蒜味,后谵语,逐渐神志不清,大小便失禁。查体:体温 36.6℃,脉搏 60 次 /min,呼吸 30 次 /min,动脉血压 100/70mmHg;神志不清,呼之不应,压眶有反应;巩膜不黄,瞳孔等大,约 2mm,呈针尖样,对光反射迟钝;口腔流涎,皮肤湿冷,肌肉颤动,腹平软,肝脾未触及;肺部听诊:两肺较多哮鸣音、散在湿啰音;心音听诊:律整齐,无杂音。诊断:急性有机磷酸酯中毒。

治疗:立即洗胃,吸氧,给予阿托品(M 胆碱受体阻断药)、氯解磷定(胆碱酯酶复活药),补钾,抗感染等。

问题:

1. 在神经肌肉接头处信息传递中,胆碱酯酶发挥什么作用?

2. 根据病史,患者出现哪些 M 样症状、N 样症状和中枢症状?

3. 为什么要联用阿托品和氯解磷定治疗?解毒药物的应用原则?

分析:

胆碱酯酶存在于胆碱能神经末梢突触末梢、效应器接头或突触间隙等部位,将 ACh 水解为胆碱和乙酸,终止 ACh 作用。抗胆碱酯酶药可与胆碱酯酶结合,且结合较牢固,水解较慢,使胆碱酯酶活性受到抑制导致 ACh 堆积,产生拟胆碱作用。有机磷酸酯类是难逆性抗胆碱酯酶药,有毒性,中毒症状表现多样,主要为毒蕈碱样(M 样)和烟碱样(N 样)症状。毒物通过血 - 脑屏障后还可产生中枢症状。阿托品是 M 胆碱受体阻断药,氯解磷定是胆碱酯酶复活药,可用于急性胆碱能危象治疗。

(二)骨骼肌的收缩活动

1. 骨骼肌细胞的超微结构 骨骼肌细胞又称肌纤维,其中含有大量的肌原纤维以及包绕着肌原纤维的肌管系统。

(1)肌原纤维:肌原纤维(myofibril)由粗肌丝和细肌丝沿肌细胞的长轴按照一定规律排列而成。粗、细肌丝之间特有的对应关系形成显微镜下所见明、暗交替的横纹,分别称为明带(light band)和暗带(dark band)。明带中只有细肌丝重叠,中央有一条 Z 线(Z line)是细肌丝附着的结构。暗带是粗肌丝所在的节段,两端分别重叠有自明带插入的细肌丝,暗带的中央有一段相对较亮只有粗肌丝的区域,称为 H 带,H 带的中央,即暗带的中央,有一条 M 线(M line),是粗肌丝附着的结构。两个相邻 Z 线之间的区域称为一个**肌节**(sarcomere),是细胞收缩的基本功能单位。在一个肌节中,两组细肌丝的一端分别锚定在两条 Z 线的骨架结构中,另一端分别从两端插入暗带的粗肌丝之间,并均匀地分布在粗肌丝周围。每条粗肌丝周围由均匀分布的 6 条细肌丝包围,而每条细肌丝周围有 3 条粗肌丝,这样的排列关系有利于粗、细肌丝间的相互作用(图 3-26)。

骨骼肌的肌原纤维和肌管系统(图片)

肌原纤维收缩功能与粗、细肌丝的分子组成有着密切关系。

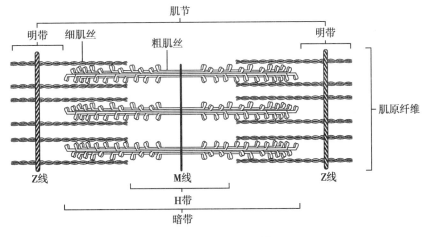

图 3-26 骨骼肌肌丝结构

粗肌丝(thick filament)是肌球蛋白(myosin)分子的多聚体,肌球蛋白也称肌凝蛋白。如图3-27A所示,每个肌球蛋白分子包含一对重链和两对轻链。两条重链的大部分相互缠绕构成肌球蛋白分子杆状的尾部;两条重链的氨基末端部分分开,分别与一对轻链共同构成肌球蛋白分子两个球形的头部。众多肌球蛋白分子杆状的尾部分别从两个方向朝 M 线平行排列,聚集形成粗肌丝的主干,球形的头部则按照特定排列方式分布在粗肌丝的两端,其排列规律为球形的头部两两相

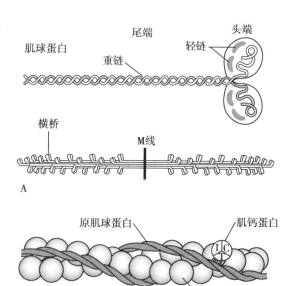

图 3-27 粗、细肌丝的分子构成
A. 粗肌丝;B. 细肌丝。

肌丝的分子结构示意图(图片)

对,每对之间相隔一定距离并变换60°的角度。粗肌丝的球形头部与一小段杆状桥臂一起作为粗、细肌丝之间相互连接的**横桥**(cross-bridge),同时头部还具有 ATP 酶的活性,能结合并水解 ATP,供给横桥周期所需的能量。

细肌丝(thin filament)由三种蛋白构成(图 3-27B):①肌动蛋白(actin),也称肌纤蛋白,是球形分子,聚合形成两条相互缠绕的螺旋状结构,构成细肌丝的主干,其上有与粗肌丝横桥结合的位点;②原肌球蛋白(tropomyosin),也称原肌凝蛋白,是由两条肽链相互缠绕而成的双螺旋长杆状结构,与肌动蛋白双螺旋结构伴行。安静时,原肌球蛋白遮盖肌动蛋白分子上与横桥结合的位点;当肌肉收缩时,发生扭动,使肌动蛋白分子上与肌球蛋白头部结合的位点得以暴露,便于两者间的相互作用;③肌钙蛋白(troponin),是由三个亚单位 T、I 和 C 组成的球形分子,间隔一定的距离定位于原肌球蛋白上。亚单位 T 的作用是将整个肌钙蛋白分子连接到杆状的原肌球蛋白分子上;亚单位 I 的作用是与肌动蛋白分子结合抑制其与横桥结合;亚单位 C 上有与 Ca^{2+} 结合部位,能同时结合 4 个 Ca^{2+} 而引发肌纤维收缩活动。

在上述这些分子中,肌动蛋白与肌球蛋白分子的相互作用与肌纤维的收缩活动有着直接关系,因而这两种蛋白又称收缩蛋白。而原肌球蛋白和肌钙蛋白控制着肌动蛋白与肌球蛋白分子间的相互作用,因而又称调节蛋白。

(2) 肌管系统:骨骼肌细胞有横管和纵管两套独立的肌管系统(sarcotubular system)(图 3-28)。横管(transverse tubule,T tubule),又称 T 管,是一套走行方向与肌原纤维垂直的管道,由肌膜向内凹陷形成,与肌质网的终池靠近。在肌膜和横管膜上有 L 型钙通道。纵管(longitudinal tubule),即纵行肌质网(longitudinal sarcoplasmic reticulum,LSR),是另一套走行方向与肌原纤维平行的管道系统。其管道交织成网,包绕在肌原纤维周围。纵行的 SR 称为纵行肌质网(longitudinal sarcoplasmic reticulum,LSR);SR 末端,靠近 T 管膜的膨大部分称为连接肌质网(junctional sarcoplasmic reticulum,JSR),也称终池(terminal cisterna),终池中储存大量 Ca^{2+}。肌质网膜上有雷诺丁受体(ryanodine receptor),该受体分子也是钙释放通道,当该通道开放时,可顺浓度梯度将肌质网中 Ca^{2+} 转运至胞质中引发肌纤维收缩。肌质网膜上还具有肌质网钙泵,可分解 ATP 供给能量,逆浓度梯度将肌质中 Ca^{2+} 转运回到肌质网中。

T 管与其两侧的终池形成三联管(triad)结构,由于 T 管与终池靠近,便于相互间的信号转导。在心肌,T 管与单侧的终池相接触形成二联管(diad)结构,都是兴奋 - 收缩耦联的关键部位。

2. **骨骼肌细胞的收缩机制** 骨骼肌机械收缩的始动因素是肌质中 Ca^{2+} 增加,由此引发粗、细肌

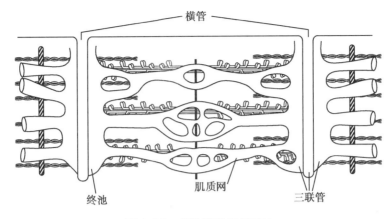

图 3-28 骨骼肌的肌管系统

丝之间相互作用,使肌节缩短或产生张力,具体过程如下。

(1) Ca^{2+} 与肌钙蛋白结合导致其分子构象改变,这种改变使与之紧密相连的原肌球蛋白分子构象也随之变化。

(2) 原肌球蛋白因分子构象改变而扭动,使肌动蛋白分子上与粗肌丝横桥结合位点得以暴露(图 3-29)。

(3) 粗肌丝横桥与肌动蛋白分子相互作用进入横桥周期(cross-bridge cycling)。如图 3-30 所示,横桥周期开始时,与粗肌丝的主干垂直并处在高势能状态的横桥与肌动蛋白结合并向暗带的中央方向扭动 45°(图 3-30A);ATP 结合到肌球蛋白头部导致其构象改变,与肌动蛋白亲和力降低而与之解离(图 3-30B);ATP 分解供能,使横桥头部向 Z 线方向回位,恢复到原来高势能状态;这时,ATP 水解产物 ADP 和无机磷酸仍保留在肌动蛋白头部(图 3-30C);ADP 与横桥头部解离,肌球蛋白再与肌动蛋白分子新的结合位点结合,开始下一个横桥周期(图 3-30D)。

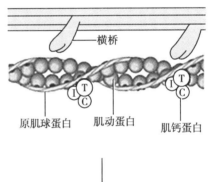

横桥周期中横桥的扭动有两种作用,一是使细肌丝向暗带中央滑动致肌节缩短,整个肌原纤维也相应缩短;二是使横桥臂伸长而产生张力(图 3-31)。肌肉收缩时缩短和产生张力取决于肌肉收缩前、后所遇到负荷的作用。由于粗肌丝众多的横桥不是同步活动的,即有的在结合,有的在扭动,而有的在解离回位,才使得肌丝收缩成为一个连续过程。

肌质 Ca^{2+} 浓度增加

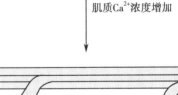

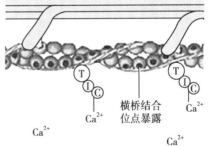

(4) 肌质中 Ca^{2+} 浓度增加,可激活肌质网膜上钙泵。钙泵也是一种 ATP 酶,一旦被激活就可分解 ATP 释放能量,将肌质中 Ca^{2+} 逆浓度梯度转运回到肌质网中,导致肌质中 Ca^{2+} 浓度大大降低,这时 Ca^{2+} 与肌钙蛋白解离,肌钙蛋白和原肌球蛋白都回到安静时的状态,重新阻断肌球蛋白的横桥与肌动蛋白结合,横桥周期停止,肌纤维回到舒张状态。

图 3-29 Ca^{2+} 诱导的粗肌丝横桥与细肌丝肌动蛋白的结合

(三) 兴奋 - 收缩耦联

如前所述,神经冲动经神经肌肉接头传递至骨骼肌细胞的标志是动作电位的产生,而此后,肌细胞机械收缩活动的发动需要肌细胞内 Ca^{2+} 浓度增加。显然,在肌细胞电兴奋与其后的机械收缩活动之间必然有一个中间过程将两者联系起来,这就是**兴奋 - 收缩**

横桥周期
(图片)

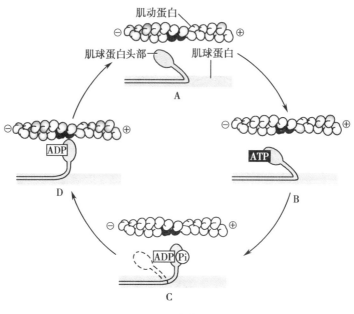

图 3-30 横桥周期

耦联（excitation-contraction coupling）。Ca^{2+} 是重要的耦联因子。

兴奋-收缩耦联包括三个基本过程：①肌膜上的动作电位通过局部电流沿肌膜传导至 T 管膜；②动作电位传至 T 管膜，导致膜上 L 型钙通道分子构象改变。在骨骼肌细胞，L 型钙通道主要作为信号分子发挥作用，该分子构象改变进一步激活与之相近的 JSR 膜上雷诺丁受体。该通道开放使 JSR 内储存的 Ca^{2+} 大量释放入胞质中，使胞质内 Ca^{2+} 浓度升高。在心肌细胞，由于其动作电位时程较骨骼肌细胞长得多（详见心脏生物电活动），使得 L 型钙通道可真正作为通道被激活开放，促使胞外 Ca^{2+} 流入胞内，再由内流 Ca^{2+} 触发胞内 Ca^{2+} 释放，这就是钙致钙释放（calcium-induced calcium release，CICR）（图 3-32）；③胞质内 Ca^{2+} 浓度升高进一步引发骨骼肌细胞机械收缩活动。

（四）骨骼肌的收缩形式及影响收缩的因素

1. 骨骼肌的收缩形式　从力学角度分析，肌肉收缩做功可表现为长度缩短，使机体能产生一定的运动，或产生一定的张力，以克服某种阻力。根据肌肉收缩时缩短及产生张力的情形不同，可将肌肉收缩分为等张收缩和等长收缩两种形式。

等长收缩（isometric contraction）即肌肉收缩时长度保持不变而只有产生张力增加。**等张收缩**（isotonic contraction）即收缩时先产生一定的张力以克服阻力，当产生的张力足以克服阻力时，肌肉开始缩短，而张力不再增加。

2. 影响骨骼肌收缩的因素

（1）前负荷：肌肉在收缩前所承受的负荷，称为**前负荷**（preload）。由于肌肉具有一定的弹性，在前负荷作用下，肌肉可被牵拉至一定长度，即为肌肉的初长度（initial length）。通过测定在不同的初长度情况下肌肉收缩产生的主动张力（总张力减去被动张力）反映其做功的大小，这就得到肌肉收缩的长度-张力关系曲线（图 3-33A）。根据该曲线可以知道在一定范围内随着前负荷增加，肌肉初长度增加，肌肉收缩产生的主动张力随之增加；当初长度达到某一范围，即处于**最适初长度**（optimal initial length）时，肌肉收缩可以产生最大的张力；如继续增加初长度，肌肉收缩时产生的张力反而下降。

究其原因，肌肉收缩产生张力的大小是由肌节中能与细肌丝接触的横桥数目决定。当肌肉处于最适初长度时，粗、细肌丝处于最佳重叠状态，所有横桥都能与细肌丝重叠而发挥作用；长于最适初长

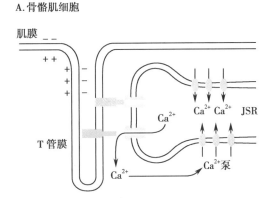

A.骨骼肌细胞

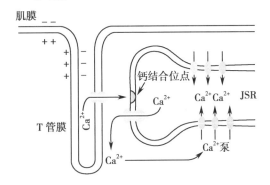

B.心肌细胞

图 3-32　兴奋 - 收缩耦联机制

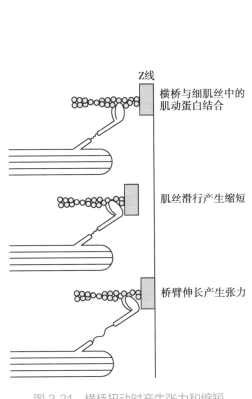

图 3-31　横桥扭动时产生张力和缩短

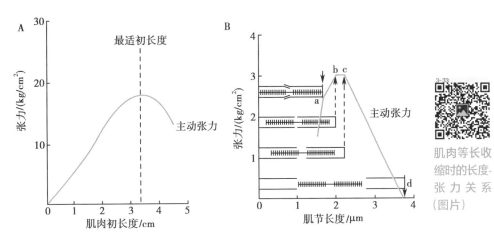

图 3-33　肌肉收缩产生的张力与初长度的关系
A. 长度 - 张力关系曲线;B. 肌节长度变化对张力的影响。

肌肉等长收缩时的长度-张力关系(图片)

度,部分横桥不能与细肌丝相互作用;而短于最适初长度,两侧细肌丝在暗带中央相互重叠并发生卷曲,也会影响部分横桥与细肌丝接触,使收缩所产生的张力相应减小(图 3-33B)。简言之,肌肉初长度在一定范围内增加有利于做功,初长度过长,做功能力反而下降。

　　实际上,在整体情况下,骨骼肌的初长度已经由肌肉的起止点固定于最适初长度,因而骨骼肌收缩做功主要受到后负荷的影响。而心肌的初长度与心腔的充盈程度有关,因而会影响其收缩做功。

　　(2) 后负荷:肌肉在收缩开始后所遇到的阻力称为**后负荷**(afterload)。后负荷对肌肉收缩的影响可用张力 - 速度曲线加以解释(图 3-34)。在特定条件下,肌肉做功的总

肌肉等张收缩时的张力-速度关系(图片)

量是一定的,当肌肉收缩时,必须先产生张力以克服阻力,然后才能缩短。因此,当后负荷增加时,肌肉收缩产生的张力会相应增加,缩短的速度和程度也会减小;当后负荷增加到一定程度时,肌肉做功全部用于产生张力,这时肌肉不能缩短,而张力则达到最大,这时的收缩即前述的等长收缩。

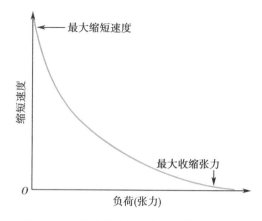

图 3-34　肌肉收缩的张力 - 速度关系曲线

(3) 肌肉收缩能力:**肌肉的收缩能力**(contractility)是指与负荷无关的决定收缩效能的肌肉内在特性。如果肌肉收缩能力提高,在相同前、后负荷的情况下,收缩产生的张力和 / 或缩短程度、速度都会提高。这种肌肉内在收缩特性主要取决于与兴奋 - 收缩耦联过程有关的胞质 Ca^{2+} 水平,肌球蛋白 ATP 酶活性以及相关功能蛋白表达水平。许多神经递质、激素和药物都可以通过影响上述环节来调节和影响肌肉收缩能力,如交感神经兴奋、肾上腺素、咖啡因等药物可增强肌肉收缩力,而缺氧、酸中毒时肌肉收缩力减弱。

(五) 单收缩和肌肉收缩的总和

根据刺激形式不同,骨骼肌收缩可表现为单收缩和收缩的总和(图 3-35)。

1. 单收缩　在实验条件下,由单一刺激所引起的骨骼肌一次快速的收缩活动为**单收缩**(single twitch),包括潜伏期、收缩期和舒张期。单收缩的强度与刺激强度有关。由于构成一块肌肉的肌纤维的兴奋性不一致,刺激强度越大,兴奋的肌纤维数越多,收缩强度越大;如果刺激足以使所有的肌纤维都兴奋时,肌肉的收缩强度不再继续增加。正常情况下,心肌的收缩表现为单收缩。

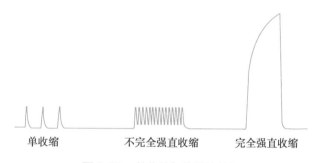

单收缩　　不完全强直收缩　　完全强直收缩

图 3-35　单收缩与收缩的总和

2. 肌肉收缩的总和　生理条件下,骨骼肌收缩活动是由运动神经元所控制的。由运动神经元所控制的骨骼肌的收缩往往以总和的形式出现。

脊髓前角的一个运动神经元与其所支配的所有骨骼肌纤维构成一个运动单位。运动单位越大,则运动神经元兴奋时有更多的肌纤维同时收缩,所产生的张力也越大,如支配四肢肌肉的运动单位;反之越小,如支配眼周肌肉的运动单位。这就是运动神经元对骨骼肌收缩调节的大小原则(size principle)。如果多个运动单位同时兴奋,各运动单位的肌纤维同时收缩可产生更大张力。

当骨骼肌受到一定频率的连续刺激时,刺激频率的高低可以引起肌肉收缩出现不同形式的总和。如果刺激频率较低,前后两次刺激的间隔大于一次单收缩的收缩期,但小于收缩和舒张期之和,则总和发生在前一次肌肉收缩的舒张期内,即前一次肌肉收缩后的舒张还没有结束,下一次刺激引起的收缩就已经开始,这就是**不完全强直收缩**(incomplete tetanus);如果刺激频率较高时,前后两次刺激的间隔小于一次单收缩的收缩期,则总和发生于前一次肌肉收缩的收缩期内,这就引起**完全强直收缩**(complete tetanus)。实际上,生理条件下运动神经元所引起的骨骼肌的收缩都是完全强直收缩,可以产生更大的收缩效能,从而实现其生理功能。

心肌与骨骼肌不同,正常情况下不会产生强直收缩,这与心脏的泵血活动相适应。

3-35

电刺激神经
引起肌肉收
缩的过程
(拓展阅读)

二、平滑肌的收缩功能

与骨骼肌相比,平滑肌有以下结构和功能特点。

1. 平滑肌分类　平滑肌分为单个单位平滑肌(single-unitary smooth muscle)和多个单位平滑肌(multiunit smooth muscle)以及介于两者之间的血管平滑肌。单个单位平滑肌主要分布在消化道、膀胱和子宫等中空器官,肌细胞间有缝隙连接,便于生物电活动迅速传播,使肌细胞能够协同工作,并可产生自发和节律性收缩。多个单位平滑肌主要分布在虹膜、睫状肌、竖毛肌和输精管等,肌细胞间没有缝隙连接,常独立工作,其收缩功能受交感和副交感神经支配。

2. 平滑肌结构特点　肌细胞小,形似纺锤体,其肌管系统不发达。肌细胞中细肌丝明显多于粗肌丝,附着于类似 Z 盘结构的致密体,没有肌钙蛋白。

3. 收缩启动因素　引起平滑肌收缩的 Ca^{2+} 来源主要有三个:①电压门控 Ca^{2+} 通道开放,细胞外 Ca^{2+} 内流;②化学门控 Ca^{2+} 通道开放,细胞外 Ca^{2+} 内流,这类通道可由激素或神经递质 - 膜受体 -G 蛋白途径激活;③经激素或神经递质 - 膜受体 -G 蛋白 - 磷脂酶 C-IP$_3$ 的信号途径促使肌质网中 Ca^{2+} 释放。

4. 平滑肌细胞兴奋 - 收缩耦联特点　当胞内 Ca^{2+} 增加时,Ca^{2+} 不与肌钙蛋白结合,而是与钙调蛋白结合成复合物,使肌球蛋白轻链激酶(myosin light chain kinase,MLCK)活化,活化的 MLCK 使肌球蛋白发生磷酸化,进而与细肌丝结合产生收缩;当胞内 Ca^{2+} 减少时,肌球蛋白被肌球蛋白轻链磷酸酶(myosin light chain phosphatase,MLCP)去磷酸化,与横桥解离,导致肌肉舒张。但即使是去磷酸化的肌球蛋白也能与肌动蛋白发生一定的反应,形成不同于横桥的锁桥(latch-bridge),从而保持平滑肌一定水平的张力,这与平滑肌的特殊功能相适应。

分析思考

1. 根据细胞基本功能的知识,分析哪些环节可能作为药物作用的靶点。
2. 根据本章所学知识,分析影响骨骼肌收缩活动药物可能的作用环节。
3. 根据所学知识,分析有机磷酸酯类中毒产生的症状和解救原则。
4. 根据细胞信号转导知识,分析药物作用的靶点。

第三章
目标测试

（金宏波）

运动系统的结构与功能

第四章
教学课件

学习目标

1. **掌握** 骨的构造；滑膜关节的基本结构和辅助结构；肩关节、髋关节和膝关节的形态构造。
2. **熟悉** 各部骨的位置及名称；椎骨的形态及躯干骨的主要连结形式；肘关节的形态构造。
3. **了解** 骨的形态分类；各部肌群的名称、位置。

运动系统包括骨、关节和骨骼肌三个部分。运动系统不仅构成人体的骨骼支架，对身体起着重要的支持和保护作用，还能在神经系统的支配下完成各种运动。

第一节 骨与骨连结

一、骨

骨（bone）是一种器官，具有一定的结构、形态和功能特点（图 4-1）。

（一）骨的结构

骨由骨质、骨膜和骨髓构成，并有丰富的血管和神经分布。骨质由骨组织构成，是骨的主要组成部分，分为**骨密质**（compact bone）和**骨松质**（spongy bone）。骨密质构成骨的外层，质地致密，抗压、抗扭曲力强。骨松质由许多片状的骨小梁交织排列而成，呈海绵状。骨小梁的排列方向与各骨所承受的压力以及相应的张力方向是一致的。**骨膜**（periosteum）是被覆于骨内、外面，由纤维结缔组织构成的膜。包裹于除关节面以外整个骨外面的骨膜称为骨外膜，较厚。而衬于骨髓腔内面和骨松质腔隙内的骨膜称为骨内膜，较薄。骨外膜又分内、外两层，其内层和骨内膜分化出的细胞都有产生新骨和破坏骨质的功能，在骨的发生、生长、改造和修复时，其功能最为活跃。骨膜富有血管、神经和淋巴管，对骨的营养、再生和感觉有重要作用。**骨髓**（bone marrow）存在于长骨的髓腔和骨松质的间隙内，分为红骨髓和黄骨髓。红骨髓有造血功能，黄骨髓含大量脂肪组

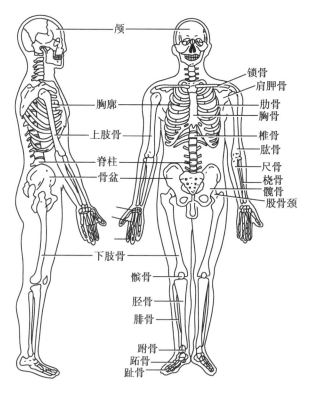

图 4-1 全身骨骼

织。胎儿及幼儿的骨内全是红骨髓。6 岁前后,长骨骨干内的红骨髓逐渐转化为黄骨髓。

（二）骨的形态和分布

骨具有一定的形态和功能,坚硬而有弹性,有丰富的神经和血管,能不断进行新陈代谢和生长发育,并具有改建、修复和再生能力。成人全身共有 206 块骨,按部位分为颅骨、躯干骨和附肢骨(即四肢骨)三部分。由于功能不同,骨具有不同的形态,按形态又可分为长骨、短骨、扁骨和不规则骨。

长骨的构造
（图片）

长骨(long bone)呈长管状,分为一体和两端。体又名骨干,是指长骨中间较细的部分,骨质致密,内有空腔,称髓腔,含有骨髓。骨的两端膨大,称为骺,其光滑面称为关节面,覆有关节软骨。幼年时,骺与骨干之间借透明软骨相连,该软骨称为骺软骨。成年后,骺软骨骨化,骨干与骺融为一体,融合后遗留下的痕迹,称为骺线。**短骨**(short bone)一般呈立方形,多成群地分布于腕和踝等部位。短骨能承受较大的压力,连结牢固,主要起支持作用。**扁骨**(flat bone)呈扁宽的板状,分布于头、胸等处,常围成腔,支持和保护重要器官。**不规则骨**(irregular bone)形状不规则,如椎骨。有些不规则骨内具有含气的腔,称这些骨为含气骨,如上颌骨等。

1. 躯干骨　躯干骨包括椎骨、肋和胸骨,共 51 块(图 4-1)。

（1）椎骨:在幼年时,椎骨共有 32~34 块,其中颈椎 7 块、胸椎 12 块、腰椎 5 块、骶椎 5 块、尾椎 3~5 块。随着年龄的增长,5 块骶椎融合成 1 块骶骨,3~5 块尾椎则融合成 1 块尾骨。故成人有 24 个独立的椎骨,1 块骶骨,1 块尾骨。

胸椎（图片）

椎骨由位于前方的椎体和位于后方的椎弓结合而成。椎体和椎弓共同围成椎孔。全部椎骨的椎孔连接成椎管,椎管内容纳脊髓等。椎弓由成对的椎弓根和椎弓板构成。椎弓根是椎弓连于椎体的狭窄部分。在椎弓根的上、下缘各有一个切迹。邻位椎骨的上、下两个切迹,围成椎间孔,有脊神经通过。由椎弓发出一个棘突、两个横突、两个上关节突和两个下关节突。除此之外,各部椎骨还有各自相应的特征。例如,胸椎有肋凹,胸椎棘突呈叠瓦状排列;颈椎有横突孔,第 1 颈椎又称为寰椎,呈环形,由前弓、后弓和侧块构成;第 2 颈椎又名枢椎,其特点是椎体向上伸出一指状突起,称为齿突;第 7 颈椎又名隆椎,棘突长,容易在皮下触及,常作为计数椎骨序数的标志。腰椎椎体粗壮,棘突呈垂直的板状,水平伸向后方。骶骨由 5 个骶椎融合而成,呈三角形。底的前缘向前突出称为岬。骶骨前面光滑,有 4 对骶前孔。骶骨后面粗糙隆凸,有 4 对骶后孔。骶前、后孔均通入椎管,分别有骶神经的前、后支通过。骶管由各骶椎的椎孔连接而成,是椎管的一部分。

（2）肋:肋包括肋骨和肋软骨。上 7 对肋骨的前端借肋软骨连于胸骨,称真肋。下 5 对肋骨的前端不直接与胸骨相连,称假肋;其中第 8~10 对肋骨的前端借肋软骨连于上位的肋软骨,形成肋弓,第 11~12 对肋的前端游离,称为浮肋。

（3）胸骨:胸骨位于胸前壁的正中,长而扁,分为胸骨柄、胸骨体和剑突 3 部分。胸骨柄和胸骨体连结处形成微向前凸的角,称为胸骨角,侧方连结的是第 2 肋软骨,所以胸骨角是计数肋序数的重要标志。

2. 上肢骨　上肢骨每侧 32 块,共 64 块。包括锁骨、肩胛骨、肱骨、桡骨、尺骨和手骨(图 4-1)。

（1）锁骨和肩胛骨:锁骨位于胸廓前上方,全长略呈"S"形弯曲。肩胛骨位于胸廓后外侧的上方,是三角形的扁骨,介于第 2 到第 7 肋骨之间。肩胛骨外侧角肥厚,有朝向外侧的关节面,称关节盂,与肱骨头相关节。

（2）肱骨:肱骨是上肢中最大的管状骨,分为肱骨体和上、下两端。上端膨大,肱骨头呈半球形,朝向上后内方。肱骨体的后面中部有由上内向下外斜行的桡神经沟。下端前后略扁,外侧部有呈半球形的关节面,称为肱骨小头;内侧部有呈滑车状的关节面,称为肱骨滑车。肱骨小头的外侧和滑车的内侧各有 1 个突起,分别称为外上髁和内上髁。内上髁的后下方有 1 条浅沟,称为尺神经沟。

肱骨（图片）

桡骨和尺骨
（图片）

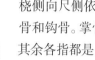

手骨（图片）

股骨（图片）

胫骨和腓骨
（右侧）（图片）

颅的侧面观
（图片）

（3）桡骨和尺骨：桡骨是前臂两骨中位于外侧的一个，分为体和两端。上端有桡骨头，头的周围有环状关节面与尺骨相关节。尺骨位于桡骨的内侧，分为体和两端。上端较粗大，前面有半月形的凹陷，称为滑车切迹。

（4）手骨：手骨包括腕骨、掌骨和指骨。腕骨8块，排成2列，每列4块。近侧列由桡侧向尺侧依次为手舟骨、月骨、三角骨和豌豆骨；远侧列为大多角骨、小多角骨、头状骨和钩骨。掌骨5块，由桡侧向尺侧分别称为第1~5掌骨。指骨14块，拇指有两节指骨，其余各指都是3节。由近侧至远侧依次为近节指骨、中节指骨和远节指骨。

3. 下肢骨　下肢骨每侧31块，共62块，包括髋骨、股骨、髌骨、胫骨、腓骨和足骨（图4-1）。

（1）髋骨：髋骨为1个略扭转的不规则骨，上下宽广，中间部狭窄肥厚。左、右髋骨与骶、尾骨连结构成骨盆。在髋骨外面的中央有圆形深窝，称为髋臼，其下份有1个大孔，称为闭孔。髋骨由髂骨、坐骨和耻骨融合而成。

（2）股骨和髌骨：股骨位于大腿，是人体最长和最结实的长骨，分为体和两端。上端包括球形的股骨头，朝向内上前方，与髋臼的月状面相关节。股骨头外下方较细的部分为股骨颈，股骨体呈弓状凸向前。下端有两个突向下后方的膨大，分别称为内侧髁与外侧髁。髌骨是全身最大的籽骨，位于股四头肌腱内，在体表可摸到。

（3）胫骨和腓骨：胫骨位于小腿的内侧，上端膨大，稍向后倾，形成内侧髁与外侧髁，胫骨体呈三棱柱形，其前缘和内侧面都可在体表摸到。下端稍膨大，内侧有伸向下方的突起，为内踝。腓骨细长，居小腿外侧，无承重功能。下端膨大为外踝。

（4）足骨：足骨包括跗骨、跖骨和趾骨。跗骨属于短骨，承重并传递弹跳力，分为跟骨、距骨、足舟骨、内侧楔骨、中间楔骨、外侧楔骨和骰骨。跖骨5块，由内侧向外侧依次命名为第1~5跖骨。趾骨14块。踇趾有2节趾骨，其余各趾均为3节趾骨。

4. 颅骨　颅骨共23块，彼此借骨连结形成颅，起保护与支持脑和感觉器的作用（图4-2）。

颅骨分为脑颅骨和面颅骨。脑颅骨有8块，包括不成对的额骨、枕骨、蝶骨和筛骨，成对的颞骨和顶骨。面颅骨共15块。其中，成对的有上颌骨、腭骨、颧骨、鼻骨、泪骨和下鼻甲；不成对的3块，即犁骨、下颌骨和舌骨。

颅底内面与脑底面的结构对应。形成阶梯状的3个窝，分别称颅前、中、后窝。颅前窝位置最高，中央有许多筛孔，通过嗅神经。颅前窝的外侧，借菲薄的骨板与眶相隔。

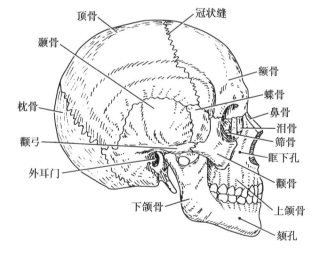

图4-2　颅的外侧面

颅中窝较颅前窝低，窝的中间狭窄，两侧宽广。在颅中窝中央，位于蝶骨体上面的窝为垂体窝，窝内容纳垂体。其前外侧有视神经管，通入眶，管内有神经和血管通过。在颅中窝的两侧部，有眶上裂，向前通眶，有神经和血管通过。在眶上裂的后方，由前向后外，依次可见圆孔、卵圆孔和棘孔。

颅后窝为3个颅窝中最深最大的1个，窝的中央最低处有枕骨大孔。孔的前外缘上方，有舌下神经管内口，此口通入舌下神经管，舌下神经由此出颅腔。在颅后窝还有颈静脉孔和内耳门，有血管和神经穿过。

颅的外侧面有外耳门,在外耳门的前上方有颧弓。颧弓平面将颅外侧面分为上方的颞窝、下方的颞下窝。颞窝最薄弱处在额、顶、颞、蝶四骨的汇合处,常构成"H"形的缝,称为翼点。

颅的前面有位于面部中央的梨状孔,向后通鼻腔。孔的外上方为眶,下方为由上颌骨和下颌骨围成的骨性口腔。

案例分析

患儿,男,9个月。平时患儿易激惹、睡眠不安、多汗。患儿为人工喂养,每日配方奶量850ml,已添加蛋黄等辅食。查体:发育营养中等,方颅,头发稀疏,有枕秃,尚未出牙,前囟2.2cm×2.2cm大小,平坦,胸廓可见肋软骨沟。心肺听诊正常。其余查体无异常发现。辅助检查:骨碱性磷酸酶检查结果为275U/L,血生化检查血磷1.28mmol/L,血钙2.15mmol/L,骨强度测试结果为骨强度严重不足。诊断为"维生素D缺乏性佝偻病(活动期)",给予患儿口服维生素D制剂治疗后,症状改善。

问题:

引起维生素D缺乏性佝偻病的可能因素是什么?佝偻病对儿童身体发育有什么影响?治疗佝偻病的药物有哪些?

分析:

维生素D缺乏性佝偻病主要病因是甲状腺代偿性分泌不足,引起血钙下降,其主要的诱发因素是肠吸收钙不足,血磷升高,长期腹泻或慢性病致维生素D和钙吸收减少。血钙下降导致骨强度不足,易激惹,方颅,头发稀疏,枕秃等症状。因此,骨骼系统病变是其主要的临床表现。

二、骨连结

骨与骨之间借纤维结缔组织、软骨或骨组织相连,形成骨连结。分为直接连结和间接连结两类(图4-3)。

直接连结是骨与骨之间借纤维结缔组织、软骨或骨组织相连,比较牢固,一般无活动性。这种连结又分为纤维连结、软骨连结和骨性结合三类。间接连结又称为**关节**(articulation)或**滑膜关节**(synovial joint),构成关节的骨借关节囊与韧带相连,一般具有较大的活动性(图4-3)。

关节的基本结构包括关节面、关节囊和关节腔。关节面是相关两骨的接触面,一般为一凹一凸,表面覆以关节软骨。关

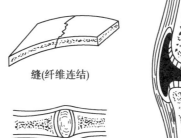
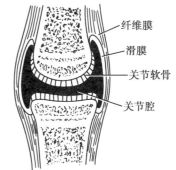

缝(纤维连结)

纤维软骨连结(软骨结合)

图4-3 骨连结分类与结构

节囊由结缔组织构成,附着于关节面的周缘及其附近的骨面上,封闭关节腔,分内、外两层。外层为纤维膜,富含血管和神经。内层为滑膜,紧贴于纤维膜的内面,附着于关节软骨的周缘,呈淡红色,薄而光滑,富含血管、淋巴管和神经,并分泌滑液。滑液为一种透明的蛋白样液体,有利于关节软骨和半月板等的正常代谢,同时还起到减轻摩擦和保护关节面的作用。关节腔是由关节囊的滑膜和关节软骨共同围成的密闭间隙。腔内仅含少量的滑液。关节腔内为负压,有利于关节的运动,且对关节的稳固性有一定的作用。

关节的辅助结构包括韧带、关节盘、关节唇、滑膜囊和滑膜襞等结构。韧带由致密结缔组织构成,可加强关节的稳定性,并且对关节的运动有限定作用。关节盘是位于两关节面之间的纤维软骨板,可

使两关节面更为适合,减少冲击和震荡,有增加运动形式和扩大运动范围的作用。关节唇是附着于关节窝周缘的纤维软骨环,有加深关节窝、增强关节稳固性的作用。

关节的运动与关节面的形态密切相关,其运动形式基本上可分为屈和伸、收和展、旋转、环转等运动。

(一)躯干骨连结

躯干骨的 24 块椎骨、1 块骶骨和 1 块尾骨借骨连结形成脊柱。脊柱构成人体的中轴,胸段与 12 对肋和胸骨形成骨性胸廓;其腰段构成腹腔的骨性壁;骶、尾段与下肢带骨构成骨盆。

1. 椎骨间的连结　各椎骨之间,借椎间盘、韧带和滑膜关节相连(图 4-4)。

椎间盘是连结相邻两个椎体的纤维软骨盘,由周围部的纤维环和中央部髓核组成。纤维环是由多层按同心圆排列的纤维软骨构成,它牢固地连结各椎体;髓核是富有弹性的胶状物质。椎间盘具有缓冲作用,并使脊柱有可能做屈、伸、侧屈、旋转和环转运动。如果纤维环发生破裂,髓核从后外侧脱出,压迫脊髓或脊神经根,临床上称之为椎间盘脱出症。连结椎骨的韧带包括前纵韧带、后纵韧带、黄韧带、棘间韧带和棘上韧带等。

2. 脊柱　成人脊柱长约 70cm,女性和老年人略短。从侧面观察,可见脊柱有颈、胸、腰、骶 4 个生理性弯曲(图 4-5)。这些弯曲增大了脊柱的弹性,对维持人体的重心稳定和减轻震荡有重要意义。脊柱除支持身体、保护脊髓和内脏外,还可做屈、伸、侧屈、旋转和环转运动。

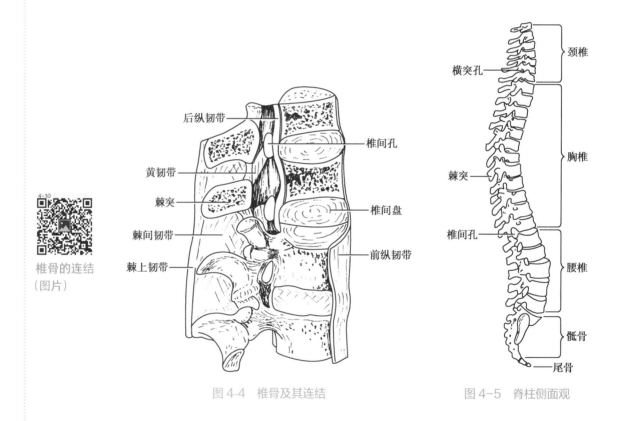

4-10

椎骨的连结
(图片)

图 4-4　椎骨及其连结　　　　　　图 4-5　脊柱侧面观

3. 胸廓　胸廓由 12 个胸椎、12 对肋、1 块胸骨和它们之间的连结共同构成(图 4-6)。胸廓除具有保护和支持功能外,主要参与呼吸运动。

(二)上肢骨连结

肩关节由肱骨头与肩胛骨的关节盂连结构成(图 4-7)。肱骨头大,关节盂浅而小。有纤维软骨形成的盂唇附着于关节盂的周缘。关节囊薄而松弛,其上方附着于关节盂的周缘,下方附着于肱骨解剖颈。肩关节为全身最灵活的关节,可做屈、伸、收、展、旋内、旋外以及环转运动。

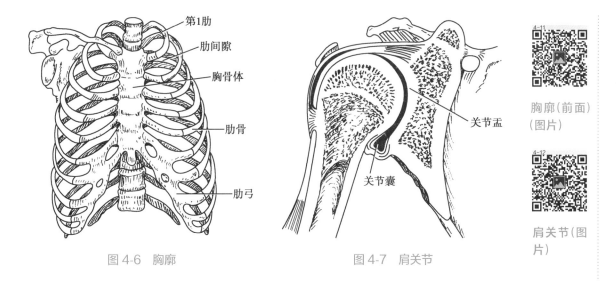

图 4-6　胸廓

图 4-7　肩关节

肘关节是复关节，包括 3 个关节，即肱尺关节、肱桡关节和桡尺近侧关节。这 3 个关节包裹在 1 个关节囊内，囊的前、后壁薄弱，两侧有副韧带加强。肘关节可进行屈、伸运动。

手关节包括桡腕关节、腕骨间关节、腕掌关节、掌骨间关节、掌指关节和指骨间关节。桡腕关节又称腕关节。由桡骨的腕关节面和尺骨头下方的关节盘组成的关节窝和由舟、月、三角骨组成的关节头共同连结构成。关节囊松弛，周围有韧带加强。桡腕关节可做屈、伸、收、展和环转运动。

（三）下肢骨连结

骨盆由左右髋骨、骶骨、尾骨以及其间的骨连结构成，是躯干与自由下肢骨之间的骨性成分，起着传导重力和支持、保护盆腔脏器的作用。

髋关节由股骨头与髋臼连结构成，髋臼周缘附有髋臼唇，以增加髋臼的深度。关节囊紧张而坚韧，上方附着于髋臼周缘，下方附着于股骨颈，后面仅包纳股骨颈的内侧 2/3，而外侧 1/3 露在囊外。关节囊内有股骨头韧带，起于髋臼横韧带，止于股骨头凹，为滑膜所包被，内含营养股骨头的血管。髋关节的运动幅度远不及肩关节，而是具有较大的稳定性，以适应支持功能。髋关节可做屈、伸、收、展、旋内、旋外和环转运动。

膝关节是人体最大、最复杂的关节，由股骨下端、胫骨上端和髌骨连结构成（图 4-8）。关节囊薄而松弛，附于各关节面的周缘，周围有韧带加固，以增加关节的稳定性。前方有髌韧带，内侧有胫侧副韧带，外侧有腓侧副韧带。在关节囊内还有前交叉韧带和后交叉韧带。在股骨内、外侧髁与胫骨内、外侧髁的关节面之间，还有由纤维软骨构成的半月板，内、外侧各一。半月板增大了关节窝的深度，加强了膝关节的稳定性，也有利于膝关节的运动。膝关节的运动主要是屈、伸运动。

足关节包括距小腿关节、跗骨间关节、跗跖关节、跖骨间关节、跖趾关节和趾骨间关节。距小腿关节，又名踝关节，由胫骨、腓骨下端的关节面和距骨滑车构成。关节囊附着于各关节面的周围，两侧有韧带加强。主要运动是伸（背屈）和屈（跖屈）。足弓是跗骨和跖骨借韧带连结，使足底形成凸向上的弓。足弓增强了足的弹力，在行走和跳跃时发挥弹性和缓冲震荡的作用，同时还可保护足底的血管和神经免受压迫。

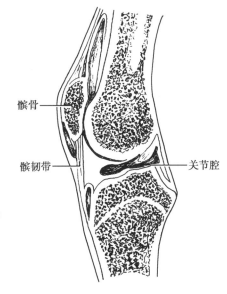

图 4-8　膝关节

（四）颅骨连结

颅骨的连结可分为纤维连结、软骨结合和滑膜关节 3 种。各颅骨之间,多借缝、软骨和骨相关节,彼此之间结合较为牢固。只有下颌骨借颞下颌关节与颞骨相连,而舌骨则借韧带和肌与颅底相连。

第二节　肌

一、肌的形态、结构与功能

运动系统中的**肌**(muscle)均属横纹肌,又称为**骨骼肌**(skeletal muscle)或随意肌,具有收缩特性,是运动系统的动力部分。

人体的骨骼肌一般都由中间的肌腹和两端的肌腱构成。肌腹主要由横纹肌纤维束组成,色红、柔软、有收缩能力。肌腱主要由平行的胶原纤维束构成,色白、较坚韧而无收缩能力。肌的外形多种多样,大致可分为长肌、短肌、扁(阔)肌和轮匝肌 4 种(图 4-9)。

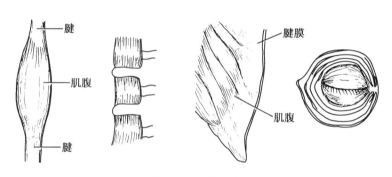

图 4-9　肌的形态

骨骼肌通常以两端附着于两块或两块以上的骨,中间跨过一个或多个关节,肌收缩时,使两骨彼此接近,从而使关节产生运动。

二、肌的分布

根据全身各部肌的分布部位,可分为躯干肌、头颈肌和四肢肌(图 4-10,图 4-11)。

（一）躯干肌

躯干肌可分为背肌、胸肌、膈肌、腹肌及会阴肌。

1. 背肌　背肌位于躯干的背面,分为浅、深两层。浅层主要有斜方肌、背阔肌。背阔肌可使肩关节内收、旋内和后伸。深层主要是竖脊肌,有使脊柱后伸、仰头和维持身体直立的作用。

2. 胸肌　胸肌位于躯干前外侧面的上部,主要有胸大肌、肋间外肌和肋间内肌。胸大肌可使肩关节内收、旋内,肋间外肌和肋间内肌可助呼吸。

3. 膈肌　膈肌为向上膨隆呈穹隆状的扁薄阔肌,位于胸、腹腔之间,成为胸腔的底和腹腔的顶(图 4-12)。膈肌的周边是肌性部,中央为腱膜,称为中心腱。

膈肌与腹后壁肌(图片)

膈肌上有 3 个孔:①主动脉裂孔,在第 12 胸椎前方,有降主动脉和胸导管通过;②食管裂孔,在主动脉裂孔的左前上方,为肌性裂孔,约在第 10 胸椎水平,有食管和迷走神经的前、后干通过;③腔静脉孔,在食管裂孔右前方,位于中心腱上,约在第 8 胸椎水平,有下腔静脉通过。膈肌为主要呼吸肌,收缩时拉中心腱下降,以扩大胸腔容积,引起吸气;舒张时,膈肌中心腱上升恢复原位,胸腔容积减小,引起呼气。膈肌与腹肌同时收缩,则能增加腹压,有协助排便、分娩及呕吐等功能。

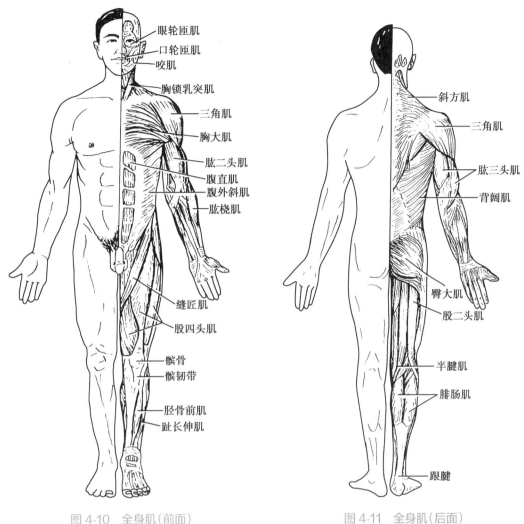

图 4-10　全身肌(前面)

图 4-11　全身肌(后面)

4. 腹肌　腹肌位于胸廓下部与骨盆之间,参与构成腹腔的前外侧壁和后壁,分为前外侧群和后群。前外侧群包括腹外斜肌、腹内斜肌、腹横肌和腹直肌。

(二) 头颈肌

1. 头肌　头肌分为面肌和咀嚼肌两部分。

(1) 面肌:面肌也称表情肌。大多起自颅前面的不同部位,止于面部皮肤。主要分布在口裂、睑裂和鼻孔的周围,可分为环形肌和辐射状肌两种。面肌的作用是开大或闭合上述孔裂,并能牵拉面部皮肤,形成各种表情。

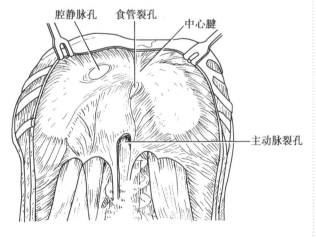

图 4-12　膈

眼轮匝肌居皮下,在睑裂周围,使睑裂闭合。口周围肌有口轮匝肌,围绕口裂周围,收缩时可闭口,并使上、下唇与上、下牙弓紧贴。还有辐射状肌,能提上唇、降下唇,或牵拉口角向上、向下、向外,从而形成各种表情。

(2) 咀嚼肌:咀嚼肌包括咬肌、颞肌、翼外肌和翼内肌,参与咀嚼运动,受三叉神经支配。

2. 颈肌　颈肌依其所在位置分为颈肌浅群,舌骨上、下肌群和颈肌深群。

（1）颈肌浅群：包括颈阔肌和胸锁乳突肌。胸锁乳突肌斜位于颈部两侧,大部被颈阔肌覆盖,于体表可见其轮廓。一侧收缩使头向同侧倾斜,面转向对侧并向上仰;两侧收缩可使头后仰。

前臂肌前群
(浅层)(图片)

（2）舌骨上、下肌群：舌骨上肌群位于舌骨与下颌骨和颅底的颞骨之间,包括二腹肌、下颌舌骨肌等。舌骨下肌群位于舌骨下方的正中线两侧,包括胸骨舌骨肌和肩胛舌骨肌、胸骨甲状肌和甲状舌骨肌。

（3）颈肌深群：位于脊柱颈部两侧和前方,有前斜角肌、中斜角肌和后斜角肌。前、中斜角肌与第一肋之间形成一个三角形的间隙,称为斜角肌间隙,内有锁骨下动脉和臂丛通过。

前臂肌前群
(深层)(图片)

（三）上肢肌

上肢肌按其所在部位可分为上肢带肌、臂肌、前臂肌和手肌。

1. 上肢带肌　上肢带肌位于肩部,主要运动肩关节。上肢带肌包括三角肌、冈上肌、冈下肌、小圆肌、大圆肌和肩胛下肌。三角肌主要使肩关节外展。

2. 臂肌　臂肌分前、后两群,前群包括肱二头肌、喙肱肌和肱肌,主要作用为屈肘关节。后群为肱三头肌,主要作用为伸肘关节。两群肌借内、外侧肌间隔分隔。

前臂肌后群
(深层)(图片)

3. 前臂肌　前臂肌位于尺、桡骨的周围,分为前、后两群。前群位于前臂的前面,分为浅、深两层,主要作用是前臂旋前、屈腕、屈指。后群位于前臂的后面,分为浅、深两层,主要作用是前臂旋后、伸腕、伸指(表4-1)。

表 4-1　前臂肌的分群、层次、名称和作用

肌群	层次	名称	主要作用
前臂肌前群	浅层	肱桡肌,旋前圆肌,桡侧腕屈肌,掌长肌,尺侧屈肌,指浅屈肌	屈肘和腕,内收、外展腕,紧张掌腱膜,前臂旋前,屈 2~5 指近侧指骨间关节和掌指关节
	深层	拇长屈肌,指深屈肌,旋前方肌	屈 2~5 指指骨间关节和掌指关节,前臂旋前
前臂肌后群	浅层	桡侧腕长伸肌,桡侧腕短伸肌,指伸肌,小指伸肌,尺侧腕伸肌	伸腕,外展、内收腕,伸 2~5 指
	深层	旋后肌,拇长展肌,拇短伸肌,拇长伸肌,示指伸肌	前臂旋后;伸肘,伸拇指、示指,拇指外展

4. 手肌　手肌主要集中在手的掌侧面,可分为外侧、中间和内侧 3 群。外侧群较为发达,在手掌拇指侧形成 1 个隆起,称为鱼际,故外侧群肌又称鱼际肌。内侧群位于手掌小指侧,也形成 1 个隆起,称为小鱼际,故内侧群肌又称小鱼际肌。中间群位于掌心。

（四）下肢肌

下肢肌较上肢肌粗壮强大,与维持直立姿势、支持体重和行走相适应。下肢肌按部位可分为髋肌、大腿肌、小腿肌和足肌。

1. 髋肌　髋肌根据所在部位和作用,分为前、后两群。主要有髂肌、臀大肌和梨状肌等。臀大肌的主要作用是伸髋关节。

2. 大腿肌　大腿肌位于股骨周围,分为前群、后群和内侧群。

髋肌、大腿
肌前群及内
侧群(图片)

前群有 2 块,缝匠肌是全身最长的肌,主要屈髋关节和膝关节。股四头肌是全身中体积最大、力量最强的肌。以 4 个头起始:股直肌、股内侧肌、股外侧肌和股中间肌,4 个头向下形成 1 个腱,包绕髌骨的前面和两侧,继而下延为髌韧带,止于胫骨粗隆。有伸膝关节、屈髋关节的作用。

内侧群有 5 块,位于大腿的内侧,主要是内收髋关节的肌。包括耻骨肌、长收肌、股薄肌、短收肌和大收肌。

后群共有 3 块,位于大腿的后面,主要是屈膝关节和伸髋关节的肌。包括股二头肌、半腱肌和半膜肌。

3. 小腿肌　小腿肌分为 3 个群,主要作用是使足做屈伸运动,还可使足内翻和外翻,并参与维持人体的直立姿势和行走(表 4-2)。

4. 足肌　足肌可分为足背肌和足底肌。足底肌也分为内侧群、外侧群和中间群。

表 4-2　小腿肌的分群、层次、名称和作用

肌群	层次	名称	主要作用
前群		胫骨前肌,趾长伸肌,踇长伸肌	使足内翻,足背屈,伸第 1~5 趾
外侧群		腓骨长肌,腓骨短肌	屈踝关节和使足外翻
后群	浅层	腓肠肌,比目鱼肌	屈踝关节,足跖屈
	深层	趾长屈肌,胫骨后肌,踇长屈肌	使足内翻,足跖屈,屈第 1~5 趾

分析思考

1. 简述骨的构造。
2. 关节的基本结构和辅助结构各包括哪些?
3. 什么是椎间盘? 椎间盘是如何构成的?
4. 简述肩关节的构成、特点及运动。
5. 膈上有哪些孔或裂孔? 其内通过什么结构?

第四章
目标测试

(刘海岩)

第五章

血液的组成与功能

学习目标

1. **掌握** 生理止血的概念、过程和意义;血液凝固的基本过程;ABO 血型系统;输血原则。
2. **熟悉** 血细胞的生理特性和功能;抗凝系统的作用和纤维蛋白溶解;血小板在生理止血中的作用。
3. **了解** 血液的组成及理化特性;血细胞的形态、生成调节与破坏;Rh 血型系统。

血液(blood)是存在于心血管系统中不断循环流动的结缔组织,运输是血液的基本功能。血液将机体必需的营养物质、激素和氧等输送至各个器官、组织和细胞,同时将机体的代谢产物和二氧化碳等运送到排泄器官排出体外。血液是内环境中最活跃的部分,它在维持机体内环境稳态中起着重要的作用。血液中含有多对缓冲物质,可缓冲进入血液的酸性或碱性物质引起的血浆 pH 变化;血液中的水比热大,可吸收大量的热量而本身温度升高不多,因而使机体温度维持相对恒定。血液还具有重要的免疫防御功能,能抵抗入侵机体的微生物、病毒、寄生虫以及其他有害物质的侵袭,保护机体免遭损害。此外,血液在生理止血过程中发挥重要作用。

第一节 血液的组成和理化特性

一、血液的组成和血量

正常血液为红色黏稠液体,由**血浆**(plasma)和悬浮其中的**血细胞**(blood cell)组成。将经抗凝剂处理的血液置于比容管中,经离心后,血液被分为 3 层:上层淡黄色的透明液体是血浆,下层深红色的是**红细胞**(erythrocyte 或 red blood cell,RBC),二者之间的白色薄层为**白细胞**(leukocyte 或 white blood cell,WBC)及**血小板**(platelet 或 thrombocyte)(图 5-1)。血细胞在血液中所占的容积百分比称**血细胞比容**(hematocrit)。正常成年男性的血细胞比容为 40%~50%,成年女性为 37%~48%,新生儿约为 55%。由于血液中白细胞和血小板仅占总容积的 0.15%~1%,故血细胞比容接近于血液中的红细胞比容。

血浆占血液总容积的 55%,主要成分是水、血浆蛋白、电解质、气体(O_2、CO_2)、营养物质、代谢产物和激素等。临床检验、药理学和生理学实验研究常通过测定血浆的化学成分,反映某些生理功能和机体物质代谢状况。

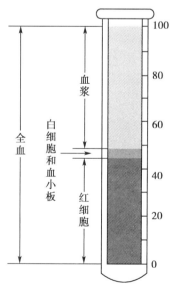

图 5-1 血液的组成示意图

血浆蛋白是血浆中多种蛋白质的总称。分为白蛋白、球蛋白和纤维蛋白原三类。正常成人血浆蛋白总量为 65~85g/L,其中白蛋白含量最高,为 40~48g/L,球蛋白为 15~30g/L,白蛋白和球蛋白含量比值(A/G)为 1.5~2.5,白蛋白和大多数球蛋白由肝脏产生,肝脏疾病时可导致 A/G 下降。血浆蛋白的功能包括:

(1) 形成血浆胶体渗透压:白蛋白分子量最小,含量最多,是构成血浆胶体渗透压的主要成分。

(2) 运输作用:许多药物和脂肪酸与血中白蛋白结合运输,而一些激素、维生素、Ca^{2+} 和 Fe^{2+} 与球蛋白结合运输。

(3) 免疫作用:很多抗体为 γ 球蛋白,能与抗原(如细菌、病毒或异种蛋白)相结合,从而消灭致病因素。

(4) 参与生理止血和纤维蛋白溶解过程。

血量(blood volume)是指全身血液的总量。血液的大部分在心血管系统中快速循环流动,称为循环血量;小部分血液滞留在肝、肺、腹腔静脉及皮下静脉丛处,流动很慢,称为储存血量。在运动或大出血等情况下,储存血量可被动员释放出来,以补充循环血量。正常成年人的血液总量相当于体重的 7%~8%,即 70~80ml/kg。因此,体重 60kg 的人血量为 4.2~4.8L。血量的相对稳定是维持正常血压和各组织、器官正常血液供应的必要条件。当机体失血时,如一次失血量不超过血液总量的 10%,可反射性引起心血管活动加强、血管收缩;同时可使储备血量补充循环血量,而不出现明显的临床症状。但如果一次失血过快过多,失血量超过体内血液总量的 20%,则血压会显著下降,导致机体生理活动障碍而出现一系列的临床症状;若失血占总血量的 30%,则将危及生命。因此,大量失血时需要及时进行输血治疗。

二、血液的理化特性

(一) 血液的密度

正常人全血的比重为 1.050~1.060,其大小随红细胞数量和血浆蛋白的含量而变。红细胞的比重为 1.090~1.092,与红细胞内血红蛋白的含量呈正相关;血浆的比重为 1.025~1.030,其高低主要取决于血浆蛋白的含量。根据血细胞及血浆比重的差异,可以进行血细胞的分离和红细胞沉降率的测定。

(二) 血液黏滞性

流动的液体由于其内部颗粒之间的摩擦力,表现出**黏滞性**(viscosity)。一般以纯水的黏滞性作为参照,测定血液或血浆的相对黏滞性。血液的相对黏滞性为 4~5,主要由血细胞比容所决定;血浆的相对黏滞性为 1.6~2.4,主要由血浆蛋白的含量所决定。血液黏滞性过高可使外周循环阻力增加,血压升高,还可影响血液流动的速度,从而影响器官的血液供应。

(三) 血浆渗透压

血浆渗透压的大小取决于血浆中溶质颗粒的数目,由两部分构成。一部分是由血浆中的电解质、尿素以及葡萄糖等小分子晶体物质形成的**晶体渗透压**(crystal osmotic pressure),另一部分是由血浆蛋白,主要是白蛋白等大分子胶体物质形成的**胶体渗透压**(colloid osmotic pressure)。正常人的血浆渗透压约为 5 790mmHg,即相当于约为 300mOsm/(kg·H_2O)。血浆中晶体物质的颗粒数目多,是构成血浆渗透压的主要部分;血浆蛋白分子量大,颗粒数目少,所形成的胶体渗透压很小,一般不超过 25mmHg,即相当于约 1.3mOsm/(kg·H_2O)。由于血浆中的小分子晶体物质容易通过毛细血管壁,因此血浆与组织液晶体渗透压相等;而血浆中的晶体物质绝大部分不能自由透过细胞膜,因此血浆的晶体渗透压对维持细胞内外水平衡、保持细胞正常形态和体积具有重要作用。当细胞外液晶体渗透压升高时,可导致细胞脱水、皱缩;反之,引起细胞水肿甚至破裂。此外,由于血浆蛋白分子大,不易通过毛细血管壁,故血管内外的胶体渗透压不等,血浆胶体渗透压对维持血容量及调节血管内外的水平衡起着重要作用,当血浆胶体渗透压升高时可吸引组织液中的水分进入血管,而当血浆蛋白浓度降低、

血浆晶体渗透压与胶体渗透压作用示意图(图片)

渗透压的应用(拓展阅读)

血浆胶体渗透压下降时,可致水潴留于组织间隙而形成水肿。

以人体血浆的正常渗透压为标准,与此渗透压相等的溶液称为等渗溶液,如 0.9% NaCl 溶液或 5% 葡萄糖溶液为人或哺乳动物的等渗溶液,通常将 0.9% NaCl 溶液称为生理盐水。生理学中所指的低渗或高渗溶液,都是与血浆渗透压或 0.9% NaCl 溶液相比而言的:渗透压高于血浆渗透压的溶液称为高渗溶液,渗透压低于血浆渗透压的溶液称为低渗溶液。

一般把能够使悬浮于其中的红细胞保持正常形态和大小的溶液称为等张溶液。等张溶液是由不能自由通过细胞膜的溶质所形成的等渗溶液。如 0.9% NaCl 溶液既是等渗溶液,也是等张溶液;而 1.9% 尿素溶液虽然与血浆等渗,但因尿素分子能自由通过红细胞膜,故将红细胞置于其中将导致红细胞破裂,因而不是等张溶液。

(四)血浆的酸碱度

正常人血浆的酸碱度(pH)为 7.35~7.45。血浆 pH 的相对稳定有赖于血液中缓冲系统的作用以及肺、肾的正常功能。血浆中最主要的缓冲对是 $NaHCO_3/H_2CO_3$,其次为 Na_2HPO_4/NaH_2PO_4、蛋白质钠盐 / 蛋白质等。此外,红细胞内还有一些缓冲对参与维持血浆 pH 的恒定。机体通过肺和肾的活动不断排出体内过多的酸或碱,使血浆 pH 保持相对稳定。临床上,如机体的血浆 pH<7.35,称酸中毒;血浆 pH>7.45,称碱中毒;血浆 pH<6.9 或血浆 pH>7.8,将危及生命。

第二节　血细胞的形态和功能

一、红细胞

(一)红细胞的数量与形态

红细胞是血液中数量最多的血细胞,我国成年男性为 $(4.0~5.5)×10^{12}/L$,成年女性为 $(3.5~5.0)×10^{12}/L$。正常成熟的红细胞无细胞核,直径为 7~8μm,形如双凹圆碟状,边缘厚,中央薄,胞质内含有**血红蛋白**(hemoglobin,Hb),因而使血液呈红色(图 5-2)。

(二)红细胞的生理特性

1. 红细胞的可塑变形性　血液中的红细胞在通过直径比它还小的毛细血管和血窦孔隙时可改变其形状,通过后仍恢复原形,此特性称**可塑变形性**(plastic deformation)。红细胞的变形能力取决于其表面积与体积的比值,比值越大,变形能力越强。正常双凹圆碟形的红细胞变形能力大于异常球形红细胞的变形能力,衰老、受损红细胞的变形能力常常降低。

2. 红细胞的渗透脆性　正常状态下,红细胞内的渗透压与血浆渗透压大致相等,使红细胞保持正常的大小和形态。如将红细胞置于等渗溶液(0.9% NaCl)中,它能保持正常的大小和形态。但将红细胞悬浮于一系列浓度递减的低渗 NaCl 溶液中,由于细胞内外渗透压的差别,水将渗透到细胞内,使红细胞膨胀甚至破裂,血红蛋白释放入溶液中,称为**溶血**(hemolysis)。红细胞在低渗溶液中发生膨胀破裂的特性称为红细胞的**渗透脆性**(osmotic fragility)。一般情况下,在 0.42% 的 NaCl 溶液中即有部分红细胞开始破裂,在 0.35% 或更低浓度的 NaCl 溶液中,则全部红细胞都发生破裂。临床上以 0.45% NaCl 到 0.3% NaCl 溶液为正常人红细胞的脆性范围。如果红细胞放在高于 0.45% NaCl 溶液中时即出现破裂,表明红细胞的脆性大;相反,红细胞放在低于 0.45% NaCl 溶液中时才出现破裂,表明红细胞的脆性小。

红细胞的渗透脆性(视频)

3. 红细胞的悬浮稳定性　正常红细胞有能相对稳定地悬浮在血浆中而不易下沉的特性,称为红细胞的**悬浮稳定性**(suspension stability)。将与抗凝剂混匀的血液置于

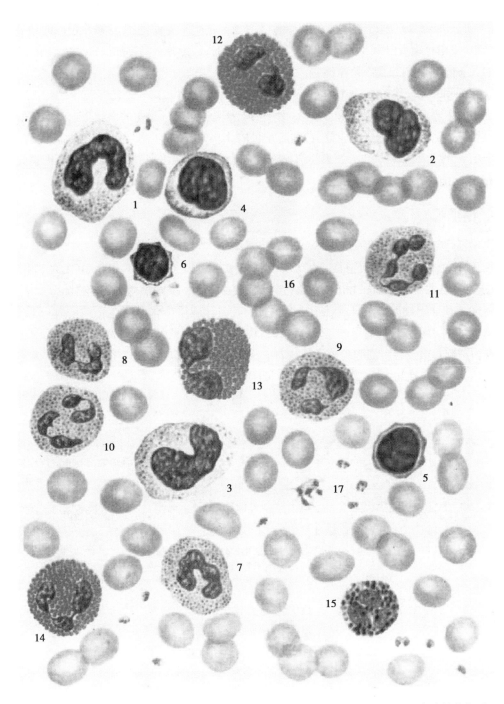

1~3：单核细胞；4~6：淋巴细胞；7~11：中性粒细胞；12~14：嗜酸性粒细胞；15：嗜碱性粒细胞；
16：红细胞；17：血小板。

图 5-2　各类血细胞的形态特征

血沉管中，垂直静置，由于红细胞的密度大于血浆，红细胞将逐渐下沉。在单位时间内红细胞沉降的距离，称为**红细胞沉降率**（erythrocyte sedimentation rate, ESR）。用魏氏法检测，男性的正常值为 0~15mm/h，女性的正常值为 0~20mm/h。红细胞沉降愈快，其悬浮稳定性愈小。

红细胞能相对稳定地悬浮于血浆中，是由于红细胞与血浆之间的摩擦力阻碍红细胞下沉。正常双凹圆碟形的红细胞，由于其表面积与体积的比值较大，所产生的相对摩擦力也较大，故红细胞下沉缓慢。在某些疾病时（如活动性肺结核、风湿热等），红细胞彼此能较快地以凹面相贴，称之为红细胞**叠连**（rouleaux formation）。红细胞叠连后，红细胞团块的总表面积与总体积之比减小，摩擦力相对减小,血沉加快。决定红细胞叠连形成快慢的因素不在于红细胞本身,而主要与血浆蛋白的种类及含量有关。通常血浆中纤维蛋白原、球蛋白及胆固醇含量增高时,红细胞沉降率加快;反之,血浆中白蛋白、卵磷脂的含量增高时,红细胞沉降率减慢。

（三）红细胞的生理功能

红细胞的主要功能是运输 O_2 和 CO_2,这两项功能都是通过红细胞中的血红蛋白来实现的。血红蛋白是红细胞内含量最多的蛋白成分,占细胞重量的 32%,我国成年男性血液中的血红蛋白含量为 120~160g/L,女性为 110~150g/L。如果红细胞破裂,血红蛋白释放出来,溶解于血浆中,即丧失其运输 O_2 和 CO_2 的功能。

二、白细胞

（一）白细胞的形态、数量和分类

白细胞无色,呈球形,有细胞核。正常成人血液中白细胞数在 $(4.0\sim10)\times10^9/L$ 的范围内。白细胞可分为**中性粒细胞**(neutrophil)、**嗜酸性粒细胞**(eosinophil)、**嗜碱性粒细胞**(basophil)、**单核细胞**(monocyte)和**淋巴细胞**(lymphocyte)五类。前三者因其胞质中含有嗜色颗粒,又总称为**粒细胞**(granulocyte)。各类白细胞的名称、形态特征、计数和主要功能详见图 5-2 和表 5-1。

检查白细胞总数及各种细胞的分类计数对于临床诊断有一定意义。在新药开发中,为鉴别某种药物对机体有无亚急性和慢性毒性,也常把它列为检测项目。

表 5-1　正常人白细胞分类计数、形态特征及主要功能

名称	直径 /μm	百分比 /%	形态特点	主要功能
中性粒细胞	10~12	50~70	细胞核为杆状或分叶状;细胞质颗粒微细,染成紫红色	吞噬细菌与衰老红细胞等
嗜酸性粒细胞	10~15	0.5~5	细胞核分为两叶,多呈八字形;颗粒粗大染成红色	限制超敏反应;参与蠕虫免疫
嗜碱性粒细胞	8~10	0~1	细胞核不规则,有些分为 2~3 叶;颗粒大小不等,分布不均匀,染成深蓝色	释放组胺、肝素和白三烯
淋巴细胞	7~12	20~40	核较大,呈圆形或椭圆形,染成深蓝色;细胞质很少,染成天蓝色	参与特异性免疫
单核细胞	14~20	3~8	核呈肾形或马蹄形,细胞质比淋巴细胞的稍多,染成灰蓝色	发育成巨噬细胞后,吞噬各种病原微生物和坏死细胞、细菌与衰老红细胞

（二）白细胞的生理特性

除淋巴细胞外,白细胞都能伸出伪足做变形运动。通过这种运动,白细胞可以通过毛细血管的内皮间隙,从血管内渗出,这一过程称为白细胞**渗出**(diapedesis)。白细胞还具有朝向某些化学物质发生运动的特性,称为**趋化性**(chemotaxis)。从血管内渗出的白细胞可在组织间隙中定向游走至具有某些特殊化学物质的炎症部位,将细菌等异物吞噬、杀灭和消化。

（三）白细胞的生理功能

不同种类白细胞具有不同的生理功能,它们是机体防御系统的一个重要组成部分。

1. 中性粒细胞　中性粒细胞具有很强的吞噬活性,能吞噬入侵的细菌、病毒、寄生虫、抗原抗体复合物、衰老的红细胞及一些坏死的组织碎片等。中性粒细胞内的颗粒为溶酶体,内含多种水解酶,可分解已杀死的病原体或其他异物。血液中的中性粒细胞数减少到 $1\times10^9/L$ 时,机体抵抗力就会降

低,容易发生感染。

2. 嗜酸性粒细胞　嗜酸性粒细胞的主要作用是限制嗜碱性粒细胞和肥大细胞在超敏反应中的作用;参与对蠕虫的免疫反应。在患有超敏反应及寄生虫病时,其数量明显增加,如感染裂体吸虫病时,嗜酸性粒细胞可达 90%。

3. 嗜碱性粒细胞　嗜碱性粒细胞的颗粒内含有组胺和肝素。当这类细胞被活化时,释放颗粒中的物质,还可释放合成慢反应物质等。组胺可改变毛细血管的通透性,肝素具有抗凝血作用,超敏性慢反应物质是一种脂类分子,能引起平滑肌收缩,与机体发生超敏反应有关。嗜碱性粒细胞存在于结缔组织和黏膜上皮时,称肥大细胞,其结构和功能与嗜碱性粒细胞相似。

4. 单核细胞　单核细胞由骨髓生成,进入血液时仍是未成熟细胞。在血液内仅生活 2~3 天,即进入肝、脾、肺和淋巴等组织,此时细胞的体积增大,细胞内溶酶体和线粒体的数目增多,发育为成熟的**巨噬细胞**(macrophage)。巨噬细胞比中性粒细胞具有更强的吞噬和消化能力。但其吞噬对象主要为进入细胞内的致病物,如病毒、疟原虫和细菌等。单核 - 巨噬细胞也在特异免疫应答的诱导和调节中起关键作用。此外,激活的单核 - 巨噬细胞还能合成和释放多种细胞因子,参与对其他细胞生长的调控。

白细胞减少症和粒细胞缺乏症(拓展阅读)

5. 淋巴细胞　淋巴细胞也称免疫细胞,参与机体的特异性免疫反应。根据细胞生长发育的过程、细胞表面标志和功能的差异,将其分为 T 淋巴细胞和 B 淋巴细胞。T 细胞主要与细胞免疫有关,B 细胞主要与体液免疫有关。

三、血小板

(一) 血小板的数量和形态

血小板是从骨髓成熟的巨核细胞质裂解脱落下来的具有生物活性的小块胞质。我国健康成人的血小板数为 $(100~300) \times 10^9/L$。血小板体积很小,直径为 2~3μm,正常时呈双面微凸圆盘状,受刺激激活时可伸出伪足(图 5-2)。血小板无细胞核,但有完整的细胞膜。血小板细胞质内含有多种细胞器:线粒体、α 颗粒、致密体(储存 5- 羟色胺)、类溶酶体和各种分泌小泡。

血小板数目可随机体的功能状态发生一定变化,如饭后和运动后其数量增加,疾病时可减少,若血小板减少到 $50 \times 10^9/L$ 以下时,机体容易发生出血现象。

(二) 血小板的生理功能

1. 维持血管内皮的完整性　同位素示踪实验证实,血小板可沉着于血管内壁上,与内皮细胞相互粘连与融合,从而维持内皮的完整性。而且,血小板还可以通过释放血小板源性生长因子促进血管内皮细胞、血管平滑肌细胞和成纤维细胞增殖,有利于受损血管的修复。

2. 参与生理性止血和血液凝固过程　血小板在生理止血过程中发挥着重要作用,血小板表面还可吸附血浆中多种凝血因子,使局部凝血因子浓集,并释放多种与凝血有关的因子而参与凝血(详见第三节)。

四、血细胞的生成与破坏

(一) 造血过程及调节

血细胞在造血器官中产生并发育成熟的过程称为**造血**(hemopoiesis)。各种血细胞均起源于**造血干细胞**(hemopoietic stem cell)。根据造血过程中细胞的形态和功能特征,可将造血过程分为造血干细胞、**造血祖细胞**(hematopoietic progenitor cell)和**前体细胞**(precursor cell)3 个阶段,最后发育为各类血细胞。定向祖细胞只能定向分化为一种血细胞;前体细胞在形态学上已是可以辨认的各系幼稚细胞,这些幼稚细胞再经历原始、幼稚(又分早、中、晚三期)及成熟三个发育阶段,最后发育成熟。

血细胞生成过程示意图(图片)

（二）红细胞的生成与破坏

铁的再循环
利用(拓展
阅读)

缺铁性贫血
(拓展阅读)

红细胞生成过程中，需要有足够的蛋白质、铁、叶酸及维生素 B$_{12}$。铁是合成血红蛋白的必需原料，机体缺铁时，可使血红蛋白合成减少，引起低色素小细胞性贫血；叶酸和维生素 B$_{12}$ 是合成 DNA 所需的重要辅酶，缺乏时 DNA 合成减少，幼红细胞分裂增殖减慢，细胞体积增大，导致巨幼红细胞性贫血。

红系祖细胞向红系前体细胞的增殖分化是红细胞生成的关键环节。体液调节是红细胞生成调节的主要方式。**促红细胞生成素**(erythropoietin,EPO)是红细胞生成的主要调节物，EPO 可与红系祖细胞表面的**促红细胞生成素受体**(erythropoietin receptor,EPOR)结合，促进晚期红系祖细胞增殖分化，诱导红系祖细胞向原红细胞分化，还可加速幼红细胞的增殖和血红蛋白的合成，促进网织红细胞成熟并释放入血液循环；其他激素如雄激素、甲状腺激素和生长激素也可促进红细胞生成，雌激素则对红细胞生成起抑制作用。

正常人红细胞在血液中的平均寿命约 120 天。每天约有 0.8% 的衰老红细胞在脾、肝和骨髓中被破坏，并由单核 - 巨噬细胞清除。

（三）白细胞的生成与破坏

白细胞也起源于骨髓中的造血干细胞，经历定向祖细胞及可识别前体细胞阶段，然后分化为成熟白细胞。白细胞的增殖和分化受到一组**造血生长因子**(hematopoietic growth factor,HGF)的调节，包括粒细胞 - 巨噬细胞集落刺激因子、粒细胞集落刺激因子、巨噬细胞集落刺激因子等。此外，乳铁蛋白和转化生长因子 -β 等可抑制白细胞的生成，与促白细胞生成的刺激因子共同维持正常的白细胞生成过程。不同类型白细胞的寿命不同，中性粒细胞进入组织 4~5 天后即衰老死亡或经消化道排出，若吞噬过量细菌后则释放溶酶体酶而发生"自我溶解"。单核细胞在血液中停留 2~3 天，然后进入组织，并发育成为巨噬细胞，在组织中可生存约 3 个月。淋巴细胞的寿命较难准确判断，因为这种细胞经常往返于血液 - 组织液 - 淋巴液之间。

（四）血小板的生成与破坏

骨髓中的造血干细胞首先分化为巨核系祖细胞，经历原始巨核细胞、幼巨核细胞发育为成熟的巨核细胞。巨核细胞核内 DNA 合成时，细胞并不分裂，从而使核内的 DNA 含量增加十几倍，成为多倍体。在巨核细胞的发育过程中，细胞膜向胞质内凹陷，并将整个细胞质分隔成许多小区，最后各小区之间相继断裂，形成游离的血小板。从原始巨核细胞到释放血小板入血需 8~10 天。进入血液的血小板 2/3 在外周血中循环，其余储存在脾和肝脏。血小板的生成受多种刺激因子和抑制因子的调节，**血小板生成素**(thrombopoietin,TPO)和巨核细胞集落刺激活性物质是两种主要的刺激因子。抑制血小板生成的因子主要来自于血小板本身，如血小板因子 4、转化生长因子 -β 等。血小板进入血液后，平均寿命只有 7~14 天，且只在开始的两天具有生理功能。衰老的血小板在脾、肝和肺组织中被吞噬破坏。此外，有的血小板在执行功能时被消耗，如融入血管内皮细胞，或者在生理止血过程中发生聚集后，其本身解体并释放出全部活性物质。

第三节　生理止血和血液凝固

一、生理止血

小血管破损后血液将从血管流出，数分钟后即可自行停止，称为生理性**止血**(hemostasis)。临床上用针刺破人的耳垂或指尖，检测出血延续的时间，这段时间称为**出血时间**(bleeding time)。检测出血时间可以反映机体生理性止血的状态。

生理性止血过程主要包括血管收缩、血小板血栓形成和血液凝固 3 个时相。

1. 血管收缩 小血管损伤时首先表现为受损局部及附近血管收缩,使局部血流减少,若破损不大,可使血管破口封闭,从而限制出血。引起血管收缩的原因包括:①损伤性刺激通过神经反射使血管收缩;②血管壁的损伤引起局部血管平滑肌收缩;③损伤处黏附的血小板通过释放 5- 羟色胺、TXA_2 等缩血管物质引起血管收缩。

2. 血小板血栓形成 血管损伤后,内皮下胶原暴露,1~2 秒内即启动止血过程,血小板发生黏附、聚集和释放反应,从而形成血小板血栓。**血小板黏附**(platelet adhesion)是指血小板附着于破损的血管内膜下组织,需要血小板膜上特殊的**糖蛋白**(glycoprotein,GP)、血管内皮下的胶原蛋白以及血浆中血管性血友病因子(von Willebrand factor,vWF)的参与,由血浆中的 vWF 作为联系两者的桥梁。vWF 首先与内膜下的胶原蛋白结合而发生构型改变,变构的 vWF 进而与血小板膜上的糖蛋白(主要是 GPIb)结合,从而使血小板附着于血管内膜下组织。

血小板聚集(platelet aggregation)是指血小板与血小板之间的相互附着。该过程需要纤维蛋白原、Ca^{2+} 及血小板膜上 GP II b/III a 的参与。血小板聚集通常有两个时相,第一聚集时相发生迅速,能迅速解聚,为可逆性聚集;第二聚集时相发生缓慢,但不能解聚,为不可逆性聚集。血小板在发生黏附和聚集的同时,发生活化,释放出致密体、α- 颗粒或溶酶体内的物质,此称为**血小板释放**(platelet release)又称**血小板分泌**(platelet secretion)。这些物质主要有 5- 羟色胺、腺苷二磷酸(adenosine diphosphate,ADP)、**血栓素 A_2**(thromboxane A_2,TXA_2)等,可促使血小板发生不可逆聚集。血小板释放进一步促进聚集,这实际上是一个正反馈的过程,可以加快血小板血栓的形成。此外,血液中的肾上腺素、5- 羟色胺、组胺、胶原、凝血酶等也起着血小板聚集激活剂的作用。上述物质和血小板膜上相应受体结合后,通过一系列胞内信号转导过程而触发血小板聚集。凡能降低血小板内 cAMP 浓度、提高游离 Ca^{2+} 浓度的因素均可促进血小板聚集;反之,凡能提高血小板内 cAMP 浓度,降低 Ca^{2+} 浓度的因素均可抑制血小板聚集。阿司匹林因能抑制 TXA_2 形成所需的环氧酶而减少 TXA_2 生成,可起到抗血小板聚集的作用。

3. 血液凝固使血栓进一步巩固 在血小板血栓形成的同时,由于血小板表面可吸附血浆中多种凝血因子,如凝血因子 I 、V、XI、XIII 等,使损伤血管局部凝血因子浓集,同时血小板自身也会释放出一些凝血所需的因子,如血小板磷脂、血小板因子 3(PF3)等,进而在血管损伤的局部启动血液凝固过程,使血浆中可溶性的纤维蛋白原转变成不溶性的纤维蛋白,使血栓得到加固(图 5-3)。

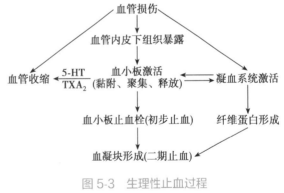

图 5-3 生理性止血过程
5-HT:5- 羟色胺;TXA_2:血栓素 A_2。

二、血液凝固

血液凝固(blood coagulation)是指血液由流动的液体状态变成不能流动的凝胶状态的过程。其实质就是血浆中的可溶性纤维蛋白原转变成不溶性纤维蛋白的过程。促成这一转变的关键是一系列复杂的酶促反应的过程,而这些酶促反应需要多种凝血因子的参与。

(一)凝血因子

血浆与组织中直接参与血液凝固的物质统称为**凝血因子**(coagulation factor 或 clotting factor)。目前已知的凝血因子主要有 14 种,根据各凝血因子被发现的顺序,按国际命名法用罗马数字编号的有 12 种,其中因子 VI 是由因子 V 转变而来,不再被视为一个独立的凝血因子。此外,还有前激肽释放酶(prekallikrein,PK)、高分子量激肽原(high molecular weight kininogen,HMWK)等(表 5-2)。凝血因子的化学本质,除因子Ⅳ是 Ca^{2+} 外,其余均为蛋白质,而且因子Ⅱ、Ⅶ、Ⅸ、Ⅹ、Ⅺ、Ⅻ、ⅩⅢ和前激肽释放酶都是丝氨酸蛋白酶,在正常情况下以无活性的酶原形式存在,必须通过其他酶的有限水解而暴露或形成活性中心后,才具有酶的活性,这一过程称为凝血因子的激活。习惯上在凝血因子代号的右下角加一"a"以表示"**活化型**(activated)"。因子Ⅲ、Ⅳ、Ⅴ、Ⅷ和高分子激肽原在凝血反应中起辅因子作用。此外,除因子Ⅲ来自组织细胞故又称为组织因子外,其他凝血因子均存在于新鲜血浆中,且多数在肝脏合成,其中因子Ⅱ、Ⅶ、Ⅸ、Ⅹ的生成需要维生素 K 的参与,故又称它们为依赖维生素 K 的凝血因子。依赖维生素 K 的凝血因子的分子中均含有 γ- 羧基谷氨酸,可以和 Ca^{2+} 结合后发生变构,暴露出与磷脂结合的部位而参与凝血。当肝脏病变或维生素 K 缺乏时,可因凝血因子合成障碍引起凝血功能异常。

表 5-2　各种凝血因子

凝血因子	同义名称	合成部位	主要功能
Ⅰ	纤维蛋白原	肝细胞	转化为不溶性纤维蛋白
Ⅱ	凝血酶原	肝细胞	转变为凝血酶,催化纤维蛋白原转变为纤维蛋白
Ⅲ	组织因子	组织细胞	启动外源性凝血过程
Ⅳ	Ca^{2+}		辅因子
Ⅴ	前加速素、易变因子	内皮细胞和血小板	辅因子,增强因子Ⅹa 的作用
Ⅶ	前转变素、稳定因子	肝细胞	与因子Ⅲ形成复合物,激活因子Ⅹ和Ⅸ
Ⅷ	抗血友病因子	肝细胞	辅因子,增强因子Ⅸ的作用
Ⅸ	血浆凝血活酶	肝细胞	激活因子Ⅹ
Ⅹ	Stuart 因子	肝细胞	凝血酶原酶复合物主要成分,激活凝血酶原
Ⅺ	血浆凝血活酶前质	肝细胞	激活因子Ⅸ
Ⅻ	接触因子或 Hageman 因子	肝细胞	激活因子Ⅺ
ⅩⅢ	纤维蛋白稳定因子	骨髓、肝细胞	使纤维蛋白单体变成多聚体
HMWK	高分子量激肽原	肝细胞	辅因子,促进因子Ⅻ和 PK 的作用
PK	前激肽释放酶	肝细胞	激活因子Ⅻ为Ⅻa

(二) 血液凝固过程

在血液凝固过程中,一系列凝血因子按一定顺序相继激活生成**凝血酶**(thrombin),最终由凝血酶促使**纤维蛋白原**(fibrinogen)变为**纤维蛋白**(fibrin)。凝血过程可分为**凝血酶原酶复合物**(prothrombinase complex)的形成、凝血酶原的激活和纤维蛋白生成 3 个基本步骤。它们的相互关系如图 5-4 所示。

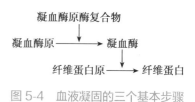

图 5-4　血液凝固的三个基本步骤

1. 凝血酶原酶复合物的形成　凝血酶原酶复合物即**因子Ⅹ酶复合物**(tenase complex),是由因子Ⅹa、Ⅴa、Ca^{2+} 和血小板磷脂共同组成的一种复合物,该复合物的关键因子是因子Ⅹ,具有激活凝血酶原成为凝血酶的功能。根据因子Ⅹ的激活途径和参与的凝血因子的不同,可分为内源性凝血途径和外源性凝血途径。但两条途径中的某些凝血因子可以相互激活,故二者有着密切的联系。

(1) 内源性凝血途径:**内源性凝血途径**(intrinsic coagulation pathway)是指参与凝血的因子全部来自血液。内源性凝血途径的启动通常是因为血液与带负电荷的物质,如玻璃、白陶土、硫酸酯和血管内膜下的胶原等的表面接触,因子Ⅻ结合到这些异物表面并被激活为因子Ⅻa,因子Ⅻa 再激活因子Ⅺ为因子Ⅺa。此外,因子Ⅻa 还能激活前激肽释放酶成为激肽释放酶,后者可反过来激活因子Ⅻ,形成更多的XIIa,这是正反馈效应。从因子XII结合于异物表面到因子XIa的形成过程称为表面激活。表面激活还需要高分子量激肽原的参与。高分子量激肽原作为辅因子加速激肽释放酶对因子XII的激活及XIIa对前激肽释放酶和因子XI的激活过程。表面激活所生成的因子XIa在有Ca^{2+}存在下可激活因子IX,生成因子IXa。因子IXa在Ca^{2+}作用下与因子VIIIa在活化的血小板膜磷脂表面结合成复合物,即因子X酶复合物,可以进一步激活因子X,生成因子Xa。在此激活过程中,因子VIIIa作为辅因子,使因子IXa对因子X的激活速度提高20万倍。缺乏因子VIII、IX和XI的患者,凝血过程减慢,轻微外伤即可引起出血不止,分别称为甲型、乙型和丙型**血友病**(hemophilia)。

(2) 外源性凝血途径:由血管外组织产生的**组织因子**(tissue factor,TF)与血液接触而启动的凝血过程,称为**外源性凝血途径**(extrinsic coagulation pathway),又称组织因子途径。在生理情况下,直接与循环血液接触的血细胞和内皮细胞不表达组织因子,只有当血管损伤时,组织细胞产生的组织因子暴露。组织因子是一种跨膜糖蛋白,在血浆中Ca^{2+}的参与下和因子VIIa共同组成"TF-因子VIIa复合物",在磷脂和Ca^{2+}存在下迅速激活因子X为因子Xa,而且组织因子可起"锚定"作用,使因子X激活只发生在受损血管的局部区域。在此过程中,组织因子是辅因子,它能使因子VIIa催化因子Xa的激活效力增加1 000倍。同时,生成的因子Xa又能反过来激活因子VII,进而可促使更多因子Xa生成,产生正反馈放大效应。此外,"TF-因子VIIa复合物"可激活内源性凝血途径的因子IX活化为IXa,因子IXa除能与因子VIIIa结合而激活因子X外,也能反馈激活因子VII,进一步促进外源性凝血。因此,通过"TF-因子VIIa复合物"的形成使内源性凝血途径和外源性凝血途径相互联系,相互促进,共同完成凝血过程。在病理状态下,细菌内毒素、补体C$_5$a免疫复合物、肿瘤坏死因子等均可刺激血管内皮细胞、单核细胞表达组织因子,从而启动凝血过程,可引起弥散性血管内凝血。

2. **凝血酶原转变为凝血酶和血浆纤维蛋白生成**　　凝血酶原在凝血酶原酶复合物中Xa因子的作用下激活为凝血酶。凝血酶原酶复合物中,因子Va为辅因子,可使因子Xa对凝血酶原激活的速度提高10 000倍。凝血酶具有多种功能:①使纤维蛋白原转变为纤维蛋白单体;②激活因子XIII生成因子XIIIa,在Ca^{2+}作用下,因子XIIIa使纤维蛋白单体相互聚合,形成不溶于水的交联纤维蛋白多聚体凝块;③激活因子V、因子VIII、因子XI,对凝血过程起正反馈促进作用;④使血小板活化,从而为凝血酶原酶复合物的形成提供有效的磷脂表面,也可加速凝血。

纤维蛋白原是一种二聚体蛋白质,在血浆中呈溶解状态。凝血酶将其二聚体从N端脱下四段小肽,即两个A肽和两个B肽,转变为单体,然后各单体之间以氢键联系,聚合在一起成为多聚体。此多聚体不稳定,在Ca^{2+}和因子XIIIa参与下,多聚体中的单体相互反应形成共价键。这样的纤维蛋白多聚体才是稳定的,并呈不溶解状态。它们相互连接,以蛋白质细丝纵横交错织成网状,将各种血细胞网罗其中,形成血块。上述凝血过程可概括为图5-5。

血液凝固后1~2小时,由于血凝块中具有收缩能力的血小板被激活,可使血凝块回缩,释出淡黄色的液体,称为**血清**(serum)。与血浆相比,血清中缺乏在凝血过程中被消耗的一些凝血因子,如纤维蛋白原及因子II、因子V、因子VIII、因子XIII等,但也增添了少量凝血时血小板释放的物质。

血液凝固过程示意图(图片)

(三) 血液凝固过程的调控

正常循环血液并不凝固,即使发生生理性止血时,止血栓也只局限于病变部位。这是由于体内的生理性凝血过程在时间和空间上受到严格的控制。

1. **血管内皮的抗凝作用**　　正常的血管内皮作为一个屏障可避免凝血因子、血小板与内膜下组织接触,从而避免凝血系统的激活和血小板的活化;血管内皮细胞可以合成、释放前列环素(PGI$_2$)和一氧化氮(NO),从而抑制血小板的聚集;此外,内皮细胞还可以合成多种抗凝物质(硫酸乙酰肝素、凝血酶调节蛋白、组织因子途径抑制物和抗凝血酶等)。

2. **纤维蛋白的吸附、血流的稀释及单核巨噬细胞的吞噬作用**　　在凝血过程中所形成的凝血酶可

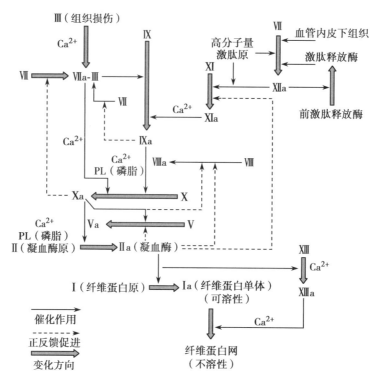

图 5-5   凝血过程

被纤维蛋白吸附 85%~90%,这不仅有助于加速局部凝血反应的进行,也可避免凝血酶向循环的血液中扩散。进入循环的活化凝血因子可被血流冲走稀释,并被血浆中抗凝物质灭活及单核 - 巨噬细胞系统吞噬。

3. 生理性抗凝物质   体内生理性抗凝物质主要有丝氨酸蛋白酶抑制物、肝素、蛋白质 C 系统和组织因子途径抑制物等。

(1)丝氨酸蛋白酶抑制物:血浆中含有多种丝氨酸蛋白酶抑制物,其中最主要的是抗凝血酶。抗凝血酶由肝脏和血管内皮细胞产生,通过与凝血酶及凝血因子IXa、因子Xa、因子XIa、因子XIIa分子活性中心的丝氨酸残基结合而抑制其活性。肝素与抗凝血酶结合,可使其抗凝作用增强近 2 000 倍。正常情况下,抗凝血酶主要是通过与血管内皮细胞表面的硫酸乙酰肝素结合而增强血管内皮的抗凝功能。

(2)肝素:肝素(heparin)是一种酸性黏多糖,主要由肥大细胞和嗜碱性粒细胞产生,几乎存在于所有组织中,尤以肺、心、肝和肌肉组织中含量最多。生理情况下,血浆中肝素的含量甚微。肝素主要通过增强抗凝血酶的活性而发挥间接抗凝作用。此外,肝素还能抑制血小板发生黏附、聚集和释放反应以及抑制血小板表面凝血酶原的激活,刺激血管内皮细胞释放组织因子途径抑制物和纤溶酶原激活物而抑制凝血过程和激活纤维蛋白溶解过程。

(3)蛋白质 C 系统:蛋白质 C 系统主要包括蛋白质 C(protein C,PC)、凝血酶调节蛋白、蛋白 S 和蛋白质 C 抑制物。蛋白质 C 以酶原形式存在于血浆中,当凝血酶与血管内皮细胞上的凝血酶调节蛋白结合后,可以激活蛋白质 C,激活的蛋白质 C 可水解灭活因子VIIIa 和因子Va,抑制因子X 及凝血酶原的激活。此外,活化的蛋白质 C 通过刺激纤溶酶原激活物释放而促进纤维蛋白溶解。血浆中的蛋白 S 是蛋白质 C 的辅因子,可使激活的蛋白质 C 作用大大增强。

(4)组织因子途径抑制物:组织因子途径抑制物(tissue factor pathway inhibitor,TFPI)为一种二价糖蛋白,主要由血管内皮细胞产生,是体内主要的生理性抗凝物质。TFPI 先与因子Xa 结合抑制因子Xa 的催化作用,同时 TFPI 发生变构,在 Ca^{2+} 作用下与因子VIIa 组织因子复合物结合,形成组织

因子 - 因子Ⅶa-TFPI- 因子Ⅹa 四聚体,从而灭活因子Ⅶa 组织因子复合物,负反馈地抑制外源性凝血途径。

案例分析

患者,男,32 岁。2 天前因久坐后出现左下肢胀痛,伴有活动及感觉障碍,持续不缓解,疼痛较剧烈,遂就诊于当地医院,下肢彩超提示左侧髂总静脉、股静脉血栓形成。临床诊断为"下肢深静脉血栓"。

问题:
试分析血栓形成的主要原因,以及治疗和预防的主要原则。

分析:
下肢静脉血栓形成,主要是由于久坐不动或长途乘车等因素导致血流缓慢并呈现瘀滞状态,而启动内源性凝血,使下肢静脉血栓形成;另外静脉壁损伤和感染等,会使静脉内膜下基膜和结缔组织中的胶原暴露,血小板黏附其上并聚集,同时因子Ⅻ被激活,随后凝血酶原激活物形成,使凝血酶原转化为凝血酶,利于形成血栓。

治疗原则:应予抬高患肢、绝对卧床、抗凝及改善微循环等。

预防措施:应尽量避免长期久站久坐,如果需要长期久坐的工作,也应定时起来运动,以促进血液循环。

三、纤维蛋白溶解

纤维蛋白被分解液化的过程称为**纤维蛋白溶解**(fibrinolysis),简称纤溶。纤溶系统主要包括:**纤维蛋白溶解酶原**(plasminogen),简称纤溶酶原,又称血浆素原;**纤溶酶**(plasmin),又称血浆素;纤溶酶原激活物与纤溶抑制物。纤溶可分为纤溶酶原的激活与纤维蛋白(或纤维蛋白原)的降解两个基本阶段(图 5-6)。

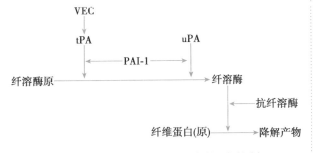

图 5-6　纤维蛋白溶解系统的激活与抑制
VEC:血管内皮细胞;tPA:组织型纤溶酶原激活物;uPA:尿激酶型纤溶酶原激活物;PAI-1:纤溶酶原激活物抑制剂 -1。

(一) 纤溶酶原的激活

纤溶酶原是血浆中的一种单链 β- 球蛋白,它在肝、骨髓、嗜酸性粒细胞和肾中合成,然后进入血液。正常情况下,血浆中纤溶酶原无活性。纤溶酶原很容易被它的作用底物——纤维蛋白吸附。纤溶酶原在激活物的作用下发生有限水解,脱下一段肽链而被激活成具有催化活性的纤溶酶。

体内主要存在两种生理性纤溶酶原激活物,包括**组织型纤溶酶原激活物**(tissue-type plasminogen activator,tPA)和**尿激酶型纤溶酶原激活物**(urokinase-type plasminogen activator,uPA)。tPA 是血液中主要的内源性纤溶酶原激活物,属于丝氨酸蛋白酶。在生理情况下,tPA 主要由血管内皮细胞合成。uPA 是血液中仅次于 tPA 的生理性纤溶酶原激活物,主要由肾小管、集合管上皮细胞产生。一般认为,uPA 主要是溶解血管外的纤维蛋白而发挥一定的生理或病理作用,如在排卵、着床和肿瘤转移过程中促进细胞迁移,溶解尿液中的血凝块,其次才是清除血浆中的纤维蛋白。此外,血凝过程启动后激活的Ⅻ因子也通过激活激肽释放酶而启动纤溶过程。临床常用的溶栓药物尿激酶(urokinase,UK)可直接激活纤溶酶原而使纤维蛋白溶解。

（二）纤维蛋白的降解

纤溶酶属于丝氨酸蛋白酶,可水解纤维蛋白和纤维蛋白原使之降解为可溶性的小肽,这些小肽统称为纤维蛋白降解产物,其中部分小肽还具有抗凝血作用。纤溶酶是血浆中活性最强的蛋白酶,最敏感的底物是纤维蛋白和纤维蛋白原,但其特异性较差,除主要降解纤维蛋白及纤维蛋白原外,对因子Ⅱ、因子Ⅴ、因子Ⅷ、因子Ⅹ、因子Ⅻ等凝血因子及补体也有一定降解作用。当纤溶亢进时,可因凝血因子的大量分解及纤维蛋白降解产物的抗凝作用而发生出血倾向。

（三）纤溶抑制物及其作用

体内有多种物质可抑制纤溶系统的活性,根据其作用可分为两类:一类是抑制纤溶酶原激活的抗活化素,主要有**纤溶酶原激活物抑制物 -1**(plasminogen activator inhibitor type-1,PAI-1)。PAI-1 主要由血管内皮细胞产生,通过与 tPA 和 uPA 结合而使之灭活。另一类是抑制纤溶酶的抗纤溶酶,如 α_2-抗纤溶酶。α_2- 抗纤溶酶主要由肝脏产生,血小板 α 颗粒中也储存有少量 α_2- 抗纤溶酶。血浆中 α_2-抗纤溶酶的浓度比 PAI-1 高约 2 500 倍,是体内主要的纤溶酶抑制物。α_2- 抗纤溶酶通过与纤溶酶结合成复合物而抑制其活性。目前临床上广泛应用的止血药,如氨甲环酸、氨甲苯酸和 6- 氨基己酸等,都是通过抑制纤溶酶生成而发挥止血作用的。

第四节　血型和输血

血型(blood group)通常是指红细胞膜上特异性抗原的类型。迄今已发现 ABO、Rh、MNSs、Lutheran、Kell、Lewis、Duff 及 Kidd 等 30 种不同的红细胞血型系统。其中 ABO 血型系统是临床实践中意义最大的血型系统,其次是 Rh 血型系统。由于血型是由遗传决定的,血型鉴定对法医学和人类学的研究也具有重要价值。

白细胞和血小板上除具有一些与红细胞相同的血型抗原外,还存在一些特有的抗原类型,如白细胞膜上的**人类白细胞抗原**(human leukocyte antigen,HLA),这是引起器官移植后免疫排斥反应的重要原因。无关个体之间 HLA 表型完全相同的概率极低,因此 HLA 分型是法医学上鉴定亲子关系的重要依据。此外,血小板也有其特有的抗原系统,如 Zw、Ko 和 PI 系统等,因此输入血小板治疗某些疾病时也应加以注意,以避免不良反应。

本节主要讨论红细胞的 ABO 血型系统和 Rh 血型系统。

一、ABO 血型系统

（一）ABO 血型系统分型依据

ABO 血型系统是 1901 年奥地利病理学家与免疫学家 Landsteiner 发现的第一个人类血型系统。ABO 血型系统中有两种不同的抗原,分别是 A 抗原和 B 抗原;血清中含有与其相对应的两种抗体,即抗 A 抗体和抗 B 抗体。ABO 血型的分型是根据红细胞膜上是否存在 A 抗原与 B 抗原将血液分为四种血型:凡红细胞膜上只含 A 抗原的称为 A 型,只含 B 抗原的称为 B 型,A 和 B 两种抗原都存在的称为 AB 型,A 和 B 两种抗原都缺乏的称为 O 型。不同血型的人,血清中含有不同的抗体,但不含与自身红细胞所含抗原相对应的抗体,即在 A 型血的血清中,只含抗 B 抗体;在 B 型血的血清中只含抗 A 抗体;在 AB 型血的血清中不含抗 A 抗体和抗 B 抗体;而在 O 型血的血清中则含有抗 A 抗体和抗 B 抗体。若将血型不相容的两个人的血液混合,当红细胞膜上的 A 抗原和抗 A 抗体或 B 抗原和抗 B 抗体相结合时,会出现红细胞彼此凝集成簇,这种现象称为红细胞**凝集**(agglutination),其实质是红细胞膜上的特异性抗原和相应的抗体发生的抗原抗体反应。在补体的作用下,可引起凝集的红细胞破裂,发生溶血。因此,血型抗原和抗体又分别称为**凝集原**(agglutinogen)和**凝集素**(agglutinin)。

（二）ABO 血型系统的抗原和抗体

ABO 血型系统中 A 抗原和 B 抗原的特异性主要决定于红细胞膜上的糖蛋白或糖脂上所含的糖链的组成和连接顺序。ABO 血型系统还有几种亚型，其中最重要的亚型是 A 型中的 A_1 和 A_2 亚型。A_1 型红细胞上含有 A 抗原和 A_1 抗原，而 A_2 型红细胞上仅含有 A 抗原；A_1 型血的血清中只含有抗 B 凝集素，而 A_2 型血的血清中则含有抗 B 凝集素和抗 A_1 凝集素。同样，AB 型血型中也有 A_1B 和 A_2B 两种主要亚型（表 5-3）。虽然在我国汉族人中 A_2 型和 A_2B 型者分别只占 A 型和 AB 型人群的 1%，但由于 A_1 型红细胞可与 A_2 型血清中的抗 A_1 凝集素发生凝集反应，在输血时应特别注意 A 型中亚型的存在。

表 5-3　ABO 血型系统中的抗原和抗体

血型	亚型	红细胞上的抗原	血清中的抗体
A 型	A_1	$A+A_1$	抗 B
	A_2	A	抗 B+ 抗 A_1
B 型		B	抗 A
AB 型	A_1B	$A+A_1+B$	无抗 A，无抗 A_1，无抗 B
	A_2B	$A+B$	抗 A_1
O 型		无 A，无 B	抗 A+ 抗 B

血型抗体分为天然抗体和免疫抗体两类。ABO 血型系统的凝集素是天然抗体，多属 IgM，分子量大，不能通过胎盘。新生儿的血液中无 ABO 血型系统抗体，出生后 2~8 个月开始产生，8~10 岁时达高峰。因此，血型与胎儿不合的孕妇，不会使胎儿的红细胞发生聚集而被破坏。免疫抗体是因为机体接受自身不存在的红细胞抗原刺激所产生的。免疫抗体属 IgG 抗体，分子量小，可以透过胎盘进入胎儿体内。若母亲体内因过去外源性 A 抗原或 B 抗原进入体内产生免疫性抗体时，与胎儿 ABO 血型不合的孕妇，可因母亲体内免疫性抗体进入胎儿体内而引起胎儿红细胞的破坏，发生新生儿溶血。

红细胞凝集
（图片）

（三）ABO 血型的遗传

人类的血型遗传是由 9 号染色体上的 A、B 和 O 三个等位基因所控制。在一对染色体上只可能出现上述三个基因中的两个，分别由父母双方各遗传一个给子代。其中 A 和 B 属于显性基因，O 属于隐性基因。所以，三个基因可组成六组**基因型**（genotype），但**表现型**（phenotype）仅有四种（表 5-4）。血型表现型相同的人，其遗传基因型不一定相同。如红细胞表现型为 O 者，其父母的基因型只能是 OO；而表现型为 A 者，基因型有可能是 AA 或 AO。血型遗传规律是法医学判断亲子关系的依据之一，但只能在一定程度上作否定判断。

表 5-4　ABO 血型的遗传基因型和表现型

基因型	表现型	基因型	表现型
OO	O	BB,BO	B
AA,AO	A	AB	AB

二、Rh 血型系统

（一）Rh 血型系统的抗原与分型

在发现 ABO 血型和其他血型系统后，临床上仍出现一些不能解释的输血事故。1940 年 Landsteiner 和 Wiener 用恒河猴（Rhesus monkey）红细胞重复注射入家兔体内，使其产生针对恒河猴红细胞的抗体,然后再用这种抗体的血清与人的红细胞混合,发现大部分人的红细胞被这种血清凝集,说明这些人的红细胞具有与恒河猴红细胞同样的抗原。取其英文名的前两个字母"Rh"来命名该血型系统和相关抗原。

现已发现 40 多种 Rh 抗原(也称 Rh 因子),与临床关系密切的是 D、E、C、c、e 五种。其抗原性的强弱依次为 D、E、C、c、e,因 D 抗原的抗原性最强,临床意义最为重要,医学上通常将红细胞上含有 D 抗原者,称为 Rh 阳性;而红细胞上缺乏 D 抗原者,称为 Rh 阴性。

在高加索人种(白色人种)中,约有 85% 的人为 Rh 阳性血型,另有约 15% 的人为 Rh 阴性血型。在我国汉族和其他大部分民族的人群中,Rh 阳性的人约占 99%,Rh 阴性的人只占 1% 左右。在我国有些民族的人群中,Rh 阴性的人相对较多,如塔塔尔族为 15.8%,苗族为 12.3%,布依族和乌孜别克族为 8.7%。在这些民族居住的地区,Rh 血型问题应受到特别重视,输血时除鉴定 ABO 血型外,还需注意 Rh 血型的鉴定。

(二) Rh 血型系统抗体

无论是 Rh 阳性或 Rh 阴性的人,一般情况下其血清中不存在抗 Rh 的天然抗体。只有 Rh 阴性的人在输入 Rh 阳性的血液后,体内才会产生后天获得性抗 Rh 的免疫抗体,抗 Rh 抗体可以使 Rh 阳性的红细胞发生凝集反应。在临床上,Rh 阴性的人第一次接受 Rh 阳性的血液后一般不产生明显的反应,但在第二次或多次输入 Rh 阳性血液时,即可发生抗原 - 抗体反应,输入的 Rh 阳性红细胞即被凝集,在补体的参与下而溶血,造成严重后果。另外,由于 Rh 系统的抗体主要是 IgG,分子较小能透过胎盘,当 Rh 阴性的母亲第一次怀孕所怀胎儿为 Rh 阳性血型,胎儿的红细胞或 D 抗原可因胎盘绒毛脱落等原因而进入母体循环,使母亲产生 Rh 抗体。如果这位母亲再次妊娠时,血中的 Rh 抗体可通过胎盘进入胎儿,如胎儿仍为 Rh 阳性血型,则可能发生红细胞凝集反应而引起出生后新生儿溶血,严重者还可导致死胎。预防办法是在 Rh 阴性母亲生育第一胎后,尽早输注特异性抗 D 免疫球蛋白,中和进入母体的 D 抗原,防止 Rh 阳性胎儿红细胞使母体致敏,以预防第二次妊娠时新生儿溶血病的发生。

三、输血的原则

为了保证输血的安全性、提高输血效果和避免事故的发生,必须遵守输血的原则。

首先必须鉴定血型,保证供血者与受血者的 ABO 血型相合,即要求同型输血。ABO 血型系统不相容的输血常引起严重的反应。对于生育年龄的妇女和需要反复输血的患者,还必须考虑 Rh 血型也必须相合,以避免受血者在被致敏后产生抗 Rh 抗体所引起的不良反应。

在输血前还必须进行**交叉配血**(crossmatch)**试验**。该试验既能检验血型测定是否正确,还能发现他们的红细胞或血清中是否还存在其他血型抗原或血型抗体的不相容,避免因亚型不合而引发的输血问题。方法是把供血者的红细胞与受血者的血清进行配合试验,称为交叉配血主侧;将受血者的红细胞与供血者的血清做配合试验,称为交叉配血次侧(图 5-7)。如果交叉配血试验的两侧都没有凝集反应,即为配血相合,可以进行输血;如果主侧有凝集反应,则为配血不合,不能输血;如果主侧不起凝集反应,而次侧有凝集反应(这种情况见于将 O 型血输给其他血型的受血者或 AB 型受血者接受其他血型的血液),则只能在应急情况下进行少量、缓慢输血,并注意密切观察,如发生输血反应,应立即停止输注。

随着医学和科学技术的进步,血液成分分离技术的广泛应用以及成分血质量的不断提

成分输血和
自体输血
(拓展阅读)

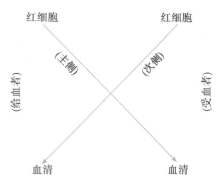

图 5-7　交叉配血试验示意图

高,输血疗法已经由原来的单纯输全血,发展到在某些情况下,进行**成分输血**(component transfusion)。即把人血中各种有效成分,如红细胞、粒细胞、血小板和血浆分别制备成高纯度或高浓度的制品,根据不同患者对输血的不同要求进行输注,这样既能减少输血的不良反应,又能节约血源。

> **分析思考**
>
> 根据生理学知识分析思考抗凝血药物的设计原则。

第五章
目标测试

（朱大诚）

第六章

循环系统的结构与功能

第六章
教学课件

学习目标

1. **掌握** 心肌生物电活动的特点及其形成机制;心肌的生理特性及其影响因素;心脏泵血过程和心输出量的调节;动脉血压的形成及其影响因素;心血管活动的调节。

2. **熟悉** 循环系统的组成;心的位置、外形,心内各腔形态结构及心传导系统的构成和功能;肝门静脉的组成和主要属支;微循环的组成及功能特点;冠脉循环的特点。

3. **了解** 全身主要浅静脉名称及其位置;静脉血压、静脉回心血量及其影响因素。

大小循环
(动画)

　　循环系统包括心血管系统和淋巴系统,是人体内一套封闭的管道系统。心血管系统由心、动脉、毛细血管和静脉所组成,血液在其中不断地流动,形成血液循环。心脏有顺序地、节律性地收缩和舒张活动,心脏通过泵血功能实现血液在血管中周而复始的循环。

第一节　循环系统的结构

血液循环概况(动画)

　　根据血液循环的路径,将血液循环分为体循环(大循环)和肺循环(小循环)。当心肌收缩时,血液从左心室射入主动脉,经主动脉及其各级分支到达全身毛细血管,在毛细血管与组织细胞之间进行物质和气体交换后,再经过各级静脉回流,最后汇入上、下腔静脉和冠状窦返回右心房,这一循环途径称**体循环**(systemic circulation),也称大循环。自体循环回右心房的血液进入右心室后,从右心室搏出,经肺动脉干及其各级分支到达肺泡毛细血管进行气体交换,最后经肺静脉返回左心房,这一循环途径称**肺循环**(pulmonary circulation),也称小循环(图 6-1)。体循环和肺循环同时进行,体循环的路程长,以动脉血滋养全身各部。肺循环路程较短,只通过肺,主要使静脉血转变成氧饱和的动脉血。

一、心

心(heart)是中空的肌性器官,主要由心肌构成,是心血管系统的动力器官。

(一)心的位置、外形及构造

心位于胸腔的中纵隔内,外面裹以心包。心约 2/3 位于正中线左侧,1/3 位于正中线右侧。心似

心脏(视频)

倒置的圆锥体,心有"一尖、一底、二面、三缘、三沟"。心尖朝向左前下方,游离,由左心室构成,位于左侧第 5 肋间隙与左锁骨中线交点内侧 1~2cm 处。心底朝向右后上方,由左、右心房共同构成。胸肋面又称前面,膈面又称下面。近心底处有一条环形的沟,称为冠状沟。在胸肋面上,有一条自冠状沟向下达心尖右侧的浅沟,称前室间沟。在膈面,也有一条自冠状沟达心尖右侧的浅沟,称为后室间沟。冠状沟和前、后室间沟内均有血

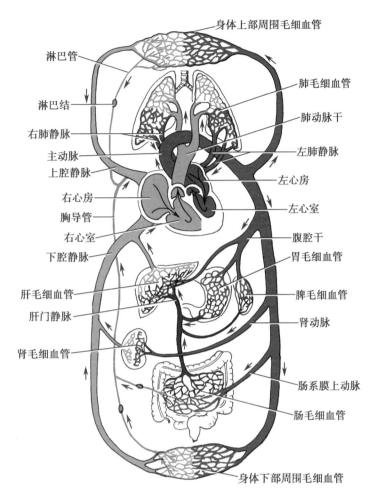

图 6-1　血液循环示意图

管通过(图 6-2,图 6-3)。

　　心壁由心内膜、心肌和心外膜三层构成。心内膜是被覆在心脏内面的一层光滑的膜,由内皮、内皮下层与心内膜下层组成。心内膜与血管内膜相延续。心肌由心肌细胞(纤维)构成,包括普通心肌细胞和特殊分化的心肌细胞。心外膜是被覆在心肌表面的一层光滑的薄膜,为浆膜心包的脏层。

　　(二)心腔

　　心内腔被房、室间隔分为互不相通的左、右两半,分隔左、右心房的间隔称房间隔,分隔左、右心室的间隔称为室间隔。因此,心内腔被分为右心房、右心室、左心房和左心室四个腔。

心腔的结构
(微课)

　　1. 右心房　**右心房**(right atrium)占据心的右上部,壁较薄。心房的前壁向前内侧呈锥形突出,称为右心耳。右心房内有上腔静脉、下腔静脉和冠状窦的开口,回流全身的静脉血。右心房经右房室口通右心室。

　　2. 右心室　**右心室**(right ventricle)位于右心房的左前下方,壁厚 3~4mm。右房室口处有三片略呈三角形的瓣膜,称为**三尖瓣**(tricuspid valve),每片瓣膜通过**腱索**(chordae tendineae tendinous cord)和**乳头肌**(papillary muscle)相连。三尖瓣、腱索和乳头肌在结构和功能上密切关联,可防止血液向心房逆流,从而保证了心室的射血功能。右心室左上方有肺动脉口,口周围有肺动脉瓣,阻止血液逆流入心室(图 6-4)。

　　3. 左心房　**左心房**(left atrium)位于右心房的左后方。左心房向左前方的锥形突起称为左心耳,左心房后部两侧各有两个肺静脉口,前下部有左房室口,通左心室。

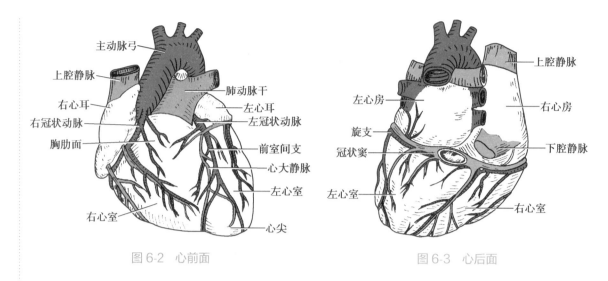

图 6-2　心前面　　　　　　　　　　　　　图 6-3　心后面

4. 左心室　**左心室**(left ventricle)位于右心室的左后方,心室壁厚 9~12mm。左房室口处有**二尖瓣**(bicuspid valve),通过腱索连于乳头肌。左心室内有主动脉口。口周围有主动脉瓣,防止血液向左心室逆流(图 6-5)。

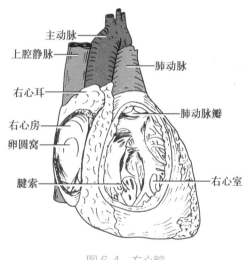

图 6-4　右心腔

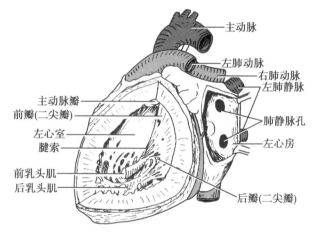

图 6-5　左心腔

（三）心的传导系统

心传导系
（动画）

心的传导系统由特殊分化的心肌细胞构成,其功能是产生并传导冲动,以维持心的节律性舒缩。心的传导系统包括窦房结、房室结、房室束及其分支等(图 6-6)。

窦房结是心节律性活动的起搏点,位于上腔静脉口附近右心房壁的心外膜下。窦房结发出冲动,传至心房肌,使心房肌收缩,同时向下传至房室结。房室结位于房间隔下部右侧心内膜下,房室结的前下端续为房

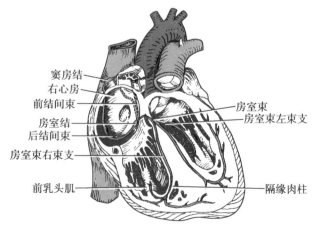

图 6-6　心的传导系统

室束。房室束于室间隔上部分为左束支和右束支,分别沿室间隔左、右侧心内膜下向下走行,并在心内膜深面交织成**浦肯野**(Purkinje)纤维网,分布于心室肌。

心的传导系统主要有三型细胞:①起搏细胞(P 细胞),存在于窦房结和房室结,细胞较小,梭形或多边形,是心肌兴奋的起搏点;②移行细胞,主要存在于窦房结和房室结的周边及房室束,起传导冲动的作用;③浦肯野纤维,组成房室束及其分支,这种细胞比心肌纤维短而宽,能快速传导冲动。位于窦房结的起搏细胞把有节律性发出的兴奋通过房室结、房室束及其分支,再传到心肌细胞,心肌细胞产生兴奋,从而使心有节律性地跳动。

(四)心的血管

心的血管有冠状动脉和心静脉系统,冠状动脉分为左、右冠状动脉,起于升主动脉根部。左冠状动脉分为前室间支和旋支,分布于左心房、左心室前壁、右心室前壁的一部分和室间隔的前 2/3 部。右冠状动脉分布于右心房、右心室和室间隔的后 1/3 部。冠状动脉的分支由心外膜垂直进入心肌膜,在心肌纤维间形成丰富的、通透性大的心壁毛细血管网。这些毛细血管逐渐汇合成心静脉系统,其由冠状窦及其属支、心前静脉和心最小静脉组成。心静脉是经冠状窦注入右心房的;冠状动脉的细小分支之间互相吻合,正常时只有少量血液通过。如果冠状动脉或主要分支突然发生阻塞,经吻合支通过的血液少,不足以供应该区的心肌,导致心肌缺血坏死,称心肌梗死。如果阻塞是缓慢形成的,吻合支管径可逐渐扩大,建立起有效的侧支循环,起到代偿作用。

心的动脉(动画)

循环系统结构(拓展阅读)

二、血管

(一)血管的分类及其特点

血管(blood vessel)分为动脉、静脉和毛细血管三类。根据其大小,动脉和静脉又分为大、中、小和微四级。但在形态上,四级之间并无明显的界限,而是逐渐移行的。除毛细血管外,所有的血管壁都由内膜、中膜和外膜构成,内膜主要由内皮、内皮下层和内弹性膜构成;中膜主要由平滑肌纤维、弹性纤维、胶原纤维等构成;外膜主要由结缔组织构成,但各级血管具有各自的特点(图 6-7)。

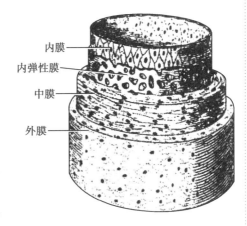

内膜
内弹性膜
中膜
外膜

图 6-7　血管一般结构模式图

动脉(artery)从心室发出后,反复分支,越分越细,最后移行为毛细血管。大动脉又称弹性血管,管壁较厚,中膜的弹性纤维多,具有较大的可扩展性,能承受较大的压力。心室射血时管壁扩张,容纳心室射出的部分血液,心室舒张时管壁回缩,促使血液继续向前流动,保持血流的连续性。从弹性血管之后到分支为小动脉之前的动脉管道为中动脉,其功能是将血液输送至各器官组织。小动脉和微动脉的管径小,中膜的弹性纤维少,但平滑肌增多,可在神经、体液调节下收缩或舒张,改变管腔的大小,影响局部血流量和血流阻力,调节器官、组织的血流量,又称为毛细血管前阻力血管。

毛细血管(capillary)是连于动、静脉末梢之间的细小血管,管径 8~10μm,相互吻合成网。毛细血管中最重要的是真毛细血管,又称为交换血管,其管壁仅由单层内皮细胞构成,外面有一薄层基膜,故通透性很高,为血管内血液和血管外组织液进行物质交换的场所。

静脉(vein)是运送血液回流到心的血管,毛细血管中的血液首先进入微静脉,微静脉因管径小,对血流也会产生一定的阻力,其舒缩可影响毛细血管前阻力和毛细血

大动脉(视频)

中动脉(视频)

管后阻力的比值，从而改变毛细血管压及体液在血管和组织间隙的分配情况。

自微静脉后，血液经各级静脉向心汇集，逐渐变粗，最后注入心房。静脉管腔内有由静脉内膜折合形成的静脉瓣，呈半月形，通常成对排列，具有防止血液逆流或改变血流方向的作用。与相应的动脉相比，静脉管壁较薄，管径较大，弹性较小，收缩力微弱，可容血量较大，故又称为容量血管。

（二）血管的分布

1. 动脉的分布　动脉分为肺循环动脉和体循环动脉。

（1）肺循环动脉：肺动脉干短而粗，起自右心室的肺动脉口，至主动脉弓的下方，分为左、右肺动脉，后经肺门入肺，在肺内反复分支，最后形成包围肺泡的毛细血管网。

（2）体循环动脉：**主动脉**（aorta）是体循环动脉的主干，分为**升主动脉**（ascending aorta）、**主动脉弓**（arch of aorta）和**降主动脉**（descending aorta）（图6-8）。升主动脉起自左心室的主动脉口，于右侧第2胸肋关节高度移行为主动脉弓。分支有左、右冠状动脉。主动脉弓接续升主动脉，呈弓形弯向左后方，于第4胸椎体下缘的左侧移行为降主动脉。主动脉弓壁内有压力感受器，能感受血压的变化。在主动脉弓的稍下方有2~3个粟粒状小体，称主动脉体（小球），是化学感受器，能感受血液中O_2分压、CO_2分压和[H^+]浓度的变化。主动脉弓的凸侧发出3条较大的动脉，自右向左为头臂干、左颈总动脉和左锁骨下动脉。头臂干短而粗，于右胸锁关节的后方分为右颈总动脉和右锁骨下动脉。降主动脉以膈的主动脉裂孔为界，又分为胸主动脉和腹主动脉。胸主动脉接续主动脉弓，并于第12胸椎体高度移行为腹主动脉。腹主动脉于第4腰椎体高度分为左、右髂总动脉。

1）头、颈部的动脉：主要来源于颈总动脉，部分来源于锁骨下动脉。

颈总动脉（common carotid artery）分左、右两支，右侧发自头臂干，左侧直接起自主动脉弓，沿食管、气管和喉的外侧上升，至甲状软骨上缘处分为颈内动脉和颈外动脉。颈总动脉末端和颈内动脉起始部的膨大部分称颈动脉窦，其后面的扁椭圆形小体是颈动脉体（小球），这两个结构的功能分别与主动脉壁上的压力感受器和主动脉小球相同。颈内动脉进入颅内，主要分布于脑和视器。颈外动脉的分支有甲状腺上动脉、面动脉、颞浅动脉等，分布于面部外侧区域（图6-9）。

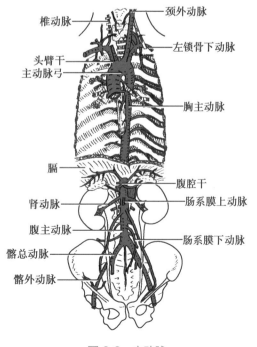

图6-8　主动脉

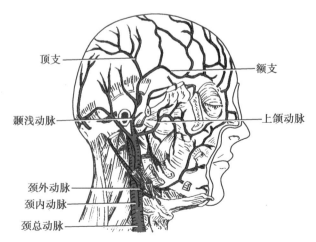

图6-9　头、颈部动脉

锁骨下动脉（subclavian artery）的左侧支起自主动脉弓,右侧支发自头臂干。到第1肋外缘延续为腋动脉,主要分支有:椎动脉、胸廓内动脉、甲状颈干等。

2）上肢的动脉:主干有腋动脉、肱动脉、桡动脉和尺动脉(图6-10)。掌浅弓由尺动脉的末端与桡动脉的掌浅支吻合而成,掌深弓由桡动脉的末端与尺动脉的掌深支吻合而成。掌浅弓、掌深弓有保证血液均匀分布于手指的作用,以适应手作为劳动器官的功能需要。

3）胸部动脉:胸部动脉的主干是**胸主动脉**（thoracic aorta）,发出壁支和脏支,分布于胸壁和胸腔脏器。

4）腹部动脉:腹部动脉的主干是**腹主动脉**（abdominal aorta）,发出壁支和脏支,分布于腹壁和腹腔脏器。

5）盆部动脉:**髂总动脉**（common iliac artery）在骶髂关节前面分为髂内、外动脉。

髂内动脉（internal iliac artery）为一短干,下行入骨盆腔,分为壁支和脏支,分布于盆壁和盆腔脏器。**髂外动脉**（external iliac artery）经腹股沟韧带中点深面至股前部,延续为股动脉。

6）下肢的动脉:主干有股动脉、腘动脉和胫前、后动脉。胫前动脉延续为足背动脉,胫后动脉延续为足底内侧动脉和足底外侧动脉。

2. 静脉的分布　静脉分为肺循环静脉和体循环静脉。

(1) 肺循环的静脉:**肺静脉**（pulmonary vein）左、右各有一对,分别称为左上、左下肺静脉和右上、右下肺静脉。其均起自肺门,注入左心房后部的两侧,将氧饱和度高的血液输送到左心室,随主动脉分布于全身。

(2) 体循环的静脉:体循环的静脉包括上腔静脉系统、下腔静脉系统(含肝门静脉系统)和心静脉系统(图6-11)。按其在体内的走行,又可分为浅静脉和深静脉。浅静脉走行于皮下组织内,又称皮下静脉,数量较多。深静脉走行于深筋膜的深面或体腔内,大多数与同名动脉伴行。当深静脉发生阻塞时,该部位的浅静脉便成为侧副循环的重要途径。

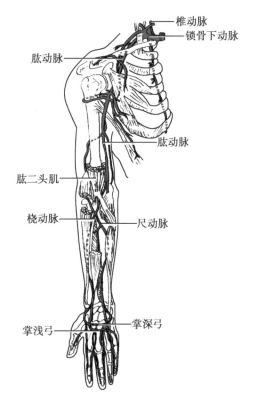

图 6-10　上肢动脉

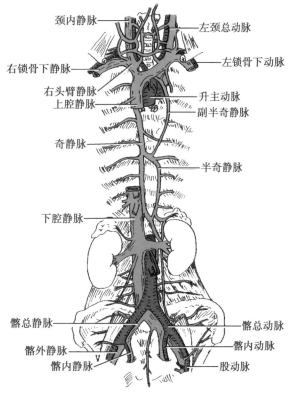

图 6-11　上、下腔静脉及属支

上腔静脉系统由上腔静脉及其属支组成,收集头颈部、上肢、胸部(心除外)和部分上腹壁的静脉血,最后通过上腔静脉注入右心房。

1)上腔静脉系统:由上腔静脉及其属支组成。

上腔静脉(superior vena cava)是一条粗短的静脉干,由左、右头臂静脉汇合而成,注入右心房。

头臂静脉(brachiocephalic vein)左右各一,分别由同侧的颈内静脉和锁骨下静脉汇合而成,汇合处所成的夹角称为静脉角。

头颈部静脉
(动画)

颈内静脉(internal jugular vein)是头颈部静脉血回流的主干,上端在颈静脉孔处与乙状窦相续(硬脑膜窦),下端与锁骨下静脉汇合成头臂静脉。颈内静脉有颅内和颅外两种属支。颅内属支收集脑膜、脑、颅骨、视器及前庭蜗器等部位的静脉血。颅外属支收集除上述器官以外的头颈部的静脉血,其主要属支有面静脉和下颌后静脉。

锁骨下静脉(subclavian vein)是腋静脉的延续,并与颈内静脉汇合成头臂静脉。颈外静脉是颈部最粗大的浅静脉,注入锁骨下静脉。

上肢的静脉:分为浅、深静脉两种,浅、深静脉间有很多交通支。浅静脉有头静脉、贵要静脉和肘正中静脉。深静脉与同名动脉伴行。

2)下腔静脉系统:由下腔静脉及其属支组成。

下腔静脉(inferior vena cava)是人体最大的静脉干,由左、右髂总静脉汇合而成,沿腹主动脉的右侧上行,通过肝的腔静脉沟后,穿膈的腔静脉孔到达胸腔,注入右心房。

髂总静脉(common iliac vein)由髂内静脉和髂外静脉汇合而成。

髂内静脉(internal iliac vein)由盆部静脉汇合而成,收集盆部、臀部和会阴部的静脉血。

髂外静脉(external iliac vein)是股静脉的直接延续,收集下肢所有浅、深静脉以及一部分腹壁静脉的静脉血。

下肢的静脉富有瓣膜,也分浅、深静脉两种。在浅、深静脉之间有很多交通支。浅静脉有起于足背静脉弓的小隐静脉和大隐静脉。深静脉都与同名动脉伴行。

肝门静脉系统由肝门静脉及其属支组成,其主要功能是将胃肠道吸收的营养物质输送到肝,在肝内进行合成、解毒和储存。

肝门静脉(hepatic portal vein)是一短粗的静脉干(长6~8cm),它收集食管腹部、胃、小肠、大肠(除直肠下部外)、胰、胆囊和脾的静脉血。肝门静脉由肠系膜上静脉和脾静脉在胰头后方汇合而成,上行至肝门,分为左、右两支,分别进入肝的左、右叶,并在肝内反复分支汇入肝血窦。肝血窦最后汇合成肝静脉,再注入下腔静脉。肝门静脉及其属支通常没有静脉瓣,故当肝门静脉内压力升高时,血液易发生逆流。肝门静脉的主要属支有肠系膜上静脉、脾静脉、肠系膜下静脉、胃左静脉、胃右静脉、胆囊静脉和附脐静脉。在正常情况下,肝门静脉系统与上、下腔静脉系统的吻合支细小,血流量较少,按正常方向分别回流到所属静脉。但当肝门静脉循环发生障碍(如肝硬化患者出现肝门静脉高压时),血液向肝内回流不畅时,则肝门静脉系统的血液可经吻合支汇入上、下腔静脉。由于吻合部位血流量剧增,使小静脉变得粗大弯曲,可在食管、直肠和脐周围等处出现静脉曲张现象。曲张的静脉一旦发生破裂,常引起大出血,如呕血、便血。由于肝门静脉循环障碍,血流受阻,也可引起脾肿大和胃肠淤血等(图6-12)。

肝门静脉
(动画)

三、淋巴系统

淋巴系统(lymphatic system)由淋巴管道、淋巴器官和淋巴组织组成。淋巴管道根据结构和功能的不同,分为毛细淋巴管、淋巴管、淋巴干和淋巴导管。淋巴器官包括淋巴结、脾和胸腺等(图6-13)。

血液经动脉运行到毛细血管动脉端时,其中一部分液体经毛细血管壁滤出,进入组织间隙形成组织液。组织液与组织进行物质交换后,大部分在毛细血管静脉端和毛细血管后静脉处被吸收入静脉,

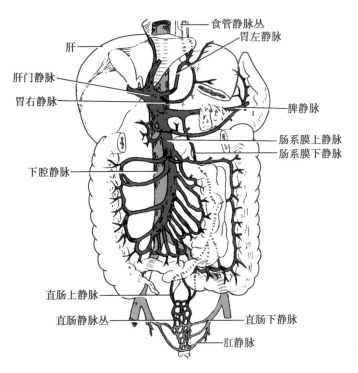

图 6-12 肝门静脉及属支

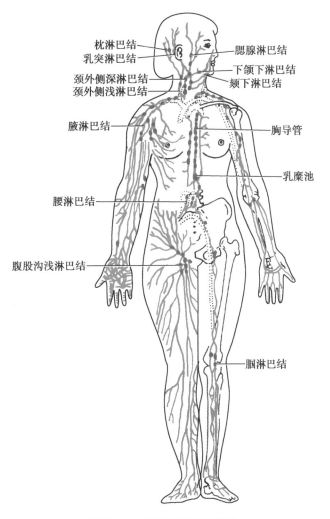

图 6-13 全身淋巴管和淋巴

小部分(主要是水和从血管逸出的大分子物质,如蛋白质等)则进入毛细淋巴管成为淋巴。淋巴沿淋巴管道向心流动,最后归入静脉(图6-14)。

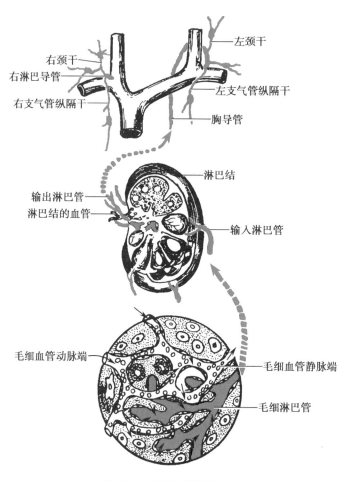

图 6-14   淋巴系统模式图

(一)淋巴管道

淋巴管道由毛细淋巴管、淋巴管、淋巴干和淋巴导管组成。**毛细淋巴管**(lymphatic capillary)的管壁由单层内皮细胞构成,内皮细胞之间多呈叠瓦状连接,连接处的间隙较大。相互重叠的内皮细胞具有瓣膜作用,可允许液体移向管内,但不允许向外反流。毛细淋巴管稍膨大的盲端起于组织间隙,管径粗细不匀,并彼此吻合成网,具有比毛细血管更大的通透性,一些不易透过毛细血管壁的大分子物质(蛋白质、细菌、异物和癌细胞等),可进入毛细淋巴管内。**淋巴管**(lymphatic vessel)由毛细淋巴管汇合而成,管径细,管壁薄,瓣膜多。全身各部淋巴管经过相应的淋巴结,最后汇合成较大的**淋巴干**(lymphatic trunk)。全身共有 9 条淋巴干:左、右颈干;左、右锁骨下干;左、右支气管纵隔干;一条肠干;左、右腰干。淋巴干汇合成两条**淋巴导管**(lymphatic duct)。右颈干、右锁骨下干和右支气管纵隔干汇合成右淋巴导管,注入右静脉角,收集人体右侧上半身(1/4 区域)的淋巴。左、右腰干和一条肠干在第 1 腰椎体前面汇合成梭形膨大的乳糜池,是胸导管的起始部。胸导管上行经过胸腔到达颈根部,注入左静脉角。胸导管在注入左静脉角之前,接纳左支气管纵隔干、左锁骨下干和左颈干。胸导管收集人体左侧上半身及整个下半身(3/4 区域)的淋巴。

(二)淋巴结

淋巴结(lymph node)为大小不一的圆形或椭圆形小体,新鲜时呈灰红色。淋巴结一侧隆凸,另一侧凹陷,凹陷处有淋巴结的神经和血管出入。与淋巴结凸侧相连的淋巴管称输入淋巴管,与凹侧相连的是输出淋巴管,输出淋巴管的数目少于输入淋巴管。淋巴结数目较多,多沿血管周围配布,常成群聚集于身体较为隐蔽之处。

淋巴结表面有薄层的被膜,被膜深入淋巴结内形成小梁,构成淋巴结的支架。淋巴结的实质分为皮质和髓质两部分。

皮质位于被膜下方,由淋巴小结和弥散淋巴组织组成。淋巴小结是 B 细胞增殖的场所。弥散淋巴组织主要由胸腺迁来的 T 细胞构成,故称胸腺依赖区。

髓质位于淋巴结的深部,由髓索和髓质淋巴窦(髓窦)组成。髓索内含 B 细胞、浆细胞和巨噬细胞,这些细胞的数量、比例随免疫应答状态的变化而变化。髓窦位于髓索与髓索、髓索与小梁之间。

淋巴结不仅有滤过淋巴液的功能,而且还能产生淋巴细胞,参与身体的免疫功能,构成身体重要的防御装置。

(三)脾

脾(spleen)位于左季肋区,与第 9~11 肋相对,长轴与第 10 肋一致。活体的脾呈暗红色,质软而脆,受暴力打击时容易破裂(图 6-15)。

脾是人体最大的淋巴器官,其主要功能是参与免疫反应。胚胎时期,脾能产生各种血细胞,出生后,在正常情况下,仅能产生淋巴细胞。脾还可储存血液,需要时将其输入血液循环。

脾的被膜较厚,由富含弹性纤维及少量平滑肌纤维的致密结缔组织构成。被膜的致密结缔组织深入脾内形成小梁,构成脾的网状支架。脾的实质分为白髓、边缘区和红髓三部分。

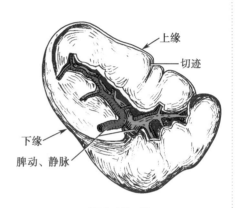

图 6-15 脾

白髓由密集淋巴组织组成,其中的动脉周围淋巴鞘内有中央动脉,其周围有大量 T 细胞和少量巨噬细胞等构成。而淋巴小结主要由大量 B 细胞构成。

边缘区是白髓和红髓交界的狭窄区域,含有 T 细胞、B 细胞及巨噬细胞。

红髓由脾索和脾窦组成,含有大量红细胞,呈红色。脾索含有大量的 B 细胞、浆细胞和巨噬细胞。脾窦为血窦,由一层平行排列的长杆状内皮细胞围成,内皮细胞之间有裂隙,基膜不完整,有利于血细胞进出脾窦。

第二节 心肌的生物电现象和生理特征

心肌收缩和泵血是由心肌细胞兴奋触发的,因此学习心肌生物电现象对于掌握心脏活动规律非常重要。

一、心肌细胞的生物电现象

根据组织学、电生理特性及功能特点,心肌细胞可分为两大类型:一类是普通的心肌细胞,包括心房肌和心室肌,含有丰富的肌原纤维,执行收缩功能,故称为**工作细胞**(working cell)。这类细胞具有兴奋性、传导性和收缩性,正常情况下不具有自动节律性。另一类是一些特殊分化的心肌细胞,组成心脏的特殊传导系统,主要包括窦房结 P 细胞和浦肯野细胞,它们除了具有兴奋性和传导性之外,还具有自动产生节律性兴奋的能力,故称为**自律细胞**(autorhythmic cell),其胞质中含肌原纤维甚少或完全缺乏,基本没有收缩功能。心肌细胞生物电产生的原理与神经细胞、骨骼肌细胞基本相同。但心肌细胞膜离子通道种类较多,跨膜电位形成机制较复杂。不同类型的心肌细胞的跨膜电位各具特征(图 6-16)。

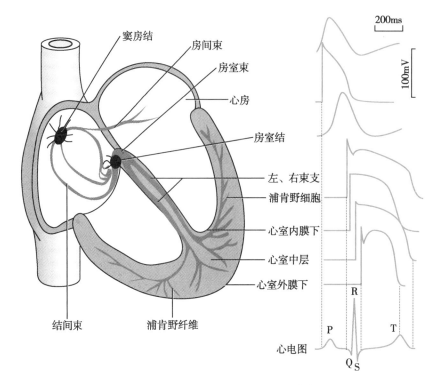

图 6-16 心脏各部分心肌细胞的跨膜电位

（一）工作细胞的跨膜电位及其形成机制

心房肌和心室肌工作细胞的跨膜电位及其形成机制都是相似的,这里重点讨论心室肌细胞。

1. 静息电位　心室肌细胞的静息电位值约为 -90mV,其形成机制与骨骼肌相似。静息状态下肌膜主要是钾通道(I_{k1})开放,对 K^+ 的通透性较高,而对其他离子的通透性很低,因此静息电位形成主要是 K^+ 顺其浓度梯度由膜内向膜外扩散的结果。

2. 动作电位　心室肌细胞的动作电位与骨骼肌和神经细胞的明显不同。心室肌细胞动作电位的主要特征在于复极化过程比较复杂,持续时间很长,动作电位下降支与上升支不对称。通常用 0、1、2、3、4 等数字分别代表心室肌细胞动作电位的各个时期(图 6-17)。

（1）去极化过程:又称 0 期。兴奋时,膜内电位由静息状态下的 -90mV 迅速上升到 +30mV 左右,构成动作电位的升支。该期特点是去极速度快、幅度大,其时程仅 1~2 毫秒。决定 0 期去极化的 Na^+ 通道是一种快通道,其激活、开放、失活的速度都很快,因此心室肌细胞 0 期去极化速度很快,动作电位升支非常陡峭,通常将快 Na^+ 通道开放引起快速去极化的心肌细胞称为快反应细胞,如心房肌、心室肌及浦肯野细胞等,其动作电位称为快反应电

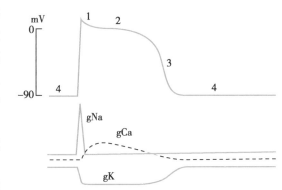

图 6-17　心室肌细胞跨膜电位及其形成的离子机制

gNa: 钠电导;gK: 钾电导;gCa: 钙电导;电导与细胞膜对某种离子通透性的大小成正比。图中的电导方向:向上代表内向离子流的电导,向下代表外向离子流的电导。

位。心室肌细胞快 I_{Na} 通道可被河鲀毒素(tetrodotoxin, TTX)选择性阻断,但它对 TTX 的敏感性比脑细胞和骨骼肌细胞低得多。

（2）复极化过程:当心室细胞去极化达到顶峰之后,立即开始复极化。整个复极过程缓慢,历时

200~300 毫秒,可分为三个时期。

1) 1 期:又称快速复极初期。膜内电位由 +30mV 迅速下降到 0mV 左右,历时约 10 毫秒。0 期去极化和 1 期复极化这两个时期的膜电位变化速度都很快,记录图形上表现为尖锋状,故在心肌细胞通常将这两部分合称为锋电位。1 期的形成是因为该期快钠通道已经失活,但一过性外向电流(I_{to})通道被激活,K^+ 外流使膜迅速复极到 2 期(平台期)电位水平。I_{to} 通道在膜电位去极化到 –40mV 时被激活,开放 5~10 毫秒,其主要离子成分是 K^+。

2) 2 期:又称为平台期(plateau),此期膜内电位稳定在 0mV 左右,复极化过程变得非常缓慢,持续 100~150 毫秒,膜电位波形比较平坦。这是整个动作电位持续时间长的主要原因,也是心肌细胞的动作电位区别于骨骼肌和神经细胞动作电位的主要特征。平台期的形成主要是由于此期间外向电流和内向电流同时存在。外向离子流是由钾电流(I_k 和 I_{k1})负载,内向离子流主要是由 Ca^{2+} 负载。心肌细胞膜上有一种电压门控式 L 型慢 Ca^{2+} 通道,当膜去极化到 –40mV 时被激活,Ca^{2+} 顺其浓度梯度向膜内缓慢扩散从而使膜倾向于去极化。在平台期早期,Ca^{2+} 的内流和 K^+ 的外流所负载的跨膜电荷相等,膜电位稳定于 0mV 左右电位水平。随着时间推移,Ca^{2+} 通道逐渐失活,而 K^+ 继续外流,膜内电位逐渐下降,紧接着转入下一个时期。

3) 3 期:又称为快速复极末期,其特点是细胞膜复极化速度加快,膜内电位由 0mV 较快地下降到 –90mV,完成整个复极化过程,历时 100~150 毫秒。此期 Ca^{2+} 通道完全失活,内向离子流终止,外向 K^+ 流(I_k)进一步增强。到 3 期末,I_{k1} 外向 K^+ 电流增加,使复极化过程进一步加快。因此,3 期的 K^+ 外流也是正反馈过程,K^+ 的外流促使膜内电位向负电性转化,而随着复极的进程 K^+ 外流也愈来愈快,直至复极化最后完成。

心室肌细胞的跨膜电位及其形成机制(动画)

(3) 4 期:心室肌细胞或其他非自律细胞的 4 期又称静息期,膜电位已恢复并稳定于静息电位水平。此期离子的跨膜转运仍然在活跃进行,通过肌膜上 Na^+-K^+ 泵、Ca^{2+} 泵和 Na^+-Ca^{2+} 交换体的活动将动作电位产生过程中跨膜扩散的离子转运回去。

(二)自律细胞的跨膜电位及其形成机制

自律细胞与非自律细胞(工作细胞)跨膜电位的最大区别是在 4 期。自律细胞的动作电位 3 期复极达到最大值(称最大复极电位)之后,4 期的膜电位并不稳定于这一水平,而是立即开始自动缓慢的去极化;当去极化达到阈电位水平后引起另一个动作电位。4 期的自动去极化是自律细胞产生自动节律性兴奋的基础。

自律细胞在 4 期自动去极化的原因是:该期出现了一种逐渐增强的净内向电流。不同类型的自律细胞,净内向电流的成分并不完全相同。

1. 浦肯野细胞动作电位　浦肯野细胞是快反应自律细胞。其动作电位主要部分的形态与心室肌细胞相似,离子基础也基本相同,但其 4 期可产生自动去极化。浦肯野细胞 4 期自动去极化形成的离子机制包括一种外向电流(I_k)的逐渐衰减和一种随时间推移而逐渐增强的内向电流(I_f)(图 6-18)。两者中以 I_f 更为重要,又被称为起搏电流。I_f 电流的主要离子成分为 Na^+,其通道可被铯(Cs)阻断。I_f 通道也表现出电压和时间依从性,在动作电位 3 期复极达 –60mV 左右开始被激活开放,在 –100mV 左右可充分激活,当膜去极达 –50mV 左右时失活。

2. 窦房结 P 细胞的跨膜电位　窦房结内

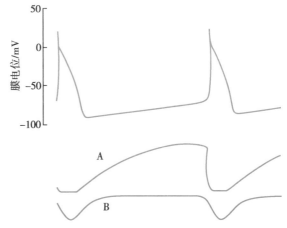

图 6-18　浦肯野细胞的起搏机制

上:浦肯野细胞跨膜电位;下:A 代表 I_f 的离子电导;B 代表 I_k 的钾电导。

含丰富的自律细胞,称为起搏细胞(pacemaker cell,P cell),又称 P 细胞、起步细胞。窦房结 P 细胞是慢反应自律细胞,其跨膜电位具有许多不同于心室肌快反应非自律细胞和浦肯野快反应自律细胞的特征:①最大复极电位(-70mV)和阈电位(-40mV)绝对值均小于快反应细胞;②0 期去极化仅达到 0mV 左右,不出现明显的极性倒转;③0 期去极化幅度(70mV)和速度(约 10V/s)都不及快反应细胞(200~1 000V/s);④没有明显的复极 1 期和 2 期;⑤4 期自动去极化速度(约 0.1V/s)却比浦肯野细胞(约 0.02V/s)要快(图 6-19)。

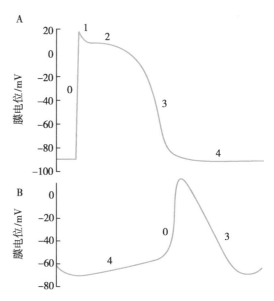

图 6-19   心室肌(A)与窦房结 P(B)细胞跨膜电位的比较

当 P 细胞自动去极化达阈电位水平时,激活膜上 L 型钙通道,引起 Ca^{2+} 内向流(I_{Ca-L}),导致 0 期去极化。随后钙通道逐渐失活,Ca^{2+} 内流相应减少;在复极初期,有一种 K^+ 通道被激活,出现 K^+ 外流(I_k)。Ca^{2+} 内流的逐渐减少和 K^+ 外流的逐渐增加,膜便逐渐复极。通常将由此种"慢"通道所控制的 Ca^{2+} 内流所引起的缓慢 0 期去极化的细胞称为慢反应细胞,其电位称为慢反应电位。窦房结 P 细胞的 4 期自动去极化也由随时间而增长的净内向电流所引起。在窦房结 P 细胞 4 期可以记录到三种跨膜电流,它们在窦房结细胞起搏活动中所起作用的大小以及发挥作用的时间有所不同。

(1) I_k 电流:4 期外向的 I_k 电流因其通道的逐渐失活而进行性衰减是窦房结细胞 4 期自动去极化最重要的原因(图 6-20)。

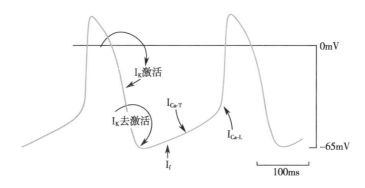

图 6-20   窦房结 P 细胞动作电位及其离子机制

(2) I_f 电流:I_f 对起搏活动所起的作用不如 I_k 衰减。原因在于 I_f 通道的最大激活电位为 -100mV 左右,而正常情况下 P 细胞的最大复极电位仅为 -70mV,在这种电位水平下,I_f 通道的激活十分缓慢,电流强度也较小。

(3) I_{Ca-T} 电流:窦房结 P 细胞中还存在 T 型 Ca^{2+} 通道,其阈电位在 -50mV。当 4 期自动去极化使膜电位达到 -50mV 时,该通道才被激活,引起少量 Ca^{2+} 内流,因此只在 4 期自动去极化的后期发挥作用。

二、心肌的电生理特性

心肌细胞具有兴奋性、自律性、传导性和收缩性四种生理特性。心肌的收缩性是心肌能够在动作电位触发下产生收缩反应的特性,这是心肌的机械活动特性。心肌的兴奋性、自律性和传导性则是以肌膜的生物电活动为基础,故又称为电生理特性。

(一)心肌的兴奋性

所有心肌细胞都具有兴奋性,即具有在受到刺激时产生兴奋的能力。心肌的兴奋性,也可用刺激的阈值作衡量指标。

1. 决定和影响兴奋性的因素 兴奋的产生是静息电位去极化到阈电位水平,引起 0 期去极化的相关离子通道激活所致。当这些因素发生变化时,兴奋性将随之发生改变。

(1)静息电位水平:静息电位(在自律细胞则为最大复极电位)绝对值增大时,距离阈电位的差距就加大,引起兴奋所需的刺激阈值增大,表现为兴奋性降低,反之亦然。

(2)阈电位水平:阈电位水平上移,则静息电位与阈电位之间的差距增大,引起兴奋所需的刺激阈值增大,兴奋性降低,反之亦然。对于心肌,以静息电位水平的改变更为多见。

(3)引起 0 期去极化的离子通道性状:引起快反应细胞和慢反应细胞 0 期去极化的分别是 Na^+ 通道和 Ca^{2+} 通道,这些通道都有激活、失活和备用三种功能状态。只有当这些通道处于备用状态时,心肌细胞才具备兴奋的前提条件。通道处于何种状态,取决于当时的膜电位以及有关的时间进程。

2. 一次兴奋过程中兴奋性的周期性变化 心肌细胞兴奋过程中,膜通道经历备用、激活、失活和复活的变化过程,膜电位发生一系列有规律的变化,兴奋性也随之发生相应的周期性改变。心室肌细胞的一次兴奋过程中,其兴奋性的变化可分以下几个时期(图 6-21):

(1)有效不应期:心肌细胞发生兴奋时,膜电位从 0 期去极化开始至复极 3期 –55mV 这一段时期内,不论新给予的刺激强度多大,心肌细胞都不会发生任何程度的去极化,称为绝对不应期。膜电位由 3 期 –55mV 继续恢复到约 –60mV 的这段时间内,如果给予的刺激强度足够大,细胞可发生一定程度去极化反应,但不能产生动作电位。因此,从 0 期去极化开始至

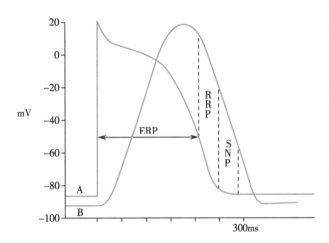

图 6-21 心室肌动作电位期间兴奋性的变化及其与机械收缩的关系

A: 动作电位;B: 机械收缩;ERP: 有效不应期;RRP: 相对不应期;SNP: 超常期。

复极化到 –60mV 的这段时间,总称为**有效不应期**(effective refractory period,ERP),其原因在于这一时期的 Na^+ 通道仍完全处于失活状态,或刚刚开始复活,但还远远没有恢复到可以再产生动作电位的状态。

(2)从有效不应期后,细胞的兴奋性再经历相对不应期(膜内电位由约 –60mV 复极化到约 –80mV)、超常期(膜内电位由 –80mV 恢复到 –90mV)的变化。最后,复极完毕,膜电位恢复到正常静息水平,兴奋性也恢复正常。

3. 心肌兴奋性的特点 与神经细胞或骨骼肌细胞相比,心肌细胞的有效不应期特别长,一直延续到心肌收缩活动的舒张早期。即从心肌收缩期到舒张早期的这段时间,心肌细胞不可能再产生第二次兴奋和收缩。这一特点使得心肌不会像骨骼肌那样产生强直收缩,保证了心脏的收缩和舒张过程的交替进行,有利于心室的充盈和射血,从而实现其泵血功能。

正常情况下,窦房结产生的每一次兴奋传播到心房肌或心室肌的时间,都在它们上一次兴奋的不应期结束之后。因此,整个心脏能够按照窦房结的节律而兴奋。但在某些情况下,如果心室在有效不应期之后受到人工的或窦房结之外的病理性异常刺激,则可产生一次窦性节律之外的期前兴奋

(premature excitation),由期前兴奋再引起的收缩称为**期前收缩**(premature systole)或额外收缩。期前兴奋也有它自己的有效不应期,这样,当紧接在期前兴奋之后的一次窦房结兴奋传到心室肌时,常常落在期前兴奋的有效不应期内,因而不能引起心室兴奋和收缩,这就形成一次"脱失",必须等到再一次窦房结的兴奋传到心室时才能引起心室收缩。这样,在一次期前收缩之后往往出现一段较长的心室舒张期,称为**代偿性间歇**(compensatory pause)(图 6-22)。

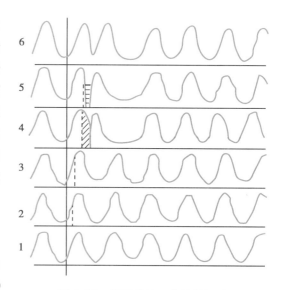

图 6-22   期前收缩和代偿性间歇

虚线:指示给予刺激的时间。曲线 1~3:刺激落在有效不应期内,不引起反应;曲线 4~6:刺激落在相对不应期内,引起期前收缩和代偿性间歇。

(二)心肌的自动节律性

心肌组织能够在没有外来刺激的条件下,自动地发生节律性兴奋的特性,称为**自动节律性**(autorhythmicity),简称自律性。单位时间(如每分钟)内自动发生兴奋的次数,即自动兴奋的频率,是衡量自律性高低的指标。

1. 心肌的自动节律性和各级自律细胞的相互关系   生理情况下,只有心脏特殊传导组织内的某些自律细胞才具有自律性。特殊传导系统各个部位的自律性有等级差异,以窦房结细胞的自律性最高,其自动兴奋频率约为 100 次 /min,末梢浦肯野细胞自律性最低(约 25 次 /min),而房室交界(约 50 次 /min)和房室束支的自律性依次介于两者之间。

正常情况下,窦房结自动产生的兴奋向外扩布,依次激动心房肌、房室交界、房室束、心室内传导组织和心室肌,引起整个心脏兴奋和收缩。可见,在生理情况下窦房结是主导整个心脏兴奋的部位,故称为**正常起搏点**(pacemaker)。其他部位自律组织一般并不表现出它们自身的自动节律性,只是起着兴奋传导作用,故称为潜在起搏点。在某种异常情况下,如窦房结以外的自律细胞的自律性增高或窦房结的兴奋因传导阻滞不能下传时,则潜在起搏点的自律细胞也可能代替窦房结而主导心脏的活动,称为异位起搏点。

窦房结对于潜在起搏点的控制,通过两种方式实现:①**抢先占领**(capture preoccupation):即窦房结的自律性高于其他潜在起搏点。在潜在起搏点 4 期自动去极化尚未达到阈电位水平之前,已经受到窦房结发出并依次传来的兴奋的刺激而产生了动作电位,其自身的节律性不能表现出来;②**超速驱动阻抑**(overdrive suppression):在窦房结兴奋驱动下,潜在起搏点"被动"兴奋的频率远超过其本身的自动节律频率。长时间"超速"兴奋的结果,出现了抑制效应;一旦窦房结的驱动中断,潜在起搏点需要一定的时间才能从被压抑状态中恢复过来表现其自身的自动兴奋能力。因此,临床上更换人工起搏器时,在中断起搏器之前应该逐步减慢其驱动频率,以避免发生心搏骤停。

2. 影响自律性的因素   自律性的高低,既受最大复极电位与阈电位差距的影响,也取决于 4 期自动去极化的速度(图 6-23)。

(1)最大复极电位与阈电位之间的差距:最大复极电位绝对值减少和 / 或阈电位下移,均使两者之间的差距减少,自动去极化达到阈电位水平所需时间缩短,自律性增高;反之亦然。

(2)4 期自动去极化速度:若 4 期去极化速度增快,达阈电位水平所需时间缩短,单位时间内发生兴奋的次数增多,自律性增高。例如,儿茶酚胺可以增强 T 型 Ca^{2+} 电流和 I_f,因而加速 4 期去极化速度,提高自律性。

(三)心肌的传导性

动作电位沿细胞膜传播的速度可作为衡量传导性的指标。心肌兴奋以局部电流的方式传至邻近未兴奋膜,进而引起邻近膜发生动作电位。心肌细胞之间存在的闰盘处肌膜有较多的低电阻缝隙连接,有利于局部电流通过,使兴奋能在细胞之间迅速传播,实现心房或心室的同步活动。

1. 心脏内兴奋传播的途径和特点 正常情况下窦房结发出的兴奋通过心房肌传播到整个右心房和左心房,同时沿着心房肌组成的"优势传导通路"迅速传到房室交界区,再经房室束和左、右束支传到浦肯野纤维网,最后经浦肯野纤维网由心内膜侧向心外膜侧的心室肌扩布,最终引起整个心室肌兴奋。但是,兴奋在心脏各个部分传播的速度不尽相同,其特点为"两头快中间慢"。一般心房肌的传导速度约为 0.4m/s,"优势传导通路"的传导速度相对更快,使窦房结的兴奋能很快传播到房室交界区。心室肌的传

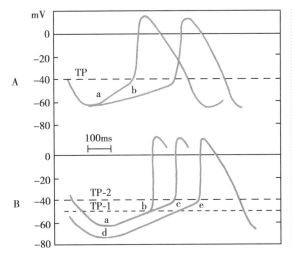

图 6-23 影响自律性的因素

A:起搏电位斜率由 a 减小到 b 时,自律性降低;B:最大复极电位水平由 a 达到 d,或阈电位由 TP1 升到 TP2 时,自律性均降低;TP:阈电位。

导速度约为 1m/s,心室内浦肯野纤维传导速度可达 4m/s。但房室交界区细胞的传导速度很慢,仅 0.02m/s,兴奋传导到这里会延搁一段时间,称为"房室延搁"。这样的传导特点一方面保证了两心房、两心室分别同步收缩,另一方面又避免出现房、室收缩重叠,从而使心脏各部分能有序、协调地活动。

2. 影响传导性的因素

(1) 结构因素:细胞直径与细胞内电阻成反比关系。细胞直径越小,胞内电阻越大,兴奋传导速度越慢。心房肌、心室肌和浦肯野细胞的直径大于房室交界区细胞。末梢浦肯野细胞的直径最大(在某些动物直径可达 70μm),兴奋传导速度最快;结区细胞直径最小,传导速度也最慢。

(2) 生理因素:心脏内的兴奋传导仍然是以局部电流的形式实现的,因此与局部电流形成有关的因素都可影响兴奋的传导。

1) 已兴奋部位动作电位 0 期去极化的速度和幅度:已兴奋部位 0 期去极化的速度愈快,局部电流形成愈快,能更快地促使邻近未兴奋部位膜去极化达到阈电位水平,故兴奋传导愈快。0 期去极化幅度愈大,兴奋和未兴奋部位之间的电位差愈大,形成的局部电流愈强,可使邻近更远部位的细胞膜去极化达到阈电位,因而兴奋传导也愈快。

2) 邻近未兴奋部位膜的兴奋性:邻近细胞膜兴奋性的高低除了与静息膜电位(或最大复极电位)与阈电位的差距有关外,还取决于邻近未兴奋部位膜上 0 期去极化相关的离子通道的性状。邻近膜电位越接近静息电位水平,能够开放的 Na^+ 通道数量就越多,细胞越容易兴奋。如果邻近部位细胞膜的 Na^+ 通道很多尚处于失活状态(如处于相对不应期),则导致传导减慢,甚至发生传导阻滞。一些抗心律失常药,正是通过影响离子通道的性状而使兴奋产生、传导的速度发生改变。如钠通道阻滞药奎尼丁、利多卡因,可以通过降低传导性用于治疗某些心律失常。

三、体表心电图

每一个心动周期中,心脏各部分出现电变化的顺序和时间都有一定的规律。这种电变化可经人体组织传导至体表。将测量电极放置在人体表面的一定部位记录出来的心脏电变化曲线,就是临床上记录的**心电图**(electrocardiogram,ECG)。心电图反映心脏兴奋的产生、传导和恢复过程中的综合电位变化,与心脏的机械收缩活动无直接关系(图 6-24)。

（一）心电图中各波的意义

心电图记录纸上有横线和纵线划出长和宽均为 1mm 的小方格。纵线上每一小格相当于 0.1mV 的电位差。横向每一小格相当于 0.04 秒（走纸速度为每秒 25mm）。测量电极安放位置和连线方式（称导联方式）不同所记录到的心电图波形有所不同，但基本上都包括一个 P 波、一个 QRS 波群和一个 T 波，有时在 T 波后还出现一个小的 U 波（图 6-25）。

1. P 波　反映左、右两心房的去极化过程。P 波波形小而圆钝，历时 0.08~0.11 秒，波幅不超过 0.25mV。

2. QRS 波群　代表左、右两心室去极化过程的电位变化。正常 QRS 波群历时 0.06~0.10 秒，代表心室肌兴奋扩布所需的时间。

3. T 波　反映心室复极过程中的电位变化，波幅一般为 0.1~0.8mV。在 R 波较高的导联中 T 波不应低于 R 波的 1/10。T 波历时 0.05~0.25 秒。T 波的方向与 QRS 波群的主波方向相同。

4. U 波　是 T 波后可能出现的一个低而宽的波，方向与 T 波一致。U 波的意义和成因仍不太清楚。

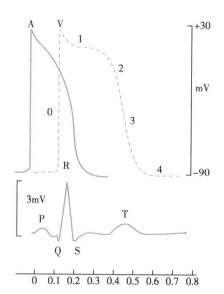

A：心房肌细胞电变化；V：心室肌细胞电变化。

图 6-24　心肌细胞电变化曲线与常规心电图的比较

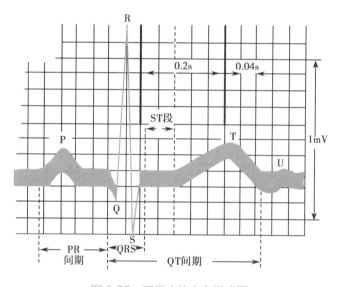

图 6-25　正常人体心电模式图

（二）心电图中各间期的意义

在心电图中，各波以及它们之间的时程关系也有一定的意义，其中比较重要的有：

1. PR 间期　是指从 P 波起点到 QRS 波起点之间的时程，为 0.12~0.20 秒。PR 间期代表窦房结兴奋经由心房、房室交界和房室束到达心室，并引起心室开始兴奋所需要的时间，故也称为房室传导时间；在房室传导阻滞时，PR 间期延长。

2. PR 段　从 P 波终点到 QRS 波起点之间的曲线，通常与基线同一水平。PR 段代表兴奋通过房室交界和房室束传导形成的电位变化。

3. QT 间期　从 QRS 波起点到 T 波终点的时程；代表心室开始去极化到完全复极化所经历的时间。QT 间期的长短与心率呈反变关系。

4. ST 段　指从 QRS 波群终点到 T 波起点之间的时段,它代表心室各部分细胞均处于动作电位的平台期,各部分之间没有电位差存在,曲线位于基线水平。

第三节　心脏的泵血功能

心肌节律性收缩和舒张引起心房和心室压力、容积周期性变化,各心瓣膜循压力差开启、关闭,推动血液沿单一方向循环流动。心脏对血液的驱动作用称为**心泵功能**(cardiac pump function)。

一、心肌收缩的特点

心肌收缩活动具有以下特点。

1. 对细胞外 Ca^{2+} 的依赖性　心肌细胞兴奋时,首先引起少量 Ca^{2+} 内流,进而诱导细胞内 Ca^{2+} 库释放大量 Ca^{2+},此为**钙致钙释放**(calcium-induced calcium release,CICR),由此引发心肌细胞的机械收缩。

2. "全或无"式收缩　兴奋可以由相邻心肌细胞间的闰盘从一个细胞很快传播到另一个细胞。因此,整个心室(或整个心房)可以看成是一个功能合胞体(functional syncytium),其收缩是"全或无"式的收缩。

3. 不发生强直收缩　心室肌细胞的有效不应期相当于心室的整个收缩期和舒张早期,此期内不会引发新的兴奋和收缩活动,使心室肌不发生强直收缩,确保了心脏的舒缩活动交替进行。

二、心动周期及心脏的泵血过程

(一) 心动周期

心脏收缩和舒张一次,构成一个机械活动周期,称为**心动周期**(cardiac cycle)。心房与心室的心动周期均包括**收缩期**(systole)和**舒张期**(diastole)。由于心室在心脏泵血活动中起主要作用,故通常心动周期指心室的活动周期。心动周期持续的时间与心率有关。如果心率为 75 次 /min,则一个心动周期持续时间约 0.8 秒。一个心动周期中,两心房首先收缩,持续约 0.1 秒,继而心房舒张,持续约 0.7 秒。心房进入舒张期后不久,心室开始收缩,时间约 0.3 秒,随后进入舒张期,占时约 0.5 秒。心室舒张的前 0.4 秒期间,心房也处于舒张期,这一时期称为全心舒张期(图 6-26)。在一个心动周期中,无论心房或心室,收缩期均短于舒张期。心率加快时,心动周期持续时间缩短,收缩期和舒张期均缩短,但舒张期缩短的比例更大,心肌收缩的工作时间相对延长,休息时间相对缩短,不利于心脏的持久活动。

心动周期
(视频)

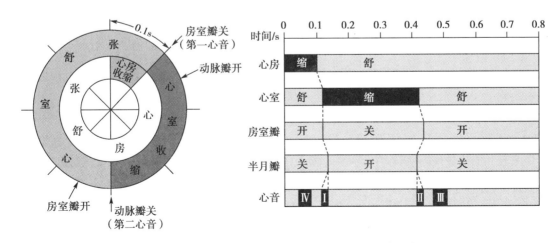

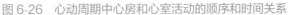

图 6-26　心动周期中心房和心室活动的顺序和时间关系

（二）心脏的泵血过程

左、右心室的泵血过程相似,现以左心室为例说明心脏的泵血过程和机制(图 6-27)。

1. 心室收缩期　分为等容收缩期和射血期两个时相,后者又可分为快速射血期和减慢射血期。

（1）等容收缩期:心室收缩时室内压上升,超过房内压时,推动房室瓣关闭。此时室内压尚低于主动脉压,主动脉瓣仍处于关闭状态,心室暂时成为一个封闭腔室,因血液是不可压缩的液体,心室肌强烈收缩导致室内压急剧升高,但心室容积不变,因此从房室瓣关闭至主动脉瓣开启之前的这段时期,称为**等容收缩期**(isovolumic contraction phase)。其特点是室内压大幅度迅速升高,此期持续约 0.05 秒。

（2）射血期:心室肌收缩使室内压上升超过主动脉压时,主动脉瓣被打开,进入射血期。在射血期最初 1/3 时间内,心室肌强烈收缩,室内压上升达峰值,射入主动脉的血液量大(占总射血量的 2/3 左右),流速快;心室容积明显缩小,称**快速射血期**(period of rapid ejection),持续约 0.10 秒。随后,由于心室内血量减少以及心室肌收缩强度减弱,射血速度逐渐减慢,称为**减慢射血期**(reduced ejection phase),持续约 0.15 秒。心室内压和主动脉压都相应由峰值逐步下降。在减慢射血期的中期或稍后,心室内压已经开始降低,甚至低于主动脉压,但心室内血液因具有较高的动能,依其惯性作用仍继续射入主动脉。

2. 心室舒张期　可分为等容舒张期和心室充盈期,后者又可分为快速充盈期、减慢充盈期和心房收缩期。

（1）等容舒张期:心室肌舒张,室内压下降,主动脉内血液向心室方向反流,推动主动脉瓣关闭;但室内压仍明显高于心房压,房室瓣处于关闭状态,心室又成为封闭腔室。此时,室内压急剧下降,但心室容积不变,从主动脉瓣关闭直至房室瓣开启

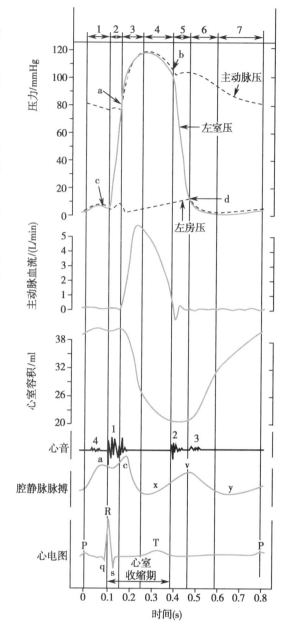

图 6-27　犬心动周期各时相中,心脏(左侧)内压力、容积和瓣膜等的变化

1. 心房收缩期;2. 等容收缩期;3. 快速射血期;4. 减慢射血期;5. 等容舒张期;6. 快速充盈期;7. 减慢充盈期;a 和 b 分别表示主动脉瓣开启和关闭,c 和 d 分别表示二尖瓣关闭和开启(1mmHg=0.133kPa)。

的这一段时间称为**等容舒张期**(isovolumic relaxation phase),持续 0.06~0.08 秒。

（2）心室充盈期:当室内压下降到低于心房压时,血液顺着房室压力梯度由心房向心室方向流动,冲开房室瓣并快速进入心室,心室容积快速增大,称**快速充盈期**(rapid filling phase),持续约 0.11 秒,此期进入心室的血液约为总充盈量的 2/3。随后,血液以较慢的速度继续流入心室,心室容积进一步增大,称**减慢充盈期**(reduced filling phase),持续约 0.22 秒。在心室舒张的最后 0.1 秒,下一个心动周期的心房收缩期开始,由于心房的收缩,可使心室的充盈量进一步增加 10%~30%。

由此可见,心室肌收缩和舒张造成室内压力变化是导致心房和心室之间以及心室和主动脉之间

产生压力梯度的根本原因,而压力梯度是推动血液在相应腔室内流动的直接动力。血液的单方向流动需要瓣膜活动的配合(表 6-1)。

表 6-1　心动周期中心腔内压力、瓣膜、血流和容积的变化

心动周期的分期		心室内压	瓣膜状态		血流方向	心室容积
			房室瓣	动脉瓣		
收缩期	等容收缩期	迅速升高	关闭	关闭	无血液流动	不变
	快速射血期	增至最高	关闭	开放	心室→动脉	快速减小
	减慢射血期	下降	关闭	开放	心室→动脉	减至最小
舒张期	等容舒张期	迅速降低	关闭	关闭	无血液流动	不变
	快速充盈期	降至最低	开放	关闭	心房→心室	快速增大
	减慢充盈期 (最后 0.1 秒为心房收缩期)	升高	开放	关闭	心房→心室	增至最大

三、心音

心动周期中,心肌收缩、瓣膜启闭、血液加速度和减速度以及形成的涡流等因素引起的机械振动所产生的声音,称为**心音**(heart sound)。正常心脏可听到 4 个心音:即第一、第二、第三和第四心音。多数情况下只能听到第一和第二心音。某些健康儿童和青年人偶尔可听到第三心音,40 岁以上的健康人有可能出现第四心音。

心脏的泵血功能(视频)

第一心音发生在心缩期,音调较低,持续时间相对较长,在心尖搏动处(左第五肋间隙锁骨中线)听得最清楚,主要由房室瓣突然关闭引起的振动产生,常作为心室收缩期开始的标志。第二心音发生在心脏舒张期,频率较高,持续时间较短,主要与主动脉瓣的关闭有关,故可作为心室舒张期开始的标志。第三心音发生在快速充盈期末,是一种低频、低振幅的心音,可能是由于心室快速充盈期末,血流充盈减少,流速突然改变,使心室壁和瓣膜发生振动而产生的。第四心音是与心房收缩有关的一组心室收缩期前的振动,故也称心房音。

心音听诊(动画)

心脏的某些异常活动可以产生杂音或其他异常心音。因此,听取心音对于心脏疾病的诊断有一定的意义。

四、心脏泵血功能的评定

医疗实践和科学研究工作中需要正确地衡量和评价心脏泵功能。心脏泵血功能可从心脏的输出量和心脏做功量两个方面进行评价。

(一) 心脏的输出量

1. 每搏输出量和射血分数　一次心跳由一侧心室射出的血液量,称**每搏输出量**(stroke volume),简称搏出量。在安静状态下,正常成年人左心室舒张末期容积约为 125ml,收缩末期容积约为 55ml,二者的差值即搏出量,约为 70ml。可见,心室在每次射血时,并未将心室内血液全部射出。搏出量占心室舒张末期容积的百分比,称为**射血分数**(ejection fraction)。健康成年人安静状态时射血分数为 55%~65%。

2. 每分心输出量和心指数　一侧心室每分钟射出的血液量,称为每分心输出量,简称**心输出量**(cardiac output)。心输出量等于心率与搏出量的乘积。左右两心室的心输出量基本相等。如健康成年男性静息状态下,心率平均 75 次 /min,搏出量约为 70ml(60~80ml),心输出量为 5L/min(4.5~6.0L/min)。女性比同体重男性的心输出量约低 10%,青年时期心输出量高于老年时期。心输出

量在剧烈运动时可高达 25~35L/min,麻醉情况下则可降低到 2.5L/min。

用心输出量的绝对值作为指标进行不同个体之间心功能的比较不够全面。人体静息时的心输出量和基础代谢率一样,与体表面积成正比。以单位体表面积(m²)计算的心输出量,称为**心指数**(cardiac index)。中等身材的成年人体表面积为 1.6~1.7m²,故安静和空腹情况下的心指数为 3.0~3.5L/(min·m²)。这种静息心指数,是分析比较不同个体心功能时常用的评定指标。年龄在 10 岁左右时,静息心指数最大,可达 4L/(min·m²)以上,以后随年龄增长而逐渐下降,到 80 岁时,静息心指数接近于 2L/(min·m²)。肌肉运动、妊娠、情绪激动和进食时,心指数均有所增高。

(二)心脏做功量

血液在心血管内流动过程中所需要的能量,是由心脏做功所供给的。心室一次收缩所做的功,称为**搏功**(stroke work),其分为内功和外功。外功主要表现为主动脉和大动脉中的压强能和血流的动能,前者是心脏做功的主要部分,后者在整个搏功中所占的比例极小,一般可忽略不计。正常情况下,左、右两心室搏出量相等,但肺动脉平均压仅为主动脉平均压的 1/6 左右,故右心室做功量也只有左心室的 1/6。心脏所做的内功是用于完成离子跨膜主动转运、克服心脏组织内部的黏滞阻力等所消耗的能量。心脏所做的外功占心脏总能量消耗的百分比称为心脏的效率。心脏的耗氧量与心肌做的总功量是平行的,在动脉血压升高时,心室要射出与原先同等量的血液,即达到相同的外功就必须加强收缩克服增加的阻力,做出较多的内功,心肌耗氧量将增加,做功效率降低。因此,用心脏做功量来评价心脏泵血功能比单纯地看心输出量更为全面。

五、心脏泵血功能的调节

心输出量取决于心率和搏出量,机体通过改变心率和搏出量来实现对心输出量的调节。

(一)前负荷对搏出量的影响——异长自身调节

前负荷使肌肉具有一定初长度。心室肌的初长度由心室舒张末期的血液充盈量决定,所以心室舒张末期容积相当于心室的前负荷。舒张末期心室内压与心室舒张末期容积有较好的相关性,故常用心室舒张末期压力来反映前负荷。1895 年和 1914 年,生理学家 Frank 和 Starling 分别在蛙和哺乳动物身上观察到肌纤维初长度对心脏功能的影响。根据其研究结果,以心室舒张末期压力(亦称充盈压)或容积(相当于前负荷或初长)为横坐标,以对应的搏出量或搏功为纵坐标绘制曲线,即为**心室功能曲线**(ventricular function curve)(图 6-28)。从心室功能曲线可知,在一定范围内增加前负荷(心室内压力)时,心肌收缩力加强,搏功增大。这种通过改变心肌细胞初长度而引起心肌收缩强度改变的调节,称为**心肌异长自身调节**(myocardial heterometric autoregulation)。心肌异长自身调节也称为 Starling 机制,心室功能曲线也可称为 Frank-Starling 曲线。与骨骼肌不同的是,即使是前负荷增加到一定程度,心室功能曲线也并不出现明显的降支,原因在于心肌组织具有较强的对抗过度伸展的特性,当心室内压达到一定程度后,初长度不再随室内压增加。只有在发生严重病理变化的心室,心室

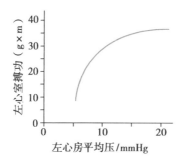
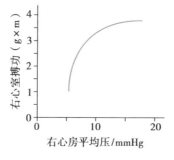

图 6-28　犬左、右心室功能曲线

注:实验中分别以左、右心房平均压代替左、右心室舒张末期压。

功能曲线才出现降支。这种特性对心脏泵血功能具有重要的生理意义，它使心脏在前负荷明显增加时一般不会发生搏出量和做功能力的下降。

心室充盈的血量是静脉回心血量和心室射血剩余血量的总和。通常情况下，两者相互平衡，维持心室舒张末期压力和容积于正常范围。异长自身调节的主要作用是对搏出量进行精细的调节。例如，当体位改变或左右心室搏出量不平衡等情况下出现充盈量微小变化时，就是通过异长自身调节改变搏出量使之与充盈量达到平衡的。而对于持续的剧烈的循环功能变化，例如体力劳动时搏出量持久且大幅度增高，则主要靠心肌收缩能力的变化来调节。

（二）后负荷对搏出量的影响

对心室而言，主动脉压和大动脉压是收缩射血的阻力，起着后负荷的作用，在心率、心肌初长度和收缩能力不变的情况下，如果大动脉压增高，可使等容收缩期延长而射血期缩短，同时，射血速度减慢，搏出量减少。但早期高血压患者的搏出量并不一定比正常人少，这是因为心肌可通过上面所述的异长自身调节和增加心肌收缩能力进行代偿。但如果动脉压持续增高，心室肌因长期处于高负荷状态，将会出现心脏壁肥厚等病理性改变，最后导致泵血功能减退。临床上常用舒血管药物降低动脉血压从而降低心脏的后负荷，提高心输出量。

（三）心肌收缩能力对搏出量的影响——等长自身调节

心肌不依赖于负荷而改变其力学活动（包括收缩活动的强度和速度）的一种内在特性，称为**心肌收缩能力**（cardiac contractility）。当心肌收缩能力发生改变时，心肌细胞的收缩强度和速度会随之改变，从而心脏搏出量和搏功也发生相应变化。通过收缩能力这个与初长度无关的心肌内在功能状态的改变而实现对心脏泵血功能的调节称**心肌等长调节**（myocardial homometric regulation）。兴奋 - 收缩耦联过程中各个环节（参看第二章）都能影响心肌收缩能力，其中活化横桥数和肌凝蛋白的 ATP 酶活性是控制收缩能力的主要因素。凡能增加兴奋后胞质 Ca^{2+} 浓度和 / 或肌钙蛋白对 Ca^{2+} 亲和力的因素，均可增加活化横桥的比例，导致收缩能力的增强。例如一些正性肌力药（强心苷类）可抑制 Na^+-Ca^{2+} 交换，使胞质内 Ca^{2+} 浓度增加。儿茶酚胺使心肌兴奋后，胞质 Ca^{2+} 浓度升高程度增加；一些钙增敏剂（如茶碱）可以增加肌钙蛋白对 Ca^{2+} 的亲和力，增加 ATP 酶活性；甲状腺激素和体育锻炼能提高肌球蛋白 ATP 酶活性，以上因素均导致心肌收缩能力增强。

（四）心率

健康成年人在安静状态下，**心率**（heart rate）平均为 75 次 /min（正常范围为 60~100 次 /min）。不同生理条件下心率变动范围很大，可低至 40~50 次 /min，高达 200 次 /min。心输出量是搏出量与心率的乘积。在一定范围内，心率增快，心输出量增加。但如果心率超过 160~180 次 /min，心室充盈时间明显缩短，充盈量减少，搏出量可减少到仅有正常时的一半左右，心输出量亦开始下降。反之，如心率太慢，低于 40 次 /min，心室舒张期过长，心室充盈早已接近限度，不能相应增加充盈量和搏出量，心输出量亦减少。心率受自主神经的调控，交感神经活动增强时，心率增快；迷走神经活动增强时，心率减慢。影响心率的体液因素主要有循环血液中的肾上腺素、去甲肾上腺素以及甲状腺素。此外，心率还受体温等因素的影响。

心力储备
（动画）

六、心脏泵血功能的贮备

健康成年人静息状态下的心输出量为 5L 左右。强体力劳动或剧烈运动时，心率可达 180~200 次 /min，搏出量可增加到 150ml 左右，心输出量可达 25~30L，为静息时的 5~6 倍。心输出量随机体代谢需要而增加的能力，称为心泵功能储备，或**心力储备**（cardiac reserve）。健康人有相当大的心力储备，而某些心脏疾患的患者，静息时心输出量与健康人没明显差别，尚能够满足静息状态下代谢的需要，但在代谢活动增强时，心输出量却不能相应增加，最大心输出量较正常人低。训练有素的运动员，心脏的最大心输出量远

心力衰竭
（拓展阅读）

比一般人高,可达 35L 以上,为静息时的 8 倍左右。

第四节   血 管 生 理

一、血流量、血流阻力和血压

(一)血流量和血流速度

单位时间内流过血管某一截面的血量称为**血流量**(blood flow),也称容积速度,其单位通常以 ml/min 或 L/min 来表示。血液中的一个质点在血管内移动的线速度称为血流速度。血液在血管流动时,其血流速度与血流量成正比,与血管的截面积成反比,毛细血管总截面积最大,血流速度最慢;主动脉总截面积最小,血流速度最快(图 6-29)。生理学家泊肃叶研究了液体在管道系统内流动的规律,指出单位时间内液体的流量(Q)与管道两端的压力差(P_1–P_2)以及管道半径(r)的 4 次方成正比,与管道的长度(L)和血液的黏滞度(η)成反比,即泊肃叶定律(Poiseuille law)。这些关系可用式(6-1)表示:

$$Q=(P_1-P_2)\pi r^4/(8\eta L) \qquad 式(6-1)$$

(二)血流阻力

血液在血管内流动时所遇到的阻力,称为**血流阻力**(flow resistance)。血流阻力来源于血液流动时血液和血管壁之间的摩擦力和血液内部的摩擦力。血流阻力(R)与血管的半径(r)、长度(L)及血液的黏滞度(η)有关,其关系可用式(6-2)表达:

$$R = 8\eta L/(\pi r^4) \qquad 式(6-2)$$

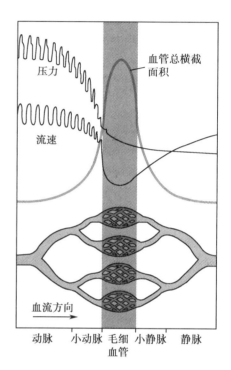

图 6-29   血管系统中压力、流速和总横截面积的关系

可见,血流阻力与血管的长度和血液的黏滞度成正比,与血管半径的 4 次方成反比。由于血管的长度变化很小,血流阻力主要由血管口径和血液黏滞度决定。对于一个器官来说,如果血液黏滞度不变,则器官的血流量主要取决于该器官的阻力血管的口径。机体可以通过控制各器官阻力血管的口径来调节各器官之间的血流分配(图 6-29)。

(三)血压

血压(blood pressure)是指血管内流动的血液对于单位面积血管壁的侧压力,也即压强。血压数值常用毫米汞柱(mmHg)或千帕(kPa)来表示(1mmHg=0.133kPa)。血液流动过程中,由于不断克服阻力,血压逐渐降低。主动脉和大动脉的血流阻力小,血压降落也小;小动脉、微动脉的血流阻力大,血压降落也大。微动脉起端的血压约为 85mmHg,毛细血管起始端仅有 30mmHg,而右心房内压力接近 0mmHg。

二、动脉血压和动脉脉搏

(一)动脉血压

动脉血压(arterial blood pressure)通常指主动脉压力,即主动脉内流动的血液对单位面积管壁的侧压力。由于从主动脉到中动脉血压的降落很小,常将上臂测得的肱动脉血压代表主动脉血压。

1. 动脉血压的形成

（1）心血管系统内有足够的血液充盈是形成动脉血压的前提条件。血液充盈程度可用**循环系统平均充盈压**（mean circulatory filling pressure）来表示。在动物实验中，用电刺激造成心室颤动使心脏暂时停止射血，血流也就暂停，循环系统中各处的压力很快就取得平衡。此时在循环系统中各处所测得的压力基本相同，即循环系统平均充盈压。用巴比妥将狗麻醉后，测得循环系统平均充盈压约为7mmHg。人的循环系统平均充盈压也接近这一数值。

（2）形成血压的一个基本因素是心脏射血。心脏射血为动脉血压形成提供动力。心室肌收缩时所释放的能量可分为推动血液流动的动能和形成对血管壁侧压力的势能，即压强能。在心舒期，大动脉发生弹性回缩，又将一部分势能转变为推动血液的动能，使血液在血管中能连续不断地向前流动。由于心脏射血是间断性的，在心动周期中动脉血压具有周期性的变化。

（3）决定动脉血压的另一个因素是外周阻力。**外周阻力**（peripheral resistance）主要是指小动脉和微动脉对血流的阻力。由于外周阻力的存在，每次心脏射出的血量仅1/3流向外周，其余的血液存留于动脉系统中形成对动脉管壁的侧压力。假如不存在外周阻力，心室射出的血液将全部流至外周，即心室收缩释放的能量将全部表现为血流的动能，不会构成对血管壁的侧压力。

（4）主动脉、大动脉的弹性储器作用可缓冲动脉血压的波动。心室收缩射血时，主动脉和大动脉扩张以缓冲血液对血管壁的侧压力，并将心脏做功所释放的一部分能量以势能的形式储存于扩张的血管壁中。当心室舒张时，被扩张的血管壁发生弹性回缩，推动存留在主动脉中的血液继续流向外周，并使主动脉压在心舒期仍能维持在一定的水平。因此，弹性储器血管的作用可缓冲心动周期中动脉血压的波动，并维持血液的持续流动。

2. 动脉血压的正常值 心室收缩时，动脉血压急剧升高，在收缩期的中期达到的最高值称为**收缩压**（systolic pressure）。心室舒张时，动脉血压下降，在心舒末期降到的最低值称为**舒张压**（diastolic pressure）。收缩压和舒张压的差值称为脉搏压，简称**脉压**（pulse pressure）。一个心动周期中每一个瞬间动脉血压的平均值，称为**平均动脉压**（mean arterial pressure）。简略计算，平均动脉压大约等于舒张压加1/3脉压。我国健康青年人在安静状态时的收缩压为100~120mmHg，舒张压为60~80mmHg，脉搏压为30~40mmHg，平均动脉压为100mmHg左右。通常在临床上常用Korotkoff听诊法测量肱动脉压代表动脉血压。

动脉血压测量的原理（动画）

3. 影响动脉血压的因素 影响心输出量和外周阻力的各种因素以及循环系统内血液充盈的程度等均能影响动脉血压。

（1）心脏每搏输出量：如果每搏输出量增大，心缩期射入主动脉的血量增多，管壁所受的牵张力也更大，故收缩压明显升高。由于血流速度加快，到舒张期末，大动脉内存留的血量增加幅度不多。因此，当其他因素不变，每搏输出量增加时，动脉血压的升高主要表现为收缩压的升高，舒张压升高不明显，故脉压增大。反之亦然。可见，在一般情况下，收缩压的高低主要反映心脏每搏输出量的多少。

（2）心率：如果心率加快，而其他因素不变，由于心舒期缩短，在心舒期内流至外周的血液减少，故心舒期末主动脉内存留的血量增多，舒张压升高。此时动脉血压的升高可使血流速度加快，因此在心缩期内可有较多的血液流至外周，收缩压的升高不如舒张压升高显著，脉压减小。

（3）外周阻力：如果心输出量不变而外周阻力加大，则心舒期中血液向外周流动的速度减慢，心舒期末存留在主动脉中的血量增多，故舒张压升高。在心缩期，由于动脉血压升高使血流速度加快，收缩压的升高不如舒张压的升高明显，故脉压减小。可见，在一般情况下，舒张压的高低主要反映外周阻力的大小。临床上一些药物可通过舒张血管，特别是主要的阻力血管（小动脉、微动脉）来治疗高血压。

（4）主动脉和大动脉的弹性储器作用：由于主动脉和大动脉的弹性储器血管的缓冲作用，动脉血压的波动幅度明显小于心室内压的波动。老年人的动脉管壁硬化，大动脉的弹性储器作用减弱，缓冲作用降低，故脉压增大。临床可应用软化血管的药物缓解老年人的动脉管壁硬化。

影响动脉血压的因素（动画）

　　（5）循环血量和血管系统容量的比例：在正常情况下，循环血量和血管容量是相适应的，产生一定的体循环平均充盈压，血管系统充盈程度的变化不大。失血后，循环血量减少，此时如果血管系统的容量改变不大，血管充盈程度减小，则体循环平均充盈压降低，使动脉血压降低；此外，如果循环血量不变而血管系统容量增大也会造成动脉血压下降。

　　在各种不同的生理情况下，上述各种影响动脉血压的因素可同时发生改变。因此，在某种生理情况下动脉血压的变化，往往是各种因素相互作用的综合结果。

（二）动脉脉搏

在每个心动周期中，动脉内的周期性的压力变化可引起动脉血管发生搏动，称为动脉脉搏。

1. 动脉脉搏的波形　用脉搏描记仪可以记录浅表动脉脉搏的波形，称为脉搏图（图6-30）。动脉脉搏的波形一般包括以下几个组成部分。

（1）上升支：在心室快速射血期，动脉血压迅速上升形成。其斜率和幅度受射血速度、心输出量以及射血所遇的阻力的影响。

（2）下降支：心室射血的后期，射血速度减慢，大动脉开始回缩，血压逐渐降低，形成下降支的前段。随后，心室舒张，动

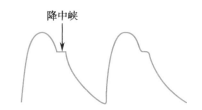

图6-30　正常情况下颈总动脉脉搏图

脉血压继续下降，形成下降支的其余部分。主动脉脉搏图的降中峡发生在主动脉瓣关闭的瞬间。受到主动脉瓣关闭阻挡而折返的血液，会形成一个短暂的向上的小波，称为降中波。动脉脉搏波形中下降支的形状可大致反映外周阻力的高低。

2. 动脉脉搏波的传播速度　动脉脉搏可以沿着动脉管壁向外周血管传播，其传播的速度较血流的速度快。脉搏波在主动脉的传播速度为3~5m/s，在大动脉的传播速度为7~10m/s，到小动脉段可加快到15~35m/s。

三、静脉血压和静脉回心血量

静脉不仅作为血液回流入心脏的通道，也起着血液储存库的作用。静脉的收缩或舒张可有效地调节回心血量和心输出量，使循环功能能够适应机体在各种生理状态时的需要。

（一）静脉血压

当体循环血液经过动脉和毛细血管到达微静脉时，血压下降至15~20mmHg。右心房作为体循环的终点，血压最低，接近于零。通常将右心房和胸腔内大静脉的血压称为**中心静脉压**（central venous pressure），而各器官静脉的血压称为外周静脉压。中心静脉压的高低取决于心脏射血能力和静脉回心血量之间的相互关系。如果心脏射血能力较强，能及时地将回流入心脏的血液射入动脉，中心静脉压就较低。反之，心脏射血能力减弱时，中心静脉压就升高。另一方面，如果静脉回流速度加快，中心静脉压也会升高。因此，血量增加、全身静脉收缩或微动脉舒张血液回流增加时，中心静脉压都可能升高。可见，中心静脉压是反映心血管功能的又一指标。临床上用输液治疗休克时，除需观察动脉血压变化外，也要观察中心静脉压的变化。中心静脉压的正常变动范围为4~12cmH₂O。如果中心静脉压偏低或有下降趋势，常提示输液量不足；如果中心静脉压高于正常并有进行性升高的趋势，则提示输液过快或心脏射血功能不全。

（二）静脉回心血量及其影响因素

单位时间内的静脉回心血量取决于外周静脉压和中心静脉压的差以及静脉血流的阻力。

1. 体循环平均充盈压　体循环平均充盈压是反映心血管系统充盈程度的指标。心血管系统内血液充盈程度愈高，静脉回心血量也就愈多。当循环血量增加或容量血管收缩时，体循环平均充盈压升高，静脉回心血量也就增多。反之，血量减少或容量血管舒张时，体循环平均充盈压降低，静脉回心血量减少。

2. 心脏收缩力　心脏收缩时将血液射入动脉，舒张时则可以抽吸静脉血液回心。如果心脏收缩力量增强，在心舒期心室内压降低更明显，对心房和大静脉内血液的抽吸力量也就越大。因此，当右心衰竭时，射血力量显著减弱，心舒期右心室内压较高，血液淤积在右心房和大静脉内，回心血量大大减少；患者可出现颈外静脉怒张、肝充血肿大、下肢水肿等体征。而左心衰竭时，左心房压和肺静脉压升高，造成肺淤血和肺水肿。

3. 体位改变　当人体从卧位转变为立位时，由于重力的作用，身体低垂部分静脉扩张，容量增大，故回心血量减少。正常人有时候从蹲位突然变为直立位时，出现眼前发黑甚至晕倒的现象，就是由于体位的影响，回心血量减少，心输出量减少和血压暂时性下降所致。对于健康成人，心输出量的暂时减少可以通过神经体液调节机制和异长自身调节使动脉血压和心输出量迅速回复，而对于长期卧床或年老体弱的人，易导致脑供血量不足而出现体位性昏厥。

4. 骨骼肌的挤压作用　人体在站立体位进行下肢肌肉运动时，下肢肌肉收缩，对肌肉内和肌肉间的静脉发生挤压，使静脉血流加快，回心血量增加；另一方面，当肌肉舒张时，因静脉内有瓣膜存在，使静脉内的血液不能倒流，肌肉里的静脉内压力降低，有利于微静脉和毛细血管内的血液流入静脉，使静脉充盈。这样，骨骼肌的周期性活动和静脉瓣膜一起对静脉回流起着"泵"的作用，称为"肌肉泵"。因此，当下肢肌肉做节律性收缩舒张活动时（如步行或跑步），可使回心血量明显增加。但是若肌肉持续收缩，如长时间站立，则静脉将持续受压，静脉回心血量减少，血液淤积在下肢静脉，久而久之，易形成静脉血栓。

5. 呼吸运动　吸气时，胸膜腔负压值增大，使胸腔内的大静脉和右心房更加扩张，压力进一步降低，有利于外周静脉血回流，由于回心血量的增加，心输出量也相应增加。呼气时，胸膜腔负压值减小，静脉回流量也减少，但静脉瓣的存在也防止了血液的倒流。可见，呼吸运动对静脉回流也起着"泵"的作用。用力呼吸可以增加静脉回心血量。

四、微循环

微循环（microcirculation）是指微动脉和微静脉之间的血液循环。微循环实现血液循环最根本的功能，即血液和组织之间的物质交换。

（一）微循环的组成

各器官、组织的结构和功能不同，微循环的结构也有差异。典型的微循环由微动脉、后微动脉、毛细血管前括约肌、真毛细血管、通血毛细血管、动 - 静脉吻合支和微静脉等部分组成。图 6-31 是一个典型的微循环单元。

微动脉管壁有环行的平滑肌，其收缩和舒张可控制微血管的血流量，是毛细血管的前阻力血管；后微动脉向一根至数根真毛细血管供血；毛细血管前括约肌的收缩、舒张状态决定进入真毛细血管的血流量。微静脉是毛细血管血液进入静脉的通路，较大的微静脉管壁也有平滑肌，其舒缩状态可影响毛细血管血压，从而影响毛细血管处的液体交换和静脉回心血量，属于毛细血管后阻力血管。

（二）微循环的血流通路

从微动脉到微静脉有以下三条通路。

1. 迂回通路　血液从微动脉经后微动脉、毛细血管前括约肌和真毛细血管网后汇集到微静脉的

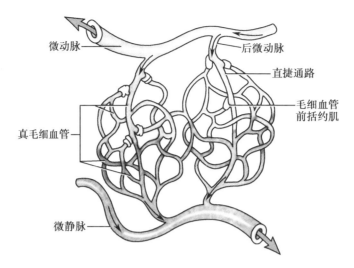

图 6-31　肠系膜微循环模式图

通路称为迂回通路。其血流主要受毛细血管前括约肌的调控。一般情况下,这一通路的开放和关闭交替进行,血液流经这一通路时,血液与组织细胞之间可进行充分的物质交换。

2. 直捷通路　血液从微动脉经后微动脉和通血毛细血管进入微静脉的通路。直捷通路经常处于开放状态,血流速度较快,其主要功能是使一部分血液能迅速通过微循环进入静脉。直捷通路在骨骼肌组织的微循环中较为多见。

3. 动 - 静脉短路　血液从微动脉经动 - 静脉吻合支直接回到微静脉的通路。动 - 静脉吻合支的管壁结构类似微动脉。这类通路在人体某些部分的皮肤和皮下组织,特别是手指、足趾、耳郭等处较多。动 - 静脉短路在体温调节中发挥重要作用。

（三）微循环的血流动力学

微循环中的血流一般为层流,血液在流经微循环血管网时血压逐渐降低。在直径为 8~40μm 的微动脉处,血流的阻力最大,血压降落也最大。毛细血管靠动脉端血压 30~40mmHg,毛细血管中段血压约 25mmHg,靠静脉端血压 10~15mmHg。毛细血管血压的高低取决于毛细血管前阻力和毛细血管后阻力的比值。一般情况下,当这一比例为 5∶1 时,毛细血管的平均血压约为 20mmHg。比值增大时,毛细血管血压降低;比值减小时,毛细血管血压升高。某一组织中微循环的血流量与微动脉和微静脉之间的压力差成正比,与微循环中总的血流阻力成反比。由于微循环总血流阻力中微动脉的阻力占较大比例,微动脉的阻力对微循环血流量的控制起主要作用。

五、组织液的生成

组织液存在于组织、细胞的间隙内,绝大部分呈胶冻状,不能自由流动。组织液中各种离子成分与血浆相同,组织液中也存在各种血浆蛋白,但其浓度明显较低。

（一）组织液的生成

组织液是血浆滤过毛细血管壁形成的。液体通过毛细血管壁的滤过和重吸收取决于四个因素,即毛细血管血压、组织液静水压、血浆胶体渗透压和组织液胶体渗透压。其中,毛细血管血压和组织液胶体渗透压是促使液体由毛细血管内向血管外滤过的力量,而组织液静水压和血浆胶体渗透压是将液体从血管外重吸收入毛细血管内的力量。滤过的力量和重吸收的力量之差,称为**有效滤过压**（effective filtration pressure）（图 6-32）,可用式（6-3）表示:

有效滤过压 =（毛细血管压 + 组织液胶体渗透压）-（组织液静水压 + 血浆胶体渗透压）

式（6-3）

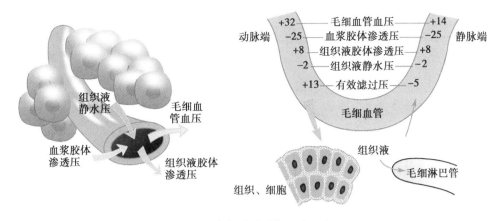

图 6-32　组织液生成与回流示意图

注：“+”表示使体液滤出毛细血管的力量；“-”表示使体液重吸收回毛细血管的力量；图中数值单位为 mmHg。

单位时间内通过毛细血管壁滤过的液体量等于有效滤过压和滤过系数 K_f 的乘积。滤过系数的大小取决于毛细血管壁对液体的通透性和滤过面积，不同组织的毛细血管滤过系数差别很大。流经毛细血管的血浆有 0.5%~2% 在毛细血管动脉端以滤过的方式进入组织间隙，滤出的液体约 90% 在静脉端被重吸收回血液，其余约 10% 进入毛细淋巴管成为淋巴液。

组织液的生成（动画）

（二）影响组织液生成的因素

在正常情况下，组织液的生成和重吸收保持动态平衡，故血量和组织液量能维持相对稳定。如果这种动态平衡遭到破坏，组织液生成过多或重吸收减少，组织间隙中有过多的液体潴留形成组织水肿。上述决定有效滤过压的各种因素，如毛细血管血压升高和血浆胶体渗透压降低时，都会使组织液生成增多导致水肿。如静脉回流受阻时，毛细血管血压升高，组织液生成也会增加；淋巴回流受阻时，也可导致组织水肿。此外，在某些病理情况下，毛细血管壁的通透性增高，一部分血浆蛋白质滤过进入组织液，使组织液生成增多发生水肿，如过敏反应时的组胺效应。

六、淋巴液的生成和回流

淋巴管系统是组织液向血液回流的一个重要的辅助系统。

（一）淋巴液的生成

组织液进入淋巴管成为淋巴。在毛细淋巴管起始端，内皮细胞的边缘像瓦片般互相覆盖，形成向管腔内开启的单向活瓣。组织液可通过此活瓣进入毛细淋巴管。正常成人在安静状态下大约每小时有 120ml 淋巴液回流入血液循环。以此推算，每天生成的淋巴总量为 2~4L，大致相当于全身血浆总量。组织液和毛细淋巴管内淋巴液之间的压力差是推动组织液进入淋巴管的动力。

（二）淋巴液的回流及影响淋巴液回流的因素

毛细淋巴管汇合形成集合淋巴管。淋巴管壁平滑肌的收缩活动和瓣膜共同构成“淋巴管泵”，能推动淋巴流动。淋巴管周围组织对淋巴管的压迫也能推动淋巴回流，例如肌肉收缩、相邻动脉的搏动以及外部物体对身体组织的压迫等。增加淋巴液生成的因素也能增加淋巴的回流量。淋巴回流的生理功能，主要是将组织液中的蛋白质分子带回至血液中，并且能清除组织液中不能被毛细血管重吸收的较大的分子以及组织中的红细胞和细菌等。

第五节　心血管活动的调节

人体在不同的生理状况下,机体的神经和体液调节机制可对心脏和各部分血管的活动进行调节,从而适应不同情况下各器官组织对血流量的需要,协调地进行各器官之间的血流分配。

一、神经调节

心肌和血管平滑肌接受自主神经支配。机体对心血管活动的神经调节是通过各种心血管反射实现的。

(一) 心脏和血管的神经支配

1. 心脏的神经支配　支配心脏的传出神经为心交感神经和心迷走神经。

(1) 心交感神经及其作用:心交感神经的节前神经元位于脊髓第 1~5 胸段的中间外侧柱,其发出的节前神经轴突末梢释放的递质为乙酰胆碱。心交感节后神经元位于星状神经节或颈交感神经节内。节后神经元的轴突组成心脏神经丛,支配心脏的窦房结、房室交界、房室束、心房肌和心室肌。心交感节后神经元末梢释放的递质为去甲肾上腺素,与心肌细胞膜上的 β_1 肾上腺素受体结合后主要使心肌膜上的钙通道激活,故在心肌动作电位平台期 Ca^{2+} 内流增加,细胞内肌浆网释放 Ca^{2+} 也增加,使心房肌和心室肌的收缩能力加强;也使窦房结起搏细胞 4 期自动去极化加速,心率加快;使房室交界慢反应细胞 0 期 Ca^{2+} 内流加速,房室交界的兴奋传导加快。上述效应分别称为正性变力作用、正性变时作用和正性变传导作用,其最终效应是心肌收缩力增强,搏功增加。临床上应用选择性 β_1 受体拮抗药,如美托洛尔可使心率降低,心肌收缩力减弱和心输出量减少。左、右两侧心交感神经对心脏的支配存在差异。支配窦房结的交感节后纤维主要来自右侧的心交感神经,兴奋时以正性变时作用为主。左侧心交感神经主要支配房室交界、心房肌和心室肌,兴奋时以正性变传导和正性变力作用为主。

(2) 心迷走神经及其作用:支配心脏的副交感神经节前纤维走行于迷走神经干中,其细胞体位于延髓的迷走神经背核和疑核,心迷走神经的节前和节后神经元都是胆碱能神经元。节后神经纤维支配窦房结、心房肌、房室交界、房室束及其分支。心室肌也有少量迷走神经支配。心迷走神经节后纤维末梢释放的乙酰胆碱作用于心肌细胞膜的 M 型胆碱受体,主要可增大细胞膜对 K^+ 的通透性,促进 K^+ 外流,还可直接抑制 Ca^{2+} 通道,减少 Ca^{2+} 内流,使心率减慢,心房肌收缩能力减弱,房室传导速度减慢,即具有负性变时、变力和变传导作用。两侧心迷走神经对心脏的支配也有差异,右侧迷走神经对窦房结的影响占优势,左侧迷走神经对房室交界的作用占优势。一般说来,心迷走神经和心交感神经对心脏的调节效应常相互拮抗,在多数情况下,心迷走神经的作用比交感神经的作用占有较大的优势。

(3) 支配心脏的肽能神经:心脏也受到多种肽能神经纤维支配,如神经肽 Y、血管活性肠肽、降钙素基因相关肽、阿片肽等。目前其生理功能还不完全清楚,他们可能参与对心肌和冠状血管活动的调节作用。

2. 血管的神经支配　除真毛细血管外,血管壁都有平滑肌分布。支配血管平滑肌的神经纤维可分为缩血管神经纤维和舒血管神经纤维两大类,统称为血管运动神经纤维。

(1) 缩血管神经纤维:缩血管神经纤维都是交感神经纤维,故一般称为交感缩血管神经纤维,其节前神经元位于脊髓胸、腰段的中间外侧柱内。节后神经元位于椎旁和椎前神经节内,节后神经元末梢释放的递质为去甲肾上腺素;血管平滑肌细胞膜上有 α 和 β_2 两类肾上腺素受体。去甲肾上腺素与 α 受体结合后,可导致血管平滑肌收缩;与 β_2 受体结合,则导致血管平滑肌舒张。但去甲肾上腺素与 α 肾上腺素受体结合的能力较与 β_2 受体结合的能力强,故缩血管神经纤维兴奋时引起缩血管效应。

体内几乎所有的血管都受交感缩血管神经纤维支配,但不同部位的血管中缩血管神经纤维分布的密度不同。其中,皮肤血管中缩血管纤维分布最密,骨骼肌和内脏的血管次之,冠状血管和脑血管中分布较少。在同一器官中,动脉中缩血管纤维的密度高于静脉,微动脉中密度最高,毛细血管前括约肌中分布很少。

人体内大多数血管只受交感缩血管神经纤维的单一支配,且交感缩血管神经纤维的活动具有紧张性。即安静状态下交感缩血管纤维持续发放一定的低频冲动(1~3 次 /s),使血管平滑肌保持一定程度的收缩状态,当交感缩血管纤维传出冲动增加时,血管平滑肌收缩加强;反之,收缩减弱。

(2) 舒血管神经纤维:体内有一部分血管除接受缩血管神经纤维支配外,还接受舒血管神经纤维支配。舒血管神经纤维主要有以下几种。

1) 交感舒血管神经纤维:有些动物(如狗和猫)支配骨骼肌微动脉的交感神经中有舒血管纤维。其末梢释放的递质为乙酰胆碱,与血管平滑肌的 M 受体结合后引起血管舒张,阿托品可阻断其效应。交感舒血管纤维在平时没有紧张性活动,只有在动物处于情绪激动状态和发生防御反应时才发放冲动,使骨骼肌血管舒张,血流量增多。人体可能也存在交感舒血管纤维。

2) 副交感舒血管神经纤维:少数器官如脑膜、唾液腺、胃肠外分泌腺和外生殖器等,其血管平滑肌除接受交感缩血管神经纤维支配外,还接受副交感舒血管神经纤维支配。其节前神经元的胞体位于脑干的某些神经核团和脊髓骶段灰质中。节后纤维末梢释放的递质乙酰胆碱与血管平滑肌的 M 受体结合,引起血管舒张。副交感舒血管纤维的活动只对器官组织局部血流起调节作用,对循环系统总外周阻力的影响很小。

心脏和血管
的神经支配
和作用(动
画)

(二) 心血管中枢

神经系统对心血管活动的调节是通过各种神经反射来实现的。在生理学中将与控制心血管活动有关的神经元集中的部位称为**心血管中枢**(cardiovascular center)。控制心血管活动的神经元分布在中枢神经系统从脊髓到大脑皮层的各个水平,它们各具不同的功能,又互相密切联系,使整个心血管系统的活动协调一致,并与整个机体的活动相适应。

1. 延髓心血管中枢　最基本的心血管中枢位于延髓。延髓心血管中枢的神经元是指位于延髓内的心迷走神经元和控制心交感神经和交感缩血管神经活动的神经元。延髓心血管中枢至少可包括以下四个部位的神经元:

(1) 缩血管区:引起交感缩血管神经紧张性活动的延髓心血管神经元的细胞体位于延髓头端腹外侧部,其轴突下行到脊髓中间外侧柱。心交感紧张也起源于此区神经元。

(2) 舒血管区:位于延髓尾端腹外侧部的神经元,兴奋时可抑制延髓头端腹外侧部神经元的活动,导致交感缩血管紧张降低,血管舒张。

(3) 传入神经接替站:延髓孤束核的神经元接受由颈动脉窦、主动脉弓压力感受器和心肺感受器的传入神经:舌咽神经和迷走神经传入的信息,然后发出纤维至延髓和中枢神经系统其他部位的神经元,继而影响心血管活动。

(4) 心抑制区:心迷走神经节前神经元的胞体位于延髓的迷走神经背核和疑核。

2. 延髓以上的心血管中枢　在延髓以上的脑干部分以及大脑和小脑中,也都存在与心血管活动有关的神经元。它们在心血管活动调节中所起的作用主要表现为对心血管活动和机体其他功能之间的复杂整合。

(三) 心血管反射

当机体内、外环境发生变化时,可引起各种心血管反射,使心输出量、各器官的血管舒缩状况和动脉血压发生相应的改变,使循环功能适应当时机体所处的状态或环境的变化。

1. 颈动脉窦和主动脉弓压力感受性反射　当动脉血压升高时,可通过压力感受性反射,使心率减慢,外周血管阻力降低,血压回降(图 6-33)。

(1) 动脉压力感受器:压力感受性反射的感受装置是位于颈动脉窦和主动脉弓血管外膜下的感觉

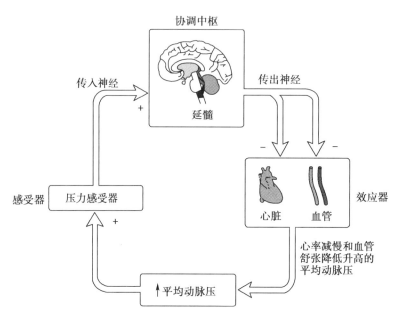

图 6-33　动脉血压升高时的压力感受性调节

神经末梢,称为动脉**压力感受器**(baroreceptor)。动脉压力感受器并不是直接感觉血压的变化,而是感觉血管壁的机械牵张程度。当动脉血压升高时,动脉管壁被牵张的程度升高,压力感受器发放的神经冲动也就增多。在一定范围内,压力感受器的传入冲动频率与动脉管壁扩张程度成正比。

(2) 传入神经和中枢联系:颈动脉窦压力感受器的传入神经纤维组成窦神经,窦神经加入舌咽神经,进入延髓后和孤束核的神经元发生突触联系。主动脉弓压力感受器的传入纤维走行于迷走神经干内,然后进入延髓,到达孤束核。兔的主动脉弓压力感受器传入纤维自成一束,与迷走神经伴行,称为主动脉神经。压力感受器的传入神经冲动到达孤束核后,可通过延髓内的神经通路使延髓头端腹外侧部的心血管神经元抑制,进而使交感神经紧张性活动减弱;孤束核神经元还与延髓内其他神经核团以及脑干其他部位如脑桥、下丘脑等的一些神经核团发生联系,其效应也是使交感神经紧张性活动减弱。此外,压力感受器的传入冲动到达孤束核后还与迷走神经背核和疑核发生联系,使迷走神经的紧张性活动加强。

(3) 反射效应:动脉血压升高时,压力感受器传入冲动增多,通过中枢机制,使心迷走紧张加强,心交感紧张和交感缩血管紧张减弱,导致心率减慢,心输出量减少,外周血管阻力降低,故动脉血压下降。反之,当动脉血压降低时,压力感受器传入冲动减少,反射减弱,血压回升。

在动物实验中可将颈动脉窦区和循环系统其余部分隔离起来,但仍保留其传入神经窦神经与中枢的联系。人为地改变颈动脉窦区的灌注压,就可以观察到体循环动脉压的变化,并绘制出压力感受性反射功能曲线(图 6-34)。该曲线显示其中间部分最陡,说明当窦内压在正常平均动脉压水平(大约 100mmHg)的范围内发生波动时,压力感受性反射最为敏感,纠正偏离正常水平的血压的能力最强,动脉血压偏离正常水平愈远,压力感受性反射纠正异常血压的能力愈低。

(4) 压力感受性反射的生理意义:压力感受性反射在心输出量、外周血管阻力、血量等发生突然变化的情况下,对动脉血压进行快速调节,

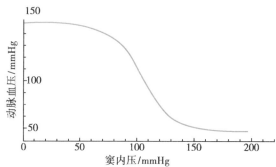

图 6-34　颈动脉窦内压力变化对动脉血压影响的实验结果

使动脉血压不致发生过分的波动,属于典型的负反馈调节。生理学上也将动脉压力感受器的传入神经称为缓冲神经。但在慢性高血压患者或实验性高血压动物中,压力感受性反射功能曲线向右移位。这种现象称为压力感受性反射的重调定(resetting),表示在长期高血压的情况下该反射活动的工作范围发生改变,即在较正常血压更高的水平上进行工作,使动脉血压被维持在较高的水平。压力感受性反射重调定的机制比较复杂,可发生在感受器的水平,也可发生在反射中枢部分。

2. 颈动脉体和主动脉体化学感受性反射　在颈总动脉分为颈内、外动脉的分叉处和主动脉弓区域分布有颈动脉体和主动脉体化学感受器,对 O_2 分压减低、CO_2 分压过高、H^+ 浓度过高等血液中的化学成分的变化敏感。其感觉信号分别由窦神经和迷走神经传入至延髓孤束核,然后使延髓内呼吸神经元和心血管活动神经元的活动发生改变。化学感受性反射的效应主要是呼吸加深加快(详见第七章)。在动物实验中人为地维持呼吸频率和深度不变,则化学感受器传入冲动对心血管活动的直接效应是心率减慢,心输出量减少,冠状动脉舒张,骨骼肌和内脏血管收缩;由于外周血管阻力增大的作用超过心输出量减少的作用,故血压升高。在动物保持自然呼吸的情况下,化学感受器受刺激时引起呼吸加深加快,心输出量增加,外周血管阻力增大,血压升高。化学感受性反射在平时对心血管活动并不起明显的调节作用。只有在低氧、窒息、失血、动脉血压过低和酸中毒情况下才发生作用。

3. 心肺感受器引起的心血管反射　在心房、心室和肺循环大血管壁存在许多感受器,总称为心肺感受器,其传入神经纤维走行于迷走神经干内。心肺感受器的适宜刺激有两大类。一类是血管壁的机械牵张。局部压力升高或血容量增多而使心脏或血管壁受到牵张时,这些机械或压力感受器就发生兴奋。在生理情况下,心房壁的牵张主要是由血容量增多引起的,因此心房壁的牵张感受器也称为容量感受器。心肺感受器的另一类适宜刺激是一些化学物质,如前列腺素、缓激肽等。大多数心肺感受器受刺激时引起的反射效应是心交感和交感缩血管紧张降低,心迷走紧张加强,导致心率减慢,心输出量减少,外周血管阻力降低,故血压下降。

二、体液调节

心血管活动的体液调节是指血液和组织液中一些化学物质对心肌和血管平滑肌活动的调节作用。

(一)肾素 - 血管紧张素系统

肾素是由肾球旁细胞合成和分泌的一种酸性蛋白酶,经肾静脉进入血循环。血浆中的肾素底物,即血管紧张素原,在肾素的作用下水解产生一个十肽,即**血管紧张素Ⅰ**(angiotensin Ⅰ, Ang Ⅰ)。Ang Ⅰ在血浆和组织中,特别是在肺循环血管内皮表面存在的血管紧张素转换酶的作用下,水解生成八肽的血管紧张素Ⅱ(Ang Ⅱ)。Ang Ⅱ在血浆和组织中的血管紧张素酶 A 的作用下,再失去一个氨基酸,成为七肽的 Ang Ⅲ。上述过程可由图 6-35 表示。Ang Ⅱ和 Ang Ⅲ作用于血管平滑肌和肾上腺皮质等细胞的血管紧张素受体,引起相应的生理效应。

当各种原因引起肾血流灌注减少或血浆中 Na^+ 浓度降低时,可使肾素分泌增多(详见第十章)。对体内多数组织、细胞来说,Ang Ⅰ不具有活性。血管紧张素中最重要的是 Ang Ⅱ。其主要生理作用有:①Ang Ⅱ可直接使全身微动脉收缩,血压升高;也可使静脉收缩,回心血量增多。②Ang Ⅱ可刺激肾上腺皮质球状带细胞合成和释放醛固酮,后者可促进肾小管对 Na^+ 的重吸收,并使细胞外液量增加。Ang Ⅱ还可引起或增强渴觉,并导致饮水行为。③Ang Ⅱ可作用于交感缩血管纤维末梢上的接头前血管紧张素受体,使交感神经末梢释放递质增多;作用于中枢神经系统内一些神经元的血管紧张素受体,使交感缩血管中枢紧张加强;使血管升压素和肾上腺素的释放增多。

近年又有新发现的肾素 - 血管紧张素系统成员。如血管紧张素转换酶 2 可将 Ang

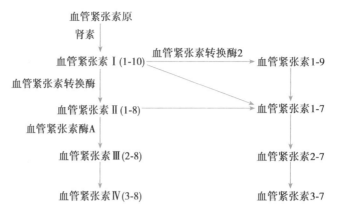

图 6-35　肾素 - 血管紧张素系统链式反应过程

Ⅰ和 Ang Ⅱ水解为血管紧张素 1-9 和血管紧张素 1-7。血管紧张素 1-7 与 Ang Ⅱ作用相反,有扩张血管和抑制血管平滑肌细胞增殖的作用。还发现一种能结合并激活肾素的蛋白,称为肾素(原)受体。肾素不仅可作为水解血管紧张素原的酶,还可作用于特异性受体而产生相应的效应。临床上可应用肾素受体拮抗药、血管紧张素转化酶抑制药和 Ang Ⅱ受体拮抗药进行抗高血压的治疗。

（二）肾上腺素和去甲肾上腺素

肾上腺素和去甲肾上腺素在化学结构上都属于儿茶酚胺。循环血液中的肾上腺素和去甲肾上腺素主要来自肾上腺髓质的分泌。肾上腺素能神经末梢释放的递质去甲肾上腺素也有一小部分进入血液循环。肾上腺髓质释放的儿茶酚胺中,肾上腺素约占80%,去甲肾上腺素约占 20%。血液中的肾上腺素和去甲肾上腺素对心脏和血管的作用并不完全相同,因为两者对不同的肾上腺素受体的结合能力不同。肾上腺素可与 α和 β 两类肾上腺素受体结合。在心脏,肾上腺素与 β_1 受体结合,产生正性变时、变传导和变力作用,使心输出量增加,临床上用于强心。肾上腺素对血管的作用取决于血管平滑肌上 α 和 β_2肾上腺素受体分布的情况。肾上腺素可引起 α 受体数量占优势的皮肤、肾、胃肠道血管平滑肌收缩;在 β_2 受体占优势的骨骼肌和肝脏血管平滑肌,小剂量的肾上腺素常以兴奋 β_2 受体的效应为主,引起血管舒张;大剂量时也使 α 受体兴奋,引起血管收缩。去甲肾上腺素主要与 α 受体结合,也能与心肌的 β_1 受体结合,但与血管平滑肌的 β_2 结合的能力较弱;静脉注射去甲肾上腺素后,可使全身血管广泛收缩,动脉血压升高;进而使压力感受性反射活动加强,由于压力感受性反射对心脏活动的抑制效应超过去甲肾上腺素对心脏的直接兴奋效应,故心率减慢。

（三）血管升压素

血管升压素是由下丘脑视上核和室旁核神经元合成的。这些神经元的轴突走行于下丘脑垂体束中进入垂体后叶,其末梢释放的血管升压素作为垂体后叶激素进入血循环。血管升压素在肾集合管可促进水的重吸收,故又称为抗利尿激素(见第十章)。血管升压素也可作用于血管平滑肌的相应受体,引起血管平滑肌收缩。在正常情况下,血浆中血管升压素浓度升高时首先出现抗利尿效应;只有当其血浆浓度明显高于正常时,才引起血压升高。

（四）血管内皮生成的血管活性物质

内皮细胞可以生成并释放若干种血管活性物质。体内存在多种血管内皮生成和释放的舒血管物质。如内皮细胞内的前列环素合成酶合成的前列环素(prostacyclin,PGI_2)能使血管舒张,其释放与血管内的搏动性血流对内皮产生的切应力有关。内皮生成的另一类舒血管物质即**内皮舒张因子**(endothelium-derived relaxing factor,EDRF)的调节效应更为重要。EDRF 已证实是**一氧化氮**

（nitric oxide，NO），其前体是 L- 精氨酸。血流对血管内皮产生的切应力、低氧等可引起 EDRF 的释放。血管内皮细胞也可产生多种缩血管物质。**内皮素**（endothelin）是内皮细胞合成和释放的由 21 个氨基酸构成的多肽，也是强烈的缩血管物质。给动物注射内皮素可引起持续时间较长的升血压效应。

（五）激肽释放酶 - 激肽系统

激肽释放酶是体内的一类蛋白酶，可使高分子量激肽原和低分子量激肽原分解为激肽，如缓激肽和血管舒张素。激肽具有舒血管和增加毛细血管通透性的作用，在人体和动物实验中证实，缓激肽和血管舒张素是已知的最强烈的舒血管物质。在一些腺体器官中生成的激肽，可以使器官局部的血管舒张，血流量增加。

（六）心血管活性多肽

体内各组织器官中存在着多种活性多肽，对多种生理功能如运动、分泌、营养、感觉、代谢和防御等都有调节作用，统称为**调节肽**（regulatory peptide）。心血管系统中已发现有 30 多种调节肽。

1. 心房钠尿肽　**心房钠尿肽**（atrial natriuretic peptide，ANP）是由心房肌细胞合成和释放的由 28 个氨基酸构成的多肽。它可使血管舒张，又有较强的利钠和利尿作用，总的效应是使血压下降。

2. 肾上腺髓质素　**肾上腺髓质素**（adrenomedullin，ADM）存在于机体几乎所有的组织中。ADM 能使血管舒张，外周阻力降低，具有强而持久的降压作用。在心脏，ADM 可产生正性肌力作用，通过增加冠脉血流等多种途径，发挥对心脏的保护作用。ADM 还可使肾脏排水和排钠增多。

3. 尾升压素 Ⅱ　**尾升压素 Ⅱ**（urotensin Ⅱ，U Ⅱ）最早是从鱼尾部下垂体中分离的神经环肽。U Ⅱ 能持续、高效地收缩血管，尤其是动脉血管，是迄今所知最强的缩血管活性肽。

4. 阿片肽　体内的阿片肽主要有 β- 内啡肽、脑啡肽和强啡肽三类。垂体释放的 β 内啡肽和促肾上腺皮质激素来自同一个前体。在应激等情况下，β- 内啡肽和促肾上腺皮质激素一起被释放入血液，β- 内啡肽可使血压降低。

5. 降钙素基因相关肽　是由 37 个氨基酸残基组成的神经肽，由感觉神经末梢释放，其受体广泛分布于心肌和血管壁。是目前发现的最强烈的舒血管物质，对心肌具有正性变力和变时作用。

（七）气体信号分子

气体信号分子是一类不同于传统细胞信号分子的小分子气体物质，它们具有在酶催化下内源性产生、不依赖于膜受体而自由通过细胞膜，以及在生理浓度下有明确的特定功能等特性，如前文已述的一氧化氮。

1. 一氧化碳　在人类和哺乳动物，几乎所有器官、组织的细胞都能合成和释放内源性**一氧化碳**（carbon monoxide，CO）。它由血红素经血红素加氧酶代谢生成。CO 能快速自由地通过各种生物膜，具有舒张血管的作用。内源性 CO 还可以抑制平滑肌细胞增殖和血小板聚集。

2. 硫化氢　**硫化氢**（hydrogen sulfide，H_2S）是带有臭鸡蛋味的气体。H_2S 在哺乳动物体内以 L- 半胱氨酸为底物经酶催化产生。生理浓度的 H_2S 可能具有舒张血管、维持正常血压稳态的作用；对心肌组织具有负性肌力作用和降低中心静脉压等作用。

（八）前列腺素

前列腺素是一族二十碳不饱和脂肪酸，按其分子结构的差别，可分为多种类型。各种前列腺素对血管平滑肌的作用是不同的，例如前列环素和前列腺素 E_2 具有强烈的舒血管作用，前列腺素 $F_{2\alpha}$ 则使静脉收缩。

（九）细胞因子

细胞因子如肿瘤坏死因子、白细胞介素、干扰素、趋化因子等是由细胞所产生的一类信息物质，大多以自分泌或旁分泌的方式作用于靶细胞引起生物学效应，如白细胞介素家系中的成员多数为炎症介质，参与免疫反应，但也能调节心血管功能，能激活并使白细胞聚集，黏附于血管内膜；还能扩张血管和增加毛细血管的通透性。脂肪组织产生特异的脂肪细胞因子如瘦素、脂联素、抵抗素等,参与调控机体的能量代谢及多种心血管活动。

（十）组胺

组胺是由组氨酸在脱羧酶的作用下产生的。许多组织,特别是皮肤、肺和肠黏膜的肥大细胞中含有大量的组胺。当组织受到损伤或发生炎症和过敏反应时,都可释放组胺。组胺有强烈的舒血管作用,并能使毛细血管和微静脉的管壁通透性增加,导致局部组织水肿。

案例分析

患者,男,74岁。反复头晕10年,加重20天。患者10年前经常头晕,乏力,血压(170~180)/(90~100)mmHg,诊断为高血压,此后间断服用药物。20多天前,上述症状加重就诊,检查双下肢轻度水肿,血压220/100mmHg,给予呋塞米、硝苯地平片和比索洛尔治疗后缓解。诊断:高血压。

问题:

1. 简述动脉血压的形成机制。

2. 影响动脉血压的因素有哪些?

3. 动脉血压升高对心脏功能有何影响?

4. 根据所学知识,分析治疗高血压的药物分类有哪些? 其机制分别是什么?

分析:

1. 动脉血压的形成机制　①前提条件:血液充盈;②基本因素:心脏射血和外周阻力;③辅助因素:主动脉和大动脉的弹性(起缓冲血压波动和使血流连续的作用)。

2. 影响动脉血压的因素　①每搏输出量:主要影响收缩压;②心率:主要影响舒张压;③外周阻力:主要影响舒张压(影响舒张压的最重要因素);④主动脉和大动脉的弹性贮器作用:减小脉压差;⑤循环血量和血管系统容量的比例:影响体循环平均充盈压。

3. 动脉血压对心脏来说是后负荷,动脉血压升高,后负荷增加。大动脉压暂时增高,可使等容收缩期延长而射血期缩短,同时射血速度减慢,搏出量减少,但通过神经体液调节,搏出量可恢复。但长期大动脉压过高,心肌需要持续加强收缩才能维持心输出量,将会导致心肌肥厚等病理改变,最后出现泵血功能下降,心力衰竭。本案例中的"双下肢轻度水肿"就是心力衰竭的临床表现。

4. 目前,世界卫生组织(World Health Organization,WHO)推荐的一线抗高血压药物主要有六大类。首先,血管紧张素转换酶抑制剂(angiotensin converting enzyme inhibitor,ACEI)或血管紧张素Ⅱ受体阻滞剂(angiotensin Ⅱ receptor blocker,ARB)通过抑制血管紧张素Ⅱ(Ang Ⅱ)生成或阻断Ang Ⅱ与受体结合,扩张血管降低外周阻力,抑制水钠潴留,减少循环血量。第三类是α受体拮抗剂,但未普遍推广使用。第四类为β受体拮抗剂,通过拮抗心脏β_1受体,使心率减慢,心肌收缩力减弱,心输出量减少。第五类是钙通道阻滞剂,通过阻断血管平滑肌和心肌细胞膜上的钙离子通道,抑制平滑肌收缩,降低外周阻力;减弱心肌收缩力,降低心率,减少心输出量。最后一类是利尿剂,主要通过排钠排水,减少循环血量发挥降压作用。

三、局部血流调节

体内各器官的血流量除了受神经、体液调节之外,还受到局部器官组织代谢活动的调节。代谢活动愈强,耗氧愈多,血流量也就愈多。器官血流量控制主要通过调节该器官阻力血管的口径来实现。在不同器官的血管,神经、体液和局部调节机制三者所起作用的相互关系是不同的。在多数情况下,几种机制起协同作用,但在有些情况下也可起相互对抗的作用。此外,不同器官的血流量变化范围也有较大的差别,功能活动变化较大的器官,如骨骼肌、胃肠、肝、皮肤等,血流量的变化范围较大;脑、肾等器官的血流量则比较稳定。实验证明,即使将调节血管活动的外部神经、体液因素都去除,在一定的血压变动范围内,器官、组织的血流量仍能通过局部的机制得到适当的调节。这种调节机制存在于器官组织或血管本身,故也称为自身调节。

第六节　器 官 循 环

体内每一器官的血流量除了取决于该器官的动脉压和静脉压之间的压力差及器官内的血流阻力之外,还与器官的结构和功能及其血管分布有关。本节将叙述心、肺、脑几个主要器官的血液循环特征。

一、冠脉循环

(一)冠脉血流的特点

冠状动脉的分支由心外膜垂直进入心肌膜。毛细血管数和心肌纤维数的比例为1:1。在心肌横截面上,每平方毫米面积内有 2 500~3 000 根毛细血管。在人类,正常心脏的冠脉侧支较细小,不易很快建立侧支循环,常可导致心肌梗死。在安静状态下,人冠脉血流量为每 100g 心肌每分钟 60~80ml。中等体重的人,总的冠脉血流量为 225ml/min,占心输出量的 4%~5%。冠脉血流量与心肌的活动有关,左心室单位克重心肌组织的血流量大于右心室。当心肌活动加强,冠脉达到最大舒张状态时,冠脉血流量可增加到每 100g 心肌每分钟 300~400ml。

决定冠脉血流量的主要因素是灌注压以及冠脉受压的程度。由于心脏血管的大部分分支深埋于心肌内,心脏在每次收缩时对埋于其内的血管产生压迫,从而影响冠脉血流。图 6-36 展示了狗的左、右冠状动脉血流在一个心动周期中的变化。在左心室等容收缩期,由于心肌收缩的强烈压迫,使左冠状动脉血流急剧减少,甚至发生倒流。在射血期,冠状动脉血压随主动脉压升高,冠脉血流量增加。到减慢射血期,冠脉血流量又有下降。在心肌舒张的早期,虽然血压降低使灌注压有所减小,但由于冠脉血管的压迫解除,血流的阻力显著减小,因而血流量增加,冠脉血流量达到最高峰,然后因灌注压进一步降低而逐渐回降。在左心室深层,心肌收缩对冠脉血流的影响更为明显。一般说来,左心室在收缩期血流量只有舒张期的 20%~30%。当心肌收缩加强时,心缩期冠脉血流量所占的比例更小。由此可见,动脉舒张压的高低和心舒期的长短对冠脉血流量的影响非常重要。体循环外周阻力增大时,动脉舒张压升高,冠脉血流量增多。心率加快时,由于心动周期的缩短主要是心舒期缩短,故冠脉血流量减少。右心室肌肉比较薄弱,收缩时对冠脉血流量的影响不如左心室明显。在安静情况下,右心室收缩期的血流量和舒张期的血流量相差不多,甚至多于后者。

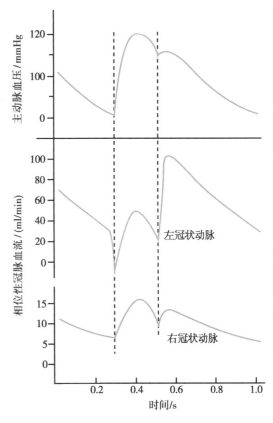

图 6-36　一个心动周期中左、右冠状动脉血流变化情况

(二)冠脉血流量的调节

对冠脉血流量进行调节的各种因素中,最重要的是心肌本身的代谢水平。交感和副交感神经也

支配冠脉血管平滑肌,但它们的调节作用是次要的。

1. 心肌代谢水平对冠脉血流量的影响　心肌收缩的能量来源主要依靠有氧代谢。心肌耗氧量较大,人体处于安静状态时,动脉血流经心脏后,其中 65%~75% 的氧被心肌摄取,因此心脏的动脉血和静脉血的含氧量差很大,也就是说,心肌提高从单位血液中摄取氧的潜力较小。在肌肉运动、精神紧张等情况下,心肌代谢活动增强,耗氧量也随之增加。此时,机体主要通过冠脉血管舒张,增加冠脉血流量来满足心肌对氧的需求。目前认为,心肌代谢增强引起冠脉血管舒张的原因是某些心肌代谢产物的增加。其中,**腺苷**(adenosine)可能起最重要的作用。当心肌代谢增强而使局部组织中氧分压降低时,心肌细胞中的 ATP 分解为 ADP 和腺苷一磷酸(AMP)。在冠脉血管周围的间质细胞中有 5′-核苷酸酶,后者可使 AMP 分解产生腺苷。腺苷具有强烈的舒张小动脉的作用。腺苷生成后,在几秒钟内即被破坏,因此不会引起其他器官的血管舒张。心肌的其他代谢产物如 H^+、CO_2、乳酸等,虽也能使冠脉舒张,但作用较弱。此外,缓激肽和前列腺素 E 等体液因素也能使冠脉血管舒张。

2. 神经调节　冠状动脉受迷走神经和交感神经支配。迷走神经兴奋对冠状动脉的直接作用是舒张,但迷走神经兴奋又使心率减慢,心肌代谢率降低,这些因素可抵消迷走神经对冠状动脉的直接舒张作用。在动物实验中,如果使心率保持不变,则刺激迷走神经引起冠脉舒张。刺激心交感神经时,可激活冠脉平滑肌的 α 肾上腺素受体,使血管收缩,但交感神经兴奋又同时激动心肌的 β 肾上腺素受体,使心率加快,心肌收缩加强,耗氧量增加,从而使冠脉舒张。总之,在整体条件下,冠脉血流主要是由心肌本身的代谢水平来调节的。神经因素对冠脉血流的影响在很短时间内就被心肌代谢改变而引起的血流变化所掩盖。

3. 激素调节　肾上腺素和去甲肾上腺素可通过增强心肌的代谢活动和耗氧量使冠脉血流量增加;也可直接作用于冠脉血管 α 或 β 肾上腺素受体,引起冠脉血管收缩或舒张。甲状腺素增多时,心肌代谢加强,耗氧量增加,使冠状动脉舒张,血流量增加。血管紧张素 II、大剂量血管升压素能使冠状动脉收缩,冠脉血流量减少。

二、肺循环

肺循环的功能是使血液在流经肺泡时和肺泡气之间进行气体交换。

(一)肺循环的生理特点

1. 血流阻力和血压　肺动脉管壁厚度仅为主动脉的三分之一,其分支短而管径较粗,故肺动脉的可扩张性较高,对血流的阻力较小。由于肺循环血管对血流的阻力小,所以,虽然右心室和左心室的每分输出量相等,但肺动脉压远较主动脉压为低。肺循环毛细血管平均压为 7mmHg,而血浆胶体渗透压平均 25mmHg,故将组织中的液体吸收入毛细血管的力量较大。现在一般认为肺部组织液的压力为负压。这一负压使肺泡膜和毛细血管管壁互相紧密相贴,有利于肺泡和血液之间的气体交换,还有利于吸收肺泡内的液体,使肺泡内没有液体积聚。在某些病理情况下,如左心衰竭时,肺静脉压力升高,肺循环毛细血管压也随着升高,就可使液体积聚在肺泡或肺的组织间隙中,形成肺水肿。

2. 肺的血容量　肺部的血容量较多,约为 450ml,占全身血量的 9%。由于肺组织和肺血管的可扩张性大,故肺部血容量的变化范围较大,起着贮血库的作用。当机体失血时,肺循环可将一部分血液转移至体循环,起代偿作用。

(二)肺循环血流量的调节

1. 神经调节　肺循环血管受交感神经和迷走神经支配。刺激交感神经对肺血管的直接作用是引起收缩和血流阻力增大。但在整体情况下,交感神经兴奋时体循环的血管收缩,将一部分血液挤入肺循环,使肺循环内血容量增加。循环血液中的儿茶酚胺也有同样的效应。刺激迷走神经可使肺血管舒张,乙酰胆碱也能使肺血管舒张,但在流经肺部后即分解失活。

2. 肺泡气的氧分压　肺泡气的氧分压对肺部血管的舒缩活动有明显的影响。急性或慢性的低氧都能使肺部血管收缩,血流阻力增大,尤其是肺泡气的 CO_2 分压升高时,低氧引起的肺部微动脉的收缩更加显著。当吸入气氧分压过低时,例如在高海拔地区,可引起肺循环动脉广泛收缩,血流阻力增大,故肺动脉压显著升高。长期居住在高海拔地区的人,常可因肺动脉高压使右心室负荷长期加重而导致右心室肥厚。

3. 血管活性物质对肺血管的影响　肾上腺素、去甲肾上腺素、血管紧张素Ⅱ、血栓素 A_2、前列腺素 $F_{2\alpha}$ 等能使肺循环的微动脉收缩。组胺、5- 羟色胺能使肺静脉收缩,但在流经肺循环后即分解失活。

三、脑循环

(一)脑循环的特点

1. 脑组织的代谢水平高,血流量较多　在安静情况下,每 100g 脑的血流量为 50~60ml/min,整个脑的血流量约为 750ml/min。而脑的重量仅占体重的 2%,但血流量却占心输出量的 15% 左右。脑组织的耗氧量也较大,在安静情况下,每 100g 脑每分钟耗氧 3~3.5ml,即整个脑的耗氧量约占全身耗氧量的 20%。

2. 血流量变化较小　脑位于颅腔内,颅腔是骨性的,其容积是固定的。由于脑组织是不可压缩的,故脑血管舒缩程度受到相当的限制,血流量的变化较其他器官的小。

(二)脑血流量的调节

1. 自身调节　脑血流量取决于脑的动、静脉的压力差和脑血管的血流阻力。在正常情况下,颈内静脉压接近于右心房压,且变化不大,故影响血流量的主要因素是颈动脉压。当平均动脉压在 60~140mmHg 范围内变化时,脑血管可通过自身调节的机制使脑血流量保持恒定。平均动脉压降低到 60mmHg 以下时,脑血流量就会显著减少,引起脑的功能障碍。反之,当平均动脉压超过 140mmHg 时,脑血流量显著增加。

2. CO_2 和 O_2 分压对脑血流量的影响　血液 CO_2 分压升高时,脑血管舒张,血流量增加。血液 O_2 分压降低时,也能使脑血管舒张。

3. 脑的代谢对脑血流的影响　脑的各部分的血流量与该部分脑组织的代谢活动程度有关。当脑的某一部分活动加强时,该部分的血流量就增多。

4. 神经调节　神经调节对脑血管活动的作用不明显。刺激或切除支配脑血管的交感或副交感神经,脑血流量没有明显变化。在多种心血管反射中,脑血流量的变化都很小。

(三)血 - 脑脊液屏障和血 - 脑屏障

脑脊液中 Na^+ 和 Mg^{2+} 的浓度较血浆高,K^+、HCO_3^- 和 Ca^{2+} 的浓度则较血浆低,可见,血液和脑脊液之间的物质转运是一个主动过程。此外,一些大分子物质较难从血液进入脑脊液,这表明在血液和脑脊液之间存在某种特殊的屏障,称为**血 - 脑脊液屏障**(blood-cerebrospinal fluid barrier)。O_2、CO_2 等脂溶性物质很容易透过屏障,但许多离子的通透性较低。

血液和脑组织之间也存在着类似的屏障,称为**血 - 脑屏障**(blood-brain barrier),可限制物质在血液和脑组织之间的自由交换。脂溶性物质如 O_2、CO_2、乙醇及某些麻醉药易透入脑组织中,而青霉素、胆盐、H^+、HCO_3^- 和非脂溶性物质则不易透入脑组织。其通透性的大小并不完全和分子的大小有关。例如葡萄糖和氨基酸的通透性较高,而甘露醇、蔗糖和许多离子的通透性则很低,甚至不能透过。临床用药时,可将不易透过血 - 脑屏障的药物直接注入脑脊液,使之较快地进入脑组织。

分析思考

1. 当心房肌和心室肌收缩时,心脏的各瓣膜如何变化? 血液为什么会呈一定方向流动?
2. 根据动脉血压形成及其影响因素思考如何设计抗高血压药物。

3. 根据心脏泵血功能的调节原理设计治疗心力衰竭的药物。

4. 试分析改善冠脉循环的药物作用靶点。

第六章
目标测试

（杨最素　韩　莹）

第七章

呼吸系统的结构与功能

学习目标

1. **掌握** 肺通气的动力;胸膜腔负压形成原理及其生理意义;肺通气的阻力;肺泡表面活性物质的作用及其意义;肺容积,肺容量,无效腔和肺泡通气量的概念;呼吸运动的反射性调节。
2. **熟悉** 呼吸系统的组成和结构;呼吸的基本过程;气体交换的动力和过程;影响肺换气的因素;氧和二氧化碳在血液中的运输。
3. **了解** 肺通气的非弹性阻力;呼吸中枢和呼吸节律的形成。

　　机体在新陈代谢过程中,需要不断地进行气体交换,即从大气中摄取所需要的O_2,并排出代谢产生的CO_2。机体与外界环境之间的气体交换过程称为**呼吸**(respiration)。呼吸是维持机体正常生命活动、保持内环境稳定的基本生理功能之一,一旦呼吸停止,生命也将终止。

　　呼吸的全过程由三个相互衔接并且同时进行的环节组成,即外呼吸、气体在血液中的运输和内呼吸。外呼吸包括肺通气(肺与外界空气之间的气体交换过程)和肺换气(肺泡与肺毛细血管之间的气体交换过程);气体在血液中的运输是由循环血液将O_2从肺运输到全身组织以及将CO_2从组织运输到肺的过程;内呼吸是血液与组织、细胞之间的气体交换过程,也称为组织换气,有时也将细胞内的生物氧化过程包括在内。

第七章
第一节
教学课件

第一节　呼吸系统的组成和结构

　　呼吸系统(respiratory system)由呼吸道和肺两部分组成(图 7-1)。呼吸道包括鼻、咽、喉、气管和各级支气管。临床上常将鼻、咽、喉称为上呼吸道,把气管和各级支气管称为下呼吸道。肺是进行气体交换的器官并兼有内分泌功能,由肺实质(支气管树和肺泡)和肺间质(结缔组织、血管、淋巴管和神经等)组成。

一、呼吸道

(一)鼻

　　鼻(nose)由外鼻、鼻腔和鼻旁窦三部分组成。鼻是呼吸道的起始部,也是嗅觉器官。鼻腔和鼻旁窦在发音中还有共鸣作用。

　　外鼻以鼻骨和软骨为支架。鼻尖两侧呈弧形隆突的部分为鼻翼,当呼吸困难时,可出

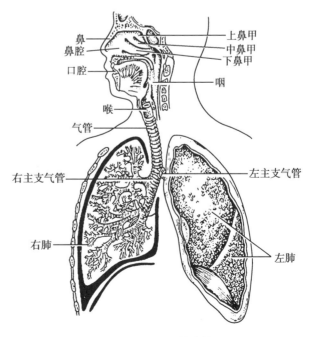

图 7-1　呼吸系统全貌

现鼻翼扇动。

鼻腔由骨和软骨围成,内面衬以皮肤和黏膜。鼻腔被鼻中隔分为左、右两腔,向前经鼻孔通外界,向后经鼻后孔通鼻咽。鼻腔外侧壁自上而下有 3 个鼻甲突向鼻腔,分别是上鼻甲、中鼻甲和下鼻甲(图 7-1)。各鼻甲下方的裂隙分别为上鼻道、中鼻道和下鼻道。上、中鼻道有鼻旁窦的开口,下鼻道的前方有鼻泪管的开口。

鼻黏膜按功能不同分为嗅区和呼吸区。嗅区分布于上鼻甲内侧面和与其相对的鼻中隔部分,活体呈苍白或淡黄色,内含感受嗅觉刺激的嗅细胞。呼吸区覆盖其余部分并与各鼻旁窦黏膜延续,范围较广,活体呈淡红色,含有丰富的血管和鼻腺,上皮有纤毛,对吸入的空气有加温和湿润作用。

鼻旁窦是骨性鼻旁窦衬以黏膜而成,共 4 对,分别是上颌窦、额窦、筛窦和蝶窦,位于同名的颅骨内。上颌窦、额窦和筛窦的前、中群开口于中鼻道,筛窦的后群开口于上鼻道,蝶窦开口于蝶筛隐窝。

(二) 咽

详见第八章"消化系统的结构与功能"。

(三) 喉

喉(larynx)既是呼吸通道又是发音器官,位于颈前部正中,上端为会厌上缘,下端接续气管,后方为喉咽,两侧为颈部的大血管、神经和甲状腺侧叶。喉以喉软骨为支架,借关节、韧带和喉肌连结而成(图 7-2)。喉软骨包括不成对的甲状软骨、环状软骨、会厌软骨和成对的杓状软骨。甲状软骨最大,其中部上端向前突出称喉结。环状软骨位于甲状软骨的下方,是呼吸道软骨支架中唯一完整的软骨环,其前部为较窄的环状软骨弓,平对第 6 颈椎;后部为较宽的环状软骨板。

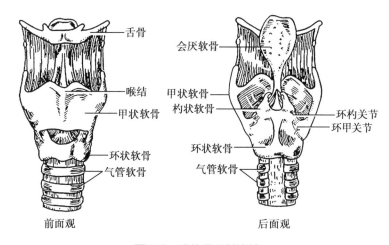

前面观　　　　后面观

图 7-2　喉软骨及其连结

喉腔向上经喉口与喉咽相通,向下续于气管腔(图 7-3)。喉口朝向后上方,吞咽时喉上提,会厌软骨盖住喉口,防止食物进入气管。喉腔侧壁有上、下 2 对黏膜皱襞突入腔内,上方 1 对称前庭襞,下方 1 对称声襞。两侧前庭襞间的裂隙称前庭裂,两侧声襞之间的窄裂称声门裂,是喉腔最狭窄的部位。借两对黏膜皱襞将喉腔自上而下分为喉前庭、喉中间腔和声门下腔。

(四) 气管和支气管

气管(trachea)位于食管前方,上端在第 6 颈椎体下缘高度借韧带连于喉,向下至胸骨角平面分为左、右主支气管。气管由 14~17 个缺口朝后,呈 C 形的气管软骨环以及连结各环之间的结缔组织和平滑肌构成,内面衬以黏膜。气管后壁缺少软骨,由弹性纤维和平滑肌封闭,称膜壁(图 7-4)。

支气管(bronchi)是气管分出的各级分支,其分出的第一级分支,即左、右主支气管。右主支气管较左主支气管短粗而陡直,所以气管异物多坠入右侧。两主支气管在肺门处分为肺叶支气管,进入肺内后再反复分支为各级支气管。

二、肺

1. 肺的位置和形态　肺位于胸腔内,纵隔的两侧,膈的上方,左、右各一。右肺因膈下有向上隆凸的肝,故较宽而短;左肺因受偏向左侧的心脏的影响,较窄而长。

肺的颜色随年龄的增长和职业的不同而改变。幼儿的肺呈淡红色,随着年龄的增长,吸入空气中的尘埃在肺内沉积,肺的颜色逐渐变成灰色或深灰色,长期在烟尘污染重的环境中以及吸烟者的肺呈棕黑色。

肺内含有大量的空气及弹性纤维,质软而轻,富有弹性,比重 <1,可浮于水中。胎儿和未经呼吸过的新生儿肺,其内不含空气,比重 >1,入水下沉。法医学常借此鉴别生前死亡和生后死亡的胎儿。

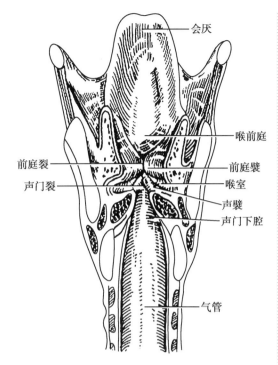

图 7-3　喉的冠状切面

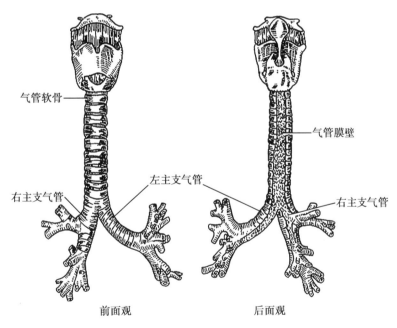

图 7-4　气管及支气管

肺略呈圆锥形,有一尖、一底、肋面和纵隔面以及前、后、下三缘。肺尖圆钝,经胸廓上口突至颈根部,在锁骨内侧 1/3 处,高出锁骨 2~3cm。纵隔面亦称内侧面,中部有一凹陷称肺门,有支气管、肺动脉、肺静脉、支气管动脉、支气管静脉、淋巴管和神经等结构出入(图 7-5,图 7-6)。

两肺借叶间裂分叶,左肺被斜裂分为上叶和下叶,右肺被斜裂和水平裂分为上叶、中叶和下叶。大叶性肺炎即指肺叶的病变。

2. 肺的导管部和呼吸部　支气管入肺后,反复分支,越分越细,最后连于肺泡,其分支呈树枝状,称支气管树(图 7-7)。如以气管为 0 级，主支气管为 1 级，每经过一级就有一次分叉，大约有 23 级分叉。最初的 16 级为肺的导管部，包括小支气管、细支气管和终末细支气管，均无气体交换功能。之后为肺的呼吸部，包括呼吸性细支气管、肺泡管、肺泡囊、肺泡，管壁的软骨逐渐变得不规则直至消失，而主要由平滑肌构成。平滑肌的收缩和舒张会改变管腔口径的大小，从而影响气道阻力。

3. 肺的血管　肺具有两套血管系统，一是组成小循环的肺动脉和肺静脉，是肺的功能血管，输送血液至肺，完成气体交换；二是属于大循环的支气管动脉和支气管静脉，是肺的营养血管。

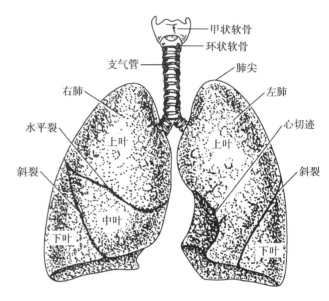

图 7-5　肺的外形

三、胸膜及胸膜腔

胸膜(pleura)是衬覆于胸壁内面、膈上面、纵隔内侧面和肺表面的一层浆膜，可分为脏胸膜和壁胸膜两部分。脏胸膜被覆于肺的表面，光滑、湿润而有光泽，与肺实质结合紧密，并折入肺裂内。壁胸膜按其所附着的部位不同分为相互移行转折的四部分。其中，贴附于胸廓内面、纵隔外侧面和膈上面的壁胸膜分别称为肋胸膜、纵隔胸膜和膈胸膜，而覆盖于肺尖上方，突出胸廓上口，延伸至颈根部的壁胸膜称为胸膜顶。胸膜脏、壁两层在肺根处相互返折移行，在两肺周围分别形成两个互不相通、完全封闭的**胸膜腔**(pleural cavity)(图 7-1)。

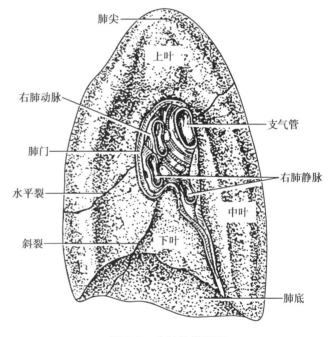

图 7-6　右肺的纵隔面

在壁胸膜各部相互转折处的胸膜腔，即使在深吸气时，肺缘也不能伸入其内，这些间隙称胸膜隐窝。最大、最重要的胸膜隐窝为肋膈隐窝，在肋胸膜与膈胸膜的返折处，是胸膜腔的最低部位，胸膜腔积液首先聚积于此。

四、纵隔

纵隔(mediastinum)是两侧纵隔胸膜间全部器官、结构与结缔组织的总称。前界为胸骨，后界为脊柱胸段，两侧为纵隔胸膜，向上达胸廓上口，向下至膈。

通常以胸骨角平面将纵隔分为上纵隔与下纵隔，下纵隔再以心包为界，分为前纵隔、中纵隔和后纵隔。

上纵隔内主要有胸腺(成人为胸腺遗迹)，头臂静脉及上腔静脉，主动脉弓及其分支、迷走神经、膈神经、气管、食管、胸导管等。前纵隔有少数淋巴结和疏松结缔组织。中纵隔内含心包、心及连接心的

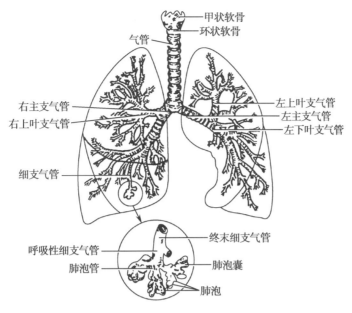

图 7-7　肺内支气管的分支

大血管。后纵隔内主要有胸主动脉、奇静脉、半奇静脉、迷走神经、胸交感干、内脏大神经、支气管、食管、胸导管及淋巴结等（图 7-8）。

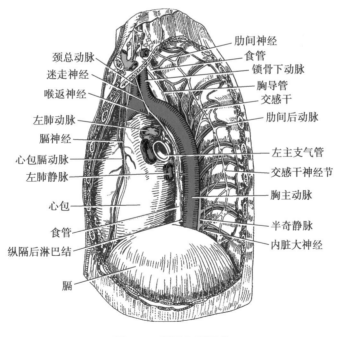

图 7-8　纵隔左侧面观

第二节　肺　通　气

　　肺通气（pulmonary ventilation）是指肺与外界环境之间的气体交换过程。气体由外界流入肺内为吸气，自肺内流出为呼气。实现肺通气的主要结构包括呼吸道、肺、胸廓和胸膜腔等。呼吸道除作为气体流动的通道外，同时还具有保护或防御功能，如对吸入气体的加温、加湿、过滤、清洁等。

一、肺通气的原理

肺通气的实现,需要推动气体流动的动力,并克服阻碍气体流动的阻力。

(一) 肺通气的动力

实现肺通气的直接动力是肺内压和大气压之间的压力差。肺扩张时,肺内压低于大气压,产生吸气;肺缩小时,肺内压高于大气压,导致呼气。肺本身不能主动扩张和缩小,但借助于胸廓的运动,再加上胸膜腔的特殊结构,使得肺能随胸廓一起扩大或缩小。

1. 呼吸运动　呼吸肌收缩和舒张引起的胸廓节律性扩大和缩小称为**呼吸运动**(respiratory movement)。使胸廓扩大产生吸气动作的肌肉为吸气肌,主要有膈肌和肋间外肌;使胸廓缩小产生呼气动作的是呼气肌,主要有肋间内肌和腹肌。此外,还有一些辅助吸气肌,如斜角肌、胸锁乳突肌等。

呼吸运动的
过程(图片)

(1) 呼吸运动过程

1) **吸气**(inspiration):平静呼吸时,吸气主要由膈肌和肋间外肌收缩来完成,吸气是主动的。膈肌收缩时,增大了胸腔的上下径,肋间外肌收缩时,增大了胸腔的前后径和左右径。胸腔的上下、前后和左右径增大,引起胸腔和肺容积的增大,肺内压低于大气压,外界气体进入肺内,完成吸气。

2) **呼气**(expiration):平静呼吸时,呼气由膈肌和肋间外肌舒张所致。膈肌和肋间外肌舒张时,肺依靠其自身的回缩力而回位,并牵引胸廓,使之缩小,从而引起胸腔和肺容积的减小,肺内压高于大气压,肺内气体被呼出,完成呼气动作。所以,平静呼吸时呼气是被动的。

呼吸运动的
过程(动画)

(2) 呼吸运动形式

1) 平静呼吸和用力呼吸:安静状态下的呼吸运动称为**平静呼吸**(eupnea)。其特点是呼吸运动较为平稳均匀,每分钟呼吸频率为12~18次,吸气是主动过程,呼气是被动过程。机体活动时,或吸入气中 CO_2 含量增加或 O_2 含量减少时,呼吸将加深、加快,这种形式的呼吸运动称为**用力呼吸**(forced breathing)又称**深呼吸**(deep breathing),这时除膈肌和肋间外肌收缩外,胸锁乳突肌及斜角肌等辅助吸气肌也参与收缩,使胸廓进一步扩大,吸气运动增强,吸入更多的气体。用力呼气时,除吸气肌舒张外,还有腹肌、肋间内肌等辅助呼气肌主动收缩,此时呼气动作也是主动过程。肋间内肌收缩时使胸腔的前后、左右径进一步缩小,呼气运动增强,呼出更多的气体。腹肌收缩使胸腔容积缩小,协助呼气。

2) 胸式呼吸和腹式呼吸:如果呼吸运动主要由于肋间外肌的活动,则胸壁的起落动作比较明显,称为**胸式呼吸**(thoracic breathing)。如果呼吸运动主要由于膈肌的活动,腹壁的起落动作比较明显,

胸式呼吸
(动画)

称为**腹式呼吸**(abdominal breathing)。通常成人呼吸运动呈现腹式和胸式的混合式呼吸,而婴儿(胸廓的发育相对迟缓)或胸膜炎、胸腔积液等胸部活动受限时则以腹式呼吸为主。在肥胖、妊娠后期、腹腔巨大肿块、严重腹水等情况下,膈肌运动受阻,则以胸式呼吸为主。

2. 肺内压　肺内压(intrapulmonary pressure)是指肺泡内的压力。

(1) 呼吸过程中肺内压的变化:在呼吸过程中,肺内压呈现周期性变化。在呼吸暂停、声带开放、呼吸道畅通时,肺内压与大气压相等。吸气初,肺容积增大,肺内压暂时下降,低于大气压,气体进入肺泡,随着肺内气体逐渐增加,肺内压也逐渐升高,至吸气末,肺内压已升高到与大气压相等,气流停止。而在呼气初,肺容积减小,肺内压升高,高于大气压,气体流出肺,使肺内气体逐渐减少,肺内压逐渐下降,至呼气末,肺内压又降到与大气压相等(图 7-9)。

腹式呼吸
(动画)

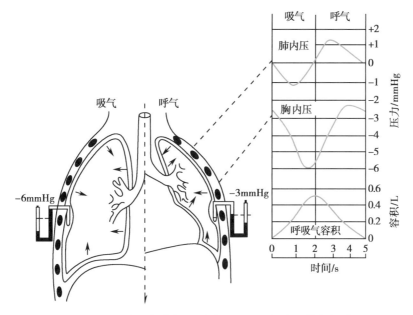

图 7-9　呼吸过程中肺内压、胸内压及呼吸气容积的变化过程

肺内压（动画）

海姆立克急
救法（拓展
阅读）

负压通气
（拓展阅读）

胸膜腔内压
（动画）

　　平静呼吸时，吸气时的肺内压较大气压低 1~2mmHg，呼气时的肺内压较大气压高 1~2mmHg。用力呼吸时，肺内压变动幅度增大。当呼吸道不够通畅时，肺内压的波动将更大，呼气时肺内压可高达 60~140mmHg。

　　（2）人工呼吸的原理：当机体因某种原因（如溺水、电击等）不能进行呼吸运动时，应及时采用人工呼吸。**人工呼吸**（artificial respiration）即人为地建立肺内压和大气压之间的压力差来维持肺通气。人工呼吸的方法很多，如用人工呼吸机或口对口的人工呼吸法进行正压通气，或者有节律地挤压胸廓的负压通气等。

　　3. 胸膜腔内压　　**胸膜腔内压**（intrapleural pressure）是指胸膜腔内的压力。胸膜腔实际为一个潜在腔隙，其中仅有少量浆液。胸膜腔内的浆液有两方面的作用：一是在两层胸膜之间起润滑作用，减小呼吸运动时的摩擦；二是浆液分子间的内聚力使两层胸膜贴附在一起，不易分开，因而肺就可以随胸廓的运动而张缩。

　　（1）胸膜腔内压及其测定：胸膜腔内压可用直接法和间接法两种方法进行测定。

　　1）直接法：即将与检压计相连接的注射针头斜刺入胸膜腔内，检压计的液面即可直接指示胸膜腔内的压力（图 7-9）。

　　2）间接法：即让受试者吞下带有薄壁气囊的导管至下胸部食管，测量呼吸过程中食管内压变化来间接指示胸膜腔内压的变化。经测量，胸膜腔内压力通常比大气压低，为负压，并且该负压值随呼吸运动而变化。在平静呼吸时，不论吸气或呼气，胸膜腔内压均低于大气压呈负压。平静呼气末胸膜腔内压为 -5~-3mmHg，吸气末为 -10~-5mmHg（图 7-9）。关闭声门、用力吸气时，胸膜腔内压可降至 -90mmHg，用力呼气时，可升高到 110mmHg。

　　（2）胸膜腔负压的形成：胸膜腔负压的形成是因为胸膜腔是一个密闭的潜在腔隙，并且在生长发育过程中胸廓生长速度比肺快，从出生后第一次呼吸开始，肺便被充气而始终处于被动扩张状态，而胸廓则因为肺的牵拉容积小于其自然容积，因而，在平静呼吸时，胸膜腔始终受到肺和胸廓两个弹性体所产生的方向相反的两个回缩力的作用，肺的弹性回缩力的方向向内，而胸廓的弹性回缩力的方向向外，其结果使胸膜腔内的压力成为负压。这一过程类似注射器的活塞,当受到两个方向的力的作用时,针筒内成为负压而将液体吸入。

(3) 胸膜腔负压的生理意义:①维持肺的扩张状态,并随胸廓的运动而张缩,保证肺通气和肺换气顺利进行;②降低中心静脉压,促进胸腔淋巴液和静脉血回流。

如果胸膜受损(如胸壁贯通伤或肺损伤累及胸膜脏层时),胸膜腔与大气相通,气体将顺压力差进入胸膜腔而造成**气胸**(pneumothorax)。此时,胸膜腔负压减小,甚至消失或变为正压,肺将因其本身的回缩力而塌陷,造成**肺不张**(atelectasis),从而影响肺通气功能,并导致静脉回心血量骤减,患者可出现休克,如不及时抢救则可危及生命。

(二) 肺通气的阻力

肺通气的阻力分为弹性阻力和非弹性阻力,前者约占总阻力的70%,后者约占总阻力的30%。

1. 弹性阻力和顺应性　弹性组织受外力作用发生变形时所产生的对抗变形的力称为**弹性阻力**(elastic resistance)。一般用顺应性来度量弹性阻力。**顺应性**(compliance)是指弹性组织在外力作用下发生变形的难易程度。容易变形者顺应性大,弹性阻力小;不易变形者,顺应性小,弹性阻力大。可见,顺应性与弹性阻力呈反变关系。肺顺应性还与肺总量有关,为了排除肺总量的影响,可用**比顺应性**(specific compliance),即单位肺容量的顺应性来反映不同个体肺的弹性阻力大小。

(1) 肺的弹性阻力:肺弹性阻力包括两种成分,一是由肺组织本身产生的弹性回缩力,约占肺弹性阻力的1/3;二是由肺泡表面张力所产生的回缩力,约占肺弹性阻力的2/3,两者均使肺具有回缩倾向。

肺泡表面张力与肺表面活性物质:肺泡内壁的表层覆盖一薄层液体,它与肺泡内气体间形成液-气界面,其表面张力的合力方向指向肺泡中央,可影响肺泡内压(P)(图7-10)。肺泡内压强的大小可根据Laplace公式计算:

$$P = \frac{2T}{r} \qquad 式(7\text{-}1)$$

式中,T为表面张力系数,r为肺泡半径。

如果彼此连通的大小两个肺泡的表面张力相同,则小肺泡内压强P大于大肺泡内压强,小肺泡的气体将流入大肺泡,导致小肺泡塌陷,大肺泡膨胀,肺泡将失去稳定性;吸气时肺泡也将趋于膨胀破裂,呼气时肺泡趋于萎缩塌陷(图7-11)。但由于存在的肺泡表面活性物质,可对抗表面张力的作用,上述情况实际不会发生。

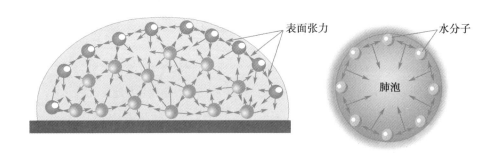

图 7-10　肺的表面张力示意图

肺表面活性物质(pulmonary surfactant)由肺泡Ⅱ型上皮细胞合成并释放,主要成分为二棕榈酰磷脂酰胆碱(dipalmitoyl phosphatidyl choline,DPPC)和**表面活性物质蛋白**(surfactant protein)。肺表面活性物质的作用是降低肺泡液-气界面的表面张力,减小肺泡的回缩力,因而具有以下重要的生理意义:

1) 维持大小肺泡容积的稳定性:因为小肺泡或当呼气时,肺泡表面活性物质密度大,降低表面张

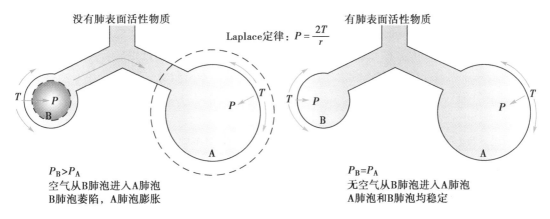

没有肺表面活性物质　　Laplace定律：$P = \dfrac{2T}{r}$　　有肺表面活性物质

$P_B > P_A$
空气从B肺泡进入A肺泡
B肺泡萎陷，A肺泡膨胀

$P_B = P_A$
无空气从B肺泡进入A肺泡
A肺泡和B肺泡均稳定

图 7-11　肺泡表面张力和肺泡内压及气流方向示意图

力作用强，这样可防止肺泡塌陷；而大肺泡或当吸气时，表面活性物质密度减小，肺泡表面张力较大，可防止大肺泡过度膨胀，这样保持了肺泡的稳定性。

2) 减少肺间质和肺泡内的组织液生成，防止肺水肿。

3) 降低吸气阻力，减少吸气做功，保持肺的扩张。

胎儿的肺泡Ⅱ型上皮细胞要在 6~7 个月或之后才开始合成和分泌表面活性物质。因此，早产儿可能因肺表面活性物质缺乏而发生肺不张和肺泡内表面透明质膜形成，造成呼吸困难，出现呼吸窘迫综合征，严重时危及生命。临床上可采用糖皮质激素促进肺表面活性物质合成，或吸入肺表面活性物质来进行治疗。

(2) 胸廓的弹性阻力：胸廓弹性阻力来自胸廓的弹性成分，既可能是吸气或呼气的阻力，也可能是吸气或呼气的动力，取决于胸廓所处的位置。当胸廓处于自然位置时，即此时的肺容量相当于肺总量的 67% 左右，胸廓无变形，弹性阻力为零；当肺容量小于肺总量的 67% 时，胸廓被牵引向内而缩小，其弹性阻力向外，是吸气的动力，呼气的阻力；而肺容量大于肺总量的 67% 时，胸廓被牵引向外而扩大，其弹性阻力向内，成为吸气的阻力，呼气的动力。

2. 非弹性阻力　　非弹性阻力（inelastic resistance）是在气体流动时产生的，并随流速加快而增加，故为动态阻力，包括惯性阻力、黏滞阻力和气道阻力。其中，气道阻力是非弹性阻力的主要成分，占非弹性阻力的 80%~90%。下面仅就气道阻力作进一步讨论。

(1) 气道阻力的定义和分布：气道阻力（airway resistance）是气体流经呼吸道时，气体分子间及气体分子与气道壁之间摩擦所产生的阻力。气道阻力的大小可用维持单位时间内气体流量所需压力差来表示：

$$气道阻力 = \frac{大气压与肺内压之差（cmH_2O）}{单位时间内气体流量（L/s）} \qquad 式(7-2)$$

健康人平静呼吸时，总气道阻力为 1~3cmH$_2$O·s/L，主要发生在直径 2mm 细支气管以上的鼻（约占总阻力的 50%）、声门（约占 15%）、气管和支气管（约占 25%）等部位，仅 10% 发生在口径小于 2mm 的细支气管。

(2) 影响气道阻力的因素：气道阻力受气流速度、气流形式和管径大小的影响。流速快，阻力大；流速慢，阻力小。气流形式有层流和湍流，层流阻力小，湍流阻力大。气流过快、管道不规则容易发生湍流，因此，对气管内有黏液、渗出物或肿瘤、异物等的患者，可用排痰、清除异物、减轻黏膜肿胀等方法减少湍流，降低气道阻力。气道管径大小是影响气道阻力的一个重要因素，主要受以下四方面因素的影响。

1) 气道的跨壁压：即呼吸道内外的压力差。吸气时，呼吸道内压力高，跨壁压增大，管径被动扩大,阻力变小;呼气时则阻力增大。

2）肺实质对气道壁的外向放射状牵引作用:吸气时,由于肺的扩大,肺实质中弹性纤维和胶原纤维对气道壁外向牵引作用增强,使细支气管更加通畅,阻力变小。呼气时纤维塌陷,气道阻力增加。

3）神经系统对气道管壁平滑肌舒缩活动的调节:呼吸道平滑肌受交感、副交感双重神经支配。吸气时,交感神经兴奋使气道平滑肌舒张,气道口径增大,气道阻力减小;呼气时副交感神经兴奋,使气道平滑肌收缩,管径变小,阻力增加。因此临床上常用拟肾上腺素能药物,如沙丁胺醇（salbutamol）又名舒喘灵,可作为平喘药,是短效 β_2-肾上腺素受体激动药,可解除支气管痉挛,缓解呼吸困难。

4）体液中化学物质的影响:血中儿茶酚胺类物质,如肾上腺素、去甲肾上腺素可使气道平滑肌舒张;前列腺素 $PGF_{2\alpha}$ 可使之收缩,而 PGE_2 和 PGI_2 使之舒张;过敏反应时由肥大细胞释放的组胺和白三烯(慢反应物质)等物质使支气管平滑肌收缩;哮喘患者气道上皮合成、释放的内皮素增加,使气道平滑肌收缩。临床上抗过敏平喘药,如色甘酸钠、酮替芬、扎鲁司特,可通过稳定肥大细胞、阻断组胺受体和半胱氨酰白三烯受体,预防哮喘发作。

支气管哮喘患者呼气比吸气更为困难就是由于前三种因素随呼吸而发生周期性变化,气道阻力因而也出现周期性改变,即吸气时阻力减小,呼气时阻力增大。临床上糖皮质激素用于哮喘的治疗,其主要作用是干扰花生四烯酸代谢、增加气道平滑肌对 β_2 受体激动剂的反应性等。

二、肺通气功能的评价

肺容量和肺通气量是衡量肺通气功能的指标。

（一）肺容积和肺容量

肺容积和肺容量(动画)

肺容积(lung volume,也叫 pulmonary volume)是指肺所容纳的气体量(图 7-12)。通常肺容积可分为潮气量、补吸气量、补呼气量和余气量,它们互不重叠,全部相加后等于肺总量。**肺容量**(lung capacity,也叫 pulmonary capacity)是指肺容积中两项或两项以上的联合气体量。

1. 潮气量　每次呼吸时吸入或呼出的气量为**潮气量**(tidal volume,TV)。平静呼吸时,潮气量为 400~600ml,平均约 500ml。

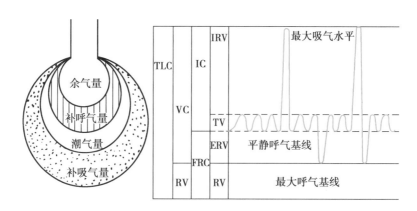

图 7-12　肺容积和肺容量示意图

2. 补吸气量和深吸气量　平静吸气末,再尽力吸气所能吸入的气量为**补吸气量**(inspiratory reserve volume,IRV),正常成年人补吸气量为 1 500~2 000ml。潮气量和补吸气量之和为**深吸气量**(inspiratory capacity,IC),它是衡量最大通气潜力的一个重要指标。

3. 补呼气量　平静呼气末,再尽力呼气所能呼出的气量为**补呼气量**(expiratory reserve volume,ERV)。正常成人补呼气量为 900~1 200ml。

4. **余气量和功能余气量**　最大呼气末尚存留于肺内不能再呼出的气量为**余气量**（residual volume，RV，又称残气量），正常成人为 1 000~1 500ml。平静呼气末尚存留于肺内的气量为**功能余气量**（functional residual capacity，FRC），等于余气量与补呼气量之和，正常成年人约为 2 500ml。肺气肿患者的功能余气量增加，肺实质性病变时功能余气量减小。

5. **肺活量、用力肺活量和用力呼气量**　尽力吸气后，从肺内所能呼出的最大气量称为**肺活量**（vital capacity，VC），为潮气量、补吸气量和补呼气量之和。**用力肺活量**（forced vital capacity，FVC），是指尽力最大吸气后，尽力尽快呼气所能呼出的最大气量，略小于在没有时间限制条件下测得的肺活量。**用力呼气量**（forced expiratory volume，FEV），也称**时间肺活量**（timed vital capacity，TVC），是指尽力最大吸气后再尽力尽快呼气，计算在第 1、2、3 秒末呼出的气体量占用力肺活量的百分比，是评价肺通气功能的较好指标。正常成年人各为 83%、96% 和 99%。其中第 1 秒内呼出的气量称为 1 秒用力呼气量（FEV_1），在临床上最为常用，正常时 FEV_1/FVC% 约为 80%（图 7-13A）。在哮喘等阻塞性肺部疾病患者，FEV_1 的降低比 FVC 更明显，因而 FEV_1/FVC% 也降低，往往需要较长时间才能呼出相当于肺活量的气体（图 7-13B）。

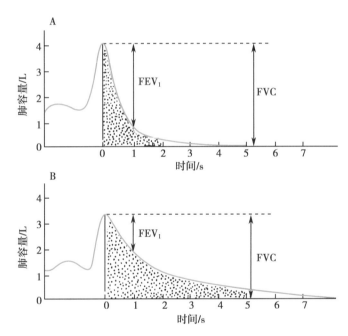

图 7-13　用力肺活量（FVC）和用力呼气量（FEV）

A 和 B 分别为正常人和限制性肺疾病患者的用力肺活量曲线。

6. **肺总量**　肺所能容纳的最大气量为**肺总量**（total lung capacity，TLC）。它是肺活量和余气量之和。每个人的肺总量因性别、年龄、身材、运动锻炼情况和体位改变而异，成年男性平均约 5 000ml，女性约 3 500ml。

（二）肺通气量和肺泡通气量

1. **每分通气量**　**每分通气量**（minute ventilation volume）是指每分钟吸入或呼出肺的气体总量。它等于潮气量乘以呼吸频率。平静呼吸时，正常成年人呼吸频率 12~18 次 /min，潮气量 500ml，则每分通气量为 6~9L。每分通气量随性别、年龄、身材和活动量的不同而有差异。为便于比较，应在基础条件下测定，并以每平方米体表面积的通气量为单位来计算。**最大随意通气量**（maximal voluntary ventilation，MVV）是指尽力做深快呼吸时，每分钟所能吸入或呼出的最大气量。一般只测量 10 秒或 15 秒再换算成每分钟的最大通气量，可达 70~120L。它反映了单位时间内充分发挥全部通气能力所能达到的通气量，是估计一个人能进行多大运动量的一项重要指标，通常用通气贮量百分比表示：

$$通气贮量百分比 = \frac{最大通气量 - 每分平静通气量}{最大通气量} \times 100\% \qquad 式(7\text{-}3)$$

通气贮量百分比的正常值等于或大于93%。

2. 无效腔和肺泡通气量   每次呼吸吸入的气体，总有一部分留在鼻、咽、喉、气管、支气管等呼吸道内，这部分呼吸道无气体交换功能，故这部分空腔称为**解剖无效腔**（anatomical dead space），其容积约为150ml。进入肺泡的气体，因血液在肺内分布不均匀等原因导致部分气体不能与血液进行交换。这部分不能与血液进行气体交换的肺泡腔，称为**肺泡无效腔**（alveolar dead space）。解剖无效腔加上肺泡无效腔称为**生理无效腔**（physiological dead space）（图7-14）。因此，每次吸气时真正达到肺泡的新鲜气体量为潮气量减去无效腔容量，它是真正有效的通气量，称**肺泡通气量**（alveolar ventilation）。

每分肺泡通气量 =（潮气量 - 解剖无效腔容量）×

呼吸频率   式(7-4)

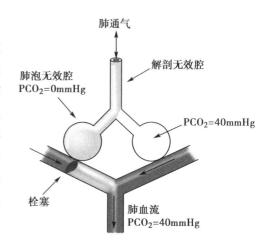

图 7-14   无效腔示意图
注：生理无效腔 = 解剖无效腔 + 肺泡无效腔。

如潮气量为500ml，解剖无效腔为150ml，呼吸频率为16次/min，则每分肺泡通气量为5 600ml/min。当潮气量减半呼吸频率加倍或当潮气量加倍呼吸频率减半时，每分通气量都相等，然而肺泡每分通气量则不同，前者要比后者每分肺泡通气量明显减少。故从气体交换的效果来看，深而慢的呼吸可增加肺泡通气量（表7-1）。

表 7-1   不同呼吸频率的潮气量、肺通气量和肺泡通气量

呼吸频率 /(次 /min)	潮气量 /ml	肺通气量 /(ml/min)	肺泡通气量 /(ml/min)
16	500	8 000	5 600
8	1 000	8 000	6 800
32	250	8 000	3 200

第三节   肺换气和组织换气

一、气体交换的基本原理

（一）气体的扩散

气体交换的动力是气体分压差。气体总是从分压高处向分压低处扩散。气体的**分压**（partial pressure）是指混合气体中各气体组分所产生的压力。气体分子从分压高处向分压低处发生净转移，这一过程为**气体扩散**（diffusion）。机体的气体交换就是以扩散方式进行的。

溶解的气体分子从液体中逸出的力，称为**张力**（tension），也可以说，气体的张力就是某一气体在液体中的分压。表7-2所示为与机体进行的气体交换有关的区域或气体中 O_2 和 CO_2 的分压值，由此可以决定肺换气和组织换气中两种气体扩散的方向。

（二）气体扩散速率及影响因素

单位时间内气体扩散的容积为气体**扩散速率**（diffusion rate, D），它受下列因素的影响。

表 7-2　海平面上 O_2 和 CO_2 分压（mmHg）

气体分压	空气	吸入气	呼出气	肺泡气（平均）	动脉血（平均）	静脉血（平均）	组织（平均）
PO_2	159	149	120	104	100	40	30
PCO_2	0.3	0.3	27	40	40	46	50

1. 气体的分压差　气体的分压差（Δp）是气体扩散的动力,分压差愈大,则扩散愈快,扩散速率愈大。

2. 气体的分子量和溶解度　气体扩散速率和气体分子量（MW）的平方根成反比。如果扩散发生于气相和液相之间,则扩散速率还与气体在溶液中的溶解度成正比。溶解度（S）是单位分压下溶解于单位容积的溶液中的气体量。一般以 1 个大气压、38℃时,100ml 液体中溶解的气体的毫升数来表示。溶解度与分子量的平方根之比为扩散系数（diffusion coefficient）,它取决于气体分子本身的特性。因为 CO_2 在血浆中的溶解度（51.5）约为 O_2（2.14）的 24 倍,CO_2 的分子量（44）略大于 O_2 的分子量（32）,所以 CO_2 的扩散系数是 O_2 的 20 倍。这就是呼吸功能障碍时,更容易发生缺氧的重要原因之一。

3. 扩散面积和距离　气体扩散速率与扩散面积（A）成正比,与扩散距离（d）成反比。

4. 温度　气体扩散速率与温度（T）成正比。因正常情况下,人的体温相对恒定,温度因素可忽略不计。

二、肺换气

（一）肺换气过程

由表 7-2 可知,混合静脉血流经肺毛细血管时,肺泡气中的 O_2 由于分压差而向血液净扩散,血液的 PO_2 逐渐上升,最后接近肺泡气的 PO_2。CO_2 则向相反方向净扩散,即从血液到肺泡,这样,静脉血变成了动脉血（图 7-15）。

（二）影响肺换气的因素

前已述及,气体分压差、扩散面积、扩散距离、温度和扩散系数等因素均可影响气体扩散速率,从而影响肺换气。这里仅就与肺组织结构密切相关的三种因素予以阐述。

1. 呼吸膜的厚度　肺泡气通过呼吸膜（respiratory membrane）（肺泡 - 毛细血管膜）与血液进行气体交换。气体扩散速率与呼吸膜厚度成反比关系,膜越厚,单位时间内交换的气体量就越少。

呼吸膜由六层结构组成（图 7-16）,自肺泡内表面向外依次为:含肺表面活性物质的液体层、肺泡上皮细胞层、上皮基底膜、肺泡上皮和毛细血管膜之间的间隙、毛细血管的基膜和毛细血管内皮细胞层。虽然呼吸膜有六层结构,但却很薄,总厚度不到 1μm,有的部位只有 0.2μm,气体易于扩散通过。O_2、CO_2 不必经过大量的血浆层就可到达红细胞或进入肺泡,扩散距离短,交换速度快。肺纤维化、肺水肿等疾病使呼吸膜增厚或扩散距离增加,会降低气体扩

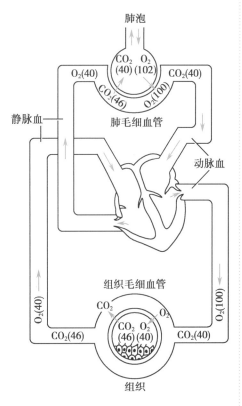

图 7-15　肺泡与组织气体交换示意图
注:图中数字为气体分压（mmHg）。

散速率；运动时，由于血流加速，缩短了气体在肺部的交换时间，可出现低氧血症。

2. 呼吸膜的面积　　正常成人约有 3 亿多个肺泡，在安静状态下，呼吸膜的扩散面积约为 $40m^2$，而在运动时，扩散面积大大增加，达 $70m^2$ 以上，气体扩散速率也相应增加。肺不张、肺实变、肺气肿、肺叶切除或肺毛细血管关闭和阻塞均使呼吸膜扩散面积减小，气体扩散量减少，从而影响肺换气。

3. 通气 / 血流比值　　**通气 / 血流比值**（ventilation/perfusion ratio）是指每分肺泡通气量（$\dot{V}_A$）和每分肺血流量（$\dot{Q}$）之间的比值（$\dot{V}_A/\dot{Q}$），正常成年人安静时的比值平均为 0.84，表示通气量与血流量配比适当，即肺泡气体与血液进行气体交换的效率最高。如果 $\dot{V}_A/\dot{Q}$ 下降，就意味着通气不足，血流过剩，犹如发生了功能性动 - 静脉短路（图 7-17）。$\dot{V}_A/\dot{Q}$ 比值增大，则意味着通气过剩，血流不足，相当于肺泡无效腔增大。通气 / 血流比值可作为衡量肺换气功能的指标。

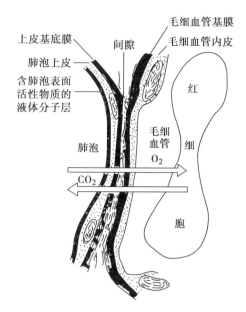

图 7-16　呼吸膜结构示意图

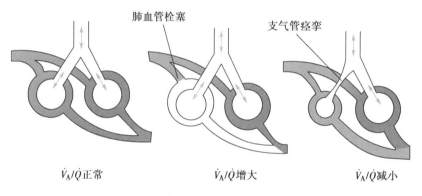

$\dot{V}_A/\dot{Q}$正常　　　　　$\dot{V}_A/\dot{Q}$增大　　　　　$\dot{V}_A/\dot{Q}$减小

图 7-17　通气 / 血流比值变化的三种模式

三、组织换气

体外膜氧合
（拓展阅读）

组织换气的机制和影响因素与肺换气相似，动脉血经毛细血管流向组织时，由于组织内 PO_2 低于动脉血的 PO_2，而 PCO_2 则高于动脉血的 PCO_2，因此，O_2 顺分压差由血液向细胞扩散，CO_2 则由细胞向血液扩散，动脉血变成静脉血，组织由此而获得 O_2，排出 CO_2（图 7-15）。组织换气量与细胞代谢水平与流经组织血流量有关。

案例分析

患者，男，18 岁，高三学生。篮球比赛过程中突觉左胸剧痛，之后感觉胸闷，伴有刺激性干咳，自己以为是劳累所致故提前回家睡觉，半夜咳嗽和胸闷加重，并有喘气费力的症状，父母发现后立刻送往医院。患者以往身体健康，实验室检查结果显示动脉血 PO_2 降低，动脉血 PCO_2 升高。X 线片显示为左侧自发性气胸，左肺压缩严重。临床诊断："自发性气胸"。

问题：

1. 患者为什么会出现动脉血 PO_2 降低，PCO_2 升高？
2. 患者为什么会出现胸痛、胸闷、咳嗽等症状？
3. 根据所学，推测医生应该如何进行治疗？

分析：

胸膜腔是脏 - 壁层胸膜间潜在的一个闭合的负压腔。当某种诱因引起肺泡内压急剧升高时，肺、胸膜发生破裂，胸膜腔与大气相通，气流进入胸膜腔而形成自发性气胸。该患者的 X 线片显示左侧自发性气胸，气胸后左肺压缩严重，故无法进行正常的肺通气和肺换气。由于肺的通气和换气功能障碍，会引起患者动脉血 PO_2 降低 PCO_2 升高。胸膜腔内压力增加，壁层胸膜受牵张等会引起患者胸痛、刺激性干咳等；肺压缩、肺通气和换气障碍会引起患者胸闷甚至呼吸困难。气胸的治疗目的是促进患侧肺复张、消除病因及预防复发，故可根据治疗目的来采取相应的治疗手段。

第四节　气体在血液中的运输

O_2 和 CO_2 在血液中的运输形式有两种，即物理溶解和化学结合，以化学结合为主。进入血液的 O_2 和 CO_2 的溶解量虽少，但却是化学结合的前提，而 O_2 和 CO_2 从血液中释出时，也需先溶解后逸出，化学结合与气体溶解状态之间保持着动态平衡。

一、氧的运输

（一）氧在血液中存在的形式

O_2 以物理溶解和化学结合两种形式存在于血液中。由于 O_2 的溶解度小，因此在血液中物理溶解的量仅占 1.5%，化学结合的约占 98.5%（表 7-3）。红细胞内的**血红蛋白**（hemoglobin，Hb）是有效的运 O_2 工具，Hb 还参与 CO_2 的运输。所以在血液气体运输方面，Hb 占有极为重要的地位。

氧的运输
（动画）

表 7-3　血液中 O_2 和 CO_2 的含量（ml/100ml 血液）

气体类别	动脉血			混合静脉血		
	物理溶解	化学结合	总量	物理溶解	化学结合	总量
O_2	0.31	20.0	20.31	0.11	15.2	15.31
CO_2	2.53	46.4	48.93	2.91	50.0	52.91

1. Hb 分子的结构　每个 Hb 分子由 1 个珠蛋白和 4 个血红素（又称亚铁原卟啉）组成（图 7-18）。每个血红素又由 4 个吡咯基组成 1 个环，中心为 Fe^{2+}。每个珠蛋白有 4 条多肽链，每条多肽链与 1 个血红素连接，构成 Hb 的 1 个亚单位，Hb 是 4 个亚单位构成的四聚体。

2. Hb 与 O_2 结合的特征

（1）反应快，可逆，不需酶的催化，反应的方向取决于 PO_2 的高低。当血液流经 PO_2 高的肺部时，Hb 与 O_2 结合，形成 HbO_2；当血液流经 PO_2 低的组织时，

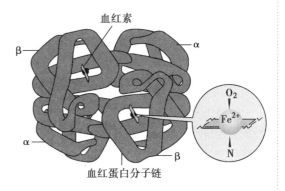

图 7-18　血红蛋白组成示意图

HbO_2 迅速解离,释放 O_2,成为去氧 Hb。

$$Hb+O_2 \xrightleftharpoons[PO_2 \text{低（组织）}]{PO_2 \text{高（肺部）}} HbO_2$$

（2）Fe^{2+} 与 O_2 的结合是**氧合**（oxygenation）,不是**氧化**（oxidation）。因为结合前后均是二价铁,当 Fe^{2+} 被氧化为 Fe^{3+}（亚铁血红素氧化成正铁血红素）时,Hb 与 O_2 可逆结合的能力丧失。

（3）1 分子 Hb 可以结合 4 分子 O_2。1g Hb 可以结合 1.34~1.39ml 的 O_2。Hb 的**氧容量**（oxygen capacity）是指 100ml 血液中,Hb 所能结合的最大 O_2 量。Hb 的**氧含量**（oxygen content）是指 100ml 血液中,Hb 实际结合的 O_2 量。Hb 的**氧饱和度**（oxygen saturation）是指 Hb 氧含量和氧容量的百分比。由于血液中物理溶解的 O_2 极少,通常将 Hb 氧容量、Hb 氧含量和 Hb 氧饱和度分别视为**血氧容量**（oxygen capacity of blood）、**血氧含量**（oxygen content of blood）和**血氧饱和度**（oxygen saturation of blood）。HbO_2 呈鲜红色,去氧 Hb 呈紫蓝色,当体表表浅毛细血管床血液中去氧 Hb 含量达 5g/100ml 血液以上时,皮肤或黏膜呈浅蓝色,称为**发绀**（cyanosis）或紫绀。

（4）Hb 与 O_2 的结合或解离曲线呈"S"形。Hb 有两种构型,去氧 Hb 为**紧密型**（tense form,T 型）,氧合 Hb 为**疏松型**（relaxed form,R 型）,二者相互转换。当 Hb 的 Fe^{2+} 与 O_2 结合后,盐键逐步断裂,Hb 分子逐渐由 T 型变为 R 型,对 O_2 的亲和力逐渐增加,所以,当 Hb 的 1 个亚单位与 O_2 结合后,其他亚单位更易与 O_2 结合。R 型 Hb 对 O_2 的亲和力为 T 型的 500 倍。反之,氧合 Hb 释放 O_2 时,Hb 分子逐渐由 R 型变为 T 型,对 O_2 的亲和力逐渐降低,所以,当 HbO_2 的 1 个亚单位释出 O_2 后,其他亚单位更易释放 O_2。这是氧解离曲线呈"S"形的重要原因。

（二）氧解离曲线

氧解离曲线（oxygen dissociation curve）或氧合血红蛋白解离曲线是表示 PO_2 与 Hb 氧结合量或 Hb 氧饱和度关系的曲线（图 7-19）。曲线的"S"形具有重要的生理意义。

1. 氧解离曲线的上段　相当于 PO_2 在 60~100mmHg,是 Hb 与 O_2 结合的部分。这段曲线较平坦,表明 PO_2 的变化对 Hb 氧饱和度影响不大。在高原、高空或某些呼吸系统疾病时,吸入气或肺泡气 PO_2 有所下降,但只要 PO_2 不低于 60mmHg,Hb 氧饱和度仍能保持在 90% 以上,血液仍可携带足够量的 O_2,不致发生明显的缺氧。

2. 氧解离曲线的中段　相当于 PO_2 在 40~60mmHg,该段曲线较陡,反映了安

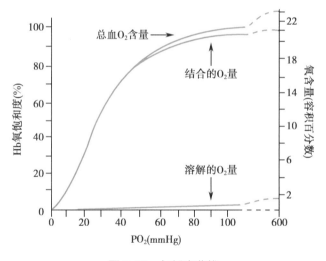

图 7-19　氧解离曲线

静状态下向组织供 O_2 的情况。PO_2 为 40mmHg 相当于混合静脉血 PO_2,这时的 Hb 氧饱和度约为 75%,血 O_2 含量约 14.4ml/100ml,即每 100ml 动脉血流过组织时释放约 5ml O_2。血液流经组织时释放出的 O_2 容积占动脉血 O_2 含量的百分比称为氧的利用系数,机体安静时 O_2 的利用系数为 25% 左右。

3. 氧解离曲线的下段　相当于 PO_2 在 15~40mmHg,是曲线坡度最陡的一段,反映代谢增强时向组织增加供氧的情况。当组织活动加强时,PO_2 可降至 15mmHg,这时 Hb 氧饱和度降至更低的水平,血氧含量仅约 4.4ml/100ml,这样,每 100ml 血液能供给组织 15ml O_2,O_2 的利用系数提高到 75%,为安静时的 3 倍,表明血液向组织供 O_2 具有较大的储备。

（三）影响氧解离曲线的因素

Hb 对 O_2 的亲和力通常用 P_{50} 来表示。P_{50} 是使 Hb 氧饱和度达 50% 时的 PO_2,正常情况下为

26.5mmHg。P_{50} 增大，表明 Hb 对 O_2 的亲和力降低，需更高的 PO_2 才能达到 50% 的 Hb 氧饱和度，曲线右移；P_{50} 降低，表示 Hb 对 O_2 的亲和力增加，达 50% Hb 氧饱和度所需的 PO_2 降低，曲线左移。影响 Hb 与 O_2 亲和力或 P_{50} 的因素有血液的 pH、PCO_2、温度和有机磷化合物等（图 7-20）。

1. pH、PCO_2 的影响　　pH 降低、PCO_2 升高时，Hb 对 O_2 的亲和力降低，P_{50} 增大，曲线右移，Hb 氧饱和度下降，有利于氧的释放；pH 升高、PCO_2 降低时，Hb 对 O_2 的亲和力增加，P_{50} 降低，曲线左移，不利于 O_2 的释放。酸度和 PCO_2 对 Hb 与 O_2 的亲和力的影响称为**波尔效应**（Bohr effect）。波尔效应与 Hb 的构型变化有关。当 pH 降低时，血液中 H^+ 浓度增加，H^+ 可

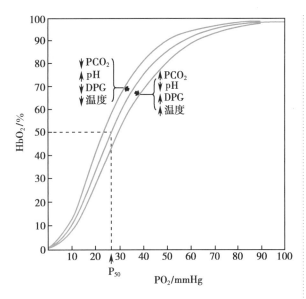

图 7-20　影响氧解离曲线的主要因素

与 Hb 结合形成盐键，使 Hb 从 R 型转变成 T 型，对 O_2 的亲和力降低；当 H^+ 浓度降低时，盐键断裂释放出 H^+，使 Hb 从 T 型转变成 R 型，对 O_2 的亲和力增加；PCO_2 升高可通过增加血液中 H^+ 浓度间接产生作用，CO_2 还能与 Hb 结合而直接降低 Hb 与 O_2 的结合，但其直接作用很小。波尔效应具有重要的生理意义，它既可促进肺毛细血管血液的氧合，又有利于在组织中毛细血管内的血液释放 O_2。

2. 温度的影响　　温度升高时，Hb 对 O_2 的亲和力降低，P_{50} 增大，曲线右移，Hb 氧饱和度下降，有利于氧的释放；温度降低时，Hb 对 O_2 的亲和力增加，P_{50} 降低，曲线左移，不利于 O_2 的释放。其机制可能是温度升高时，H^+ 的活度增加，可降低 Hb 对 O_2 的亲和力。

3. 2,3- 二磷酸甘油酸（2,3-diphosphoglycerate，简称 2,3-DPG）的影响　　2,3-DPG 是红细胞糖酵解的产物，对调节 Hb 与 O_2 的亲和力起重要作用。在高山低氧、慢性缺氧和贫血等情况下，糖酵解增加，红细胞内 2,3-DPG 浓度升高，Hb 对 O_2 的亲和力降低，氧解离曲线右移，有利于 O_2 的释放，改善组织缺氧；用枸橼酸 - 葡萄糖溶液保存 3 周后的血液，由于糖酵解停止，红细胞内 2,3-DPG 浓度降低，Hb 对 O_2 的亲和力增加，曲线左移，不利于 O_2 的释放。所以，用大量贮存血液给患者输血，其运输 O_2 的功能较差。

4. 一氧化碳的影响　　一氧化碳（CO）与 Hb 的亲和力是 O_2 的 250 倍，这意味着在极低的 PCO 时，CO 就可以从 HbO_2 中取代 O_2，阻断其结合位点。此外，CO 一旦与 Hb 分子中某个血红素结合后，将增加其余 3 个血红素对 O_2 的亲和力，使氧解离曲线左移，妨碍 O_2 的解离。所以 CO 中毒既妨碍 Hb 与 O_2 的结合，又妨碍 Hb 与 O_2 的解离，危害极大。实际生活中的煤气中毒就是 CO 的影响。

5. 其他因素　　Hb 与 O_2 的结合还受其自身性质的影响。胎儿 Hb 与 O_2 的亲和力大，有助于胎儿血液流经胎盘时从母体摄取 O_2。异常 Hb 的运 O_2 功能也降低。

二、二氧化碳的运输

（一）CO_2 的运输形式

血液中物理溶解的 CO_2 约占 CO_2 总运输量的 5%，化学结合的占 95%。化学结合的形式主要是碳酸氢盐（88%）和氨基甲酰血红蛋白（7%）。

1. 碳酸氢盐　　CO_2 在红细胞内**碳酸酐酶**（carbonic anhydrase，CA）的作用下与水反应生成 H_2CO_3，H_2CO_3 又解离成 HCO_3^- 和 H^+，反应迅速而可逆（图 7-21）。红细胞内增多的 HCO_3^- 顺浓度梯度通过红细胞膜扩散进入血浆，致红细胞中负离子减少，为了维持电荷平衡，血浆中的 Cl^- 扩散进入红细胞，这一现象称为**氯转移**（chloride shift）。在红

二氧化碳的
运输（动画）

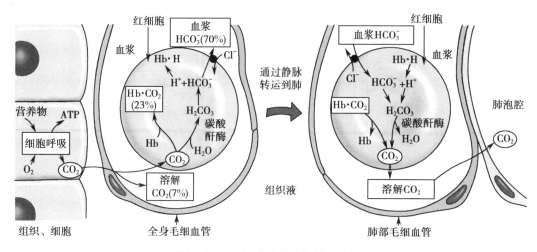

图 7-21 CO_2 在血液中运输示意图

细胞膜上有特异的 HCO_3^--Cl^- 载体,可同时帮助两种离子的跨膜转移。HCO_3^- 在红细胞内与 K^+ 结合,在血浆中则与 Na^+ 结合生成碳酸氢盐。上述反应中产生的 H^+,大部分与 Hb 结合,因此,Hb 是强的缓冲剂。

在肺部,血浆中溶解的 CO_2 首先扩散入肺泡,红细胞内的 HCO_3^- 与 H^+ 生成 H_2CO_3,碳酸酐酶又催化 H_2CO_3 分解成 CO_2 和 H_2O,CO_2 又从红细胞扩散入血浆,而血浆中的 HCO_3^- 便进入红细胞以补充消耗了的 HCO_3^-,Cl^- 则转移出红细胞。这样,以 HCO_3^- 形式运输的 CO_2,在肺部被释出。

2. **氨基甲酰血红蛋白**   一部分 CO_2 与 Hb 的氨基结合生成**氨基甲酰血红蛋白**(carbaminohemoglobin,HHbNHCOOH),这一反应无须酶的催化,而且迅速、可逆。

影响这一反应的主要因素是氧合作用。HbO_2 与 CO_2 结合形成 HHbNHCOOH 的能力比去氧 Hb 的小。在组织,HbO_2 解离释出 O_2,部分 HbO_2 变成去氧 Hb 后与 CO_2 结合生成 HHbNHCOOH。此外,去氧 Hb 酸性较 HbO_2 弱,也容易与 H^+ 结合。在肺部,HbO_2 生成增多促使 HHbNHCOOH 解离释放 CO_2 和 H^+,反应向相反的方向进行。

(二)二氧化碳解离曲线

二氧化碳解离曲线(carbon dioxide dissociation curve,简称 CO_2 解离曲线)是表示血液中 CO_2 含量与 PCO_2 关系的曲线(图 7-22)。血液 CO_2 含量随 PCO_2 上升而增加。与氧解离曲线不同,二者之间接近线性关系而不是"S"形曲线,而且没有饱和点。因此,CO_2 解离曲线的纵坐标不用饱和度而用浓度表示。血液流经肺时,每 100ml 血液释出 4ml 的 CO_2。

(三)O_2 与 Hb 的结合对 CO_2 运输的影响

O_2 与 Hb 结合将促使 CO_2 释放,这一效应称为**霍尔丹效应**(Haldane effect)。可见 O_2 和 CO_2 的运输不是孤立进行的,而是相互影响的。CO_2 通过波尔效应影响 O_2 的结合和释放,O_2 又通过霍尔丹效应影响 CO_2 的结合

动脉血气分析(拓展阅读)

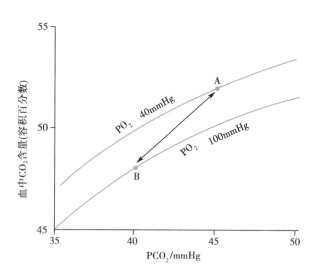

图 7-22 CO_2 解离曲线示意图

注:A 点表示 PO_2 为 40mmHg、PCO_2 为 45mmHg 的静脉血液的 CO_2 含量,B 点表示 PO_2 为 100mmHg、PCO_2 为 40mmHg 的动脉血液的 CO_2 含量。

和释放。

第五节　呼吸运动的调节

呼吸运动是呼吸肌的一种节律性舒缩运动,其深度和频率可以随机体内、外环境的变化而改变。呼吸肌的节律性活动起源于呼吸中枢。

一、呼吸中枢与呼吸节律的形成

(一) 呼吸中枢

在中枢神经系统,产生和调节节律性呼吸运动的神经细胞群称为**呼吸中枢**(respiratory center)。这些细胞群分布在脊髓、延髓、脑桥、间脑、大脑皮质等部位,它们在**呼吸节律**(respiratory rhythm)的产生和呼吸运动的调节中所起的作用不同。正常呼吸运动是在各级中枢的共同作用下实现的。

1. 脊髓　脊髓中支配呼吸肌的运动神经元位于第 3~5 颈段(支配膈肌)和胸段(支配肋间肌和腹肌等)脊髓前角。在延髓和脊髓之间横断的动物,呼吸立即停止,并不再恢复,说明节律性呼吸运动来源于脊髓以上的脑组织。脊髓只是作为联系脑和呼吸肌的中继站和整合某些呼吸反射的初级中枢。脊髓前角运动神经元发出的传出冲动,经膈神经、肋间神经到达呼吸肌,控制呼吸肌的活动。如果前角运动神经元受到损害,会导致呼吸肌麻痹,呼吸运动停止。

2. 低位脑干　低位脑干包括脑桥和延髓。将动物脑干的不同平面横断,可使呼吸运动发生不同的变化(图 7-23)。在中脑和脑桥之间横断脑干(1 平面),呼吸节律无明显变化,在延髓和脊髓之间横断(4 平面),则呼吸停止,表明呼吸节律产生于低位脑干。如在脑桥上、中部之间(2 平面)横断,呼吸变深变慢,如再切断双侧颈迷走神经,吸气进一步延长,偶尔短暂呼气,此为**长吸式呼吸**(apneusis),提示脑桥上部有抑制吸气的中枢结构,称为**呼吸调整中枢**(pneumotaxic center)。来自肺部的迷走神经传入冲动也有抑制吸气的作用,当延髓中失去来自这两方面的对吸气活动的抑制作用后,吸气活动便不能及时被中断,于是出现长吸式呼吸。在脑桥和延髓之间(3 平面)横断,不论迷走神经是否完整,都出现不规则的喘息样呼吸(gasping),这表明延髓虽然可以独立地产生有节律的呼吸,但正常呼吸样式的产生需要脑桥的参与。于是,在 20 世纪 20—50 年代,便形成了所谓三级呼吸中枢的假说:脑桥上部有呼吸调整中枢,中、下部有长吸中枢,延髓有呼吸节律中枢。后来的研究肯定了关于延髓有呼

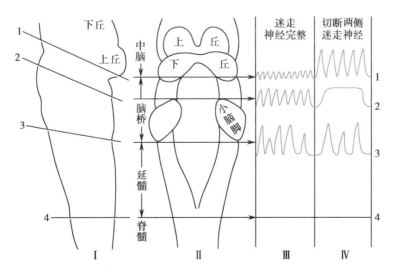

图 7-23　横断动物脑干对呼吸运动影响的示意图

注:左侧两图为横断动物脑干示意图,右侧两图为对呼吸运动的影响。

吸节律基本中枢和脑桥上部有呼吸调整中枢的结论,但未能证实脑桥中下部存在着一个结构上特定的长吸中枢。

　　微电极技术研究发现,在中枢神经系统内有的神经元呈节律性放电,并和呼吸周期相关,这些神经元被称为呼吸相关神经元或呼吸神经元。在低位脑干,呼吸神经元主要集中在:①**背侧呼吸组**(dorsal respiratory group,DRG),相当于孤束核的腹外侧部,主要含吸气神经元;②**腹侧呼吸组**(ventral respiratory group,VRG),主要是疑核、后疑核和面神经后核附近的邻近区域,含多种类型的呼吸神经元,相当于疑核头端平面存在**前包钦格复合体**(pre-Bötzinger complex)的区域可能是哺乳动物呼吸节律起源的关键部位;③**脑桥呼吸组**(pontine respiratory group,PRG),该组呼吸神经元相对集中于臂旁内侧核和相邻的 Kölliker-Fuse(KF)核,合称 PBKF 核群,为呼吸调整中枢所在部位,主要含呼气神经元,其作用为限制吸气,促使吸气向呼气转换(图 7-24)。

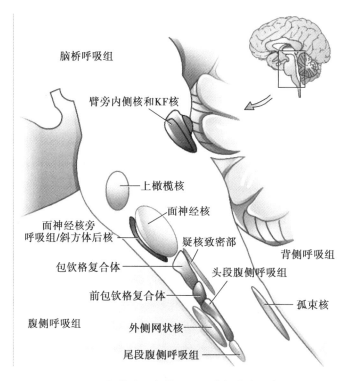

图 7-24　低位脑干矢状面呼吸中枢分布示意图

哺乳动物呼
吸中枢研究
概况(拓展
阅读)

　　3. 高位脑　高位脑包括大脑皮质、边缘系统、下丘脑等。大脑皮质可在一定限度内随意控制呼吸,以保证其与呼吸相关活动(如说话、唱歌、咳嗽、饮水、进食等动作)的完成。大脑皮质对呼吸的随意调节系统与低位脑干的非随意自主呼吸调节系统下行通路是分开的。例如在脊髓前外侧索下行的自主呼吸通路受损后,自主节律呼吸异常甚至停止,而患者仍可进行随意呼吸,但患者常需依靠人工呼吸来维持肺通气,否则一旦患者入睡,呼吸运动就会停止。

　　(二) 呼吸节律的形成

　　关于呼吸节律形成的机制目前主要有两种学说,一是**起搏细胞学说**(pacemaker hypothesis),二是神经元的**网络模式学说**(network hypothesis)。起搏细胞学说认为,节律性呼吸运动如同心脏窦房结起搏细胞的节律性兴奋引起整个心脏产生节律性收缩一样,是由延髓内具有起步样活动的神经元的节律性兴奋而引起的;神经元网络学说认为,呼吸节律的形成依赖于低位脑干中呼吸神经元之间复杂的相互联系和相互作用。最有影响的神经元网络学说模型是 20 世纪 70 年代提出的中枢吸气活动发生器和吸气切断机制(图 7-25)。

二、呼吸运动的反射性调节

呼吸运动往往会根据机体所在内、外环境的变化作出相应反应,以保证机体获得代谢所需的 O_2,并排出产生的 CO_2。呼吸运动的反射性调节包括神经调节和体液调节,主要调节方式是神经调节。

(一)化学感受性反射对呼吸运动的调节

动脉血、组织液或脑脊液中的 O_2、CO_2 和 H^+ 通过刺激化学感受器反射性调节呼吸运动,以维持内环境中这些化学因素的相对稳定。

1. 外周和中枢化学感受器　**化学感受器**(chemoreceptor)是指其适宜刺激为 O_2、CO_2 和 H^+ 等化学物质的感受器。根据其所在部位,分为**外周化学感受器**(peripheral chemoreceptor)和**中枢化学感受器**(central chemoreceptor)。

(1)外周化学感受器:前面血液循环中已提及位于颈动脉体和主动脉体的外周化学感受器,它能感受动脉血中 PCO_2、PO_2 和 pH 变化的刺激。外周化学感受器在动脉血 PO_2 降低、PCO_2 或 $[H^+]$ 升高时受到刺激,冲动经窦神经(舌咽神经的分支,分布于颈动脉体)和迷走神经(分支分布于主动脉体)传入延髓孤束核,反射性地引起呼吸加深加快和血液循环的变化。颈动脉体有利的解剖位置,对呼吸调节来说,其作用远大于主动脉体。因此,对外周化学感受器的研究主要集中在颈动脉体。

颈动脉体中主要有 I 和 II 两类细胞。主要起感受器作用的是 I 型细胞(球细胞),当其受到动脉血中 PCO_2、PO_2 和 pH 变化的刺激时,使感觉传入纤维窦神经兴奋,将冲动传至相应的呼吸中枢(图 7-26)。II 型细胞(鞘细胞)在功能上类似于神经胶质细胞。

(2)中枢化学感受器:位于延髓腹外侧浅表部位的中枢化学感受器左右对称,可以分为头、中、尾三个区(图 7-27A)。

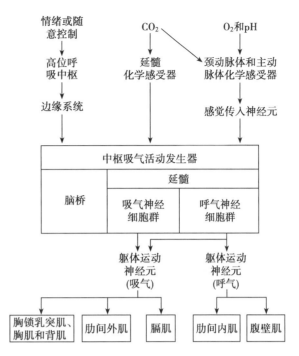

图 7-25　呼吸运动调节汇总图

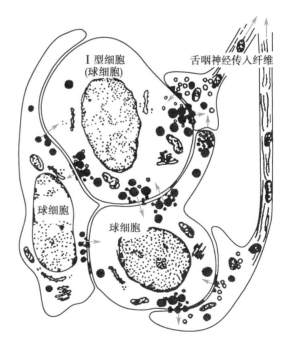

图 7-26　颈动脉体组织结构示意图

中枢化学感受器的生理刺激是脑脊液和局部细胞外液中 H^+ 浓度。如果保持人工脑脊液的 pH 不变,用含高浓度 CO_2 的人工脑脊液灌流脑室所引起的通气增强反应消失,可见有效刺激不是 CO_2 本身,而是 CO_2 所引起的脑脊液中 $[H^+]$ 的增加。由于血液中的 CO_2 能迅速透过血-脑屏障,与脑脊液中的 H_2O 在碳酸酐酶的作用下反应生成 H_2CO_3,然后解离出 H^+,使化学感受器周围液体中的 $[H^+]$ 升高,从而刺激中枢化学感受器,再引起呼吸中枢的兴奋(图 7-27B)。任何降低脑脊液中 pH 的因素,

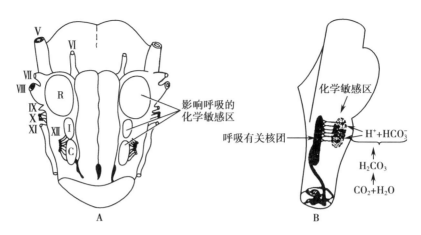

图 7-27　中枢化学感受器

A. 延髓腹外侧浅表部位的中枢化学感受区；B. 血液或脑脊液 PCO_2 升高刺激呼吸
运动的中枢机制。R：头区；I：中区；C：尾区；V~Ⅻ分别为第 5~12 对脑神经。

都能加强呼吸，并与 pH 的降低呈平行关系。由于脑脊液中碳酸酐酶含量很少，CO_2 与水的水合反应很慢，因此，中枢化学感受器对血中 CO_2 增加的反应有一定的延迟。血液中的 H^+ 本身不易透过血 - 脑屏障，故血液中 pH 对中枢化学感受器的作用小而缓慢。中枢化学感受器不感受缺 O_2 的刺激。尼可刹米是目前临床常用的呼吸兴奋剂（respiratory stimulant），属于中枢兴奋药，主要通过直接兴奋延髓呼吸中枢、提高呼吸中枢对二氧化碳的敏感性而发挥作用，在呼吸中枢处于抑制状态时其兴奋呼吸的作用尤为明显。

2. CO_2、H^+ 和 O_2 对呼吸的调节

（1）动脉血中 CO_2 分压对呼吸的调节：一定范围内动脉血的 PCO_2 对维持呼吸和呼吸中枢的兴奋性是必要的。麻醉动物或人的动脉血 PCO_2 降到很低水平时可出现呼吸暂停。临床上，麻醉药可由于抑制 CO_2 通气反应，导致呼吸变浅。因此，CO_2 是调节呼吸运动的最重要的生理性体液因子。动脉血中保持一定的 CO_2 分压，可以使呼吸中枢保持正常的兴奋性，CO_2 分压在一定范围内升高可加强呼吸，但 CO_2 超过一定限度则有抑制和麻醉效应。吸入气中 CO_2 浓度适量升高后，肺泡气和动脉血中 PCO_2 也随之升高，呼吸加深加快，肺通气量增加（图 7-28）。但如果吸入气中 CO_2 浓度过高，通气已不能再相应增加，而动脉血中 PCO_2 陡然升高，CO_2 过多会抑制中枢神经系统包括呼吸中枢的活动，发生呼吸困难、头痛、头晕，甚至昏迷，称之为 CO_2 麻醉。

CO_2 刺激呼吸是通过两条途径实现的，即刺激中枢化学感受器和外周化学感受器，前者在 CO_2 引起的通气反应中起主要作用。血液中 CO_2 分压升高时，CO_2 分子易透过血 - 脑屏障进入脑脊液，形成 H_2CO_3，解离出 H^+，使脑脊液 $[H^+]$ 升高，刺激中枢化学感受器，使呼吸加强加快。当动脉血 PCO_2 突然增大或中枢化学感受器受到抑制时，外周化学感受器在引起快速呼吸反应中可起重要作用。此外，当中枢化学感受器对 CO_2 的敏感性降低或产生适应后，外周化学感受器的作用就显得很重要。

（2）动脉血中 $[H^+]$ 对呼吸的调节：动脉血 $[H^+]$ 增加，可导致呼吸加深加快，肺通气量增加；$[H^+]$ 降低，呼吸受到抑制，肺通气量降低（图 7-28）。由于 H^+ 通过血 - 脑屏障的速度慢，对中枢化学感受器的作用较小，脑脊液中的 H^+ 才是中枢化学感受器的最有效刺激。所以，血液中 H^+ 增加促使呼吸加强加快的作用，主要是通过外周化学感受器特别是颈动脉体起作用的。

（3）动脉血中 PO_2 对呼吸的调节：吸入气 PO_2 降低时，肺泡气、动脉血 PO_2 都随之降低，反射性地引起呼吸加深、加快，肺通气增加（图 7-28）。然而，可察觉的肺通气量增加通常要到动脉血 PO_2 下降至 80mmHg 以下才出现，可见，动脉血 PO_2 的改变对正常呼吸运动的调节作用不大，而当机体严重缺

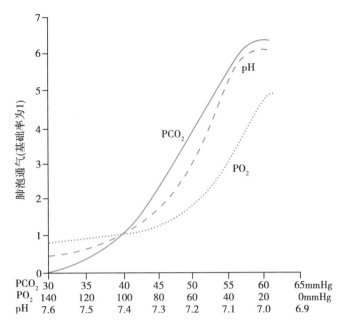

图 7-28　动脉血中单纯 PCO_2、PO_2、pH 变化时的肺泡通气反应

氧时才有重要意义。缺氧完全是依靠刺激外周化学感受器使呼吸加强的,如果切断外周化学感受器的传入神经,PO_2 下降所引起的呼吸效应消失。临床上,氟烷、氧化亚氮等吸入麻醉药可抑制低氧血症时的通气反应,导致呼吸变浅。缺氧对呼吸中枢的直接作用则是抑制作用,如果给慢性肺通气功能障碍的患者吸入纯氧,由于解除了低氧对外周化学感受器的刺激作用,反而可以引起呼吸运动暂停。这些情况在临床应用氧疗时应予注意。

3. CO_2、H^+ 和 O_2 在调节呼吸中的相互作用　动脉血 CO_2 分压和 $[H^+]$ 的升高以及 O_2 分压降低,均能刺激呼吸,三者之间的相互作用对肺通气的影响既可发生总和而加大,也可相互抵消而减弱。图 7-29 所示为一种因素改变,另两种因素不加控制时的情况。从图中可以看出:①PCO_2 升高时,$[H^+]$ 也随之升高,两者的作用总和起来,使肺通气较单独 PCO_2 升高时为大;②$[H^+]$ 增加时,因肺通气增大使 CO_2 排出,PCO_2 下降,抵消了一部分 H^+ 的刺激作用,CO_2 含量的下降也使 $[H^+]$ 有所降低,两者均使肺通气的增加幅度较单独 $[H^+]$ 升高时减小;③PO_2 下降时,也因肺通气量增加,呼出较多的 CO_2,使 PCO_2 和 $[H^+]$ 下降从而减弱了低 O_2 的刺激作用。由此可见,上述三种因素是相互联系、相互影响的,在探讨它们对呼吸的调节时,必须全面进行观察和分析。

（二）肺牵张反射

Breuer 和 Hering 于 1868 年发现,在麻醉动物肺充气或扩张时,可抑制吸气,而肺缩小或萎陷时则引起吸气。切断迷走神经后,上述反应消失,说明这是由迷走神经参与的一种反射性反应。这种由肺扩张或缩小萎陷所引起的吸气抑制或吸气兴奋的反射性呼吸变化,称为**肺牵张反射**（pulmonary stretch reflex）,又称**黑 - 伯反射**（Hering-Breuer reflex）,它包括**肺扩张反射**（pulmonary inflation reflex）和**肺萎陷反射**（pulmonary deflation reflex）。

肺扩张反射示意图（图片）

肺牵张反射的感受器主要分布在支气管和细支气管的平滑肌层中,称为肺牵张感受器。吸气时,当肺扩张到一定程度时,肺牵张感受器兴奋,发放冲动增加,经走行在迷走神经中的传入纤维到达延髓,使吸气切断机制兴奋,抑制吸气,从而抑制吸气肌的收缩而发生呼气。呼气时,肺缩小,对牵张感受器的刺激减弱,传入冲动减少,解除了抑制吸气中枢的活动,吸气中枢再次兴奋,通过吸气肌的收缩又产生吸气。这个反射起着负反馈作用,使吸气不至于过长,它和脑桥的调整中枢共同

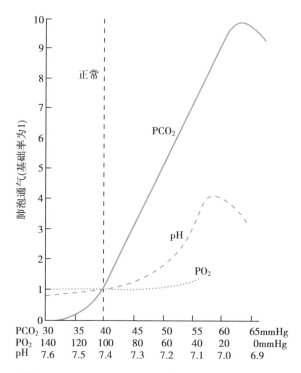

图 7-29　PCO_2、PO_2、pH 对肺泡通气的综合影响

调节呼吸的频率和深度。动物切断迷走神经后呼吸变深变慢。

（三）呼吸肌本体感受性反射

　　肌梭和腱器官是骨骼肌的本体感受器。当呼吸肌内的肌梭受到牵张刺激时，可以反射性引起呼吸运动加强，即**骨骼肌牵张反射**（muscle stretch reflex），这种反射属于**呼吸肌本体感受性反射**（proprioceptive reflex of respiratory muscle）。切断胸段脊神经背根后，则呼吸运动减弱。人类为治疗需要曾做过类似手术，术后相应呼吸肌的活动减弱。说明呼吸肌本体感受性反射参与正常呼吸运动的调节，特别是在呼吸肌负荷增加（如运动）时发挥更大的作用。

（四）防御性呼吸反射

　　呼吸道的鼻、咽、喉、气管和支气管黏膜受到机械性或化学性刺激时，都将引起防御性呼吸反射，清除刺激物，避免其进入肺泡。

　　1. 咳嗽反射　**咳嗽反射**（cough reflex）是常见的重要的防御性反射，有助于消除气道阻塞或异物。它的感受器位于喉、气管和支气管的黏膜。大支气管以上部位的感受器对机械刺激敏感，二级支气管以下部位对化学刺激敏感。传入冲动经迷走神经传入延髓，触发一系列反射效应，引起咳嗽反射。目前临床使用的中枢镇咳药，如盐酸可待因和氢溴酸右美沙芬，通过直接抑制延髓咳嗽中枢来发挥镇咳作用。

鼻腔给药
（拓展阅读）

　　2. 喷嚏反射　**喷嚏反射**（sneezing reflex）是类似于咳嗽的反射，不同的是其刺激作用于鼻黏膜感受器，传入神经是三叉神经，反射效应是悬雍垂下降，舌压向软腭，而不是声门关闭，呼出气主要从鼻腔喷出，以清除鼻腔中的刺激物。

> **分析思考**
>
> 　　根据本章所学知识分析影响呼吸的药物可能作用的环节。

第七章
目标测试

（李　莎　刘羽丹）

第八章

消化系统的结构与功能

第八章
教学课件

学习目标

1. **掌握** 消化和吸收的概念;胃液的成分、作用及消化期胃液分泌调节;胰液的成分、作用和分泌调节;胃的运动、排空及其控制;小肠的运动。

2. **熟悉** 消化系统的组成与结构;消化道平滑肌生理特性;消化道的神经调节;胃肠激素;胆汁的成分与作用;小肠内主要营养物质的吸收。

3. **了解** 消化腺的分泌功能;口腔内消化;肝脏分泌、胆汁分泌和排出的调节;小肠液的作用及分泌调节;大肠的功能。

人体进行正常的生命活动,必须不断地从外界摄取营养物质。消化系统的主要功能就是对摄入的食物进行消化和吸收,为机体的新陈代谢提供所需的物质和能量。

第一节　消化系统的组成和结构

消化系统模
式图(图片)

消化系统(digestive system)由消化道和消化腺组成(图 8-1)。消化道为一条粗细不等的管道。自上而下依次为:口腔、咽、食管、胃、小肠(又分为十二指肠、空肠和回肠)和大肠(又分为盲肠、阑尾、结肠、直肠和肛管)。临床上通常把从口腔到十二指肠的一段,称为上消化道,空肠以下的部分称下消化道。消化腺是分泌消化液的腺体,包括大消化腺,如唾液腺、肝和胰以及消化管壁内的小消化腺。

一、消化道

(一)消化道的解剖学构造

1. **口腔**　**口腔**(oral cavity)是消化道的起始部,向前经口裂通于外界,向后经咽峡通于咽(图8-2)。口腔上壁为腭(前 2/3 为硬腭,后 1/3 为软腭),下壁为口腔底,两侧壁为颊。借牙弓可将口腔分为周边的口腔前庭和中央的固有口腔。上、下牙咬合时,口腔前庭可经磨牙后方的间隙与固有口腔相通。临床上当患者牙关紧闭时,可经此间隙插入导管。

上、下唇围成口裂,上唇外面中线处有一纵行浅沟,称人中。此处有人中穴,临床上针刺该穴可抢救昏迷患者。在口角与鼻翼间,皮肤形成鼻唇沟。软腭由肌和黏膜构成,其后缘游离,正中部有 1 个向下的指状突起,称腭垂或悬雍垂。其两侧弯向下方,形成两条弓形黏膜皱襞,前方的 1 对称腭舌弓,后方的 1 对称腭咽弓。两弓间的凹陷内有腭扁桃体。腭垂和两侧腭舌弓及舌根共同围成咽峡,是口腔和咽的分界。

牙(teeth)嵌于上、下颌骨的牙槽内,是人体内最坚硬的器官,其主要功能是咀嚼食物,还兼有辅助发音的作用。人的一生中,先后有两组牙发生,即乳牙和恒牙。乳牙从生后 6~7 个月开始陆续萌出,到 3 岁左右出齐,共 20 个。在 6 岁左右乳牙开始脱落,逐渐更换成恒牙。恒牙全部出齐共 32 个。

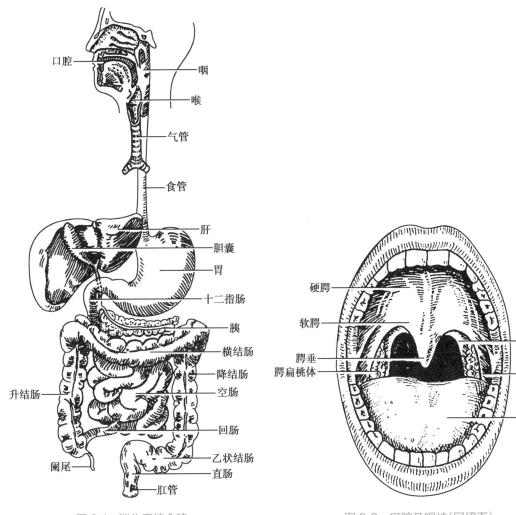

图 8-1　消化系统全貌

口腔
咽
喉
气管
食管
肝
胆囊
胃
十二指肠
胰
横结肠
降结肠
空肠
回肠
乙状结肠
直肠
肛管
升结肠
阑尾

图 8-2　口腔及咽峡(冠切面)

硬腭
软腭
腭垂
腭扁桃体
腭咽弓
腭舌弓
舌背

舌(tongue)位于口腔底,是由横纹肌构成的肌性器官,表面被覆黏膜,有协助咀嚼、搅拌、吞咽食物和感受味觉的功能。此外,舌还是重要的语言器官。舌体背面黏膜上有许多小突起,称舌乳头。有体积较大的轮廓乳头、呈钝圆蘑菇形的菌状乳头和呈平行排列的叶状乳头,它们的黏膜上皮中含有味蕾,为味觉感受器。丝状乳头数量最多,体积最小,其表层上皮角化脱落后与唾液和食物残渣相混,形成舌苔。

较大的唾液腺有 3 对,即腮腺、下颌下腺和舌下腺。它们分泌唾液,经导管排入口腔,以湿润口腔黏膜、清洁口腔,并有混合食物形成食团和促进食物消化的作用。

2. 咽　咽(pharynx)为前后略扁的漏斗状肌性管道,上以盲端起自颅底,下续于食管,两侧是颈部的血管和神经(图 8-3)。咽是消化道和呼吸道的共用通道。咽的上壁、后壁及两侧壁均完整,只有前壁不完整,自上而下分别与鼻腔、口腔和喉腔相通。因此,咽分为鼻咽、口咽和喉咽三个部分。其中,在鼻咽的两侧壁有咽鼓管咽口,鼻咽腔经此口借咽鼓管通中耳鼓室。

口腔及咽峡
(图片)

3. 食管　食管(esophagus)为肌性管道,上端与咽相续,下行于气管与脊柱之间,经胸廓上口入胸腔,穿膈肌的食管裂孔入腹腔,与胃的贲门相续。

由于食管本身的结构特点及邻近器官的影响,在食管的行程中有三个狭窄部:第一个狭窄位于食管的起始处;第二个狭窄位于左主支气管跨越食管前方处;第三个狭窄在通过膈肌的食管裂孔处。三个狭窄处是食管内异物容易滞留及食管癌的好发部位。

鼻腔、口腔、咽和喉的矢状切面(图片)

食管位置及三个狭窄(图片)

4. 胃　**胃**(stomach)是消化道膨大成囊状的部分,上连食管,下续十二指肠。其大小和形态因胃的充盈程度、体位以及体型等状况而不同。胃在完全空虚时略呈管状,高度充盈时可呈球囊形。

胃有两口、两缘,分为四部分。胃的入口称贲门,接食管;出口称幽门,接十二指肠。左缘为凸缘,朝左下方,较长,称胃大弯;右缘为凹缘,朝右上方,较短,称胃小弯,胃小弯最低点弯度明显折转处称角切迹。胃的四部分分别是:贲门部,为贲门周围的部分,没有明确的界线。胃底,指贲门平面以上,向左上方凸向膈肌穹隆的部分。幽门部,或称胃窦,自胃小弯侧的角切迹向右至幽门(在胃大弯侧有一不太明显的中间沟,又将幽门部分为左侧较大的幽门窦和右侧呈管状的幽门管)。胃体,为胃底和幽门部之间的部分,占胃的大部分(图8-4)。

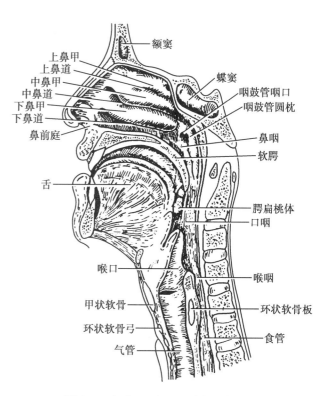

图 8-3　鼻腔、口腔、咽和喉的矢状切面

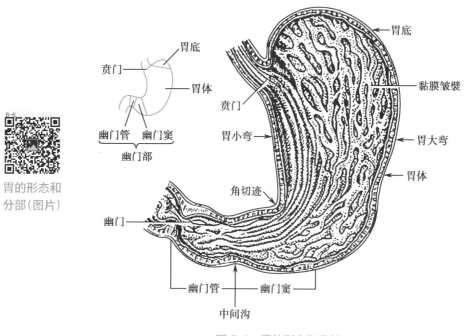

图 8-4　胃的形态和分部

5. 小肠　**小肠**(small intestine)上起自幽门,下接盲肠,在成人全长 5~7m,是消化道最长的部分。小肠的全程分三段,即十二指肠、空肠和回肠。

十二指肠位于上腹部,紧贴腹后壁,呈"C"形包绕胰头(图8-5)。十二指肠是小肠中长度最短

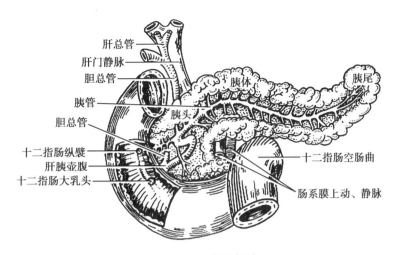

图 8-5　十二指肠与胰

的部分,20~25cm,依形态分为上部、降部、水平部和升部四部分。上部近侧与幽门相连接的一段肠管称十二指肠球,是十二指肠溃疡的好发部位。降部的后内侧壁内有胆总管下行,使其黏膜呈略凸向肠腔的纵行隆起,称十二指肠纵襞。纵襞的下端有一圆形隆起,称十二指肠大乳头,乳头的顶端有胆总管和胰管的共同开口。

空肠和回肠均由肠系膜连于腹后壁,活动性较大。空肠占近侧 2/5,回肠占远侧 3/5,二者间没有明确的分界。空肠的管径较粗,管壁较厚,黏膜皱襞高而密,血供丰富;回肠的管径较细,管壁较薄,黏膜皱襞稀疏,血管较少。

胆道、十二指肠和胰(前面)(图片)

6. 大肠　大肠(large intestine)是消化道的末段,全长约 1.5m,分盲肠、阑尾、结肠、直肠和肛管五部分(图 8-6)。

盲肠是大肠的起始部,位于右髂窝内,呈盲囊状。左接回肠末端,上通升结肠,长 6~8cm。回肠末端以回盲口开口于盲肠。回盲口呈水平裂隙状,有上、下两缘,表面覆以黏膜形成半月形的皱襞,称回盲瓣。回盲瓣的深部有增厚的环行肌,具有括约的功能。既可控制小肠内容物进入盲肠的速度,使之充分消化吸收,又可防止大肠内容物反流入小肠。在盲肠末端的后内侧壁,有阑尾的开口。阑尾的远端游离,形如蚯蚓,长 5~7cm,位置变化较大。

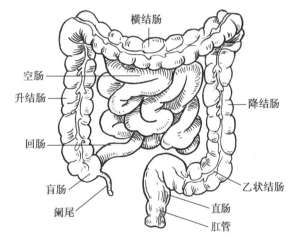

图 8-6　小肠和大肠

结肠位于盲肠和直肠之间,排列呈"M"状包围于空、回肠周围,分为升结肠、横结肠、降结肠和乙状结肠四部分(图 8-6)。

直肠位于小骨盆腔后部、骶骨的前方。上端与乙状结肠相接,向下穿过盆膈移行于肛管。直肠的下段管径明显扩张,黏膜形成突向管腔的三条半月形的横皱襞,称直肠横襞。此处环行肌增厚,有承托粪便的作用(图 8-7)。

小肠和大肠(图片)

肛管上接直肠,下止于肛门,长 3~4cm(图 8-7)。肛管内面有 6~10 条纵行的黏膜皱襞,称肛柱,在儿童尤为明显,其内毛细血管丰富,是栓剂药物吸收的结构基础。肛管周围有肛门括约肌包绕,以控制粪便的排泄。

直肠和肛管
腔面的形态
(图片)

消化管一般
结构模式图
(图片)

(二)消化道的组织学构造

除口腔与咽外,消化道管壁的组织学结构基本相同,由内向外一般分为黏膜、黏膜下层、肌层与外膜4层(图8-8)。

1. 黏膜层　由上皮、固有层及黏膜肌层组成,消化道各段结构差异较明显。口腔、咽、食管和肛门处为复层扁平上皮,以保护功能为主;胃肠则为单层柱状上皮,利于消化吸收。胃肠道上皮凹陷至固有层,形成固有层内的小消化腺(黏膜腺),根据部位不同,分别称为胃腺、小肠腺、大肠腺。小肠上皮和固有层向肠腔突出,形成众多的肠绒毛,扩大了小肠的表面积。此外,上皮内还有许多散在的内分泌细胞。黏膜肌层为薄层平滑肌,其收缩可使黏膜活动,促进固有层内腺体分泌和血液循环,有利于物质的吸收和转运。

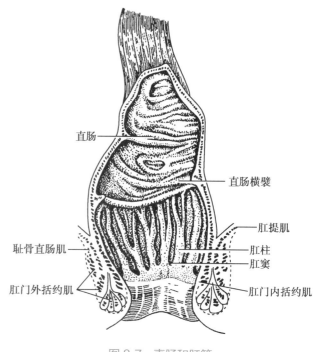

图 8-7　直肠和肛管

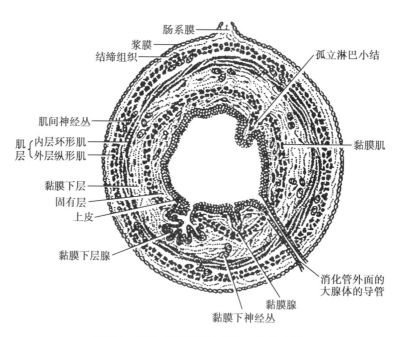

图 8-8　消化道管壁基本组织结构模式图

2. 黏膜下层　由致密结缔组织组成。此层内有小血管、淋巴管和黏膜下神经丛等。在食管及十二指肠的黏膜下层内分别有食管腺与十二指肠腺。此外,食管、胃和小肠等部位的黏膜与黏膜下层共同向管腔内突起,形成皱襞,增大了消化道的面积。

3. 肌层　咽、食管上段和肛门处的肌层为骨骼肌,其余均为平滑肌。平滑肌的排列一般分为内环行、外纵行两层,之间有肌间神经丛,支配平滑肌的活动。有些部位环形肌增厚形成括约肌。

4. 外膜　分纤维膜和浆膜。纤维膜由薄层结缔组织构成,主要分布于食管、大肠末端等的外层,与周围组织无明显界限;浆膜则由薄层结缔组织和间皮共同组成,表面光滑,分布于胃、大部分小肠与大肠。

二、消化腺

(一)肝

1. 肝的一般形态　肝(liver)是人体最大、血管极为丰富的实质性器官。它除了能分泌胆汁,是人体最重要的消化腺之外,还有许多诸如解毒、参与物质代谢等其他的功能。

成年人肝的重量约 1 500g,占体重的 1/50~1/40。在活体,肝呈红褐色,质软而脆,其外形呈横位楔形,大部分位于右季肋区和腹上区,小部分位于左季肋区。肝被韧带分为左、右两叶,右叶大而厚,左叶小而薄。另有膈面(上面)和脏面(下面)两面。膈面隆凸,与膈肌毗邻(图 8-9)。脏面凹凸不平,中间的横沟称肝门,有肝管、肝固有动脉、肝门静脉、淋巴管和神经出入(图 8-10)。肝门的右前方有胆囊窝,容纳胆囊。胆囊为呈梨形的囊状器官,末端变细成胆囊管,与肝总管合成胆总管。

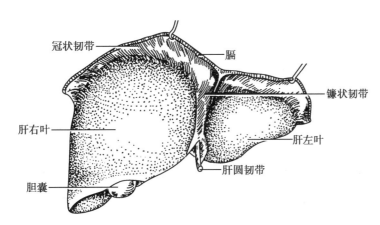

肝的膈面
(图片)

图 8-9　肝的膈面

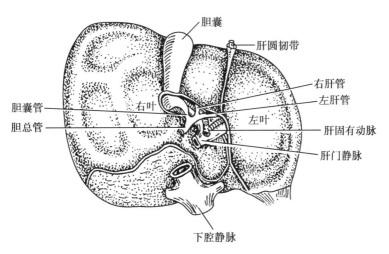

肝的脏面
(图片)

图 8-10　肝的脏面

2. 肝的组织学构造　肝的表面大部分有浆膜覆盖,通常称为被膜,被膜的结缔组织在肝门处随肝门静脉、肝固有动脉和肝管的分支伸入肝内,将肝实质分隔成几十万个结构基本相同的肝小叶(图8-11)。肝小叶是肝的基本结构和功能单位,呈多面棱柱体,高约 2mm,宽约 1mm。每个肝小叶的中央贯穿一条小静脉称为中央静脉。肝细胞以中央静脉为中心,向四周呈放射状排列成板状结构,称肝

肝板、肝血窦与胆小管关系立体模式图(图片)

板。相邻肝板吻合连接成网状。在肝的组织切片上,肝板呈索状,又称肝细胞索。肝板之间是肝血窦,腔大而不规则,窦腔内有肝巨噬细胞,又称枯否细胞(Kupffer cell),能吞噬异物。血液从肝小叶的周边经肝血窦流向中央,汇入中央静脉。肝板内,相邻肝细胞的细胞膜局部凹陷形成微细管道,称胆小管。它们相互连通成网,从肝小叶中央向周边部走行。

相邻的几个肝小叶之间的区域,结缔组织较多,其中含有 3 种伴行的管道,即小叶间静脉、小叶间动脉和小叶间胆管,这个区域称为肝门管区。小叶间静脉是肝门静脉的分支,小叶间动脉是肝固有动脉的分支,小叶间胆管则由胆小管汇合而成。

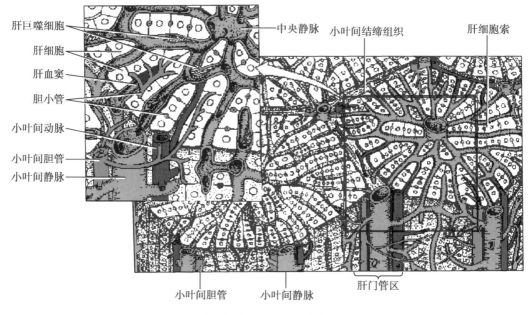

图 8-11　肝小叶模式图

3. 肝的血液循环　入肝的血管有两套。一套为肝门静脉,是肝的功能性血管,主要由来自胃肠的静脉汇合而成,其血量约占肝总血量的 3/4。肝门静脉入肝后,反复分支,在肝门管区形成小叶间静脉,进而经肝小叶周边将血液输入肝血窦。这套血管的主要功能是将胃肠吸收的营养物质输送入肝,供肝细胞代谢和转化。另一套血管是肝固有动脉,为肝的营养血管,其血量约占肝总血量的 1/4。它与肝门静脉的分支彼此伴行,至肝门管区形成小叶间动脉,最后亦连接至肝血窦,将含氧量高的动脉血液导入肝血窦,营养肝细胞。

出肝的血管为一套,即肝静脉。肝血窦中的血液从肝小叶周边流向中央静脉,肝中央静脉再汇合成小叶下静脉。小叶下静脉单独走行于小叶间结缔组织内,最后汇集成肝静脉出肝入下腔静脉。

(二)肝外胆道系统

肝外胆道系统是指出肝门之后的胆道部分,包括胆囊和输胆管道(图 8-12)。

胆囊(gall bladder)为贮存和浓缩胆汁的囊状器官,呈梨形,位于肝下面的胆囊窝内,分底、体、颈、管四部分。胆囊底圆钝而略膨大,突向前下方,多露出于肝下缘,并与腹前壁的内面相接触。胆囊体与底无明显分界。胆囊体向后逐渐变细为胆囊颈,胆囊颈细而弯曲,以直角向左下方弯曲续于胆囊管。胆囊管在肝、十二指肠韧带内与肝总管汇合成胆总管。

输胆管道:肝细胞分泌的胆汁进入胆小管,从肝小叶的中央流向周边,汇入小叶间胆管,后者在肝门处汇集成肝左、右管出肝,进而合并成一条肝总管。肝总管再与胆囊管汇合形成胆总管,最后经十二指肠大乳头开口于十二指肠。在开口前胆总管尚与胰

胆囊与输胆管道(图片)

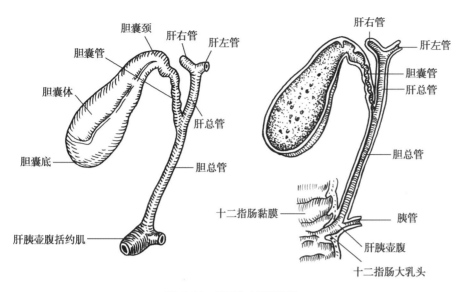

图 8-12　胆囊与输胆管道

管汇合形成略膨大的肝胰壶腹(图 8-12)。

（三）胰

胰(pancreas)呈三棱柱状,横位于腹后壁,十二指肠与脾门之间。质地柔软,可分头、颈、体、尾四部分(图 8-5)。

胰表面覆以薄层结缔组织被膜,胰实质由外分泌部和内分泌部共同组成。外分泌部为大量分泌胰液的腺泡,其导管汇入一条横贯胰腺全长的胰管。胰管经胰头穿出,与胆总管汇合,共同开口于十二指肠大乳头。内分泌部为散在于外分泌部之间的细胞团,即胰岛,分泌的激素进入血液或淋巴,主要调节糖代谢。

三、腹膜

腹膜(peritoneum)是衬于腹、盆腔壁内表面和腹、盆腔脏器表面的浆膜,薄而光滑。其中衬于腹、盆腔壁内表面的部分称壁腹膜;覆盖腹、盆腔脏器表面的部分称脏腹膜。脏腹膜与壁腹膜互相延续、移行,共同围成不规则的潜在性腔隙,称为腹膜腔。男性腹膜腔为一封闭的腔隙;女性腹膜腔则借输卵管腹腔口经输卵管、子宫、阴道与外界相通。脏腹膜紧密贴覆于脏器表面,从组织结构和功能方面都可视为器官的一部分,如胃壁、肠壁最外层的浆膜即为脏腹膜。

腹膜具有分泌浆液和吸收水分的能力。腹膜腔内浆液中含有大量巨噬细胞,有防御功能。腹膜还具有很强的修复和再生能力。它所形成的韧带、系膜等结构还有固定和支持脏器的作用。

第二节　消化系统生理功能概述

人体所需的营养物质来源于食物。食物在消化道内被分解成可吸收的小分子物质的过程称为**消化**(digestion)。消化的方式有两种:①**机械性消化**(mechanical digestion),即通过消化道的运动将食物磨碎,同时使食物与消化液充分混合,并将食物不断向消化道远端推进的过程;②**化学性消化**(chemical digestion),即通过消化液中消化酶的作用,将食物中的大分子物质分解成可吸收的小分子物质的过程。消化后的小分子物质以及水、无机盐和维生素通过消化道黏膜进入血液和淋巴液的过程称为**吸收**(absorption)。消化和吸收是两个相辅相成、紧密联系的过程。此外,消化系统还能分泌多种胃肠激素,具有内分泌功能。

一、消化道平滑肌的生理特性

在整个消化道中,除口腔、咽、食管上段和肛门外括约肌是骨骼肌外,其余部分都是平滑肌。消化道平滑肌具有肌肉组织的共性,如兴奋性、传导性和收缩性,但由于其结构、生物电活动和功能不同,又有其自身的特性。

(一)消化道平滑肌的一般生理特性

1. 兴奋性   消化道平滑肌兴奋性低,收缩的潜伏期、收缩期和舒张期均比骨骼肌长,收缩缓慢。

2. 自动节律性   离体消化道平滑肌在适宜的环境中仍能进行节律性收缩,但频率缓慢,节律性远不如心肌规则。

3. 紧张性   消化道平滑肌经常处于微弱的持续收缩状态,使消化道管壁保持一定的基础压力,有利于消化道保持一定的形状和位置。

4. 伸展性   消化道平滑肌能适应需要进行很大程度的伸展,这使中空的消化器官(尤其是胃)能容纳较多食物而不发生明显的压力变化。

5. 对理化刺激的敏感性   消化道平滑肌对某些化学物质、温度、牵张刺激有较高的敏感性,但对电刺激不敏感。

(二)消化道平滑肌细胞的生物电活动

消化道平滑肌细胞的生物电活动主要有三种类型,即静息电位、慢波电位和动作电位。

1. 静息电位   消化道平滑肌细胞的静息电位不稳定,有一定波动,实测值为 $-60\sim-50mV$。静息电位的产生主要是由 K^+ 外流和生电性钠泵活动形成。此外,还有 Na^+、Cl^-、Ca^{2+} 的跨膜流动参与。

2. 慢波电位   消化道平滑肌细胞在静息电位基础上,自发产生的节律性去极化和复极化电位波动,称为**慢波**(slow wave);因慢波频率对平滑肌的收缩节律起决定性作用,故又称**基本电节律**(basic electrical rhythm,BER)。慢波的波幅约为 $10\sim15mV$,持续时间由几秒至十几秒,频率约为 3~12 次 /min。慢波电位起源于纵行肌和环行肌之间的间质卡哈尔细胞(interstitial Cajal cell,ICC),它们是一种兼有成纤维细胞和平滑肌细胞特性的间质细胞,通过缝隙连接彼此相连,也与平滑肌细胞相连。因此,ICC 产生的电活动可以电紧张形式传给邻近的平滑肌细胞。平滑肌细胞存在机械阈(mechanical threshold)和电阈(electrical threshold)两个临界膜电位值。当慢波去极化达到或超过机械阈时,细胞内 Ca^{2+} 浓度增加,足以激活肌细胞收缩;当去极化达到或超过电阈时,则可引发动作电位使细胞内流入更多的 Ca^{2+},使收缩进一步增强。

3. 动作电位   消化道平滑肌受到各种理化因素刺激,或者当慢波去极化达到阈电位时,即可产生动作电位。动作电位的去极化主要由 Ca^{2+} 内流引起,复极化由 K^+ 外流引起。动作电位常叠加在慢波的峰顶上,可以是单个或多个。通常慢波电位幅度越高,动作电位的频率也越高。

慢波、动作电位和平滑肌收缩三者之间的关系是:在慢波基础上产生动作电位,平滑肌收缩主要由动作电位引发。慢波上出现的动作电位数目越多,肌细胞收缩就越强(图 8-13)。慢波是平滑肌收缩的起步电位,是收缩节律的控制波,它决定了消化道运动的方向、节律和速度。

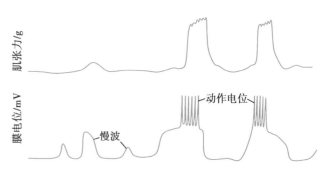

图 8-13   慢波电位、动作电位与消化道平滑肌收缩的关系示意图

二、消化腺的分泌功能

消化腺每日分泌的消化液约为 6~8L。消化液主要由各种消化酶、无机离子和水组成。消化液的主要功能是：①将食物中复杂的大分子物质分解为可吸收的小分子物质；②为各种消化酶提供适宜的 pH 环境；③稀释食物，使之与血浆渗透压相等，有利于吸收；④通过分泌黏液、抗体和大量的液体，保护消化道黏膜免受理化因素的损伤。

三、消化系统的神经调节

（一）消化道的神经支配及其作用

消化道的活动受外来的自主神经系统和消化道的内在神经系统的支配，两者共同调节消化道的运动和消化腺的分泌。

1. 自主神经系统及其作用　除口腔、咽、食管上段及肛门外括约肌受躯体神经支配外，消化道其他部位都受交感神经和副交感神经的双重支配。

（1）交感神经：交感神经兴奋时对内在神经元活动、消化道的运动、消化腺的分泌起抑制作用，但对括约肌则起兴奋作用。

（2）副交感神经：支配消化道的副交感神经主要走行于迷走神经和盆神经中。大部分副交感神经节后纤维末梢通过释放乙酰胆碱，对消化道运动、消化腺分泌和内在神经元活动起兴奋作用，但对括约肌则引起舒张作用。胆碱受体拮抗剂阿托品能阻断乙酰胆碱与受体的结合，使痉挛的平滑肌松弛，从而能解除胃肠道痉挛所引起的绞痛。

2. 内在神经系统及其作用　消化道的内在神经系统是指分布于消化道管壁内的大量神经元和神经纤维组成的复杂神经网络。内在神经系统包括两类神经丛：位于黏膜下层的黏膜下神经丛和位于环行肌与纵行肌之间的肌间神经丛（图 8-14）。黏膜下神经丛主要调节消化道的分泌和局部血流量；肌间神经丛主要参与消化道运动的控制。内在神经系统各神经元之间有神经纤维相互联系，形成一个局部的神经网络，可以独立完成局部反射活动，但同时也接受外来神经的支配或作为外来神经的中继站。

（二）消化系统的反射活动

1. 经中枢神经系统的反射　经中枢神经系统的反射为长反射，根据刺激性质不同，可分为条件

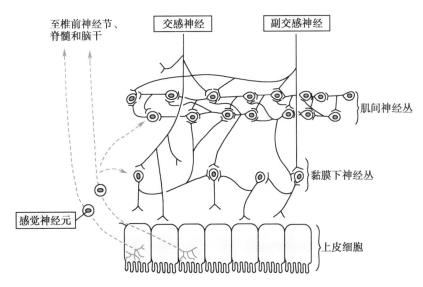

图 8-14　消化道内在神经丛与外来神经关系示意图

反射和非条件反射。

（1）条件反射：一些条件刺激，如食物的性状、气味、进食环境以及与食物和进食有关的第二信号（如语言、文字等），通过刺激眼、耳、鼻等特殊感觉器官，再通过Ⅰ、Ⅱ、Ⅷ对脑神经传入中枢，引起相应的条件反射，调节消化道的运动和消化腺的分泌。"望梅止渴"即是调节唾液腺分泌的典型的条件反射。

（2）非条件反射：引起非条件反射的刺激是食物及其消化产物对消化道感受器的机械和化学刺激。传入神经为第Ⅴ、Ⅶ、Ⅸ、Ⅹ对脑神经和脊神经，基本中枢位于脊髓和延髓。此外，下丘脑、小脑、大脑皮质等高级中枢也参与调节，传入信息经中枢整合后，发出传出冲动经传出神经影响消化道平滑肌和消化腺的活动。一些反射的传入神经和传出神经均为迷走神经，此类反射又称为迷走 - 迷走长反射。

2. 局部反射或短反射　内在神经系统通过局部反射或短反射调节消化道的运动和分泌。由消化道感受器产生的传入冲动一方面上传至中枢，通过传出神经影响内在神经元的功能，调节胃肠道功能活动；另一方面传入冲动也可直接传至内在神经元，通过局部反射或短反射引起胃肠道活动改变。

神经系统对胃肠道功能的调节可以只通过短反射或长反射实现，也可以两种反射同时参与调节。

四、消化系统的内分泌功能

消化道具有重要的内分泌功能，由胃肠道黏膜的内分泌细胞合成和释放的具有生物活性的化学物质统称为**胃肠激素**（gastrointestinal hormone）。目前已发现的胃肠激素有 40 余种，其化学结构属于肽类。其中，对消化器官功能影响较大的胃肠激素有促胃液素（gastrin）、促胰液素（secretin）、缩胆囊素（cholecystokinin，CCK）和抑胃肽（gastric inhibitory peptide，GIP），其产生部位、主要作用及引起释放因素见表 8-1。

表 8-1　四种主要胃肠激素的分泌部位、主要作用和引起释放的因素

激素名称	分泌部位及细胞	主要生理作用	引起释放的因素
促胃液素	胃窦、十二指肠 G 细胞	促进胃液分泌和胃括约肌及消化道平滑肌收缩，促进胰液和胆汁的分泌，促进消化道黏膜生长	迷走神经兴奋、蛋白质的消化产物
促胰液素	十二指肠、空肠 S 细胞	促进胰液中水和碳酸氢盐的分泌，促进胆汁和小肠液的分泌，抑制胃液分泌和胃的运动	盐酸、脂肪酸、蛋白质的消化产物
缩胆囊素	十二指肠、空肠 I 细胞	促进胆囊收缩和胆汁排放，促进胰液中胰酶的分泌，加强促胰液素的作用	蛋白质和脂肪的消化产物、盐酸
抑胃肽	十二指肠、空肠 K 细胞	抑制胃液分泌和胃的运动，刺激胰岛素释放	葡萄糖、氨基酸、脂肪酸

胃肠激素的生理作用非常广泛，主要有以下三方面。

1. 调节消化腺的分泌和消化道的运动　不同的胃肠激素对不同的组织、细胞产生的调节作用各不相同。如促胃液素能促进胃液、胰液和胆汁分泌，促进胃和小肠的运动；促胰液素能促进胰液和胆汁分泌，抑制胃和小肠的运动。

2. 营养作用　一些胃肠激素具有促进消化道组织代谢和生长的作用，称为营养作用。如促胃液素能刺激胃泌酸腺区黏膜和十二指肠黏膜细胞 DNA、RNA 和蛋白质的合成，从而促进其生长；缩胆囊素具有促进胰腺外分泌组织生长的作用。

3. 调节其他激素的释放　有的胃肠激素能调节体内其他激素的释放，如抑胃肽对胰岛素的分泌有很强的刺激作用。进食后，食物对消化道黏膜的刺激引起抑胃肽分泌，后者使胰岛素的分泌在血糖浓度尚未升高时就开始增加，这种前馈调节对于防止餐后血糖浓度过高具有重要意义。

研究发现,有些胃肠激素不仅存在于胃肠道,也可存在于中枢神经系统,这种双重分布的肽类物质统称为脑 - 肠肽(brain-gut peptide)。迄今已被确认的脑 - 肠肽有 20 余种,如促胃液素、促胰液素、缩胆囊素和血管活性肠肽等。

第三节　口腔内消化

消化过程从口腔开始。口腔内消化以机械性消化为主,通过咀嚼将食物磨碎,并使之与唾液混合。唾液中的淀粉酶可对食物中的淀粉进行初步的化学性消化。

一、唾液的生理功能及其分泌调节

唾液(saliva)是由腮腺、下颌下腺和舌下腺 3 对大的唾液腺及许多散在的小唾液腺分泌的混合液。唾液是近中性的低渗液体,其中水分约占 99%;有机物主要有黏蛋白、球蛋白、唾液淀粉酶和溶菌酶等;无机物有 Na^+、K^+、Ca^{2+}、HCO_3^- 和 Cl^- 等。

(一)唾液的作用

唾液的作用有:①唾液可以湿润口腔和食物,以利于咀嚼、吞咽和引起味觉;②唾液能清除口腔内的残余食物,冲淡、中和有害物质,对口腔起清洁和保护作用;③唾液中的溶菌酶和免疫球蛋白能杀灭细菌和病毒;④唾液中含唾液淀粉酶,可把食物中的淀粉分解为麦芽糖;⑤唾液具有排泄功能,进入体内的铅、汞等可部分随唾液排出。有些生物活性物质如类固醇激素可从唾液排出,因此收集唾液检测某些生物活性物质的操作方便、灵敏度高,这类检测可用唾液标本代替血液标本进行,可代替血液检测。

(二)唾液分泌的调节

唾液分泌主要受神经调节,包括条件反射和非条件反射。唾液分泌的基本中枢在延髓,高级中枢在下丘脑和大脑皮质。

支配唾液腺的传出神经以副交感神经为主,节后纤维末梢释放的递质为乙酰胆碱,作用于 M 受体,促使唾液腺分泌大量稀薄的唾液。M 受体拮抗剂阿托品可明显抑制唾液分泌,产生口渴的感觉。

二、咀嚼和吞咽

(一)咀嚼

咀嚼(mastication)是通过咀嚼肌群协调而有序收缩完成的复杂反射动作,受大脑意识控制。咀嚼的作用是磨碎食物,使食物与唾液充分混合形成食团以利于吞咽。咀嚼还能加强食物对口腔的刺激,反射性地引起胃液、胰液及胆汁分泌,为随后的消化过程作好准备。

(二)吞咽

吞咽(swallowing)是指食团由舌背推动经口腔、咽和食管进入胃的过程。食团从口腔进入咽,是在大脑皮层控制下的随意运动,受意识控制;食团从咽进入食管上端,是由咽部一系列急速的反射动作实现;食团从食管上端经贲门进入胃,是由食管的蠕动实现的,即通过食管平滑肌的顺序性舒缩,逐步向前推进食物(图 8-15)。

吞咽的发动是随意的,但在发动后,整个吞咽过程是一连串按顺序发生的复杂的神经反射性活动,基本反射中枢在延髓,传入神经包括来自软腭和咽喉壁的第 V 、IX 对脑神经和来自会厌、食管的第 X 对

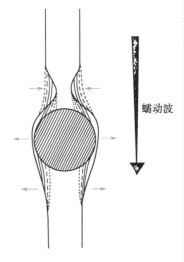

蠕动波

图 8-15　食物的蠕动示意图

脑神经,传出神经是支配舌、喉、咽部肌肉的第Ⅴ、Ⅸ、Ⅻ对脑神经和支配食管的迷走神经。

第四节 胃内消化

胃是消化道最膨大的部位,具有暂时贮存食物和消化食物的作用。食物在胃内受到胃的化学性消化和机械性消化,形成**食糜**(chyme)。

一、胃液的生理功能及其分泌调节

胃黏膜是一个复杂的分泌器官,含有三种管状的外分泌腺和多种内分泌细胞。外分泌腺包括:①贲门腺,分布在胃和食管连接处的环状区内,主要由黏液细胞构成,分泌碱性黏液;②泌酸腺,分布在胃底和胃体部,由壁细胞、主细胞和颈黏液细胞组成,壁细胞分泌盐酸和内因子,主细胞分泌胃蛋白酶原,颈黏液细胞分泌黏液;③幽门腺,分布在幽门部,主要分泌碱性黏液。胃液是由这三种腺体和胃黏膜上皮细胞的分泌物组成的混合液。胃黏膜内分散有多种内分泌细胞,其中 G 细胞分泌促胃液素,D 细胞分泌生长抑素,肠嗜铬样细胞分泌组胺。

(一)胃液的性质、成分和作用

纯净的胃液是无色透明呈酸性的液体,pH 为 0.9~1.5,正常成人分泌量约 1.5~2.5L/d,主要成分包括盐酸、胃蛋白酶原、黏液和内因子等。

1. 盐酸　胃内的盐酸又称为胃酸,由泌酸腺中的壁细胞分泌。正常成人空腹时盐酸排出量(基础胃酸排出量)很少,在食物或某些药物刺激下,盐酸排出量可大大增加。盐酸排出量与壁细胞的数量和功能状态密切相关。

(1) 盐酸分泌的细胞机制:壁细胞分泌 H^+ 是逆浓度差进行的主动耗能过程,通过壁细胞顶端膜上的质子泵来完成(图 8-16)。质子泵兼有转运 H^+、K^+ 和催化 ATP 水解的功能。壁细胞胞质内的水解离产生 H^+ 和 OH^-,质子泵主动将 H^+ 转运入小管腔内,同时将小管腔中的 K^+ 主动转运回细胞;OH^- 则在碳酸酐酶的催化下与细胞代谢产生的 CO_2 结合生成 HCO_3^-,HCO_3^- 在壁细胞的底侧膜与 Cl^- 交换进入血液,并与 Na^+ 结合生成 $NaHCO_3$,而 Cl^- 进入壁细胞再经顶端膜上的 Cl^- 通道进入分泌小管腔,与 H^+ 结合形成 HCl,随即进入胃腔。一些抑制胃酸分泌治疗溃疡的药物,如奥美拉唑就是通过作用于质子泵发挥药理作用的。

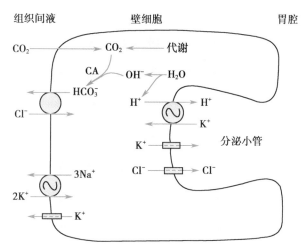

图 8-16　壁细胞分泌盐酸的示意图

(2) 盐酸的主要生理作用有:①激活胃蛋白酶原,并为胃蛋白酶提供适宜的酸性环境;②使蛋白质变性而易于水解;③杀死随食物进入胃内的细菌;④盐酸进入十二指肠后,可促进胰液、胆汁和小肠液的分泌;⑤盐酸可促进 Ca^{2+} 和 Fe^{2+} 在小肠内的吸收。

胃酸分泌过少时,细菌易在胃内生长,产生腹胀、腹泻等消化不良症状。胃酸分泌过多,对胃和十二指肠黏膜具有侵蚀作用,可能是溃疡病发病的主要原因之一。

2. 胃蛋白酶原　**胃蛋白酶原**(pepsinogen)主要由泌酸腺的主细胞合成和分泌。在盐酸的作用下,胃蛋白酶原转变为有活性的**胃蛋白酶**(pepsin)。胃蛋白酶本身也可激活胃蛋白酶原。胃蛋白酶可将食物中的蛋白质分解为䏡、胨及少量的多肽和氨基酸。胃蛋白酶作用的最适 pH 为 2.0~3.5,随着

pH 的升高,酶活性逐步降低,当 pH 超过 5.0 时,将发生不可逆的变性。

口服抗酸药可中和胃酸,升高胃内 pH,降低胃蛋白酶的活性,从而能缓解溃疡病的疼痛症状。胃蛋白酶与稀盐酸同服可辅助治疗胃酸和消化酶分泌不足引起的消化不良。

3. 黏液和碳酸氢盐　黏液由胃黏膜表面的上皮细胞、泌酸腺的颈黏液细胞、贲门腺和幽门腺共同分泌,化学成分为糖蛋白,可形成凝胶层覆盖在胃黏膜表面。黏液与胃黏膜表面上皮细胞分泌的 HCO_3^- 一起构成**"胃黏液 - 碳酸氢盐屏障"**(gastric mucus-bicarbonate barrier)。黏液的润滑作用可保护胃黏膜免受粗糙食物的机械损伤;黏稠的黏液可限制胃液中的 H^+ 向胃黏膜的扩散速度,同时,HCO_3^- 可中和向胃黏膜逆向扩散的 H^+,在胃黏液层形成 pH 梯度(图 8-17),从而能有效防止 H^+ 对黏膜的直接侵蚀以及胃蛋白酶对黏膜的消化作用,对胃黏膜具有保护作用。

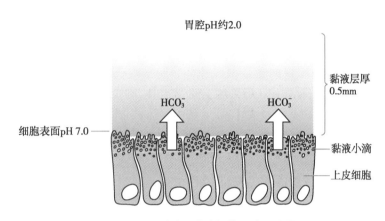

图 8-17　胃黏液 - 碳酸氢盐屏障示意图

除胃黏液 - 碳酸氢盐屏障外,胃黏膜上皮细胞顶端膜与相邻细胞间的紧密连接构成了胃黏膜屏障,可防止胃腔内 H^+ 向黏膜内扩散,对胃黏膜也起保护作用。胃黏膜还能通过合成和释放某些前列腺素抑制胃酸和胃蛋白酶原的分泌,刺激黏液和 HCO_3^- 的分泌,使微血管扩张,增加黏膜的血流量,有助于胃黏膜的修复和维持其完整性。

许多因素如酒精、胆盐、阿司匹林类药物以及幽门螺杆菌感染等,均可破坏或削弱胃黏膜的屏障作用,造成胃黏膜的损伤,引起胃炎或溃疡。临床应用增强胃黏膜屏障和 / 或胃黏液 - 碳酸氢盐屏障的药物可发挥抗溃疡作用。

4. 内因子　**内因子**(intrinsic factor)是胃黏膜壁细胞分泌的一种糖蛋白,其作用是保护维生素 B_{12} 免受小肠内蛋白水解酶的破坏,促进维生素 B_{12} 的吸收。如果内因子分泌不足,将引起维生素 B_{12} 吸收障碍,影响红细胞的成熟,可引起巨幼红细胞性贫血。

(二) 胃液的分泌及其调节

空腹时胃液分泌量很少,称为基础胃液分泌或消化间期胃液分泌;进食后,胃液大量分泌,称为消化期胃液分泌。食物是胃液分泌的自然刺激物,胃液分泌受神经和体液因素的影响。

1. 消化期胃液分泌　消化期胃液分泌,按食物刺激部位分为头期、胃期和肠期,实际上,这三个时期几乎同时开始、互相重叠。

(1) 头期:指食物刺激头面部的感受器(眼、鼻、耳、口腔、咽、食管等)所引起的胃液分泌。引起头期胃液分泌的机制包括条件反射和非条件反射。反射的传出神经是迷走神经,迷走神经可直接作用于壁细胞引起胃液分泌,也可通过作用于 G 细胞引起促胃液素释放,从而间接作用于壁细胞而引起胃液分泌。

头期胃液分泌量占进食后总分泌量的 30%,酸度和胃蛋白酶原含量都很高,消化力强。分泌量的多少与食欲有很大关系,并受情绪影响。

（2）胃期：指食物入胃后，对胃的机械和化学刺激所引起的胃液分泌，主要作用途径为：①食物对胃部感受器的扩张刺激，通过迷走 - 迷走长反射和内在神经丛局部反射直接促进胃腺分泌或通过促胃液素间接促进胃腺分泌；②食糜的化学成分（主要是蛋白质分解产物）直接作用于 G 细胞，引起促胃液素释放而刺激胃液分泌。

假饲实验
（动画）

胃期胃液分泌量最多，占进食后总分泌量的 60%，酸度很高，但胃蛋白酶原的含量较头期少，消化力比头期弱。

（3）肠期：指食物进入小肠后所引起的胃液分泌，主要受体液调节。食糜对肠壁的扩张和化学刺激可使小肠黏膜释放一种或几种胃肠激素，从而影响胃液分泌，其中最主要的是十二指肠黏膜 G 细胞分泌的促胃液素。食糜还能使小肠黏膜释放**肠泌酸素**（entero-oxyntin）而刺激胃液分泌。

肠期胃液分泌量少，仅占进食后总分泌量的 10%，酸度低，胃蛋白酶原少。

2. 促进胃液分泌的内源性物质

（1）乙酰胆碱：大部分支配胃的迷走神经和部分肠壁内在神经末梢释放的递质是乙酰胆碱（acetylcholine，ACh），ACh 可直接作用于壁细胞上的 M 受体，刺激胃酸分泌，其作用可被 M 受体拮抗剂阿托品所阻断。

（2）促胃液素：促胃液素由胃窦及小肠上段黏膜 G 细胞分泌，作用于壁细胞上特异性受体，刺激胃酸、胃蛋白酶原的分泌。迷走神经支配 G 细胞的纤维释放**促胃液素释放肽**（又称铃蟾素），促进促胃液素的分泌。

（3）组胺：组胺由胃泌酸区黏膜中的肠嗜铬样细胞（enterochromaffin-like cell，ECL）分泌，作用于壁细胞上的组胺受体（H_2 受体），具有很强的刺激胃酸分泌的作用。

上述三种内源性物质既可各自直接刺激壁细胞分泌盐酸，又可相互影响（图 8-18）。组胺被认为是胃酸分泌最重要调控因素，H_2 受体拮抗药西咪替丁既能阻断壁细胞对组胺的反应而抑制胃酸分泌，同时又能降低壁细胞对促胃液素和 ACh 的敏感性，临床用于消化性溃疡的治疗。

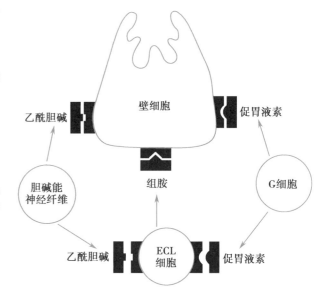

图 8-18　三种刺激胃酸分泌的内源性物质的作用

3. 消化期抑制胃液分泌的因素　消化期胃液的分泌除受上述促进因素调节外，还受到以下抑制性因素的调节。

（1）盐酸：当胃酸分泌过多，使胃窦部 pH 降到 1.2~1.5 或十二指肠内的 pH 降到 2.5 以下时，胃腺分泌受到抑制。其机制为：①盐酸直接抑制胃窦黏膜 G 细胞释放促胃液素；②盐酸刺激胃窦黏膜 D 细胞释放生长抑素，间接抑制 G 细胞释放促胃液素和胃液分泌；③盐酸刺激小肠黏膜释放促胰液素和**球抑胃素**（bulbogastrone）抑制胃液分泌，球抑胃素的化学结构尚未确定。

幽门螺杆菌
（图片）

盐酸是胃腺活动的产物，又是胃腺分泌的一种负反馈调节物质，对防止胃酸过度分泌，保护胃肠黏膜具有重要的生理意义。

（2）脂肪：脂肪及其消化产物进入小肠后可刺激小肠黏膜释放缩胆囊素、抑胃肽、促胰液素等多种抑制胃液分泌的激素，统称为**肠抑胃素**（enterogastrone）。

（3）高渗溶液：十二指肠内高渗溶液可刺激渗透压感受器，通过肠 - 胃反射以及刺激小肠黏膜分泌肠抑胃素而抑制胃液分泌。

案例分析

患者,男,43岁。最近几周连续熬夜加班,频繁出现上腹隐痛,疼痛一般出现在饭后约1小时,严重时会觉得"烧心",服用奥美拉唑后缓解。近3天,呈持续性隐痛,阵发性加剧,伴有嗳气、反酸,无恶心、呕吐。到医院就医,诊断为"胃溃疡"。

问题:

消化性溃疡的产生与什么因素有关?

分析:

通常认为消化性溃疡的发生是由于黏膜损害因素与防御因素之间的失衡所致。1910年Schwartz提出"没有胃酸就没有溃疡",胃液中H^+的分泌是依靠壁细胞顶端分泌小管膜中的质子泵实现的。质子泵具有转运H^+、K^+和催化ATP水解的功能,也称H^+,K^+-ATP酶。因此,胃酸分泌可被质子泵选择性抑制剂奥美拉唑所抑制,该药物在临床上用于治疗消化性溃疡。

1982年Warren和Marshall首次从慢性活动性胃炎患者的胃黏膜中分离出幽门螺杆菌(Helicobacter pylori,Hp)。Hp在胃黏膜定居感染,破坏胃黏液-碳酸氢盐屏障和胃黏膜屏障,可引发慢性胃炎,进而发展为消化性溃疡等。Hp的发现是消化性溃疡在病因学和治疗学上的一场革命,Warren和Marshall也因此荣获了2005年诺贝尔生理学或医学奖。

该患者的胃镜活检的病理结果显示在胃上皮可见直径1.2cm的溃疡面,同时幽门螺杆菌检查阳性。医生给予该患者包括奥美拉唑、阿莫西林和克拉霉素的三联疗法来治疗。3周以后,患者的腹痛现象解除。

二、胃的运动

胃运动的功能是接纳和贮存吞咽入胃的食物;对食物进行机械性消化,使之与胃液充分混合形成食糜;以适当的速率将食糜排入十二指肠。胃的运动是和这些功能相适应的。非消化期胃运动的主要功能是清除胃内残留物。

(一)胃运动的形式

1. 紧张性收缩 胃平滑肌的紧张性收缩能使胃保持一定的形状和位置;使胃腔内保持一定压力,促使胃液渗入食物内部,有利于化学性消化;协助食糜向十二指肠推送。

2. 容受性舒张 当咀嚼和吞咽时,食物对口腔、咽、食管等处感受器的刺激反射性地引起胃底和胃体平滑肌的舒张,称为**容受性舒张**(receptive relaxation)。其生理意义是使胃容纳和贮存食物,同时保持胃内压基本不变。胃的容受性舒张是通过迷走-迷走反射实现的,这一反射的迷走神经传出纤维是抑制性的,其末梢释放的递质可能是某种神经肽或NO。

3. 蠕动 胃的蠕动是一种起始于胃体的中部,并向幽门方向推进的波形运动(图8-19)。食物入胃后约5分钟即出现胃的蠕动。蠕动波开始时较弱,在传播途中逐步加强,速度也明显加快。蠕动到达胃窦接近幽门时达最大,导致幽门开放,将部分食糜(1~2ml)排入十二指肠。如果蠕动波超越食糜先到达胃窦,引起胃窦终末部的强力收缩,可将食糜反向推回到胃体。多次的往返运动有助于块状食物被进一步磨碎,又能促进食糜与胃液充分混合。

(二)胃排空及其控制

食糜由胃排入十二指肠的过程称为**胃排空**(gastric emptying)。胃排空速度与食物的物理性状和化学组成有关。混合食物由胃完全排空通常需要4~6小时。

胃排空的动力来源于胃的运动以及由此形成的胃和十二指肠之间的压力差,胃排空的速率受胃和十二指肠内容物的双重影响。

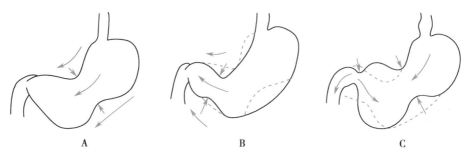

图 8-19 胃的蠕动示意图

A. 胃蠕动始于胃的中部,向幽门方向推进;B. 胃蠕动可将食糜推入十二指肠;C. 强有力的
蠕动波可将部分食糜反向推回到近侧胃窦或胃体,使食糜在胃内进一步被磨碎。

1. 胃内促进因素 当大量食物入胃后,食物对胃的扩张刺激可通过迷走 - 迷走反射和内在神经
丛局部反射引起胃运动加强;此外,食物对胃的扩张和化学成分还可刺激 G 细胞释放促胃液素,从而
加强胃的运动,促进胃排空。

2. 十二指肠内抑制因素 食糜进入十二指肠后刺激肠壁的相应感受器,通过肠 - 胃反射抑制
胃运动;同时,食糜还可刺激十二指肠黏膜释放促胰液素、抑胃肽等肠抑胃素,抑制胃的运动,延缓胃
排空。

随着胃酸被中和,食糜被推进十二指肠远端并被消化和吸收,食糜对胃的抑制作用逐渐解除,胃
的运动又加强,再推送少量食糜进入十二指肠,如此反复进行,直到食糜从胃全部排入十二指肠。可
见,胃排空是间断进行的,胃排空与十二指肠内消化和吸收的速度相适应。

胃肠动力药能加强胃肠蠕动,促进胃排空,可用于治疗因胃肠运动障碍所引起的慢性功能性消化
不良。

（三）消化间期胃的运动

在消化间期即空腹状态下,胃运动呈现以间歇性强力收缩并伴较长的静息期为特征的周期性运
动,称为**移行性复合运动**（migrating motor complex,MMC）。MMC 始于胃体上部,并向肠道方向扩
布,每一周期为 90~120 分钟。MMC 的生理意义是将上次进食后遗留的食物残渣和积聚的黏液推送
到十二指肠,为下次进食做准备。

（四）呕吐

呕吐（vomiting）是将胃及十二指肠内容物经口腔强力驱出体外的一种反射性动作。机械和化学
刺激作用于舌根、咽部、胃、大肠、小肠、总胆管、腹膜及泌尿生殖器官等处的感受器,视觉和内耳前庭
的位置觉改变,均可引起呕吐。呕吐是一种具有保护意义的反射过程,中枢位于延髓孤束核附近。颅
内压增高(脑水肿、脑瘤等情况)可直接刺激呕吐中枢而引起呕吐。中枢性催吐药如阿扑吗啡能够刺
激呕吐中枢附近的化学感受区,进而兴奋呕吐中枢,可用于食物中毒患者的抢救。

第五节 小肠内消化

小肠内消化是整个消化过程中最重要的阶段。在小肠内,食糜受到胰液、胆汁和小肠液的化学性
消化及小肠运动的机械性消化作用,最终转变成可被吸收的小分子物质,未被消化的食物残渣从小肠
推进至大肠。

一、胰液的生理功能及其分泌调节

胰液由胰腺腺泡细胞和小导管上皮细胞分泌,经胰腺导管排入十二指肠,是最重要的消化液

之一。

（一）胰液的成分和作用

胰液是无色、无味的碱性液体，pH 为 7.8~8.4，成人每天分泌量为 1~2L，渗透压与血浆相等。胰液的主要成分是水、HCO_3^-、Na^+、K^+、Cl^- 等无机离子及各种消化酶。

1. 碳酸氢盐　碳酸氢盐主要由胰腺的小导管细胞所分泌，主要作用是中和进入十二指肠的胃酸，保护肠黏膜免受胃酸的侵蚀，同时为小肠内的多种消化酶发挥作用提供适宜的 pH 环境。

2. 消化酶　消化酶由胰腺的腺泡细胞分泌，主要有胰淀粉酶、胰脂肪酶、胰蛋白酶原和糜蛋白酶原等。

（1）胰淀粉酶：**胰淀粉酶**（pancreatic amylase）能将淀粉分解为糊精、麦芽糖及麦芽寡糖。发挥作用的最适 pH 为 6.7~7.0。

（2）胰脂肪酶：**胰脂肪酶**（pancreatic lipase）可将甘油三酯分解成甘油一酯、甘油和脂肪酸。发挥作用的最适 pH 为 7.5~8.5。胰脂肪酶只有在胰腺分泌的**辅脂酶**（colipase）的帮助下才能发挥作用。胰液中还有胆固醇酯酶和磷脂酶 A_2，能分别水解胆固醇和磷脂。

（3）胰蛋白酶原和糜蛋白酶原：腺泡细胞分泌的**胰蛋白酶原**（trypsinogen）和**糜蛋白酶原**（chymotrypsinogen）是以无活性的酶原形式存在于胰液中，随胰液进入小肠后，小肠液中的**肠激酶**（enterokinase）迅速激活胰蛋白酶原为有活性的**胰蛋白酶**（trypsin），胰蛋白酶又可激活胰蛋白酶原和糜蛋白酶原为胰蛋白酶和**糜蛋白酶**（chymotrypsin）。另外，胃酸及组织液也能使胰蛋白酶原激活。胰蛋白酶和糜蛋白酶都能分解蛋白质为胨和腖，两者协同作用于蛋白质时，可将蛋白质分解为小分子的多肽和氨基酸。

正常情况下，胰液中的蛋白水解酶并不消化胰腺自身，这是因为它们以无活性酶原的形式被分泌。此外，胰腺细胞还可分泌少量的**胰蛋白酶抑制剂**（trypsin inhibitor），后者能与胰蛋白酶和糜蛋白酶结合而使其失活，因而能阻止少量活化的胰蛋白酶对胰腺的自身消化。当胰腺受到损伤或导管阻塞时，大量的胰液汇集在胰组织中，超过了胰蛋白酶抑制剂的作用量，胰蛋白酶原在胰组织中被激活，对胰组织自身进行消化，引起急性胰腺炎。

正常胰液中还含有羧基肽酶、核糖核酸酶、脱氧核糖核酸酶等水解酶，分别水解羧基末端的肽链、核糖核酸、脱氧核糖核酸。

胰液中含有水解三大营养物质的消化酶，是最重要的一种消化液。如果胰液分泌障碍，会明显影响蛋白质和脂肪的消化和吸收，但对糖的消化和吸收影响不大。脂肪吸收障碍可影响脂溶性维生素（维生素 A、维生素 D、维生素 E、维生素 K）的吸收。

（二）胰液分泌的调节

在非消化期，胰液几乎不分泌；进食可引起胰液大量分泌。胰液的分泌受神经和体液因素的双重调节，以体液调节为主。

1. 神经调节　食物的形状、气味及食物对口腔、食管、胃和小肠的刺激，均可通过神经反射引起胰液分泌。反射的传出神经主要是迷走神经，切断迷走神经或注射阿托品可显著减少胰液分泌。迷走神经可直接作用于腺泡细胞，也可通过促胃液素释放间接作用于腺泡细胞引起胰液分泌。迷走神经兴奋引起胰液分泌的特点是水和碳酸氢盐含量少，而胰酶的含量丰富。

2. 体液调节　促胰液素和缩胆囊素是调节胰腺分泌的两种主要胃肠激素，二者共同作用于胰腺时有相互加强的作用。

（1）促胰液素：促胰液素由小肠上段黏膜 S 细胞分泌，主要作用于胰腺小导管细胞，引起水和碳酸氢盐分泌，使胰液量增加，而胰酶含量不高。

（2）缩胆囊素：缩胆囊素由小肠黏膜的 I 细胞分泌，主要作用是促进腺泡细胞分泌胰酶以及促进胆囊平滑肌收缩。缩胆囊素还可作用于迷走神经传入纤维，通过迷走 - 迷走神经反射刺激胰酶分泌。

二、肝脏的生理功能与胆汁分泌

肝脏是人体最大的消化腺,也是体内新陈代谢的中心站。肝脏具有分泌胆汁、吞噬和防御、制造凝血因子、调节血容量及水电解质平衡、产生热量等多种功能。

（一）肝脏的主要生理功能

1. 肝脏分泌胆汁的功能　肝细胞能持续分泌**胆汁**（bile）。生成的胆汁经胆管流出后通过胆总管排入十二指肠,或由肝管输送到胆囊储存,在消化期再由胆囊排至十二指肠。

2. 肝脏在物质代谢中的功能

（1）肝与糖代谢:由消化道吸收的单糖在肝内转变为肝糖原并储存。当劳动、饥饿、发热使血糖大量消耗时,肝糖原被分解为葡萄糖入血补充血糖不足。

（2）肝与蛋白质代谢:由消化道吸收的氨基酸在肝脏内进行蛋白质合成、脱氨、转氨等作用,合成的蛋白质进入循环血液供全身器官组织使用。肝病时血浆蛋白减少,血氨升高。

（3）肝与脂肪代谢:肝脏在脂肪的合成、分解及运输等代谢过程中,都起到重要作用。当脂肪代谢紊乱时,脂肪堆积于肝脏内形成脂肪肝。

（4）维生素代谢:肝脏是维生素 C、维生素 E、维生素 K、维生素 B_6、维生素 B_{12}、烟酸、叶酸等多种维生素储存和代谢的场所。

（5）激素代谢:正常情况下血液中各种激素都保持一定含量,多余的则经肝脏处理而被灭活。

3. 肝脏的解毒功能　肝脏是人体的主要解毒器官,血液中的有害物质及微生物抗原性物质在肝内被解毒和清除。通过肝脏的解毒作用,使到达肝脏的大多数药物转化成为毒性或药理活性较小、水溶性较大而易于排泄的物质。

4. 肝脏的其他功能　肝脏还具有制造凝血因子、调节血容量及水电解质平衡、产生热量等多种功能。

（二）胆汁及其分泌调节

1. 胆汁的性质和成分　胆汁是一种味苦的有色液体,成人每日分泌量约为 800~1 000ml。肝胆汁呈金黄色或橘黄色,pH 为 7.4;胆囊胆汁为深棕色或墨绿色,pH 为 6.8。胆汁的成分很复杂,除水、钠、钾、钙、碳酸氢盐等无机成分外,还有胆盐、胆色素、胆固醇、卵磷脂和黏蛋白等有机成分,胆汁中无消化酶。胆盐是胆汁酸与甘氨酸或牛磺酸结合形成的钠盐或钾盐,是胆汁参与消化和吸收的主要成分。

2. 胆汁的作用

（1）乳化脂肪:胆汁中的胆盐、胆固醇和卵磷脂等都可作为乳化剂,降低脂肪的表面张力,使脂肪乳化成微滴,增加胰脂肪酶的作用面积,促进脂肪的消化分解。

（2）促进脂肪吸收:胆盐分子具有双嗜性。众多的胆盐分子聚合成**微胶粒**（micell）,亲水面向外,疏水面向内。脂肪分解产物及脂溶性物质被包裹其中,使之能通过肠黏膜表面的水相层到达肠黏膜吸收。

（3）促进脂溶性维生素吸收:胆汁在促进脂肪分解产物吸收的同时,也促进脂溶性维生素 A、维生素 D、维生素 E、维生素 K 的吸收。

（4）利胆作用:胆盐进入肠道后,大部分在回肠末端被吸收入血,由门静脉运送到肝,称为胆盐的肠-肝循环。通过肠-肝循环到达肝细胞的胆盐还可刺激肝细胞合成和分泌胆汁,此作用称为胆盐的利胆作用。

3. 胆汁分泌和排出的调节

消化道内的食物是引起胆汁分泌和排出的自然刺激物,高蛋白质食物引起胆汁流出最多,高脂肪或混合食物次之,糖类食物的作用最小。

（1）神经调节:进食动作以及食物对胃、小肠等的机械和化学刺激,可通过迷走神经引起胆汁分泌和胆囊收缩。迷走神经还可通过引起促胃液素释放而间接促进胆汁分泌和胆囊收缩。

(2) 体液调节:促胃液素、促胰液素、缩胆囊素都有一定程度的促进胆汁分泌和排出的作用。其中,促胃液素作用于肝细胞和胆囊,促进胆汁分泌和胆囊收缩;促胰液素主要作用于胆管系统,促进胆汁中水和 HCO_3^- 的分泌;缩胆囊素可引起胆囊强烈收缩,Oddi 括约肌舒张,引起胆汁大量排出。此外,胆盐可通过肠 - 肝循环发挥利胆作用。

很多药物可经胆汁排泄。被分泌到胆汁中的药物及其代谢产物经由胆道及胆总管进入肠腔,随粪便排出体外;经胆汁排入肠腔的部分药物可再随胆汁进入肠 - 肝循环,反复的肠 - 肝循环可延长药物的半衰期和作用时间,中断肠 - 肝循环可加快药物从粪便的排泄。

三、小肠液的生理功能及其分泌调节

小肠液由十二指肠腺和小肠腺分泌。

(一) 小肠液的成分和作用

小肠液是一种弱碱性液体,pH 为 7.6,渗透压与血浆渗透压相等。成人每日分泌量为 1~3L,其中除水和无机盐外,还含有肠激酶、黏蛋白等。

在肠上皮细胞的顶端膜上含有多种肽酶和寡糖酶,可对进入上皮细胞的营养物质进行消化,这些酶可随脱落的肠上皮细胞进入肠腔,但对小肠内的消化不起作用。

小肠液的主要生理作用包括:①保护十二指肠黏膜免受胃酸侵蚀;②肠激酶可激活胰蛋白酶原,有助于蛋白质的消化;③稀释消化产物,使其渗透压降低,有利于消化产物的吸收。

(二) 小肠液分泌的调节

小肠液的分泌受神经和体液因素的双重调节。食糜对肠黏膜的机械和化学刺激可通过肠壁内在神经丛的局部反射引起小肠液的分泌,其中小肠黏膜对扩张刺激最为敏感,小肠内食糜量越多,分泌也越多。许多体液因素如促胃液素、促胰液素、缩胆囊素等都具有刺激小肠液分泌的作用。

四、小肠的运动

(一) 小肠的运动形式

1. 紧张性收缩　紧张性收缩是小肠进行其他各种运动的基础。紧张性收缩增强时,食糜在肠腔内的混合和推进加快。

2. 分节运动　**分节运动**(segmentation)是一种以小肠壁环行肌收缩和舒张为主的节律性运动,是小肠特有的运动形式。表现为食糜所在的肠管上相隔一定间距的环行肌同时收缩,把食糜分割成许多节段;随后,原来收缩的部位开始舒张,舒张的部位开始收缩,使每段食糜又分成两半,而相邻的两半则合拢形成新的节段,如此反复进行(图 8-20)。分节运动的生理意义是:①使食糜与消化液充分混合,有利于化学性消化;②使食糜与肠壁紧密接触,有助于吸收;③挤压肠壁,促进血液与淋巴液的回流,促进吸收。

3. 蠕动　小肠蠕动是由纵行肌和环行肌由上而下依次发生的推进性收缩运动。通

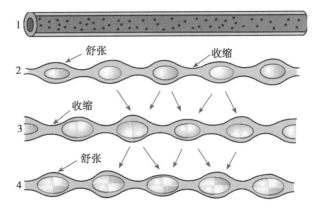

图 8-20　小肠的分节运动示意图

1.肠管表面观;2~4.肠管切面观,表示不同阶段的食糜节段分割和合拢的情况小肠运动的功能是继续研磨食糜,使食糜与消化液混合,并与肠壁广泛接触,促进消化和吸收,同时向小肠下段推送食糜。

常每个蠕动波将食糜向前推进数厘米便消失。蠕动的作用是将食糜向前推进一步,到达新的肠段再开始分节运动。

此外,小肠还有一种进行速度快、传播距离较远的蠕动,称为**蠕动冲**(peristaltic rush)。它可在几分钟内将食糜从小肠的始端一直推送至回肠末端甚至到结肠。蠕动冲常见于进食过程中,可能是由吞咽动作或食物进入十二指肠引起的。有些药物(泻药)的刺激可引起蠕动冲。

小肠在消化间期也存在周期性移行性复合运动(MMC),它是胃 MMC 向下游扩布形成的,生理意义与胃 MMC 相似。

(二)回盲括约肌的功能

回肠末端与盲肠交界处的环行肌明显增厚,称为回盲括约肌。在平时保持轻度的收缩状态,当食物入胃后,通过胃-回肠反射使回肠蠕动加强。当蠕动波到达回肠末端时,回盲括约肌舒张,约有 4ml 内容物被推入结肠。盲肠内容物的机械扩张刺激可通过内在神经丛的局部反射,使回盲括约肌收缩加强,延缓回肠内容物推入大肠。回盲括约肌的这种活瓣作用既可防止回肠内容物过快地进入结肠,有利于小肠内容物的充分消化和吸收,又可阻止结肠内容物反流进入回肠。

(三)小肠运动的调节

1. 神经调节   小肠平滑肌受内在神经系统和外来神经的双重控制。肠内容物的机械和化学刺激可通过内在神经丛局部反射引起小肠蠕动加强。外来神经中副交感神经兴奋能加强小肠运动,交感神经兴奋则抑制小肠运动,它们的作用是通过内在神经丛实现的。切断支配小肠的外来神经,蠕动仍可进行,说明内在神经系统对小肠运动起主要的调节作用。

2. 体液调节   胃肠激素在调节小肠运动中起重要作用。促胃液素、缩胆囊素可增强小肠运动,而促胰液素和胰高血糖素则抑制小肠运动。

第六节   大肠的功能

大肠的主要功能是吸收肠内容物中的水分和电解质,参与机体对水、电解质平衡的调节;吸收由大肠内细菌合成的维生素 B、维生素 K 等物质;完成对食物残渣的加工,形成并暂时贮存粪便,控制排便。

一、大肠液的生理功能及其分泌调节

大肠液由大肠黏膜表面的柱状上皮细胞和杯状细胞分泌,pH 为 8.3~8.4,分泌量为每日 600~800ml,主要成分是黏液和碳酸氢盐,主要作用是保护肠黏膜和润滑粪便。

食物残渣对肠壁的机械刺激通过局部神经反射可引起大肠液的分泌。副交感神经兴奋可使大肠液分泌增加,交感神经兴奋可使大肠液分泌减少。

二、大肠的运动与排便

大肠的运动少而缓慢,对刺激的反应也较迟缓,这些特点与大肠的功能相适应。

(一)大肠的运动形式

1. 袋状往返运动   袋状往返运动是由环行肌不规律收缩引起的,它使结肠出现一串结肠袋,结肠内压升高,结肠袋内容物向前、后两个方向做短距离的位移。这种运动有助于水的吸收。

2. 分节推进或多袋推进运动   是一个或多个结肠袋同时收缩,把肠内容物缓慢推进到下一肠段的运动。进食后或结肠受到拟副交感药物刺激时,这种运动增加。

3. 蠕动   大肠的蠕动是由一些稳定向前的收缩波所组成,能将肠内容物向前推进。在大肠还有一种进程快、行程远的集团蠕动,通常始于横结肠,可将大肠部分内容物推送至乙状结肠或直肠。集

团蠕动多发生在进食后。

应用刺激结肠推进性蠕动的药物如酚酞、比沙可啶等可促进排便。硫酸镁等盐类泻药口服后在肠道难被吸收，使肠内容物呈高渗状态，可抑制水分的吸收，增加肠容积，刺激肠蠕动，可用于外科手术前或结肠镜检查前排空肠内容物。

（二）排便反射

食物残渣进入大肠贮存过程中，部分水、无机盐和维生素等被大肠黏膜吸收，其他成分经细菌的发酵和腐败作用，加上脱落的肠上皮细胞和大量的细菌共同形成了粪便。

正常人的直肠中通常没有粪便。当肠蠕动将粪便推入直肠，刺激肠壁的压力感受器，传入冲动沿盆神经和腹下神经传至脊髓腰、骶段的初级排便中枢，同时上传到大脑皮质引起便意。如果条件允许，即可发生**排便反射**（defecation reflex），传出冲动沿盆神经下传，使降结肠、乙状结肠和直肠收缩，肛门内括约肌舒张，同时阴部神经传出冲动减少，肛门外括约肌舒张，将粪便排出体外。另外，排便时腹肌和膈肌收缩，腹内压增加，可促进粪便排出。如果条件不允许，大脑皮质发出抑制性冲动，排便反射暂时终止。

正常人直肠壁内的感受器对粪便的压力刺激具有一定的阈值，当达到阈值时即可产生便意，大脑皮质可以加强或抑制排便。经常或反复对便意抑制，是导致便秘的常见原因。直肠给予润滑性泻药如甘油和液体石蜡可润滑并软化粪便，促进粪便排出。

食物中纤维素对肠道的作用包括：①刺激肠运动，缩短粪便在肠道内停留的时间；②与水结合形成凝胶限制水的吸收，增加粪便的体积，促进排便；③纤维素能够降低食物中热量的比率，减少高热量物质的吸收，有助于控制体重。服用不被肠道吸收的纤维素类药可增加肠内容积，产生通便作用。

粪便中含有大量细菌，主要来自食物和空气，由大肠内的细菌利用肠内简单物质合成的 B 族维生素和维生素 K 可被大肠吸收，能为人体所利用。如果长期大量使用广谱抗生素，大肠内的细菌被抑制或杀灭，可引起 B 族维生素和维生素 K 缺乏。

三、肠道微生态

人体是一个共生微生物的载体，人体微生态系统包括口腔、皮肤、泌尿及胃肠道，以肠道的微生态系统最为重要且复杂。

肠道微生物以细菌为主，主要分布于结肠，其次位于回肠远端，少量存在于胃和小肠近端。肠道菌种类达数千种，数量巨大，这些微生物被统称为肠道菌群（intestinal flora）。肠道正常菌群及其所生活的环境共同构成肠道微生态（intestinal microecology）。其中肠道正常菌群是其核心部分，而肠黏膜结构及功能对该系统的正常运行有很大影响。肠道菌群最显著的特征之一是其稳定性，若失去平衡则会发生各种肠内、外疾病，因此保持肠道微生态平衡对人类抵抗肠道病原菌引起的感染性疾病非常重要。

婴儿肠道内的微生物主要来自母体微生物侵入，出生分娩时母亲阴道或皮肤（剖宫产）以及婴儿期哺乳喂养是其微生物侵入的主要途径。这种最初的定植常常会影响成年后其体内微生物群的组成。

肠道菌群一般由共生细菌组成，肠道菌群与人类宿主之间是一种互惠共生的关系，即人类的肠道为细菌提供营养和厌氧的场所，反过来，肠道内正常菌群在维持人体功能和肠道内环境的稳定方面发挥重要作用。例如，肠道菌群含有能将膳食纤维消化成单糖的酶，可将从纤维中获得的糖发酵成短链脂肪酸。这些由肠道菌群产生的可吸收短链脂肪酸可促进肠道的蠕动和分泌，作用于脑促进副交感神经刺激胰岛分泌胰岛素等，从而调节机体的代谢活动；肠道菌群为人类提供维生素 K 和维生素 B，这些维生素在结肠被吸收；肠道菌群通过刺激黏液的产生和提供短链脂肪酸（为结肠上皮细胞提供能量）来帮助维持健康的上皮细胞屏障；肠道菌群还可以通过微生物菌膜屏障参与肠黏膜屏障的构成。

肠道微生物群的性质与肥胖、糖尿病和代谢综合征相关。与瘦人相比，肥胖者肠道微生物的多样性更少,特定微生物群的相对丰度也不同。高纤维饮食有助于培养肠道微生物种类的多样性。此外,高纤维饮食还有助于免疫系统的抗炎作用,而高脂肪和高糖的饮食则会产生相反的效果。

第七节 吸 收

消化过程是吸收的重要基础,吸收是消化的延续,食物的消化产物经吸收后为机体提供所需的营养物质。

一、吸收的部位和途径

消化道不同部位的吸收能力和吸收速度相差很大,这主要取决于消化道各部位的组织结构、食物被消化的程度和食物停留的时间。口腔和食管基本不吸收任何食物;胃仅能吸收乙醇和少量水分;小肠是吸收的主要部位,大量消化后的营养物质以及水和电解质在小肠被吸收(图 8-21);大肠主要吸收水和无机盐类。

小肠是营养物质吸收的主要部位,小肠具有吸收的有利条件:①小肠的吸收面积大,成人的小肠长约 5~7m,小肠黏膜具有向肠腔突出的环状皱襞,皱襞上又密布绒毛,绒毛的表面是一层柱状上皮细胞,细胞的顶端膜又形成许多微绒毛,这使小肠的吸收面积增加了 600 倍,达到 200m² 左右(图 8-22);②食物在小肠内已被消化成可吸收的小分子物质;③食物在小肠内停留的时间较长(3~8 小时),使营养物质有充分的时间被消化吸收;④小肠黏膜绒毛内有较丰富的毛细血管、毛细淋巴管,有利于物质的吸收。

营养物质吸收可经跨细胞和细胞旁两条途径进入血液或淋巴液。跨细胞途径是指营养物质通过小肠黏膜上皮细胞的顶端膜进入细胞内,再经过细胞的基底侧膜进入组织间隙的过程;细胞旁途径是指肠腔内的营养物质通过上皮细胞间的紧密连接进入细胞间隙的过程(图 8-23)。

营养物质的吸收方式有被动转运、主动转运、入胞和出胞等方式。

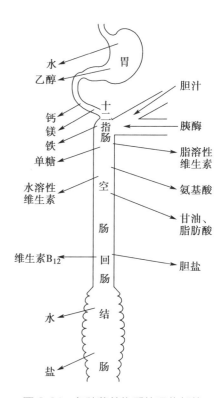

图 8-21　各种营养物质的吸收部位

二、主要营养物质的吸收

(一)糖的吸收

食物中的糖类必须分解为单糖才能被小肠吸收。小肠内的单糖主要是葡萄糖,约占单糖总量的 80%,半乳糖和果糖很少。各种单糖的吸收速率不同,以葡萄糖和半乳糖最快,果糖次之。葡萄糖的吸收是逆浓度差进行的继发性主动转运过程(图 8-24)。小肠绒毛上皮细胞顶端膜上有 Na^+-葡萄糖同向转运体,基底侧膜上有钠泵。钠泵的活动是维持细胞内外的 Na^+ 浓度梯度,Na^+ 经转运体不断转运进入细胞,从而为葡萄糖逆浓度梯度转运提供能量。

(二)蛋白质的吸收

食物中的蛋白质经消化分解为氨基酸后才能被小肠吸收。吸收机制与葡萄糖的吸收相似,也是通过与 Na^+ 耦联进行的继发性主动转运过程。

小肠上皮细胞顶端膜上还存在着二肽和三肽转运系统,能将二肽和三肽完整的转运入胞,再被细

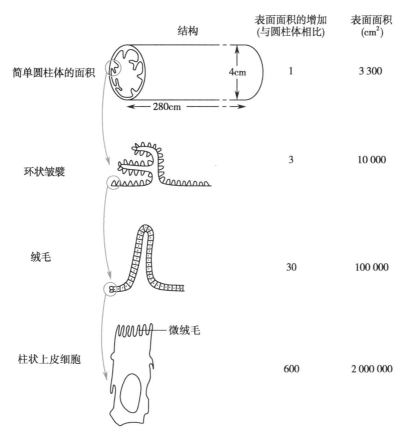

结构		表面面积的增加 (与圆柱体相比)	表面面积 (cm^2)
简单圆柱体的面积		1	3 300
环状皱襞		3	10 000
绒毛		30	100 000
柱状上皮细胞	微绒毛	600	2 000 000

图 8-22　小肠黏膜皱襞、绒毛和微绒毛的示意图

胞内的二肽酶和三肽酶进一步水解成氨基酸后吸收入血。

（三）脂肪的吸收

脂肪的消化产物脂肪酸、甘油一酯和甘油都是脂溶性分子,在小肠内被包裹在由胆盐形成的微胶粒中。外表面具有亲水性的微胶粒能通过肠黏膜上皮细胞表面的静水层到达微绒毛表面。在此处,脂肪酸、甘油一酯从混合微胶粒中释放出来,通过微绒毛的细胞膜进入细胞,而胆盐则留在肠腔内继续发挥作用。

长链脂肪酸和甘油一酯进入细胞后重新合成甘油三酯,与细胞内的载脂蛋白合成乳糜微粒,再以出胞的方式经过细胞间隙扩散入淋巴液(图 8-25)。中、短链脂肪酸及甘油一酯可直接扩散进入血液。由于膳食中的动、植物油含长链脂肪酸较多,所以脂肪的吸收以淋巴途径为主。

（四）胆固醇的吸收

小肠内的胆固醇主要有两类:来自于胆汁的游离胆固醇和来自于食物的酯化胆固醇。酯化的胆固醇需在肠腔内胆固醇酯酶的作用下水解为游离的胆固醇后才能被吸收。游离胆固醇的吸收与长链脂肪酸及甘油一酯相似,也借助于胆盐形成的微胶粒进入肠黏膜上皮细胞,在细胞内被酯化成胆固醇

图 8-23　水和溶质在小肠黏膜吸收的途径示意图

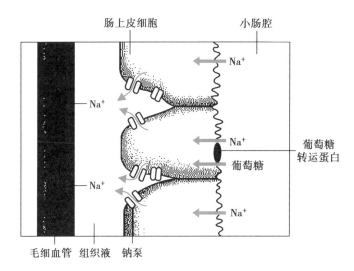

图 8-24　葡萄糖在小肠的吸收过程示意图

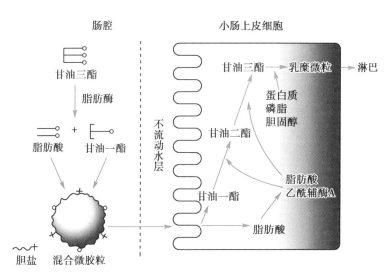

图 8-25　脂肪在小肠内的消化和吸收过程示意图

酯,再形成乳糜微粒进入淋巴液。

(五)维生素的吸收

多数水溶性维生素通过依赖于 Na^+ 的同向转运体被吸收;维生素 B_{12} 先与内因子结合形成复合物后再到回肠被吸收;维生素 A、维生素 D、维生素 E、维生素 K 等脂溶性维生素的吸收同脂肪消化产物的吸收。

(六)水的吸收

每日由胃肠道吸收的液体量约为 8~9L。水分的吸收都是被动的,各种溶质,特别是 NaCl 主动吸收产生的渗透压梯度是水吸收的主要动力。

(七)无机盐的吸收

1.钠的吸收　成人每日吸收约 25~30g 的钠。钠的吸收是主动过程,依赖于钠泵的活动。肠腔内的 Na^+ 吸收与小肠黏膜对葡萄糖或氨基酸转运相耦联,并为葡萄糖和氨基酸的吸收提供动力。由于肠腔内的葡萄糖、氨基酸可增加 Na^+ 的吸收,临床给分泌性腹泻患者口服含有葡萄糖和 Na^+ 等的溶液,可加快葡萄糖、NaCl 和水的吸收,以补偿丢失的盐和水。

2.铁的吸收　人每日吸收的铁约为 1mg,仅为每日膳食中含铁量的 1/10。铁主要在十二指肠和空肠主动吸收。食物中的铁大部分是三价铁,不易被吸收,需还原为亚铁才能被吸收。维生素 C 能将高价铁还原为亚铁而促进铁的吸收。胃液中的盐酸促进铁的吸收,胃大部分切除或胃酸减少的患者,常伴有缺铁性贫血。给贫血患者补充铁时,应补充二价铁,并应配合口服维生素 C 或稀盐酸,以促进铁的吸收。

3. 钙的吸收　　正常人每日钙的净吸收量约为 100mg。钙的吸收主要在十二指肠,通过细胞基底侧膜上钙泵的活动实现。多种因素影响钙的吸收,如维生素 D、胆汁酸可促进小肠对钙的吸收;而脂肪酸、磷酸盐可与钙结合成不易溶解的钙盐,妨碍钙的吸收。

4. 负离子的吸收　　在小肠内吸收的负离子主要是 Cl^- 和 HCO_3^-。钠泵活动产生的电位差可促进肠腔内的负离子,如 Cl^- 和 HCO_3^- 向细胞内转移而被动吸收。

三、药物的吸收

口服给药方便,且多数药物能在消化道充分吸收,是常用的给药途径。根据药物种类不同,可在消化道不同部位吸收,如硝酸甘油可经口腔黏膜吸收,阿司匹林可经胃黏膜吸收,有些药物也可经直肠或舌下给药,但药物吸收主要在小肠。小肠的吸收面积大且肠道内适宜的酸碱度对药物解离影响小,均有利于药物在小肠的吸收。

大多数药物在胃肠道内以被动转运方式被吸收后经门静脉到达肝脏代谢,代谢产物或部分原药经肾脏从尿中排出或经胆汁从粪便排出。如果肝脏对药物的代谢能力强或胆汁排泄量大,会使进入全身血液循环的有效药量明显减少。因此,凡是在肝脏易于代谢转化而被破坏的药物,口服效果差,以注射为好。而经舌下及直肠途径给药,由于药物不经过门静脉即进入全身血液循环,避免了药物被肝脏代谢而导致的对药效的影响。

消化系统案例摘要(拓展阅读)

分析思考

根据胃酸分泌机制及其调节的知识设计抑制胃酸分泌的药物。

第八章
目标测试

（刘尚明　彭碧文）

第九章

能量代谢与体温

第九章
教学课件

学习目标

1. **掌握** 能量代谢、基础代谢率的概念及其影响因素;体温的概念;机体产热和散热的方式及体温维持稳定的调控机制。
2. **熟悉** 食物的热价、氧热价和呼吸商概念;体温正常值及生理波动。
3. **了解** 能量代谢测定原理与方法。

第一节　能　量　代　谢

新陈代谢(metabolism)是机体生命活动的基本特征之一,包括物质代谢与能量代谢。物质代谢是指糖、脂肪、蛋白质等物质在机体内的合成与分解过程。物质代谢包括合成代谢和分解代谢。从外界摄取营养物质合成或更新机体的组织成分,称为**合成代谢**(anabolism);分解摄入的营养物质或机体自身的结构成分称为**分解代谢**(catabolism)。在机体内物质合成与分解代谢过程中,同时伴随能量的储存与释放,用于组织、器官的各种功能活动和维持体温。我们将生物体内物质代谢过程中所伴随的能量的释放、转移、储存和利用,统称为**能量代谢**(energy metabolism)。

一、机体能量的来源与利用

(一) 主要能量物质及代谢

能量的来源
与利用(视
频)

机体所需的能量主要来源于食物中的糖、脂肪和蛋白质。这些能量物质分子结构中的碳氢键蕴含化学能,在氧化过程中碳氢键断裂,生成 CO_2 和 H_2O,同时释放出能量。释放的这些能量 50% 以上转化为热能,用于维持体温,并向体外散发;其余不足 50% 的能量则以高能磷酸键的形式储存于体内,供机体利用。

1. 糖　糖是机体利用的主要能量物质。糖在消化道消化后的主要终产物是葡萄糖。如食物中的淀粉经消化后,终产物是葡萄糖;食物中的蔗糖、乳糖等消化产物分别为果糖、半乳糖,后两者在肝内也可转化为葡萄糖。葡萄糖经肠道吸收入血后,在骨骼肌可被直接利用或合成肌糖原,在肝脏内也可被直接利用或合成肝糖原或转化为 α- 磷酸甘油或脂肪酸,再参与合成甘油三酯(脂肪)。糖在脂肪组织细胞较少被利用,多数被合成甘油三酯。当血糖浓度降低时,糖原分解为丙酮酸盐和乳酸,通过肝脏间接生成葡萄糖。供氧充足时,葡萄糖在细胞内氧化生成 CO_2 和 H_2O,释放的能量用于**腺苷三磷酸**(adenosine triphosphate,ATP)的合成。急性缺氧导致供氧不足时,葡萄糖经无氧酵解转变为乳酸,释放较少的能量,乳酸经血液循环至肝脏再合成糖原。

机体多数细胞对葡萄糖的利用率主要受胰岛素等激素的调节。

2. 脂肪　脂肪是体内能量储存的主要物质形式。脂肪经消化分解后变为甘油一酯和脂肪酸,主要以**乳糜微粒**(chylomicron)的形式吸收进入血液。乳糜微粒经血管内皮细胞脂蛋白脂肪酶(lipoprotein lipase)作用后释放出脂肪酸,后者进入脂肪细胞与 α- 磷酸甘油合成甘油三酯。若脂肪细胞内葡萄糖浓度下降或不足时,储存的脂肪

糖代谢(图片)

可分解为甘油和脂肪酸。甘油、脂肪酸可经三羧酸循环氧化分解释放能量。一般情况下,通过脂肪氧化分解为机体提供的能量在机体消耗的总能量中不超过 30%。胰岛素、甲状腺激素、肾上腺素等均参与脂肪代谢的调节(参见第十三章)。

脂代谢(文档)

3. **蛋白质**　蛋白质是机体细胞结构与功能的主要物质。蛋白质经肠道消化分解为氨基酸,氨基酸吸收入血后,多数进入细胞重新合成蛋白质,作为细胞结构的组成成分,或用于合成酶、激素等生物活性物质。少量氨基酸进入肝细胞,合成血浆蛋白和肝酶,或脱羧生成 α- 酮酸,后者参加三羧酸循环释放能量。正常情况下,蛋白质分解用于供能的量很小,若机体长时间禁食或体力极度消耗时,肌肉和其他组织内蛋白质在溶酶体消化酶的作用下,可分解释放氨基酸并氧化释放能量,供机体利用。生长激素、胰岛素、糖皮质激素等均参与蛋白质代谢的调节(参见第十三章)。

(二) 能量储存与利用

ATP 是机体能量存储与利用的主要物质形式。葡萄糖、游离脂肪酸、氨基酸等主要营养物质,在细胞线粒体内通过合成 ATP 完成能量的转移和储存。ATP 含有高能磷酸键,当 ATP 分解时高能磷酸键断裂,释放的能量用于组织细胞的生命活动。因此,ATP 既是机体重要的储能物质,又是直接的供能物质。

除了 ATP 之外,**磷酸肌酸**(creatine phosphate,CP) 也含有高能磷酸键,但 CP 不能直接提供能量给细胞利用。当体内产生能量增多,ATP 水平升高,CP 生成增多将能量储存起来。当细胞耗能增加,ATP 消耗并减少时,CP 又将储存的能量转移给 ADP 并合成 ATP(图 9-1)。它们的关系可表示为:

$$磷酸肌酸 + ADP \rightleftharpoons ATP + 肌酸$$

因此,ATP 的合成与分解是体内能量转换与利用的中心环节,而 CP 可被看作是 ATP 的储备库。临床上可把 ATP 作为辅助性药物用于休克、昏迷、心肌炎等疾病的救治;CP 也经常用于心肌缺血等代谢疾病,改善缺血组织的能量代谢。抗心肌缺血药物曲美他嗪可使脂肪酸氧化代谢转向葡萄糖氧化代谢,提高心肌细胞的能量代谢效率,从而改善心功能。

机体利用 ATP 提供的能量可完成多种功能活动,主要表现在以下几个方面。

1. **细胞生物分子的合成**　如氨基酸合成蛋白质过程中肽键的连接,乳酸合成葡萄糖,乙酰辅酶A 合成脂肪酸等需要 ATP 提供能量,胆固醇、磷脂、激素等的合成也都需要消耗能量。

2. **肌肉收缩与舒张过程**　如肌肉收缩过程中**横桥**(cross-bridge)的摆动,舒张过程中 Ca^{2+} 的主动重吸收等。

3. **物质跨膜主动转运**　如 Na^+、K^+ 的主动转运,葡萄糖、氨基酸的继发性主动转运等。

图 9-1 表示机体内能量的释放、转移、储存与利用的过程。

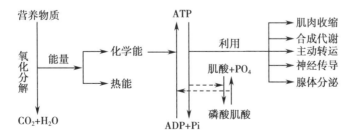

图 9-1　能量释放、转移、储存与利用示意图

(三) 能量平衡

按照能量守恒定律,能量由一种形式转化为另一种形式的过程中其总量保持不变。机体所利用的蕴含于食物中的化学能与机体所做的外功和最终转化成的热能,按能量来折算是完全相等的。机

体摄入能量的去路包括产热、肌肉收缩等做功及能量在机体内储存三部分。因此，摄入的能量等于机体产热、做功和储存能量三部分的总和。

能量平衡与否，与机体体重变化有着直接的关系。机体体重（body weight）是指机体所有组织器官重量的总和。体重的变化反映机体的能量平衡状态。如果摄入的能量完全用于产热和做功，没有能量储存，则机体体重保持不变；如果机体产热和做功总和小于能量摄入，就有能量在机体内储存，导致体重增加。通常情况下，能量主要以脂肪形式储存，因此能量摄入大于释放可导致肥胖。**身体质量指数**（body mass index，BMI）是衡量是否肥胖和标准体重的重要指标，为体重（kg）除以身高（m）的平方，其计算公式为：

$$BMI= 体重（kg）/ 身高 ^2（m^2） \qquad\qquad 式（9-1）$$

对 18~65 岁的成年人，世界卫生组织（WHO）认为 BMI 指数保持在 22 左右比较理想。

药物治疗目前仍是肥胖症治疗的主要手段，主要有食欲抑制剂、消化吸收阻滞剂、代谢刺激剂和局部脂肪分解剂等，如西布曲明可抑制食欲，奥利司他抑制脂肪酶、减少脂肪的吸收作用。由于存在不同程度的副作用，减肥药物须在专科医生指导下应用，切不可私自服用。

二、能量代谢的测定

能量代谢的
测定（视频）

能量代谢测定是指测定机体单位时间所消耗的能量，即**能量代谢率**（energy metabolic rate）。按能量守恒定律，测定机体单位时间内机体消耗的食物及这些食物中所含的能量，或测定单位时间内机体产生的热量与所做的外功，都可测算出整个机体的能量代谢率。能量单位通常用焦耳（joule，J）或卡（calorie，cal）表示。能量代谢的测定方法包括直接测热法和间接测热法。

（一）直接测热法

直接测热法（direct calorimetry）是测定机体在单位时间内向外界环境发散的总热量。计算公式如下：

$$能量摄入（食物）= 产热 + 做功 + 储存能量 \qquad\qquad 式（9-2）$$

直接测热法
介绍（拓展
阅读）

若排除机体做功和储存能量，单位时间内机体散发总热量就是能量代谢率。如果在测定时间内机体是在运动或劳动，应将所做的机械功折算为热量一并计入总热量（1kg·m 的机械功相当于 100.459J 的热量）。用于直接测热的热量计（calorimeter）为一个密闭仪器，受试者释放的热量可通过空气温度变化，进而引起水温变化的方法来测算。

（二）间接测热法

间接测热法（indirect calorimetry）是依据物质化学反应中，反应前底物的量与反应后产物的量之间呈一定的比例关系，计算出该段时间内机体所释放出来的热量，间接测出能量代谢率。

1. 食物的热价 将 1g 食物分解氧化时所释放出来的能量称为**食物的热价**（thermal equivalent of food）。食物的热价分为物理热价和生物热价。前者指食物在体外氧化燃烧时释放的热量，后者指食物在体内经过生物氧化所产生的热量。糖（或脂肪）的物理热价和生物热价是相等的。例如，在人体内氧化 1mol 葡萄糖，与在体外氧化燃烧 1mol 葡萄糖，都要消耗 6mol O_2，产生 6mol CO_2 和 6mol H_2O，释放出相等的热量。蛋白质的生物热价小于物理热价，其原因是蛋白质在体内不能被彻底氧化分解，其中一部分主要以尿素（含有一定的能量）的形式从尿中排泄的缘故。三种营养物质的物理热价和生物热价见表 9-1。

2. 食物的氧热价 食物氧化释放能量需要消耗一定量的氧。通过测定单位时间内氧化某种食物所消耗的氧量，可计算出该食物释放的能量。将某种食物分解氧化时消耗 1L 的氧释放的热量，称为该食物的**氧热价**（thermal equivalent of oxygen）。糖、脂肪、蛋白质的氧热价见表 9-1。

表 9-1　三种营养物质氧化有关的几种数据

营养物质	产热量 /(kJ/g)		耗氧量 /(L/g)	CO_2 产量 /(L/g)	氧热价 /(kJ/L)	呼吸商
	物理热价	生物热价				
糖	17.15	17.15	0.83	0.83	20.66	1.00
脂肪	39.75	39.75	2.03	1.43	19.58	0.71
蛋白质	23.43	17.99	0.95	0.76	18.93	0.80

3. 呼吸商与非蛋白呼吸商　食物氧化分解释放能量需要消耗一定量的 O_2,同时产生一定量的 CO_2。一定时间内机体的 CO_2 产量与耗氧量的比值称为**呼吸商**(respiratory quotient,RQ)。呼吸商是 CO_2 和 O_2 的摩尔数(mol)的比值,但在同一温度和气压条件下,容积相等的不同气体,其分子数都是相等的,所以也可用容积数(ml 或 L)来计算。

呼吸商大小取决于食物的成分。1mol 葡萄糖($C_6H_{12}O_6$)完全氧化需要 6mol O_2,同时产生 6mol CO_2,产生的 CO_2 和消耗的 O_2 分子数相等,RQ 等于 1。甘油三酯($C_{57}H_{104}O_6$)的分子结构中,氧的含量远较碳和氢少,脂肪氧化时需要消耗更多的氧,所以脂肪的呼吸商将小于 1,RQ 为 0.71。蛋白质在体内不能完全氧化,只能通过蛋白质分子中的碳和氢被氧化时需氧量和 CO_2 产量,间接算出蛋白质的呼吸商为 0.80。日常生活中,营养物质是糖、脂肪和蛋白质混合而成的混合膳食,呼吸商常变动于 0.71~1.00 之间。若营养物质主要是糖,则呼吸商接近于 1.00;若主要是脂肪,则呼吸商接近于 0.71。一般情况下,混合食物时的呼吸商常在 0.85 左右。

机体某些特殊甚至病理代谢状态时,呼吸商会发生变化。如肌肉剧烈运动时,因氧气缺乏导致糖酵解增加,乳酸生成增多,CO_2 产生也随之增加,此时呼吸商将变大。肺过度通气、酸中毒等情况下,机体中与生物氧化无关的 CO_2 大量排出,也可现呼吸大于 1.00 的情况。相反,肺通气不足、碱中毒等情况下,呼吸商将降低。

根据间接测热法计算能量代谢率,应该测出一定时间内机体内糖、脂肪和蛋白质三者氧化分解的比例,但一般情况下,体内的能量主要来自糖和脂肪的氧化,蛋白质的代谢可忽略不计。将糖和脂肪按不同比例混合后氧化产生的 CO_2 量和耗氧量的比值,称为**非蛋白呼吸商**(non-protein respiratory quotient,NPRQ)。通过非蛋白呼吸商,可计算出糖和脂肪的氧热价。不同的非蛋白呼吸商所对应的糖和脂肪氧化的各自百分比以及氧热价见表 9-2。

4. 耗 O_2 量与 CO_2 产量的测定方法　测定耗 O_2 量和 CO_2 产量的方法有闭合式测定法和开放式测定法两种。

(1) 闭合式测定法:将定量的 O_2 送入一个密闭的能吸热的装置中。根据装置中氧量的减少计算出单位时间内的耗 O_2 量。受试者呼出的 CO_2 则由装在气体回路中的 CO_2 吸收剂吸收,然后根据实验前后 CO_2 吸收剂的重量差,算出单位时间内的 CO_2 产量。参见图 9-2。

(2) 开放式测定法:是指机体在呼吸空气的条件下测定耗 O_2 量和 CO_2 产量的方法。采集受试者一定时间内的呼出气,通过气量计测定呼出气量并分析呼出气中 O_2 和 CO_2 的容积百分比。根据吸入气和呼出气中 O_2 和 CO_2 的容积百分比的差值,可算出该时间内的耗 O_2 量和 CO_2 产生量。

5. 能量代谢的测定　根据上述间接测热法的测定原理,通过测定机体单位时间内的耗 O_2 量和 CO_2 产量,计算出混合呼吸商,根据表 9-2 查出非蛋白呼吸商对应的氧热价,将氧热价乘以耗 O_2 量,可得出该时间内的产热量。也可采用更为简便的办法,仅需要测定受试者一段时间内的耗 O_2 量即可。例如,利用肺量计(图 9-2)可测出受试者一定时间内(通常为 6 分钟)的耗 O_2 量。通常将受试者空腹时非蛋白呼吸商定为 0.82,氧热价为 20.19kJ/L。因此,测出一定时间内的耗 O_2 量后,即可计算出受试者单位时间所消耗的能量。

表 9-2   非蛋白呼吸商和氧热价

呼吸商	糖 /%	脂肪 /%	氧热价 /(kJ/L)
0.707	0.00	100.00	19.62
0.71	1.10	98.90	19.64
0.72	4.75	95.20	19.69
0.73	8.40	91.60	19.74
0.74	12.00	88.00	19.79
0.75	15.60	84.40	19.84
0.76	19.20	80.80	19.89
0.77	22.80	77.20	19.95
0.78	26.30	73.70	19.99
0.79	29.00	70.10	20.05
0.80	33.40	66.60	20.10
0.81	36.90	63.10	20.15
0.82	40.30	59.70	20.20
0.83	43.80	56.20	20.26
0.84	47.20	52.80	20.31
0.85	50.70	49.30	20.36
0.86	54.10	45.90	20.41
0.87	57.50	42.50	20.46
0.88	60.80	39.20	20.51
0.89	64.20	35.80	20.56
0.90	67.50	32.50	20.61
0.91	70.80	29.20	20.67
0.92	74.10	25.90	20.71
0.93	77.40	22.60	20.77
0.94	80.70	19.30	20.82
0.95	84.00	16.00	20.87
0.96	87.20	12.80	20.93
0.97	90.40	9.58	20.98
0.98	93.60	6.37	21.03
0.99	96.80	3.18	21.08
1.00	100.00	0.00	21.13

三、影响能量代谢的因素

影响能量代谢的因素很多,主要因素有肌肉活动、环境温度、食物的特殊动力作用和精神活动等。

(一)肌肉活动

肌肉活动对能量代谢的影响最为显著。人在运动或劳动时耗 O_2 量显著增加,产热量也显著增加。机体耗 O_2 量、产热量与肌肉活动的强度呈正比关系,人在静卧、开会、扫地、球类运动等不同状态下,机体能量代谢率会依次升高。进行能量代谢测定时应避

影响能量代
谢的因素
(视频)

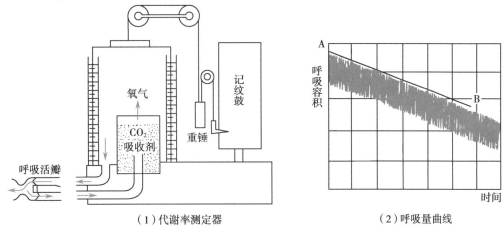

（1）代谢率测定器　　　　　　　（2）呼吸量曲线

图 9-2　肺量计结构装置模式图

注：AB 线表示单位时间内的耗氧速度。

免肌肉的活动,尤其剧烈活动后因供氧量不足产生氧债(oxygen debt),即使运动后一段时间内,骨骼肌仍处于相对缺氧的状态,机体耗 O_2 量仍处于较高的水平。

（二）环境温度

人安静时的能量代谢在 20~30℃的环境中最为稳定。环境温度过低或过高时,能量代谢率都会增加。环境温度过低时,寒冷刺激反射性地引起战栗和肌紧张增强,导致代谢率增加。当环境温度过高时,体内酶活性提高,化学反应速度加快,呼吸、循环功能增强等因素,也会导致能量代谢率的增加。

（三）食物特殊动力作用

进餐后一段时间内,尽管机体处于和进餐前相同的安静状态,其产热量、能量代谢率要比进食前有所增加,即进食会引起"额外"的产热效应。进食引起机体额外消耗能量,增加产热量的作用,称为**食物的特殊动力作用**(specific dynamic action of food)。糖或脂肪的食物特殊动力效应为其产热量的 4%~6%,蛋白质为其产热量的 30%,混合食物可使产热量增加 10% 左右。这种现象在进食后 1 小时左右开始,并延续到 7~8 小时。目前认为氨基酸在肝内脱氨基反应中消耗能量可能是额外热量产生的主要原因。

（四）精神活动

人在安静状态下思考问题时,能量代谢受到的影响并不大。当精神处于紧张状态,如焦虑、恐惧或强烈情绪激动时,骨骼肌紧张性增强,甲状腺激素、肾上腺素释放增多,产热量可以显著增加。因此,在测定基础代谢率时,受试者必须排除精神紧张的影响。

除上述影响因素外,机体能量代谢还受到年龄、性别、生长激素、发热等其他因素的影响。处于生长发育阶段的青少年能量代谢率高于成年人与老年人;同龄男性的能量代谢率高于女性。

四、基础代谢

（一）基础代谢与基础代谢率

基础代谢(basal metabolism)是指基础状态下的能量代谢。**基础代谢率**(basal metabolic rate,BMR)是指单位时间内的基础代谢,即在基础状态下单位时间内的能量代谢。基础状态是指人体处在清醒而又非常安静,不受肌肉活动、环境温度、食物及精神紧张等因素影响时的状态。在这种状态下,机体内能量的消耗仅用于维持基本的生命活动,如心跳、呼吸等,能量代谢较为稳定。测定基础代谢时要求在以下条件下进

基础代谢率
（视频）

行:①测定前避免剧烈运动,测定时应静卧,全身肌肉放松,以排除肌肉活动的影响;②室温应保持在20~25℃,以排除环境温度的影响;③在清晨未进餐以前(禁食后12~14小时)进行,以排除食物的特殊动力作用的影响;④排除精神紧张的影响,消除焦虑、烦恼、恐惧等心理活动。

基础代谢率以每小时、每平方米体表面积的产热量为单位,通常以 kJ/(m²·h) 来表示。需要指出的是:基础代谢率的高低与体重并不成比例关系,而与体表面积基本上成正比。机体内其他生理指标如肺活量、心输出量、主动脉和气管的横截面、肾小球滤过率等都与体表面积有一定的比例关系。因此,体表面积是评价上述生理指标个体差异时必须考虑的因素。

体表面积可根据 Stevenson 公式来计算:

体表面积(m²)=0.006 1×身高(cm)+0.012 8×体重(kg)–

0.152 9　　　　　　　　式(9-3)

另外,体表面积还可根据图 9-3 直接求出,即将受试者的身高和体重在相应两条列线的两点连成一直线,该直线与中间的体表面积列线的交点就是该受试者的体表面积。

(二)基础代谢率的测定及意义

在基础状态下,利用肺量计(图 9-2)测出受试者一定时间内的耗 O_2 量。根据非蛋白呼吸商(空腹时约为 0.82)及氧热价(20.19kJ/L),计算出产热量,再根据体表面积,计算出每平方体表面积每小时的产热量[kJ/(m²·h)]。实际测定结果表明,同一个体的基础代谢率比较稳定,但基础代谢率随性别、年龄等不同而有生理变化。当其他情况相同时,男性的基础代谢率比女性高;儿童比成年人的高,年龄越大,基础代谢率越低。

我国正常人的基础代谢率水平,男女各年龄组的平均值如表 9-3 所示。

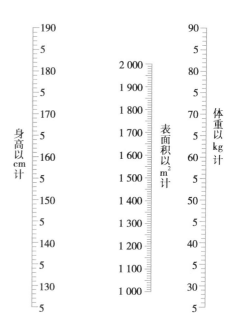

图 9-3　体表面积测算用图

表 9-3　我国正常人的基础代谢率平均值[kJ/(m²·h)]

年龄(岁)	11~15	16~17	18~19	20~30	31~40	41~50	51 以上
男性	195.5	193.4	166.2	157.8	158.6	154.0	149.0
女性	172.5	181.7	154.0	146.5	146.9	142.4	138.6

临床上在评价基础代谢水平时,是将受试者基础代谢率实测值与同年龄、同性别组正常值作比较,以百分数表示基础代谢率的变化。即:

$$基础代谢率 = \frac{实测值 - 正常值}{正常值} \times 100\%$$　　　　式(9-4)

一般来说,基础代谢率的实际数值与正常平均值比较,相差 ±10%~±15% 之内属于正常。当相差超过 20% 时,表明机体能量代谢可能异常,常用来帮助某些疾病的诊断。例如,甲状腺功能低下时,基础代谢率比正常值低 20%~40%;甲状腺功能亢进时的基础代谢率比正常值高 25%~80%。因此,基础代谢率的测量是临床诊断甲状腺疾病的重要辅助方法。人体发热时,基础代谢率将升高;糖尿病、红细胞增多症以及伴有呼吸困难的心脏病等,也伴有基础代谢率升高。睡眠时因肌紧张降低,以及中枢神经系统活动下降,基础代谢率降低。当机体处于病理性饥饿时基础代谢率将降低,艾迪生病、肾病综合征以及垂体肥胖症也常伴有基础代谢率降低。

第二节　体温及其调节

体温（body temperature）是基本的生命体征之一。机体从外界摄入能量,其中约50%以上的能量以热量形式释放,用于维持体温。哺乳动物,包括人类,又可以通过体温调节维持体温的恒定。

一、体温及其生理波动

(一) 体温

体温包括**体表温度**（shell temperature）和**体核温度**（core temperature）。

体温及生理波动(视频)

1. **体表温度**　指人体的外周组织包括皮肤、皮下组织和肌肉等的温度。体表温度不稳定,容易受到环境温度的影响,各部位之间的差异也较大,四肢末梢皮肤温度最低,越靠近躯干、头部,表层温度越高(图9-4)。如在环境温度为23℃时,足部皮肤温度为27℃,手部皮肤温度为30℃,躯干部为32℃,额部为33~34℃。环境温度达32℃以上时,皮肤温度的部位差将变小。在寒冷环境中,随着气温下降,手、足的皮肤温降低最显著,但头部皮肤温度变动相对较小。

体表温度与体表局部血流量有密切关系。在寒冷环境中,由于皮肤血管收缩,皮肤血流量减少,皮肤温度随之降低,体热散失因此减少。相反,在炎热环境中,皮肤血管舒张,血流量增加,皮肤温度因而上升,体热散失因此增强。人情绪激动时,由于血管紧张度增加,皮肤温度、特别是手的皮肤温度便显著降低,例如手指的皮肤温度可从30℃骤降到24℃。此外,当发汗时由于蒸发散热,皮肤温度也会出现波动。

2. **体核温度**　指机体深部(心、肺、脑和腹腔内脏等处)的温度。深部温度比体表温度高,且比较稳定,各部位之间的差异也较小。在不同环境中,体核温度和体表温度的分布会发生相对改变。在较寒冷的环境中,深部温度分布区域较缩小,主要集中在头部与胸腹内脏,而且表层与深部之间存在明显的温度梯度。在炎热环境中,体核温度可扩展到四肢(图9-4)。

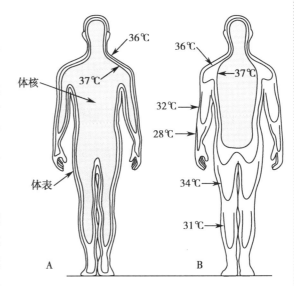

图 9-4　在不同环境温度下人体的体温分布图
A:环境温度35℃;B:环境温度20℃。

生理学所说的体温是指机体核心部分的平均温度。由于体内各器官的代谢水平不同,它们的温度略有差别,但不超过1℃。在安静时,肝代谢最活跃,温度最高,其次是心脏和消化腺。在运动时则骨骼肌的温度最高。循环血液是体内传递热量的重要途径。由于血液不断循环,深部各个器官的温度会趋于一致。因此,血液的温度可以代表重要器官温度的平均值。

(二) 体温的正常值及生理波动

1. **正常体温**　直肠温度、口腔温度和腋窝温度常用来代表体温。直肠温度的正常值为36.9~37.9℃,最接近体核温度,但可受下肢温度影响。当下肢冰冷时,由于下肢血液回流至髂静脉时的血液温度较低,会降低直肠温度。口腔温度(舌下部)正常值为36.7~37.7℃,腋窝温度正常值为36.0~37.4℃。腋窝不是密闭体腔,易受环境温度和测量姿势的影响。因此,测定时需将上臂紧贴胸廓,使腋窝形成人工体腔,10分钟左右腋窝温度升高并接近于体核温度。因测定结果比较准确,也较为方便,故临床上多为采用。

此外,机体其他部位测定的温度,如食管温度可以作为深部温度的一个指标,鼓膜温度可作为脑组织温度的指标,但通常在实验研究中采用。

2. **体温的生理波动**　正常体温相对恒定,但有许多因素可引起体温的生理性波动。

(1) 昼夜节律:人体体温随昼夜变化呈周期性波动。通常清晨 2~6 时体温最低,午后 1~6 时最高。波动的幅值一般不超过 1℃。体温的这种昼夜周期性波动称为**昼夜节律**(circadian rhythm)或日节律。体温的昼夜节律是由生物体内在的生物节律所决定,可能受地球自转周期的影响。实验研究表明,除体温外,还有许多生理现象如细胞中酶活性、激素分泌等都显示出周期性节律特征,统称为**生物节律**(biorhythm)。下丘脑**视交叉上核**(suprachiasmatic nucleus)可能是控制生物节律的关键部位。

(2) 性别:成年女性的体温平均比男性高 0.3℃。成年女性的基础体温随月经周期而发生节律性变动(图 9-5)。体温在排卵日最低,排卵后升高 0.3~0.6℃,并持续至下次月经开始。体温的波动与体内黄体分泌的孕激素有关。

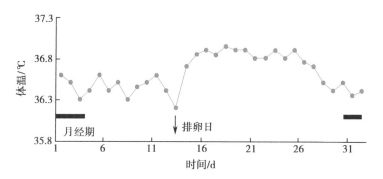

图 9-5　女性月经周期基础体温变化

(3) 年龄:青少年、儿童的体温较高,老年人的体温较低。新生儿,特别是早产儿,由于体温调节机制发育还不完善,调节体温的能力差,所以体温容易受环境温度的影响而变动。老年人基础代谢率低,体温也偏低。某些药物如氯丙嗪、地西泮等可抑制下丘脑体温调节中枢,促进周围血管扩张,增加皮肤散热量,致体温不能维持在正常水平。故老年人要少用或不用这些药物,尤其是在秋冬季节。

(4) 肌肉活动:肌肉活动时代谢加强,产热量因而增加,导致体温升高。所以,临床上测定体温前和测定过程中患者应处于安静状态。测定小儿体温时也应防止小儿哭闹。

此外,环境温度、精神紧张、进食等情况对体温都会有影响,测定体温时应考虑到这些情况。许多麻醉药物也可抑制体温调节中枢或神经冲动的传导,并且可扩张皮肤血管,增加体热的散失。静脉麻醉药物如异丙酚以及吸入麻醉药如地氟醚等,可显著抑制机体体温调节功能,机体热量散失而产热不足,使体核温度降低。此外,手术中使用肌肉松弛剂,使肌肉活动降低,产热也会降低。所以对手术麻醉患者,在术中和术后应注意体温护理。

二、产热与散热

产热与散热是决定机体体温的两个关键因素。机体通过体温调节机制,使产热过程和散热过程处于平衡,维持体温的相对恒定。如果机体的产热量大于散热量,体温就会升高;散热量大于产热量,则体温就会下降。

产热反应及
调节(视频)

(一) 产热

机体组织器官均代谢产热。不同代谢状态及环境下,机体主要的产热器官和产热形式也有所不同。

1. **主要产热器官及产热形式**　机体产生的热量来源主要包括基础代谢产热、食物特殊动力作用的产热和肌肉活动的产热。安静时热量主要来自体内代谢旺盛的器官,肝脏、脑是基础状态下的主要产热器官。食物特殊动力作用可使机体进食后产热量增加。机体运动时骨骼肌释放大量热量,其产热量比安静时显著增加,剧烈运动时可增加 20~40 倍。因此,骨骼肌是机体运动时的主要产热器官。

在寒冷环境中,由于散热量增加导致机体体温下降,机体通过**战栗产热**(shivering thermogenesis)和**非战栗产热**(non-shivering thermogenesis)两种方式,增加产热量以维持机体体温。

(1) 战栗产热:机体受到寒冷刺激时,骨骼肌出现寒冷性肌紧张而使产热增加。寒冷刺激持续加强时可引起战栗,以维持寒冷环境中机体的体热平衡。战栗的特点是屈肌和伸肌同时收缩,不做外功但产热量很高,产热量可增加 4~5 倍。

(2) 非战栗产热:机体长期处于寒冷环境中可不发生战栗,而是提高组织代谢产热,这称为非战栗产热,又称代谢性产热。在代谢组织中,褐色脂肪组织(brown adipose tissue,BAT)的产热量最多。BAT 在啮齿动物体内广泛存在,在人类主要存在于新生儿体内。因此,非战栗产热对新生儿尤为重要。

褐色脂肪组织的代谢产热(拓展阅读)

当机体在高热环境中,由于环境温度升高导致体核温度升高,可加速细胞内分子运动和提高酶的活性,细胞代谢水平增加,ATP 产生和消耗增多,产热也相应增加。

2. 机体产热活动的调节　机体产热受到神经和体液因素的调节。如寒冷刺激,可引起机体交感神经兴奋,交感神经可使肌紧张活动增强以增加产热,同时皮肤血管收缩以减少散热。交感神经还可引起肾上腺髓质释放肾上腺素和去甲肾上腺素,增加产热量。此外,寒冷刺激还可以通过中枢神经系统促进下丘脑释放促甲状腺激素释放激素(thyrotropin-releasing hormone,TRH),并通过腺垂体释放促甲状腺激素(thyroid-stimulating hormone,TSH)引起甲状腺激素的分泌。甲状腺激素可显著增加产热量。交感神经、甲状腺激素等可以显著增加褐色脂肪细胞线粒体膜上的解耦联蛋白(uncoupling protein,UCP)的水平,有利于跨线粒体膜的势能以热量的形式释放出来。另外,机体有意识的通过跺脚、搓手等肌肉活动可以提高产热。

(二) 散热

散热是体温维持相对恒定的必要环节。大部分的体热通过皮肤的辐射、传导、对流和蒸发散失热量,少部分体热通过肺呼出的气体,以及尿和粪便等排泄物散失。

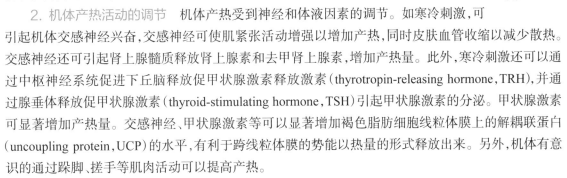

皮肤是主要的散热部位。机体深部器官代谢产生的热量,经热传导和血流途径到达皮肤,再由皮肤散发到外环境中。皮肤的血流量可通过微动脉血管紧张性活动和动 - 静脉吻合支开放进行调节。若体温升高,可反射性抑制交感中枢,交感神经活动减弱,小动脉血管平滑肌舒张,动 - 静脉吻合支开放,皮肤血流升高,更多的体热通过血流到达体表,皮肤散热增加。皮肤血流量的增加也给汗腺分泌提供必要的水分。相反,在寒冷环境中,体温下降可兴奋交感中枢,交感神经活动增强,小动脉血管平滑肌紧张性升高,动 - 静脉吻合支关闭,皮肤血流降低,散热减少。因此,皮肤是一个有效的、可调控的散热器。皮肤血流量与体温的关系如图9-6所示。

散热反应及调节(视频)

体表的热量可通过**辐射**(radiation)、**传导**(conduction)、**对流**(convection) 和**蒸发**(evaporation) 等不同方式散失到外界环境中。当环境温度低于皮肤温度时(约 30℃),主要依赖于前三种方式散热;当环境温度等于甚至高于皮肤温度时,只能通过蒸发方式散热。

1. 辐射散热　是机体以热射线的形式将热量传给外界较冷物体的散热形式。机体在安静状态下主要通过辐射散发热量,约占全部散热量的 60%。

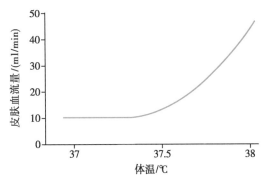

图 9-6　皮肤血流量与体温的关系

辐射散热量的多少取决于皮肤与环境之间的温度差以及机体有效辐射面积。皮肤与环境温度的温差越大,辐射的散热量就越多;反之,若环境温度高于皮肤温度时,机体则不能辐射散热,反而会接受外界环境热量的辐射。机体有效辐射面积越大,散热量也就越多。四肢的表面积比较大,因此在辐射散热中有重要作用。

2. 传导散热　是机体将热量直接传导给与皮肤相接触的较冷物体的散热方式。传导散热量取决于皮肤表面与接触物表面的温度差、接触面积、物体导热率等。温度差和接触面积的影响与辐射原理相似。物体导热率决定了热量传导的速度,因此决定了热量散失的速度。棉衣、皮毛等是热的不良导体,热量因传导慢而起到保暖作用。另外,人体脂肪的导热率也较低,肥胖者皮下脂肪较多。所以,由深部向表层传导的热量要少些。水的导热率较大,临床上可利用冰囊、冰帽给高热患者降温。

3. 对流散热　是传导散热的一种特殊形式,即皮肤将热量传导给与皮肤接触的空气,空气受热后将上升,流动的空气将体热发散到空间,并引起气体的对流。对流散失热量的多少受风速影响较大。衣服覆盖的皮肤表层,不仅可以减少传导散热,也可以降低空气对流,有利于保温。

4. 蒸发散热　是机体通过体表水分的蒸发来散失体热的方式。据测定,1g 水从体表汽化蒸发可吸收 2.4kJ 的热量。若环境温度升高,皮肤和环境之间的温度差变小,辐射、传导和对流的散热量减小,蒸发的散热作用则增强。人体蒸发有不显汗和发汗两种形式。

(1)不显汗:人体处在低温环境中,即使没有汗液分泌时,皮肤和呼吸道都不断有水分渗出而被蒸发掉,这种水分蒸发称为**不显汗**(insensible perspiration),其中皮肤的水分蒸发又称为不感蒸发,即这种水分蒸发不为人们所觉察,并与汗腺的活动无关。人体每天约 600~800ml 水是由皮肤的组织间隙直接渗出而蒸发的,200~400ml 的水是由呼吸道蒸发的。婴幼儿的不显汗的速率比成人大,因此在缺水时婴幼儿更容易造成严重脱水。不显汗是一种很有效的散热途径,临床上用酒精擦浴,可增加散热以降低高热患者的体温。对酒精过敏者禁用酒精擦浴。

(2)发汗:汗腺分泌汗液的活动称为**发汗**(sweating)。人体的汗腺分为大汗腺和小汗腺。大汗腺主要局限于腋窝、乳头、外阴等处,开口于毛根附近,如腋腺、乳头腺等,其作用可能主要与性活动有关,而与体温调节无关。小汗腺分布于全身皮肤,手掌、足底、前额较多,四肢躯干较少。发汗是可以意识到的、有明显的汗液分泌,因此,汗液的蒸发又称为**显汗**(sensible evaporation,又称可感蒸发)。人在安静状态下,当环境温度达 30℃ 左右时便开始发汗。如果空气湿度大且着衣较多时,气温达 25℃便可引起人体发汗。人进行劳动或运动时,气温虽在 20℃ 以下,亦可出现发汗。

汗液由汗腺细胞主动分泌。汗腺是一种管状结构,可分为分泌部和排泄部(图 9-7)。分泌部是由细管盘曲而成,位于皮下组织中;排泄部是由分泌部通向皮肤表面的细管,开口处呈漏斗状,称汗孔。汗液的主要成分是水,占 99%,固体成分则不到 1%,大部分为 NaCl,也有少量 KCl、尿素等。从汗腺细胞刚分泌出来的汗液与血浆是等渗的,但在流经汗腺管腔时,在醛固酮(aldosterone)的作用下 NaCl 被重吸收,最后排出的汗液是低渗的。因此,当机体大量发汗时,可导致高渗性脱水。另外,在大量出汗时,汗腺导管来不及重吸收 NaCl,导致 NaCl 随汗液排出,故大量运动后应及时补充 NaCl。

发汗由神经反射介导。人体汗腺接受交感神经胆碱能节后纤维支配,所以**乙酰胆碱**(acetylcholine,ACh)对小汗腺有促进分泌作用。下丘脑可能是主要

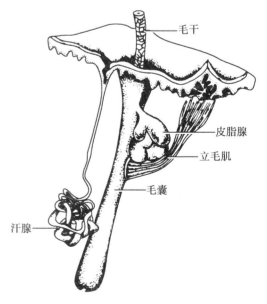

图 9-7　汗腺的结构示意图

毛干
皮脂腺
立毛肌
毛囊
汗腺

的发汗中枢。血液中肾上腺素和去甲肾上腺素也可刺激手掌、前额等部位汗腺分泌汗液,这一效应对运动时的散热起重要作用。

发汗包括温热性发汗和精神性发汗。在温热环境下引起全身各部位的小汗腺分泌汗液称为**温热性发汗**(thermal sweating)。一方面温热环境刺激皮肤中的温觉感受器,冲动传入至发汗中枢,反射性引起发汗;另一方面温热环境使皮肤血液温度升高,被加温的血液流至下丘脑发汗中枢的热敏神经元,也可引起发汗。由精神紧张或情绪激动而引起的发汗称为**精神性发汗**(mental sweating),主要见于掌心、足底和腋窝。精神性发汗的中枢神经可能在大脑皮质运动区。精神性发汗在体温调节中的作用不大。

三、体温调节

体温的调节
(视频)

恒温动物因为有完善的体温调节机制,所以在外界环境温度改变时,可通过调节产热和散热,维持体温相对稳定。体温的调节方式包括行为性体温调节和自主性体温调节。

(一)行为性体温调节

行为性体温调节(behavioral thermoregulation)是人类通过有意识的行为活动,通过诸如身体姿势、衣着、环境寻找等活动,有意识的改变机体的产热或散热,从而达到维持体温的作用。人有意识的行为活动在体温恒定的维持中,尤其是在极度寒冷环境中具有重要的意义。

(二)自主性体温调节

自主性体温调节(automatic thermoregulation)是机体内在的、自主的体温调节。实验证明,裸露的机体在15~55℃环境温度范围内体温能够维持在36.5~37.5℃范围内。体温调节的基本过程包括:①通过温度感受器感受温度变化;②通过神经传导通路把温度信息上传至体温调节中枢;③通过自主神经系统调节效应器的活动,如皮肤血流量、骨骼肌、汗腺等。

1. 温度感受器 **温度感受器**(temperature receptor)是感受机体温度变化的神经元或神经纤维。温度感受器分为外周温度感受器和中枢温度感受器。

(1)外周温度感受器:是指存在于中枢神经系统之外的温度感受器,广泛分布于人体皮肤、黏膜、内脏和肌肉中,包括**冷感受器**(cold receptor)和**热感受器**(warm receptor),分别感受温度下降和升高变化。皮肤的冷感受器数量较多,约为热感受器数量的10倍。因此,外周皮肤温度感受器主要感受冷刺激,防止机体温度的降低。内脏器官、大静脉等处的温度感受器可感受机体体核温度的变化,其作用可能同皮肤温度感受器一样,对机体深部温度的降低较为敏感。

(2)中枢温度感受器:是指在脊髓、延髓、脑干网状结构及下丘脑等处感受温度变化的神经元。中枢温度感受器主要分布在下丘脑。提高或降低下丘脑前部区域温度,可分别引起散热和产热反应。应用针状热电极(thermode)改变下丘脑前部区域温度,发现在**视前区-下丘脑前部**(preoptic anterior hypothalamus,PO/AH)区域包含有感受温度升高和下降的神经元。温度升高时放电频率增加的神经元称为**热敏神经元**(warm sensitive neuron);温度降低时放电频率增加的神经元称为**冷敏神经元**(cold sensitive neuron)。作为中枢温度感受器,这两种神经元不仅能够直接感受中枢温度的变化,还可以接受热原、5-羟色胺、去甲肾上腺素等化学物质的刺激,调节体温的变化。

中枢神经系统其他部位如脊髓、延髓、脑干网状结构等处也有温度敏感神经元。当神经元周围温度降低时,神经元放电频率增加。这些神经元不仅接受来自外周温度感受器传来的兴奋,还可以向PO/AH输送信息,通过体温调节中枢调节体温。

总之,当外界环境温度改变时,机体可通过以下途径将温度变化信息传递给体温中枢:①通过皮肤温度感受器,将温度变化信息沿神经传导通路,传入到下丘脑体温调节中枢;②通过血液循环,引起机体深部温度改变,并直接作用于下丘脑前部;③脊髓和下丘脑以外的中枢温度感受器也将温度信息传给下丘脑前部。

2. 体温调节中枢　体温调节中枢位于脊髓、脑干和下丘脑等部位。实验证实,保持下丘脑及其以下的神经结构完整,机体具有维持恒定体温的能力。因此,体温调节的基本中枢在下丘脑(hypothalamus)。虽然下丘脑产热中枢或散热中枢的确切部位还不清楚,但目前认为 PO/AH 是体温调节中枢的关键部位,其中的热敏神经元和冷敏神经元既能感受它们所在部位的温度变化,又能将外周传入的温度信息进行整合,进而调控与机体产热和散热有关的组织、器官的功能活动,如血流量、肌紧张、发汗、激素分泌等。除了 PO/AH,下丘脑后部的战栗运动中枢、发汗中枢和引起皮肤血管活动改变的交感中枢等都参与体温的调节。

3. 传出路径和效应器　体温调节中枢接受外周和中枢温度感受器的传入信息并加以整合,同时协同其他神经中枢,通过以下机制调节体温:①通过交感神经系统调节皮肤血管舒缩反应,改变皮肤血流量,增加或减少动 - 静脉吻合支开放,以改变皮肤的散热量。另外,交感神经胆碱能纤维支配汗腺,通过显汗调节机体散热量。②通过躯体神经调节骨骼肌的肌紧张活动,如在寒冷环境时通过战栗增加机体的产热。③通过甲状腺激素和肾上腺髓质激素的分泌调节机体的代谢率。冷却 PO/AH 可刺激下丘脑促甲状腺激素释放激素(TRH)分泌,引起甲状腺激素的增加。甲状腺激素可显著提高机体的能量代谢。交感神经刺激肾上腺髓质释放肾上腺素和去甲肾上腺素,可提高细胞的代谢。图 9-8 为体温调节的示意图。

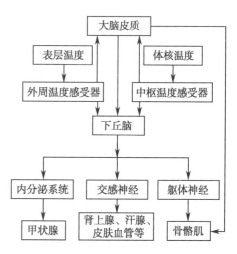

图 9-8　体温调节示意图

(三) 体温调节的调定点学说

体温调节维持体温相对恒定的机制,可用**调定点**(set point)学说解释。该学说认为,下丘脑 PO/AH 区域的温度敏感神经元起着调定点的作用。正常情况下,机体的调定点在 37℃左右。当体温升高超过调定点水平时,热敏神经元活动明显增强,散热活动便明显大于产热活动,使得升高的体温开始降低,直到回到调定点为止;当体温低于调定点水平时,冷敏神经元活动明显增强,产热活动则明显大于散热活动,这使降低的体温开始回升,直到回到调定点为止。调定点相当于机体设定的温度标准值,体温调节系统通过产热与散热调节,使得体温围绕调定点上下窄幅波动,维持体温在调定点水平。

如果调定点水平发生变化,通过温度感受器、体温中枢和效应器,调节产热和散热,使产热和散热在新的调定点水平达到平衡,体温也就维持在新的调定点水平。例如,细菌或细菌降解产物,尤其是

社区获得性肺炎(拓展阅读)

细菌细胞膜释放脂多糖,以及细菌、病毒等刺激白细胞释放白介素 -1 及其诱导产物前列腺素等,均可引起机体发热,它们被称为热原(pyrogen)。由于热原可使调定点上移(如39℃),体温低于调定点,机体开始先出现畏冷、战栗等产热大于散热的反应,直到体温升高到39℃时才出现产热与散热的平衡,体温也就维持在39℃,机体表现为发热。药物治疗消除热原后,调定点回到正常水平,体温也将回到正常水平。如阿司匹林可抑制前列腺素合成,在临床上作为解热药广泛应用。应该指出的是,发热时体温调节功能并无异常,只是由于调定点上移,体温才被调节到发热水平。

四、温度习服

机体长期在高温或低温环境中,逐渐产生对环境温度的耐受现象,这种现象称为温度习服,包括**热习服**(heat acclimatization)和**冷习服**(cold acclimatization)。温度习服是机体自身通过神经、体液调节,使产热、散热机制对环境温度做出的适应性改变。

(一) 热习服

热习服是指机体长期生活或工作在炎热或高温环境后产生的适应性变化。如长期在热带地区工作的矿工,对高热环境逐渐耐受。热习服表现为皮肤血流量增加;引起发汗的体温阈值降低,发汗量增加。此外,醛固酮分泌增加,汗液中钠盐含量减少,尿量减少。

(二) 冷习服

冷习服是机体长期暴露于寒冷环境后逐渐出现的适应性变化。动物实验证实,将大鼠暴露于寒冷环境数周后,其机体产热较未习服大鼠升高 1~5 倍。另外,生活在北极的因纽特人(Inuit)常常表现出较高的基础代谢率。冷习服可能是长时间寒冷刺激引起战栗阈值升高,产生寒冷适应。寒冷刺激可引起下丘脑促甲状腺激素释放激素(TRH)分泌,TRH 通过刺激腺垂体促甲状腺激素(TSH)的释放,引起甲状腺激素水平的升高并提高细胞代谢率,引起产热增加的效应。因此,冷习服后寒冷刺激可使甲状腺代偿性肥大。动物实验证实,冷习服后甲状腺体积增加 20%~40%。长期生活在寒冷地区的人比生活在温暖地区的人甲状腺肿发生率要高。

案例分析

女性,39 岁,烦燥不安、畏热、消瘦 2 月余,时常感觉燥热多汗。发病以来饭量有所增加,体重却较前下降。睡眠不好,常需服用安眠药。查体:T 37.2℃,P 92 次 /min,R 20 次 /min,Bp 130/70mmHg。神情稍激动,眼球略突出。两叶甲状腺可及、轻度肿大。测定基础代谢率为 221kJ/(m²·h);血 T_3 5.24ng/ml(0.64~1.45),T_4 145.23ng/ml(44.51~101.08)。初步诊断:甲状腺功能亢进症。

问题:

1. 基础代谢率是如何测定的?

2. 为什么甲状腺功能亢进症患者基础代谢率增高?

3. 什么药物可以治疗甲状腺功能亢进症?

分析:

通过比较患者基础代谢率与正常人基础代谢率平均值,可知患者机体能量代谢显著升高。T_3、T_4 是人体甲状腺合成分泌的甲状腺激素,甲状腺激素水平升高可显著提高基础代谢率,并引起发热、多汗、烦躁等症状。临床常用的抗甲状腺药有异吡唑类(如甲巯咪唑)和硫脲类(如丙硫氧嘧啶)。药理机制包括抑制甲状腺过氧化物酶活性,抑制碘化物的活化,抑制甲状腺激素的合成。

分析思考

1. 机体运动时如何维持体温的相对恒定?

2. 28 岁男性,患细菌性败血症,发冷,战栗,精神萎靡,体温高达 39.5℃,服用对乙酰氨基酚,半小时后全身发热,出大汗,体温下降。请用体温调定点学说来解释此患者症状变化过程。

第九章
目标测试

(邹　原)

泌尿系统的结构与功能

学习目标

1. **掌握** 肾的位置、形态及冠状面结构;肾单位的构成;肾小球的滤过功能和影响滤过的因素;肾小管和集合管重吸收与分泌的特征及意义;尿生成的调节以及在维持机体内环境相对稳定中的意义。
2. **熟悉** 泌尿系统的组成,膀胱的位置及结构;肾血液循环的特征及肾血流量的调节;肾小管和集合管重吸收与分泌的过程;尿液的浓缩稀释作用和机制。
3. **了解** 男、女性尿道的结构特点;清除率的概念和生理学意义;排尿反射。

肾是机体主要的排泄器官,机体产生的大部分代谢终产物都通过肾生成的尿排出,从而对机体的水和电解质平衡、酸碱平衡以及内环境的维持起着重要作用。此外,一般药物的代谢产物也通过肾由尿排出,有的药物以原型由肾清除。因此,当肾功能不全时,必然会导致药动学的改变,在这种情况下,应注意合理用药,调整用药剂量,避免或慎用具有肾毒性的化学药物与中药。肾除具有排泄功能外,还具有内分泌功能:合成和释放肾素,参与动脉血压的调节;合成和释放促红细胞生成素,调节骨髓红细胞的生成;生成 1,25- 二羟维生素 D_3,调节 Ca^{2+} 的吸收和血 Ca^{2+} 水平;生成激肽、前列腺素等,参与局部或全身血管活动的调节。本章主要介绍泌尿系统的结构特点和排泄功能。

第一节 泌尿系统的结构

第十章
第一节
教学课件

泌尿系统(urinary system)由肾、输尿管、膀胱和尿道四部分组成(图 10-1)。由肾生成的尿液经输尿管至膀胱贮存,再经尿道排出体外。

一、肾

肾的位置
(图片)

肾(kidney)为成对的实质性器官,形似蚕豆,左右各一,位于第 11 胸椎下缘至第 3 腰椎水平的脊柱两侧的腹后壁。由于右上腹肝较大,右肾比左肾略低。

肾的表面由内向外有纤维囊、脂肪囊和肾筋膜三层被膜包绕。其中,脂肪囊为包在纤维囊外周及肾上腺周围的脂肪组织。临床上的肾囊封闭,即将药物经腹后壁注入脂肪囊内。

(一) 肾的外形及断面结构

肾的被膜
(图片)

成人肾表面光滑,柔软,呈红褐色,可分为前、后面,上、下端和内、外侧缘。内侧缘中部凹陷,称肾门,有肾动脉、肾静脉、肾盂、神经和淋巴管等出入。上述结构被结缔组织包裹形成肾蒂。因下腔静脉位于中线右侧,使右侧肾蒂较左侧为短,临床上右肾手术难度较大。由肾门伸入肾实质的凹陷称肾窦,内含肾动脉的分支、肾静脉的属支、肾小盏、肾大盏、肾盂及脂肪组织等。

在肾的冠状切面上,肾由两部分组成,一是肾实质,二是尿液的引流管道(图 10-2)。

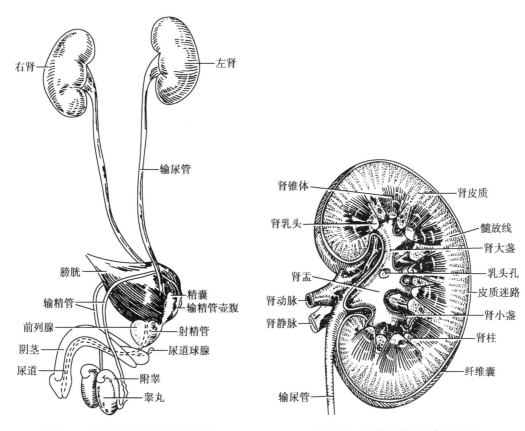

图 10-1　男性泌尿生殖系统模式图　　　　　图 10-2　右肾冠状切面（后面观）

肾实质分为表层的肾皮质和深层的肾髓质。肾皮质主要位于浅层，富含血管，肉眼观察呈颗粒状。肾髓质位于深部，较致密而有条纹，由许多小的管道组成，形成数十个圆锥形、底朝皮质、尖向肾窦的肾锥体。从肾锥体底呈放射状深入皮质的条纹，称髓放线。位于髓放线间的肾皮质，称皮质迷路。2~3 个肾锥体尖端合并成肾乳头，并突入肾小盏。肾乳头顶端有许多小孔，称乳头孔。浅层的肾皮质伸入肾锥体之间的部分称为肾柱。

尿液的引流管道位于肾窦内，有 7~8 个呈漏斗状的肾小盏，它们的边缘附着于肾乳头基部，包绕肾乳头，以承接排出的尿液。相邻的几个肾小盏汇成肾大盏。肾大盏有 2~3 个，再集合成 1 个肾盂。肾盂前后扁平，呈漏斗状，出肾门后下行，逐渐变细移行为输尿管。

（二）肾的组织学构造

肾实质中有大量的肾单位和集合管，其间有少量结缔组织。肾单位由肾小体和肾小管两部分组成，是尿液形成的结构和功能单位。集合管系是收集、浓缩尿液的部位。

1. 肾单位　　肾单位（nephron）是肾的结构和功能单位。每侧肾约有 100 万个以上的肾单位。

（1）肾小体：由肾小球和肾小囊组成（图 10-3）。肾小球为盘曲的毛细血管袢，位于肾小囊中。

肾动脉进入肾后，反复分支，最后形成入球小动脉。入球小动脉进入肾小囊内，反复分支形成网状毛细血管袢，这些毛细血管再汇成一条出球小动脉，离开肾小囊。该血管球（袢）的结构特点是入球小动脉管径较出球小动脉大；毛细血管为有孔型。肾小囊是肾小管的起始部，为膨大凹陷而成的杯状双层囊，由脏、壁两层上皮细胞形成。壁层细胞为单层扁平上皮，远端与近端小管上皮连续，在肾小球侧返折与脏层延续。脏层细胞为具有大小不等的突起的足细胞。两层上皮之间的狭窄腔隙称肾小囊腔，与近端小管管腔相通。

根据肾小体在皮质中的位置不同，将肾单位分为皮质肾单位和近髓肾单位。皮质肾单位的肾小体位于皮质浅部；近髓肾单位的肾小体位于皮质深部。皮质肾单位主要在滤过中发挥作用；近髓肾单

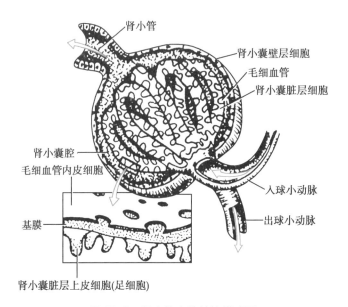

图 10-3　肾小体立体结构模式图

位主要有浓缩、稀释作用。

（2）肾小管：肾小管是由单层上皮细胞围成的小管，依次分为近端小管（近曲小管和髓袢降支粗段）、髓袢细段（髓袢降支细段和髓袢升支细段）和远端小管（髓袢升支粗段和远曲小管）（图 10-4）。

近端小管上连肾小囊腔，是肾小管中最长、最粗的一段，盘曲在所属的肾小体周围。管壁由单层立方上皮细胞组成。细胞的游离面有刷状缘，是由大量较长的微绒毛整齐排列而成，管腔小而不规则。髓袢细段管径细，呈"U"形，管壁为单层扁平上皮，无刷状缘。远端小管管腔较大而规则，管壁上皮细胞呈立方形，游离面无刷状缘，其末端与集合管相连。

2. 集合管系　集合管系分为弓形集合小管、直集合管和乳头管三段。弓形集合小

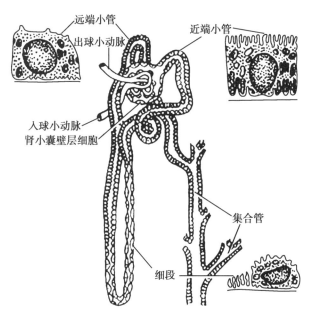

图 10-4　泌尿小管各段上皮光镜和超微结构模式图

管很短，位于皮质迷路内，一端连接远端小管，另一端弯入髓放线，与直集合管相连。直集合管在髓放线和肾锥体内下行，至肾乳头处改称乳头管，以乳头孔开口于肾小盏。集合管系下行时沿途有许多远端小管汇入，其管径逐渐由细变粗，管壁由单层立方上皮增高为单层柱状，至乳头管处已成为高柱状。

3. 球旁器　球旁器，也称肾小球旁器，近球小体或球旁小体，位于血管球周围，由球旁细胞、致密斑和球外系膜细胞组成（图 10-5）。

球旁细胞由入球小动脉管壁中的平滑肌细胞转变而来，体积较大，呈立方形，胞质中含丰富的分泌颗粒，内含肾素。致密斑为远端小管起始段靠近肾小体侧的上皮细胞增高、变窄、排列紧密而形成的椭圆形斑样结构。它与入球小动脉和出球小动脉相接触。球外系膜细胞位于致密斑、入球小动脉和出球小动脉组成的三角区内。

（三）肾的血管

肾动脉成对,约平第2腰椎起始于腹主动脉两侧,行至肾门附近分为前干和后干。前、后干再分为5支肾段动脉。肾段动脉在肾实质的分支按一定的节段分布。每个肾段动脉分布区域的肾组织,称为肾段。

肾内血管分布:肾段动脉的分支称叶间动脉,其在肾柱内上行至皮质与髓质交界处,再分支呈弓形走行于皮质与髓质交界处,称为弓形动脉。自弓形动脉发出若干小叶间动脉,呈放射状走行于皮质迷路内,其末端至被膜下形成毛细血管网,再汇合成星形静脉入小叶间静脉。小叶间动脉在行程中向两侧发出许多入球小动脉,进入肾小体形成肾小球毛细血管网,再汇合成出球小动

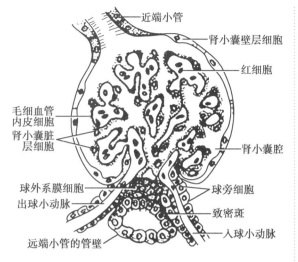

图 10-5　球旁器模式图

脉离开肾小体。皮质肾单位的出球小动脉离开肾小体后又形成肾小管周围毛细血管网,分布在肾小管周围,供应近端和远端小管。肾小管周围毛细血管网再依次汇合成小叶间静脉、弓形静脉和叶间静脉,与同名动脉伴行,最后形成肾静脉出肾。近髓肾单位的出球小动脉不仅形成肾小管周围毛细血管网,且发出若干直小动脉直降入髓质,在髓质的不同深度形成毛细血管网,再折返直行上升为直小静脉,形成"U"形直小血管袢。直小静脉汇入小叶间静脉或弓形静脉(图10-6,图10-7)。

肾血液循环
(动画)

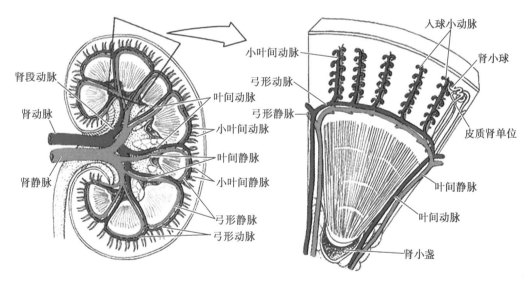

图 10-6　肾的血液循环途径

肾血管的特点为:①肾动脉直接起自腹主动脉,短而粗,故血流量大、流速快;②肾内血管走行较直,血液能很快到达血管球;③入球小动脉较出球小动脉口径粗大,血管球内的压力较高;④两次形成毛细血管网,即入球小动脉分支形成肾小球毛细血管网,出球小动脉再分支形成肾小管周围毛细血管网。

二、输尿管

输尿管(ureter)是一对细长的肌性管道,位于腹后壁沿脊柱两侧下行。上端接肾盂,下端终于膀胱。

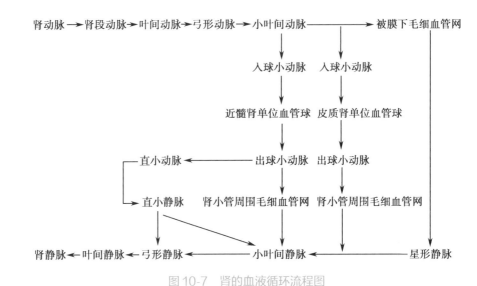

图 10-7　肾的血液循环流程图

输尿管壁有较厚的平滑肌层,可作节律性的蠕动,使尿液不断地流入膀胱。其末端在膀胱底的外上角处斜穿膀胱壁,以输尿管口开口于膀胱。当膀胱充盈时,内压增高,将膀胱壁内段压扁,管腔闭合,可防止尿液反流入输尿管。由于输尿管的蠕动,此时仍可推送尿液进入膀胱。

三、膀胱

膀胱(urinary bladder)是贮存尿液的肌性囊状器官,其形态、大小和位置随年龄、性别和尿液的充盈程度而不同(图 10-8)。膀胱的平均容量,正常成人为 350~500ml,最大容量可达 800ml,新生儿的膀胱容量约为成人的 1/10。

膀胱空虚时近似锥体形,全部位于盆腔内。充盈时的膀胱呈卵圆形,超过盆腔的上缘。

膀胱的下部有尿道内口,与前列腺(男性)或尿生殖膈(女性)相接触。

膀胱壁自内向外由黏膜、肌层和外膜构成。黏膜层在膀胱空虚时,形成许多皱襞,而在膀胱充盈时,黏膜皱襞减少或消失。但在两个输尿管口与尿道内口之间的三角形区内,膀胱黏膜与肌层紧密连接,缺少黏膜下层组织,无论膀胱处于充盈或空虚时,其黏膜均保持平滑状态,不形成皱襞,称为膀胱三角。此三角区是肿瘤和结核的好发部位。膀胱的肌层较厚,为平滑肌,收缩时可使膀胱内压升高,压迫尿液自尿道排出。在尿道内口处,膀胱的环行肌增厚,形成括约肌。

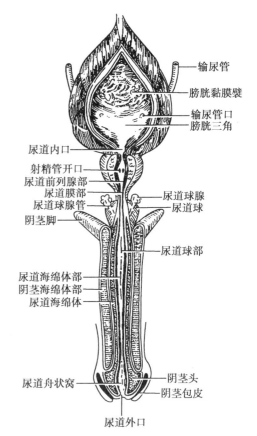

图 10-8　膀胱和男性尿道冠状切面(前面观)

四、尿道

尿道(urethra)是引流尿液自膀胱通向体外的管道,起自膀胱的尿道内口(图 10-8)。

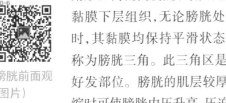
肾与输尿管
(前面)(图片)

膀胱前面观
(图片)

女性尿道
(图片)

女性尿道向前下行,穿尿生殖膈,开口于阴道前庭的尿道外口。男性尿道则穿过前列腺、尿生殖膈和尿道海绵体,开口于阴茎的尿道外口。穿尿生殖膈时,女性在尿道和阴道周围有尿道阴道括约肌环绕,男性则有尿道膜部括约肌环绕。该括约肌为骨骼肌,受意识控制。女性尿道较短、宽、直,长约 5cm,易受感染。男性尿道细长,长约 18cm,兼有排精的功能。

第二节　尿生成的过程

第十章
第二节
教学课件

肾尿的生成包括肾小球的滤过和肾小管、集合管的重吸收与分泌三个基本过程。

一、肾小球的滤过功能

肾小球滤过(glomerular filtration)是指当血液流经肾小球毛细血管时,血液中的水和小分子溶质(包括少量分子量较小的血浆蛋白),进入肾小囊的囊腔形成超滤液的过程。用微穿刺法直接抽取囊腔中的液体进行微量化学分析表明,超滤液中各种晶体物质如葡萄糖、氯化物、无机磷酸盐、尿素、尿酸和肌酐等的浓度都与血浆中的非常接近,晶体渗透压及酸碱度也与血浆的相似,但蛋白质等大分子物质由于不能被滤过而含量甚少(表 10-1),说明当血液流经肾小球毛细血管时发生**超滤过**(ultrafiltration)现象,囊内液就是血浆的超滤液,也被称为原尿。

表 10-1　血浆、肾小球滤液和尿液成分的比较

成分	血浆/(g/L)	原尿/(g/L)	终尿/(g/L)	尿中浓缩倍数
水	900	980	960	1.10
蛋白质	70.00~90.00	0.30	微量	—
葡萄糖	1.00	1.00	极微量	—
Na^+	3.30	3.30	3.50	1.10
K^+	0.20	0.20	1.50	7.50
Cl^-	3.70	3.70	6.00	1.60
$H_2PO_4^-,HPO_4^{2-}$	0.04	0.04	1.50	37.50
尿素	0.30	0.30	18.00	60.00
尿酸	0.04	0.04	0.50	12.50
肌酐	0.01	0.01	1.00	100
氨	0.001	0.001	0.40	400

单位时间内(每分钟)两肾生成的超滤液量称**肾小球滤过率**(glomerular filtration rate,GFR)。据测定,正常人肾小球滤过率平均为 125ml/min,以此推算,两侧肾每一昼夜从肾小球滤出的血浆总量将高达 180L。肾小球滤过率和**肾血浆流量**(renal plasma flow,RPF)的比值称为**滤过分数**(filtration fraction,FF)。在肾血浆流量为 660ml/min 时,滤过分数为:125/660 × 100%=19%,表明流经肾的血浆约有 1/5 由肾小球滤出到囊腔中。

(一)滤过膜的结构

滤过膜(filtration membrane)由三层结构组成:

1. 内层是毛细血管的内皮细胞。内皮细胞上有许多直径 70~90nm 的窗孔,它可防止血细胞通过,但对血浆蛋白的滤过可能不起阻留作用,内皮细胞表面有带负电荷的糖蛋白,能阻止带负电荷的蛋白质通过。

2. 中层为基膜(basement membrane),是由水合凝胶构成的微纤维网结构,带有负电荷,有 2~8nm

的多角形网孔,水和部分溶质可以通过微纤维网的网孔,是滤过膜的主要滤过屏障。

3. 外层是肾小囊的上皮细胞,上皮细胞具有足突,相互交错的足突之间形成滤过裂隙,其上有一层滤过裂隙膜(filtration slit membrane),膜上有直径 4~11nm 的裂隙孔,它是滤过的最后一道屏障(图 10-9)。

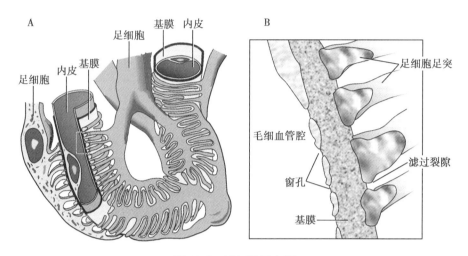

图 10-9　滤过膜示意图

A. 表示细胞的足突和滤过裂隙;B. 为 A 中左侧小方框内的图形放大。

滤过膜的通透性是指滤过物质通过的难易程度,由膜的机械屏障和电学屏障所决定。

滤过膜上存在着半径大小不同的孔道,可限制有效半径较大物质的滤过,称为机械屏障。一般来说,有效半径小于 2.0nm 的中性物质,如葡萄糖(分子量 180)的有效半径为 0.36nm,它可以被完全滤过;有效半径介于 2.0~4.2nm 之间的各种物质,随着有效半径的增加,它们被滤过的量逐渐降低;有效半径大于 4.2nm 的大分子物质,则几乎完全不能滤过。若尿中发现大量高分子量的蛋白质,提示滤过膜受损,通透性增大。

急性肾小球肾炎(拓展阅读)

滤过膜各层均含有许多带负电荷的糖蛋白,可限制带负电荷分子的滤过,称为电学屏障。用带不同电荷的右旋糖酐进行实验可观察到,即使有效半径相同,带正电荷的右旋糖酐较易被滤过,而带负电荷的右旋糖酐则较难通过。血浆白蛋白(分子量约69 000)虽然其有效半径为 3.6nm,但由于其带负电荷,难以通过滤过膜。在病理情况下,肾滤过膜上带负电荷的糖蛋白减少或消失,带负电荷的血浆蛋白滤过量比正常时明显增加,从而出现蛋白尿。

滤过膜的面积是指人体两侧肾全部肾小球毛细血管总面积,估计在 1.5m² 以上,巨大的滤过膜面积有利于血浆的滤过。在正常情况下,人两肾的全部肾小球的滤过面积保持稳定。但是在急性肾小球肾炎时,由于肾小球毛细血管管腔变窄或完全阻塞,导致有滤过功能的肾小球数量减少,有效滤过面积也因而减少,引起肾小球滤过率降低,出现少尿(每昼夜尿量在 100~400ml 之间),以致无尿(每昼夜尿量不到 100ml)。

(二) 肾小球滤过的动力

肾小球滤过的动力是**有效滤过压**(effective filtration pressure)。有效滤过压是指促进超滤的动力与对抗超滤的阻力之间的差值。超滤动力等于肾小球毛细血管压加上囊内液胶体渗透压(图 10-10),在正常状态下,囊内液蛋白浓度极低,其囊内液胶体渗透压可忽略不计,肾小球毛细血管压成为滤过的唯一动力。超滤阻力等于血浆胶体渗透压(plasma colloid osmotic pressure)与肾小囊内压之和,因此,有效滤过压可用式(10-1)计算:

$$有效滤过压 = 肾小球毛细血管压 - (血浆胶体渗透压 + 肾小囊内压) \qquad 式(10-1)$$

由于皮质肾单位的入球小动脉粗而短,血流阻力较小;而出球小动脉细而长,血流阻力较大,因此,肾小球毛细血管压较其他器官的毛细血管压高,平均值为 45mmHg,并且,由肾小球毛细血管的入球端到出球端,血压下降不超过 1~2mmHg,两端的血压变化不大。肾小囊内压与近端小管内压力相近,为 10mmHg。肾小球毛细血管入球端的血浆胶体渗透压约为 25mmHg。据此计算,正常情况下,入球端的有效滤过压为:45-(25+10)=10mmHg,出球端的有效滤过压为 0mmHg。

当血液流经肾小球毛细血管时,由于不断生成超滤液,血液中血浆蛋白浓度就会逐渐增加,血浆胶体渗透压随之升高,有效滤过压也逐渐下降。当有效滤过压下降到零时,滤过停止,达到**滤过平衡**(filtration equilibrium)(图 10-11)。正常情况下,并非肾小球毛细血管全长都有超滤液形成。从入球小动脉端到滤过平衡点的肾小球毛细血管长度,为肾小球毛细血管滤过的有效长度,该长度与肾血浆流量有关(详见后述)。滤过平衡点越靠近入球小动脉端,肾小球毛细血管滤过的有效长度就越短,有效滤过面积就越小,肾小球滤过率就低;相反,滤过平衡点越靠近出球小动脉端,肾小球滤过率就越高;如果至出球小动脉端仍达不到滤过平衡,则全段毛细血管都有滤过作用。

(三)影响肾小球毛细血管滤过的因素

滤过膜的通透性和滤过面积的改变对肾小球滤过功能的影响前文已述,下面进一步分析在滤过膜的通透性和滤过面积保持不变情况下,肾小球毛细血管压、血浆胶体渗透压、囊内压和肾血浆流量变化对肾小球滤过功能的影响。

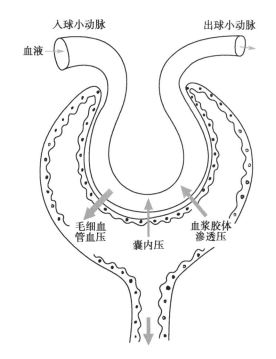

图 10-10　有效滤过压示意图

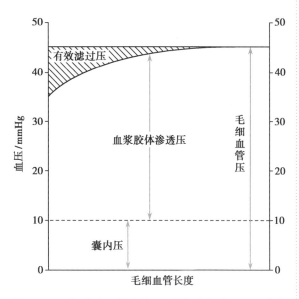

图 10-11　肾小球毛细血管压、血浆胶体渗透压和囊内压对肾小球有效滤过压的影响

1. 肾小球毛细血管压　由于肾血流量具有自身调节机制,当全身动脉血压变动于 70~180mmHg 范围内时,肾小球毛细血管压和肾血流量通过自身调节维持相对稳定,从而使肾小球滤过率基本保持不变(图 10-12)。但当动脉血压降到 70mmHg 以下时,肾小球毛细血管压也将相应下降,于是有效滤过压降低,肾小球滤过率也减少。当动脉血压降到 40~50mmHg 以下时,肾小球滤过率将降到零。在原发性高血压晚期,由于入球小动脉硬化、口径缩小,进入肾小球的血量减少,致肾小球毛细血管压明显降低,肾小球滤过率减少而出现少尿。

2. 囊内压　在正常情况下,肾小囊内压较低。肾盂或输尿管结石、肿瘤压迫或其他原因引起的输尿管阻塞,都可使肾盂内压显著升高,此时囊内压也将升高,致使有效滤过压降低,肾小球滤过率因

影响肾小球滤过的因素(微课)

此而减少。有些药物在小管液中浓度太高,可在肾小管液的酸性环境中析出结晶,或某些溶血性疾病产生的血红蛋白也可堵塞肾小管,这些都会导致囊内压升高而影响肾小球滤过。

3. 血浆胶体渗透压　人体血浆胶体渗透压在正常情况下不会有很大变动。但若因某些原因造成全身血浆蛋白的浓度明显降低时,血浆胶体渗透压也将降低。此时有效滤过压将升高,肾小球滤过率也随之增加。例如,由静脉快速注入生理盐水时,肾小球滤过率将增加,其原因之一就是血浆胶体渗透压的降低。

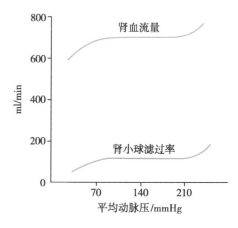

图 10-12　肾血流量和肾小球滤过率与动脉血压的关系

4. 肾血浆流量　肾血浆流量对肾小球滤过率有很大影响,原因在于肾血浆流量可影响滤过平衡点的位置,从而决定肾小球毛细血管滤过的有效长度。如果肾血浆流量加大,肾小球毛细血管内血浆胶体渗透压的上升速度减慢,肾小球毛细血管滤过的有效长度增加,肾小球滤过率将随之增加。如果肾血浆流量进一步增加,血浆胶体渗透压上升速度就进一步减慢,肾小球毛细血管的全长都达不到滤过平衡,全长都有滤过作用,肾小球滤过率就进一步增加,反之亦然(图 10-11)。在严重缺氧、中毒性休克等病理情况下,由于交感神经兴奋,肾血流量和肾血浆流量将显著减少,因而肾小球滤过率也显著减少。

二、肾小管和集合管的重吸收和分泌功能

肾小管和集合管的物质**转运**(transport)包括**重吸收**(reabsorption)和**分泌**(secretion)。重吸收是指上皮细胞将物质从肾小管液中转运至血液中,而分泌是指上皮细胞将本身产生的物质或血液中的物质转运至肾小管腔内。

肾小球滤出的超滤液(原尿)进入肾小管后称为小管液。人的两个肾每天生成的超滤液达 180L,而最终经尿道排出的尿液(终尿)仅为 1.5L 左右。这表明,超滤液中约 99% 的水被肾小管和集合管重吸收,只有约 1% 被排出体外。与此同时,超滤液中的葡萄糖和氨基酸全部被肾小管重吸收回血;Na^+、Cl^-、HCO_3^- 和尿素等也被不同程度地重吸收;肌酐、尿酸和 K^+ 等则可被肾小管分泌入管腔中(表 10-1)。

(一) 物质转运方式与途径

物质通过细胞膜的转运包括被动转运和主动转运。此外,当水分子通过渗透被重吸收时,有些溶质分子可随水分子一起转运,称为溶剂拖曳。

肾小管上皮细胞膜转运体上所带正负电荷数代数和为零的多种物质的同向转运,或转运体上所带电荷性质和数量相同的两种物质的逆向转运,都不会造成小管内外电位改变,这种转运称电中性转运。转运体上所带正负电荷数代数和不为零的多种物质的同向转运,或转运体上所带电荷性质和数量不相同的两种物质的逆向转运,都会使小管内外出现电位差,称生电性转运。例如,在近端小管,因葡萄糖是电中性物质,Na^+ 与葡萄糖同向转运被重吸收就会造成小管内较小管外带负电位。又如,在近端小管的后半段,小管液 Cl^- 浓度比细胞间液高,Cl^- 顺浓度差被动重吸收造成小管腔内带正电位。

物质通过肾小管上皮转运的途径分为跨细胞途径和细胞旁途径。跨细胞转运途径首先是小管液的溶质通过顶端膜进入小管上皮细胞内,再跨过基底侧膜进入组织间隙。细胞旁转运途径是指小管液中的物质直接通过小管上皮细胞间的紧密连接进入细胞间隙。

(二) 肾小管和集合管中各种物质的转运

肾小球超滤液流经近端小管后,小管液中约 65%~70% 的 Na^+、Cl^-、K^+ 和水被等比例重吸收,约 85% 的 HCO_3^- 被重吸收,葡萄糖、氨基酸全部被重吸收。小管液流经髓袢过程中,约 20% 的 Na^+、Cl^-、K^+

和水等物质被进一步重吸收。在远曲小管和集合管,大约 12% 超滤液中的 Na^+、Cl^- 和不等量的水被重吸收,而 K^+ 和 H^+ 被分泌进入小管液中,并且远曲小管和集合管的重吸收和分泌可根据机体的水、盐平衡状况进行调控。

1. Na^+、Cl^- 和水的重吸收　Na^+、Cl^- 和水的重吸收是肾小管和集合管最主要的活动,并且很多溶质的转运直接或间接与 Na^+ 的重吸收有关。

(1) 近端小管:在近端小管前半段,通过继发主动转运的方式,Na^+ 的重吸收与其他一些物质转运相伴联,其中 Na^+ 的重吸收与葡萄糖、氨基酸的重吸收为同向转运,而 Na^+ 的重吸收和 H^+ 的分泌为 Na^+-H^+ 逆向交换。H^+ 的分泌还与小管液中的 HCO_3^- 的重吸收密切相关(详见后述)。近端小管前半段 Cl^- 不被重吸收。在近端小管后半段,NaCl 主要通过细胞旁路途径被动重吸收(图 10-13)。

近端小管对水的通透高,当 Na^+、Cl^- 等被重吸收时,小管液渗透压降低,水在渗透压差的推动下,经跨细胞途径和细胞旁途径随 NaCl 等溶质被动重吸收。因此,近端小管的小管液与血浆渗透压相等,属等渗重吸收,该段对 Na^+、Cl^- 和水的重吸收的量与体内水分的多少无关,是不可调控的。

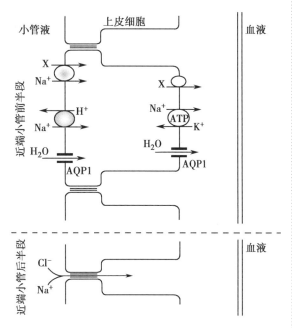

图 10-13　近端小管的物质转运示意图
注:X 代表葡萄糖、氨基酸和磷酸盐。

水在近端小管被重吸收,又可以溶剂拖曳形式携带一些溶质,如 Ca^{2+} 和 K^+ 一起重吸收,使细胞间隙的静水压增加。较高的细胞间隙静水压一方面使溶质和水进入周围毛细血管,另一方面也可使少量 Na^+ 和水通过紧密连接回漏至小管腔内。

(2) 髓袢:近端小管液流经髓袢时,约 20% 的 Na^+、Cl^-、K^+ 和水等物质被进一步重吸收。

髓袢降支对 Na^+ 不易通透,对水是通透的。水主要以渗透方式通过上皮细胞的**水孔蛋白 1**(aquaporin 1,AQP1)重吸收。小管液流经此段因水被重吸收,小管液中 NaCl 浓度增高,参与尿液的浓缩和稀释。

髓袢升支细段则相反,对 NaCl 具有通透性,对水没有通透性,高浓度的 NaCl 可扩散到组织间液,被动重吸收。

髓袢升支粗段对水没有通透性,50% 的 Na^+、K^+ 和 Cl^- 以主动转运形式经细胞途径重吸收。过程如下(图 10-14):①细胞顶端膜上存在一种同向转运体能与 Na^+-K^+-2Cl^- 结合,在 Na^+ 的电化学梯度作用下将 Na^+、K^+ 和 2Cl^- 同时转运入胞内,进入胞内的 Na^+ 则通过细胞基底侧膜的 Na^+,K^+-ATP 酶(钠-钾泵)进入管周组织液,以保持细胞内 Na^+ 的低浓度水平;②Cl^- 凭管周 Na^+ 的正电荷吸引也从胞内进入小管周间隙;③由于顶端膜对 K^+ 的通透性很高,进入细胞内的 K^+ 可通过顶端膜上的 K^+ 通道扩散回小管液中;④随着 K^+ 的返回,小管中所形成的正电位又可促使其中的 Na^+、K^+ 和 Ca^{2+} 等正离子经过细胞旁途径被动重吸收(50%)。**呋塞米**(furosemide)、依他尼酸钠等利尿剂通过抑制 Na^+-K^+-2Cl^- 同向转运体功能,阻碍髓袢升支粗段对 Na^+、K^+ 和 Cl^- 的重吸收,从而影响尿的浓缩而发挥利尿作用,属于高效利尿剂。髓袢升支粗段的 NaCl 重吸收在尿液稀释和浓缩机制中具有重要意义(详见后述)。

(3) 远曲小管和集合管:此处对 Na^+、Cl^- 和水的重吸收可根据机体水和盐平衡的状况进行调节。Na^+ 的重吸收主要受醛固酮的调节,水的重吸收则主要受血管升压素的调节。

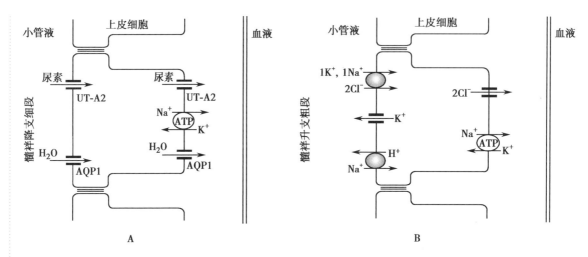

图 10-14   髓袢对物质重吸收机制示意图

A.髓袢降支细段对水和尿素的重吸收机制示意图;B.髓袢升支粗段对 Na$^+$ 和 Cl$^-$ 的重吸收机制示意图。

在远曲小管,Na$^+$ 经 Na$^+$-Cl$^-$ 同向转运体顺电化学梯度进入细胞内,再通过细胞基底侧膜上钠 - 钾泵转运进入管周组织液,而 Cl$^-$ 通过细胞基底侧膜上通道从胞内进入管周组织液,重吸收回血(图 10-15A)。**噻嗪类**(thiazide)利尿剂(氢氯噻嗪)可抑制 Na$^+$-Cl$^-$ 同向转运体,影响 Na$^+$ 和 Cl$^-$ 的重吸收,

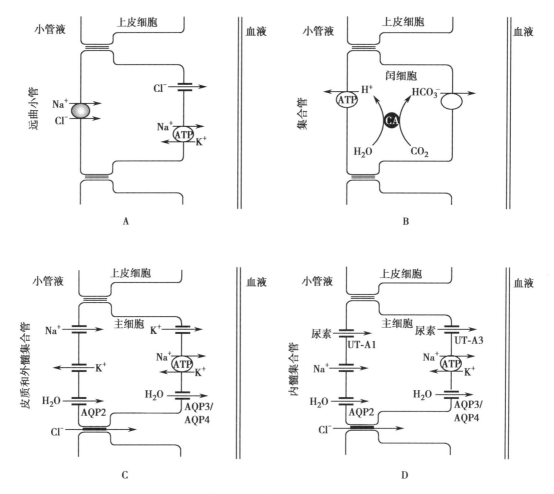

图 10-15   远曲小管和集合管对物质重吸收机制示意图

A.远曲小管 NaCl 的重吸收机制;B.集合管闰细胞的 H$^+$ 分泌;C.皮质部和外髓部集合管主细胞的物质转运;D.内髓部集合管主细胞的物质转运。CA:碳酸酐酶。

发挥利尿作用,属于中效利尿剂。

集合管上皮有两类细胞,即主细胞和闰细胞。主细胞重吸收 Na^+ 和水,分泌 K^+,闰细胞则主要分泌 H^+。闰细胞的顶端膜上有质子泵,可主动分泌 H^+,与尿液的酸化和体液的酸碱平衡调节有关(图 10-15B)。主细胞重吸收 Na^+ 主要通过顶端膜上的 Na^+ 通道,小管液中的 Na^+ 在电化学梯度作用下,经顶端膜 Na^+ 通道进入主细胞内,主细胞内 Na^+ 通过细胞基底侧膜的钠 - 钾泵进入管周组织液,以保持细胞内 Na^+ 的低浓度水平;小管液中 Na^+ 重吸收引起小管液呈负电位,驱动 Cl^- 经细胞旁途径被动重吸收(图 10-15C)。**阿米洛利**(amiloride)抑制顶端膜 Na^+ 通道,减少 Na^+ 和 Cl^- 的重吸收,发挥利尿作用,属于低效利尿剂。

远曲小管对水仍不通透。集合管对水的通透性取决于主细胞对水的通透性。主细胞顶端膜和胞质中的囊泡内含**水孔蛋白 2**(aquaporin 2,AQP2),在**血管升压素**(vasopressin,VP)的作用下,囊泡中 AQP2 镶嵌到顶端膜上,使上皮细胞对水通透性增加,而在基底侧膜中则有 AQP3 和 AQP4 分布。上皮细胞对尿素的通透性取决于膜上的**尿素通道蛋白**(urea transporter,UT),存在于集合管末端的 UT-A1/A3 依赖血管升压素的调控(详见第三节),对尿素高度通透(图 10-15C 和图 10-15D)。

2. HCO_3^- 的重吸收与 H^+ 的分泌　85% 的 HCO_3^- 在肾小管和集合管以 CO_2 的形式重吸收,并且 HCO_3^- 的重吸收与分泌 H^+、NH_3/NH_4^+ 等相关联,对维持机体的酸碱平衡起着重要作用。

近端小管 HCO_3^- 的重吸收与小管上皮细胞顶端膜上的 Na^+-H^+ 逆向交换机制有密切关系。其过程如下:①顶端膜上存在的 Na^+-H^+ 逆向转运体,可同时将 H^+ 分泌到小管液中,而将 Na^+ 转运入细胞内;②由于小管液中的 HCO_3^- 不易透过顶端膜,它与分泌的 H^+ 结合生成 H_2CO_3,在**碳酸酐酶**(carbonic anhydrase,CA)作用下,H_2CO_3 迅速分解为 CO_2 和 H_2O;③CO_2 是高度脂溶性物质,能迅速通过顶端膜进入细胞内,在碳酸酐酶作用下,进入细胞内的 CO_2 与 H_2O 结合生成 H_2CO_3,H_2CO_3 又解离成 H^+ 和 HCO_3^-;④H^+ 通过上述 Na^+-H^+ 逆向交换机制从胞内分泌到小管液中,HCO_3^- 则与 Na^+ 一起被转运回血。因此,肾小管重吸收 HCO_3^- 是以 CO_2 的形式,而不是直接以 HCO_3^- 的形式进行的,肾小管分泌一个 H^+ 可重吸收一个 HCO_3^- 和一个 Na^+(图 10-16)。

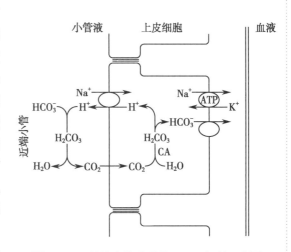

图 10-16　近端小管重吸收 HCO_3^- 机制示意图

髓袢 HCO_3^- 的重吸收主要发生在升支粗段,机制与近端小管相同。

远曲小管上皮细胞通过 Na^+-H^+ 交换,参与 HCO_3^- 的重吸收。

集合管 HCO_3^- 的重吸收与闰细胞顶端膜上的质子泵(H^+-ATP 酶)和 H^+-K^+ 交换体(H^+,K^+-ATP 酶)分泌 H^+ 功能密切相关,其转运过程与近端小管相似。分泌到小管液中的 H^+ 除与 HCO_3^- 结合外,也可与 HPO_4^{2-} 结合形成 $H_2PO_4^-$,还能与上皮细胞分泌的 NH_3 结合,形成 NH_4^+。NH_4^+ 和 $H_2PO_4^-$ 都不易透过闰细胞顶端膜而留在小管液中,因此,它们是尿液酸碱度的决定因素(图 10-17)。

碳酸酐酶在重吸收中起重要作用,**乙酰唑胺**(acetazolamide)可抑制碳酸酐酶的活性。使用乙酰唑胺后,抑制 H^+ 的分泌,也抑制 Na^+ 和 HCO_3^- 的重吸收,因而 $NaHCO_3$、$NaCl$ 和水的排出增加,可起到利尿作用。

H^+ 的分泌在体内酸碱平衡中有重要的生理意义,包括①排酸保碱:肾小管分泌一个 H^+ 可重吸收一个 HCO_3^- 和一个 Na^+,对保持酸碱平衡、保持碱储备的稳定起着重要作用;②酸化尿液:在远曲小管,分泌 H^+ 主要与 HPO_4^{2-} 结合生成 $H_2PO_4^-$(酸性),增加尿液中可滴定酸的浓度;③促进 NH_3/NH_4^+ 的分泌。

3. NH_3/NH_4^+ 的分泌　肾小管和集合管的上皮细胞在代谢过程中不断地生成 NH_4^+,1 个谷氨酰胺代谢时可产生 2 分子 NH_4^+。胞内 NH_4^+ 可分解为 NH_3 和 H^+，NH_3 是脂溶性分子，可通过单纯扩散进入小管腔或经过基底侧膜进入细胞间隙，扩散方向取决于顶端膜两侧的 pH 的高低，当小管液的 pH 较低（H^+ 浓度较高）时，NH_3 较易向小管液中扩散。近端小管上皮细胞的顶端膜上的 Na^+-H^+ 逆向转运体在将 Na^+ 转运入细胞的同时将 H^+ 分泌入小管液中，分泌入小管液中 H^+ 可与 NH_3 结合生成 NH_4^+，随尿排出。

NH_4^+ 在髓袢升支粗端可与 Na^+ 和 K^+ 以同向转运方式被重吸收。在这里 NH_4^+ 可替代 Na^+、K^+，由 Na^+-K^+-$2Cl^-$ 同向转运体从小管液中被重吸收；集合管细胞膜对 NH_3 通透性高，对 NH_4^+ 的通透性差，且管腔内液体为酸性，髓质间隙中 NH_3 通过扩散方式进入集合管腔，在小管液中 NH_3 与 H^+ 结合又生成 NH_4^+，随尿排出，每排出 1 个 NH_4^+ 可有 1 个 HCO_3^- 被重吸收。

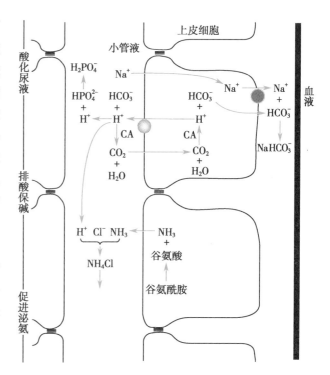

图 10-17　肾小管 HCO_3^- 重吸收与 H^+ 和 NH_3 分泌的机制

可见，分泌 NH_3/NH_4^+ 与分泌 H^+ 密切相关，进而促进 HCO_3^- 的重吸收，因此分泌 NH_3/NH_4^+ 是肾调节酸碱平衡的重要机制之一。慢性酸中毒时，上皮细胞谷氨酰胺代谢增加，引起分泌 NH_3/NH_4^+ 增高，重吸收 HCO_3^- 也增加（图 10-17）。

4. K^+ 的重吸收与分泌　肾小球每日滤过的 K^+ 约 35g，而每日尿中排出 K^+ 仅 2~4g。可见，肾小球滤过出的 K^+ 几乎全部被重吸收。其中，近端小管重吸收 K^+ 量占总吸收量的 65%~70%，髓袢升支占 25%~30%，远曲小管集合管小于 1%。尿中排出的 K^+ 主要是由远曲小管和集合管分泌的。尿中 K^+ 的排泄量与 K^+ 的摄入量有关，摄入高 K^+ 食物，K^+ 分泌显著增多；摄入 K^+ 量少，K^+ 分泌减少。但即使是机体明显缺钾且摄入量少时，仍有一定量的 K^+ 排出，可能造成低血钾，影响机体正常功能。

近端小管对 K^+ 的重吸收是一个主动转运过程。小管液中 K^+ 浓度为 4mmol/L，远低于细胞内 K^+ 浓度（150mmol/L），因此在顶端膜处 K^+ 重吸收是逆浓度梯度进行的，但顶端膜 K^+ 主动重吸收的机制尚不清楚。在髓袢，其机制为 Na^+-K^+-$2Cl^-$ 同向转运（图 10-14B）。

远曲小管和集合管主细胞 K^+ 分泌的过程是与 Na^+ 主动重吸收密切相关，称为 Na^+-K^+ 交换。其过程如下：①基底侧膜上钠 - 钾泵主动将 Na^+ 转运至细胞间隙，同时将 K^+ 泵入细胞，降低胞内 Na^+ 浓度，提高细胞内 K^+ 浓度；②顶端膜上存在 Na^+ 通道并有通透性，小管液中 Na^+ 顺着化学梯度通过 Na^+ 通道进入胞内，造成管腔内呈负电位（-40~-10mV），也构成了 K^+ 扩散进入小管液的电位梯度；③顶端膜上存在 K^+ 通道并有通透性，胞内 K^+ 顺电化学梯度通过 K^+ 通道进入小管液；④Na^+ 进入主细胞后，可刺激基底侧膜上的钠 - 钾泵转运功能，从而促进 K^+ 分泌（图 10-15C）。

Na^+-K^+ 交换与 Na^+-H^+ 交换的原动力同样来源于细胞基底侧膜上的钠 - 钾泵工作，因此，两者之间存在竞争性抑制作用，Na^+-K^+ 交换作用增强，则 Na^+-H^+ 交换就会减弱，反之亦然。因某些原因导致机体高钾血症时，Na^+-K^+ 交换增加，使 Na^+-H^+ 交换受到抑制，H^+ 分泌减少，血液 pH 降低，发生酸中毒。反之，低钾血症，易造成碱中毒。同样，代谢性酸中毒时，Na^+-H^+ 交换加强、Na^+-K^+ 交换减弱，出现高钾血症，反之，代谢性碱中毒时发生低钾血症。

影响主细胞基底侧膜钠 - 钾泵活性和顶端膜 Na^+ 与 K^+ 通透性均影响 K^+ 的分泌量。阿米洛林抑

制顶端膜的 Na^+ 通道,减少 Na^+ 和 Cl^- 的重吸收,也影响 K^+ 的分泌,称为保钾利尿剂。

利尿剂对肾脏泌尿功能的影响(微课)

5. Ca^{2+} 的重吸收和分泌　滤过的 Ca^{2+},65%~70% 在近端小管重吸收,20% 在髓袢重吸收,9% 在远曲小管和集合管重吸收,只有不到 1% 从尿中排出。

在近端小管,80% 的 Ca^{2+} 以溶剂拖曳的形式伴随水一起经细胞旁途径被重吸收(过程前已述及),20% 为跨细胞途径转运。其过程为:①小管液 Ca^{2+} 浓度远高于上皮细胞内,且电位较细胞内相对较正,在电化学梯度作用下 Ca^{2+} 从小管液扩散入细胞内;②细胞基底侧膜上 Ca^{2+} 泵活动和 Na^+-Ca^{2+} 交换机制逆电化学梯度将 Ca^{2+} 转运出细胞。

髓袢细段(降支和升支)对 Ca^{2+} 不通透。髓袢升支粗段有重吸收 Ca^{2+} 的能力,升支粗段小管液为正电位,膜对 Ca^{2+} 有通透性,故既存在被动转运,也存在主动转运。远曲小管和集合管的小管液为负电位,因此,对 Ca^{2+} 的重吸收是跨细胞途径的主动转运。

6. 葡萄糖的重吸收　肾小球滤过液中的葡萄糖浓度与血糖浓度相同,但尿中几乎不含葡萄糖,这说明葡萄糖全部被重吸收回血。葡萄糖重吸收的部位仅限于近端小管,尤其在近端小管前半段。因此,如果在近端小管以后的小管液中仍含有葡萄糖,则尿中将出现葡萄糖。

葡萄糖是不带电荷的物质,通过继发性主动转运与 Na^+ 同向转运而被重吸收。小管液中 Na^+ 与葡萄糖通过 Na^+- 葡萄糖同向转运机制进入细胞内,葡萄糖再通过基底侧膜上葡萄糖转运载体,转运入细胞间隙。

葡萄糖转运体(拓展阅读)

近端小管对葡萄糖的重吸收有一定限度,当血液中葡萄糖浓度达 180mg/100ml 时,有一部分肾小管对葡萄糖的吸收已达到极限,尿中开始出现葡萄糖,此时的血糖浓度称为**肾糖阈**(renal threshold for glucose)。血糖浓度再继续升高,尿中葡萄糖含量也将随之不断增加。当血糖浓度超过某一值时(约 300mg/100ml),全部肾小管对葡萄糖的吸收均已达到极限,此值即为**葡萄糖最大转运率**(maximal rate of transport of glucose),此后,尿葡萄糖排出率则随血糖浓度升高而平行增加。肾存在葡萄糖吸收极限量的原因是由于同向转运体的数目有限的缘故,当所有同向转运体的结合位点都被结合而达到饱和时,葡萄糖转运量就不会再增加了。正常人两肾的葡萄糖吸收极限量,在体表面积为 $1.73m^2$ 的个体,男性为 375mg/min,女性为 300mg/min。

7. 尿素的重吸收与分泌　尿素是由肝脏产生的蛋白质代谢产物,经过肾小球滤过进入小管液中。近端小管可以吸收 40%~50% 肾小球滤过的尿素。肾小管和集合管的其他部分节段对尿素通透性很低,部分节段通过尿素通道蛋白增加该节段对尿素的通透性,存在肾内尿素再循环(详见后述)。

8. 其他物质的重吸收与分泌　小管液中的氨基酸的重吸收与葡萄糖的重吸收机制相同,也是与 Na^+ 同向转运的方式。但是,转运葡萄糖和转运氨基酸的同向转运体可能不同。此外,HPO_4^{2-}、SO_4^{2-} 的重吸收也与 Na^+ 同向转运相关联。正常时进入滤液中的微量蛋白质则通过肾小管上皮细胞的吞饮作用而被重吸收。体内代谢产物和进入体内的某些物质如青霉素、酚红,大部分的利尿药等,由于与血浆蛋白结合而不能通过肾小球滤过,它们均在近端小管被主动分泌到小管液中而排出体外。

三、尿液的浓缩和稀释

肾对尿液的浓缩和稀释功能,对维持机体的水平衡具有重要作用。尿液的浓缩和稀释是根据终尿渗透压与血浆渗透压相比较而确定的,正常人终尿的渗透压可变动在 50~1 200mOsm/(kg·H_2O)之间。体内缺水时,终尿渗透压大于血浆渗透压,称为**高渗尿**(hyperosmotic urine),表明尿被浓缩;体内水过剩时,终尿渗透压小于血浆渗透压,称为**低渗尿**(hypoosmotic urine),表明尿被稀释;终尿渗透压等于血浆渗透压,称为等渗尿(isotonic urine)。如果不论机体缺水或水过剩,终尿始终为等渗尿,表明肾尿的浓缩和稀释功能减退。临床上,可根据终尿的渗透压了解肾的浓缩和稀释能力。

尿液浓缩和稀释是在肾髓质渗透浓度梯度的持续作用下,随着肾远曲小管和集合管上皮细胞对水通透性的增加或减小,通过肾远曲小管和集合管对水重吸收量发生变化而实现的。

（一）肾髓质渗透浓度梯度及其形成

1. 肾髓质渗透浓度梯度　用冰点降低法测定鼠肾的渗透浓度,观察到肾皮质部的组织间液的渗透浓度与血浆的渗透浓度之比为 1.0,说明皮质部组织间液与血浆是等渗的。而髓质部组织间液与血浆的渗透浓度之比随着由髓质外层向乳头部深入而逐渐升高,分别为 2.0、3.0、4.0（图 10-18）。这表明肾髓质的渗透浓度由外向内逐步升高,具有明显的渗透浓度梯度。髓袢是形成髓质渗透浓度梯度的重要结构,髓袢愈长,所形成的髓质渗透浓度梯度就愈高。例如,人的髓袢具有中等长度,肾乳头部内髓质的渗透浓度梯度最多为血浆渗透浓度的 4~5 倍。当有血管升压素存在时,集合管对水的通透性增加,而且周围组织液渗透浓度较高,大量的水由小管液进入组织间液,小管液被浓缩,形成高渗尿。

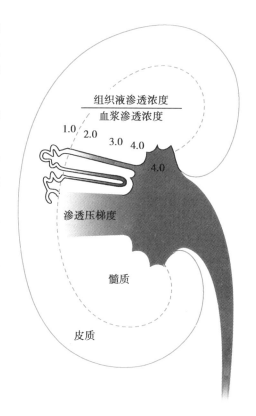

图 10-18　肾髓质渗透浓度梯度示意图

2. 肾髓质渗透浓度梯度的形成　肾髓质渗透浓度梯度的形成与逆流系统的逆流倍增作用密切相关。物理学上的逆流系统是指两管并列（降支和升支）且下端相连的"U"形管道,两管间以隔膜相通,隔膜对溶质具有通透性,允许溶质在逆流过程中,从升支进入降支,这样随着液体的流动,其结果是降支中的溶质浓度逐渐升高,而升支中的溶质浓度逐渐降低,导致两管从顶端至底端之间形成明显的浓度梯度,即为由逆流系统所产生的**逆流倍增**（counter-current multiplication）的作用。

逆流交换和逆流倍增模式图（动画）

肾小管髓袢和集合管的结构类似一个逆流系统。由于髓袢各段对水和 NaCl 的通透性不同,因而当小管液源源不断地流经髓袢时,髓袢的逆流倍增作用使进入组织间液的 NaCl 浓度呈现由内髓到外髓的梯度分布（表 10-2）。同时,尿素在髓袢降支细段与内髓集合管之间不断地再循环使内髓部组织间液中的溶质浓度进一步增加。

表 10-2　兔肾小管和集合管不同部位的通透性

肾小管	水	Na$^+$	尿素
髓袢降支细段	易通透	不易通透	中等通透
髓袢升支细段	不易通透	易通透	不易通透
髓袢升支粗段	不易通透	主动重吸收（Na$^+$-K$^+$-2Cl$^-$）	不易通透
远曲小管	不易通透	主动重吸收	不易通透
集合管	存在 VP* 时易通透	主动重吸收	皮质部与外髓部不易通透 内髓部易通透,存在 VP* 时通透性增加

注:*VP 为血管升压素。

（1）外髓部渗透浓度梯度形成:髓袢升支粗段位于外髓部,由于髓袢升支粗段能通过 Na$^+$-K$^+$-2Cl$^-$ 同向转运体重吸收 NaCl,而对水不通透,故升支粗段内小管液向皮质方向流动时,NaCl 浓度逐渐减小,小管液渗透浓度随之逐渐下降;其外周组织间液 NaCl 的渗透浓度也相应地呈梯度分布（图 10-19）。故外髓部的渗透浓度梯度主要是由升支粗段 NaCl 的重吸收所形成。愈靠近皮质部,渗透浓度越低;

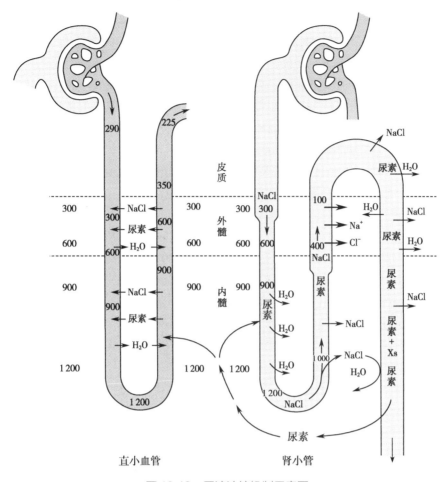

图 10-19　尿液浓缩机制示意图

左侧：直小血管在肾髓质渗透梯度维持中的作用机制；右侧：髓袢在肾髓质间液渗透
梯度建立中的作用机制。粗箭头表示髓袢升支粗段主动重吸收 Na^+ 和 Cl^-。Xs 表示
未被重吸收的溶质。图中各数字表示该处的渗透浓度（单位：$mOsm/kg \cdot H_2O$）。

愈靠近髓质，渗透浓度越高。

（2）内髓部渗透浓度梯度形成：内髓部渗透浓度梯度的形成是由于髓袢升支细段对 NaCl 重吸收，以及集合管内髓部与髓袢降支细段之间的尿素再循环。

1）髓袢降支细段和髓袢升支细段所构成的逆流倍增系统对 NaCl 的重吸收过程为：①由于髓袢降支细段对水具有高度通透性，但对 NaCl 等溶质不易通透。由降支细段进入内髓部，在渗透浓度梯度（由尿素重吸收形成）的作用下，小管液中的水不断向外渗透，小管液的 NaCl 浓度逐渐升高，渗透浓度也逐渐升高，到髓袢折返处达最大值；②当小管液从髓袢降支细段折返进入升支细段，与降支细段相反，升支细段对水不通透，而对 NaCl 有较大的通透性，小管液内高浓度的 NaCl 顺着浓度梯度不断透出管壁，水则留在管内；随着升支细段上行，小管液渗透浓度逐渐降低，产生逆流倍增现象，而扩散出来的 NaCl 则参与形成内髓部渗透浓度梯度。

2）集合管内髓部与髓袢降支细段的尿素再循环过程为：①从髓袢升支细段至皮质和外髓部集合管对尿素都不通透，在血管升压素（VP）参与下，皮质和外髓质集合管对水的通透性增加，小管液中的水在外髓高渗透浓度的作用下不断重吸收，致使小管内的尿素浓度不断升高，当小管液流到内髓质集合管时，尿素浓度已达到很高水平；②在 VP 的作用下，内髓质集合管上的尿素通道蛋白（UT-A1 和 UT-A3）对尿素通透性增加，内髓质集合管的小管液中高浓度尿素则顺浓度梯度从集合管内扩散到内髓质组织间液，形成内髓部高渗透浓度；③由于髓袢降支细段对尿素具有中等程度的通透，因而从内

尿素通道蛋白(拓展阅读)

肾髓质渗透浓度梯度的形成(拓展阅读)

髓质集合管透出的尿素可以通过尿素通道蛋白(UT-A2)进入降支细段,再随小管液流经升支细段、升支粗段、远曲小管等,到内髓质集合管时又扩散入内髓质组织间液,重复上述过程,形成尿素的再循环。

从髓质渗透浓度梯度形成的全过程来看,髓袢结构及其功能特性是形成肾髓质渗透浓度梯度的重要结构基础;髓袢升支粗段 Na^+、K^+ 和 $2Cl^-$ 的主动转运是肾外髓质渗透浓度梯度建立的主要动力;NaCl 和尿素是建立肾内髓质渗透浓度梯度的主要溶质。

(二)肾髓质渗透浓度梯度保持

肾髓质渗透浓度梯度的保持取决于直小血管的逆流交换作用。直小血管与髓袢相并行,是长而直的毛细血管袢,其降支和升支也是一个逆流系统,且位于肾髓质的高渗透浓度梯度环境中。该系统逆流交换的过程如下:①当血液在降支中向下流动时,由于血液中的溶质浓度低于处于同一水平髓质组织间液的溶质浓度,组织液中 NaCl 和尿素等便顺着浓度梯度扩散到降支血管内,血液中的水分则渗透到组织间液,降支血液中的渗透浓度逐渐升高;②当血液逆流到升支时,血液内 NaCl 和尿素等溶质浓度及渗透浓度都高于同一水平的髓质组织间液,血液中的 NaCl 和尿素扩散到组织间液,组织间液的水则渗透到血液中,使升支中血液的渗透浓度逐渐降低。通过升、降支不断地与所在环境,即肾髓质组织间液中的溶质和水交换,使 NaCl 和尿素可以在组织间液和直小血管的升、降支之间循环以保持肾髓质的高渗环境。

正常情况下,在血液离开直小血管时,带走水的量大于带走溶质的量,使髓质的渗透浓度梯度得以保持。肾髓质血液的流动速度慢,将限制从直小血管血流中带走髓质的溶质,也利于肾髓质高渗梯度的保持。当直小血管血流过快时,可从肾髓质组织间液中带走较多的溶质,因而高渗梯度不易保持;反之,若血流过慢,则水分不能及时被血液带走,高渗梯度也不易保持。这两种情况均可使尿浓缩能力降低。

(三)影响肾髓质渗透浓度梯度形成的因素

髓袢的正常结构是形成髓质渗透浓度梯度所必需的。婴儿的肾由于髓袢尚未发育成熟,髓袢很短,不能很好地形成髓质渗透浓度梯度,故排出低渗尿。慢性肾盂肾炎致肾髓质纤维化或肾囊肿使肾髓质萎缩,都将使肾髓质渗透浓度梯度遭到破坏,从而使尿浓缩的能力降低。

髓袢升支粗段主动重吸收 NaCl 是形成渗透浓度梯度的重要因素。临床上使用的强效利尿剂(如呋塞米)能抑制 Na^+-K^+-$2Cl^-$ 同向转运体功能,抑制髓袢升支粗段对 NaCl 的吸收,导致外髓渗透浓度梯度形成障碍,内髓的渗透浓度梯度也无法形成,对水的重吸收量减少,排出增多,产生利尿作用(图 10-20)。

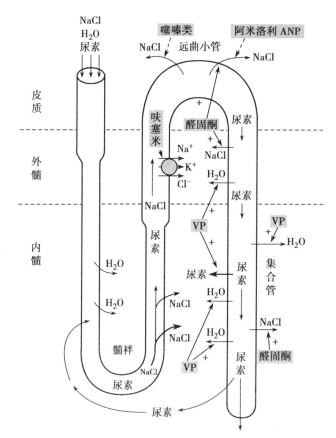

图 10-20   影响尿液浓缩与稀释药物的作用位点
◀┈┈:抑制作用;━━:流动方向;━⁺:促进作用。

另外,血液尿素浓度也可影响渗透浓度梯度的形成。由于尿素是蛋白质代谢分解产物,在低蛋白血症时,体内尿素生成减少,影响了肾髓质高渗浓度梯度的建立,所以尿的浓缩能力减弱。

（四）尿液浓缩和稀释功能的实现

正常人所排出的尿液的渗透浓度的高低与机体是否缺水或水过剩有关。当小管液流经远曲小管和集合管时,其中水被重吸收的多少就决定了尿液浓缩和稀释的程度。在此过程中,由 VP 的分泌量所调控的集合管对水通透性起着重要的作用(图 10-20)。

肾性尿崩症
（拓展阅读）

当体内水过剩时,VP 释放被抑制,血浆 VP 浓度降低,则集合管上皮细胞对水的通透性降低。此时,髓袢升支粗段的小管液流经集合管时,NaCl 继续被重吸收,而水不被重吸收,使小管液渗透浓度进一步下降,可降低至 50mOsm/(kg·H_2O),形成低渗尿,造成尿液的稀释。VP 完全缺乏或集合管缺乏 VP 受体时,可出现尿崩症,每天可排出高达 20L 的低渗尿。

当体内缺水时,VP 分泌增加,集合管上皮细胞对水通透性升高,小管液从外髓集合管向内髓集合管流动时,在髓质渗透浓度梯度的作用下,水便不断进入高渗的组织间液,使小管液不断被浓缩而变成高渗溶液,最后尿液的渗透浓度可高达 $1\,200$mOsm/(kg·H_2O),形成浓缩尿。显然,VP 量的多少决定着尿液被浓缩的程度。

案例分析

患者,男,65 岁,有心脏病史,因充血性心力衰竭再次住院。经过治疗,患者病情趋于稳定,服用利尿剂呋塞米后,肺水肿及外周水肿症状得以改善。患者携带呋塞米和其他药物出院。3 周后,患者因主诉虚弱无力、头晕、恶心,再次来医院复诊,电解质检查显示低血钾。患者在进行补钾治疗后,症状改善。

问题:

患者服用髓袢利尿剂(呋塞米)为什么会引起低钾血症?

分析:

髓袢升支粗段主动重吸收 NaCl 是形成渗透浓度梯度的重要因素。临床上使用的髓袢强效利尿剂(呋塞米),能抑制 Na$^+$-K$^+$-2Cl$^-$ 同向转运体功能,抑制髓袢升支粗段对 Na$^+$、K$^+$ 和 Cl$^-$ 的吸收,导致外髓渗透浓度梯度形成障碍,内髓的渗透浓度梯度也无法形成,水重吸收量减少,排出增多,产生利尿作用。

呋塞米抑制 Na$^+$-K$^+$-2Cl$^-$ 同向转运体功能,因此也抑制髓袢升支粗段对 K$^+$ 重吸收,加之利尿引起的肾远端小管的流速的增加,导致排 K$^+$ 增加,引起低钾血症。

利尿后血容量减少引起的继发性醛固酮分泌增多也导致的 K$^+$ 重吸收减少,排 K$^+$ 增多。因而低钾血症是其主要副作用。

第三节 尿生成的调节

尿液的生成有赖于肾小球的滤过,肾小管、集合管的重吸收和分泌功能。机体通过对滤过、重吸收和分泌过程的调节,以改变尿液的成分和量,使内环境保持相对稳定。有关肾小球滤过的调节已如前述,本节着重讨论肾小管和集合管转运功能的调节,包括肾内自身调节和神经、体液调节。

一、肾内自身调节

（一）肾血流量的自身调节

肾血流量(renal blood flow,RBF)的自身调节是指不依赖于外来神经和体液因素的条件下,动脉血压在 70~180mmHg 范围内变化时,肾血流量保持不变,进而维持肾小球滤过率相对恒定。其生理意义是在一般的血压波动范围内,肾的功能以及水和电解质的排出能保持稳定。一般认为,自身调节只涉及肾皮质的血流量。

　　自身调节的机制存在两种学说:①**肌源性机制**(myogenic mechanism):在肾血管灌注压波动介于 70~180mmHg 之间的情况下,肾灌注压增高,血管平滑肌因灌注压增加而受到牵张刺激,使得平滑肌的紧张性加强,血管口径相应地缩小,血流的阻力相应地增大,以对抗灌注压的增高,保持肾血流量稳定;而当灌注压减小时则发生相反的变化。但当肾血管灌注压小于 70mmHg 时平滑肌舒张达最大,当肾血管灌注压大于 180mmHg 时平滑肌收缩达最大,在这两种状态下,肾失去自身调节的功能,肾血流量将随血压的变动而变化。②**肾小管 - 肾小球反馈**(tubuloglomerular feedback,简称管 - 球反馈):小管液流量变化影响肾血流量和肾小球滤过率的现象。当肾血流量和肾小球滤过率下降时,小管液在髓袢的流速变慢,使肾小管对 NaCl 的重吸收增加,流经远曲小管致密斑的 NaCl 浓度降低,刺激致密斑,一方面降低入球小动脉阻力,另一方面增加局部肾素释放,通过 Ang Ⅱ 选择性地使出球小动脉收缩,引起肾血流量和肾小球滤过率增高并恢复正常;反之亦然。

(二) 球 - 管平衡

　　肾小球 - 肾小管平衡(glomerulotubular balance)简称球 - 管平衡,是指肾小管可根据肾小球滤过量对溶质和水的重吸收进行自身调节,即不论肾小球滤过率增大或减小,近端小管对溶质和水(Na^+ 和水)都是按固定比例进行重吸收,重吸收率始终为肾小球滤过率的 65%~70%。其生理意义在于使尿中排出的溶质和水不致因肾小球滤过率的增减而出现大幅度的变动。

(三) 小管液中溶质浓度

　　小管液中溶质所呈现的渗透压,是对抗肾小管重吸收水分的力量。如果小管液中溶质浓度高,渗透浓度也增大,就会妨碍肾小管特别是近端小管对水的重吸收,小管液中的 Na^+ 被稀释而浓度下降,小管液中与细胞内的 Na^+ 浓度差变小,Na^+ 重吸收减少,NaCl 排出增多,引起尿量增多,称**渗透性利尿**(osmotic diuresis)。糖尿病或实验中静脉注射高渗透浓度的葡萄糖,引起血糖增高超过肾糖阈后,肾小管的葡萄糖不能被完全重吸收,导致小管液溶质浓度增高,渗透压增大,水和 NaCl 重吸收减少,产生渗透性利尿,因而出现多尿、尿糖等现象。临床上有时给患者使用可被肾小球滤过而又不被肾小管重吸收的物质(如甘露醇等),就是利用渗透性利尿的原理来提高小管液中溶质的浓度,借以达到利尿和消除水肿的目的。

二、神经调节

　　肾接受交感神经支配。肾交感神经分布于肾血管,主要是入球动脉和出球动脉,也支配肾小管和肾小球旁器。

(一) 肾交感神经对肾功能的调节作用

　　肾交感神经兴奋通过其末梢释放去甲肾上腺素影响尿液生成:①去甲肾上腺素与血管平滑肌 α 肾上腺素能受体结合,使入球小动脉和出球小动脉收缩,而前者血管收缩比后者更明显,因此,肾小球毛细血管的血浆流量减少,肾小球毛细血管压下降,引起肾小球的有效滤过压下降,肾小球滤过率减少,尿 Na^+ 和水排出减少;②去甲肾上腺素与肾小管上皮细胞 α 肾上腺素能受体结合,增加近端小管和髓袢上皮细胞重吸收 Na^+,减少尿中 Na^+ 排出;③去甲肾上腺素与 β 肾上腺素能受体结合,刺激球旁器的球旁细胞释放肾素,导致循环中的血管紧张素 Ⅱ 和醛固酮含量增加,增加肾小管对 Na^+ 的重吸收。抑制肾交感神经活动则有相反的作用,肾交感神经活动减弱,肾小球滤过率增加,肾小管重吸收 Na^+ 减少,尿 Na^+ 排出增多。

(二) 肾交感神经参与的反射

　　肾交感神经活动对肾功能的调节是通过多种反射实现的。心肺感受器、动脉压力感受器和渗透压感受器受刺激时可引起肾交感神经活动的抑制,增加尿 Na^+ 的排出。这些反射有:①心肺感受器反射:循环血量增加,对容量感受器(心肺感受器)刺激增加,抑制肾交感神经活动;②动脉压力感受器反射:动脉血压升高,通过压力感受器反射抑制肾交感神经活动;③渗透压感受器反射:细胞外液渗透压升高,对下丘脑第三脑室前部渗透压感受器的刺激增加,引起交感神经系统活动改变,抑制肾交感神经活动,增加尿 Na^+ 的排出,维持细胞外液 Na^+ 浓度的稳态。另外,在动物实验中发现,电刺激一侧肾神经的传入端,可引起对侧肾交感神经传出活动增强,降低对侧肾尿 Na^+ 和水排出。这种刺激一侧肾传入神经纤维,可反射性地改变对侧肾交感神经活动,从而改变肾功能的过程,称为肾 - 肾反射。

三、体液调节

肾小管和集合管的功能受到多种体液因素的调节。各种体液因素并不是孤立地产生调节作用,而是相互联系、相互配合,并与神经调节相关联,这对保证体内水和电解质的动态平衡、血浆渗透压及细胞外液容量的相对稳定均有非常重要的意义。

(一)血管升压素

血管升压素又被称为**抗利尿激素**(antidiuretic hormone,ADH),是由九个氨基酸残基组成的小肽,是下丘脑的视上核和室旁核的神经元分泌的一种激素,在细胞体中合成,经下丘脑 - 垂体束运输到神经垂体储存,在受到特异性的刺激后释放出来。VP的受体有两类,即 V_1 受体和 V_2 受体。V_1 受体分布在血管平滑肌,被激活后使血管收缩;V_2 受体主要分布在肾集合管主细胞基底侧膜,被激活后具有以下作用:①提高集合管上皮细胞对水的通透性,从而增加水的重吸收,使尿液浓缩,尿量减少;②增加髓袢升支粗段对 NaCl 的主动重吸收和内髓部集合管对尿素的通透性,从而增加髓质组织间液的溶质浓度,提高髓质组织间液的渗透浓度,有利于尿液浓缩(图 10-21)。

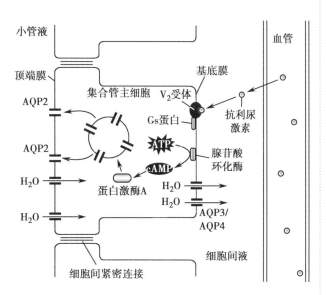

图 10-21　血管升压素的作用机制示意图

水通道蛋白 2(AQP2)是调节肾脏集合管对水通透性的关键蛋白,主要受血管升压素的调节。其调节机制如下:①VP 与集合管主细胞基底侧膜上的 VP 受体(V_2 受体)结合后,通过 G 蛋白 - 腺苷酸环化酶 - 蛋白激酶 A 信号途径使细胞内包含有 AQP2 的囊泡转移并嵌入顶端膜上,从而增加膜上的水通道数量,对水的通透性增加。小管液中的水重吸收进入细胞内,随即通过表达在基底侧膜的水通道蛋白 AQP3 和 AQP4 进入组织间液,最后被重吸收入血。②当 VP 分泌增加时,流经集合管的液体在髓质高渗透浓度梯度的作用下被重吸收,尿液被逐渐浓缩,最后排出少量的高渗尿。反之,当 VP 缺乏时,细胞膜上含有 AQP2 的胞膜向内凹陷,形成吞饮小泡进入胞质(称为内移),顶端膜对水的通透性降低,小管液中水被重吸收的量也减少,排出大量的低渗尿(图 10-21)。

VP 的释放受多种因素的调节和影响,其中最重要的是血浆晶体渗透压和循环血量的改变。

1. 血浆晶体渗透压改变　正常情况下,人血浆平均晶体渗透浓度(渗透压)为 280~290mOsm/(kg·H_2O),血浆晶体渗透浓度变化可刺激下丘脑第三脑室前部**渗透压感**

水通道蛋白
与水的转运
(拓展阅读)

水通道的插入(动画)

ADH 的作用
机制(动画)

受器(osmoreceptor),进而引起神经垂体释放 VP。渗透压感受器对 Na^+ 和 Cl^- 形成的渗透压变化最为敏感,而对葡萄糖或尿素的敏感性弱。当血浆晶体渗透浓度达 280mOsm/$(kg \cdot H_2O)$ 时刚能引起 VP 释放,低于这一水平,VP 释放接近停止或完全停止。血浆中 VP 正常值为 0~4pg/L,血浆晶体渗透浓度增加超过 1% 时,或 VP 分泌增加量大于 1pg/ml 都可引起口渴。

大量发汗、严重呕吐或腹泻等情况使机体失水时,血浆晶体渗透压升高(上升 1%~2%),可刺激下丘脑渗透压感受器,引起 VP 分泌增多,通过上述机制促使肾集合管对水的重吸收活动明显增强,导致尿液浓缩和尿量减少(图 10-22)。相反,大量饮清水后,血液被稀释,血浆晶体渗透压降低,引起 VP 分泌减少,集合管对水通透性下降,对小管液中水的重吸收减弱,而溶质仍能继续被重吸收,则排出大量的低渗尿,从而使体内多余的水排出体外。例如,正常人一次饮用 1 000ml 清水后,约过 30 分钟,尿量就开始增加,第 1 小时末尿量可达最高值;随后尿量减少,2~3 小时后尿量恢复到原来水平。如果饮用等量的等渗盐水(0.9% NaCl 溶液),则排尿量不出现饮清水后的变化(图 10-23)。这种大量饮用清水 - 引起尿量增多的现象,称为**水利尿**(water diuresis),它是临床上用来检测肾稀释能力的一种常用的试验。

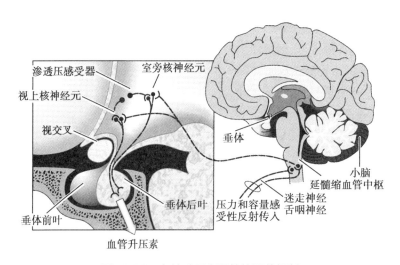

图 10-22　血管升压素释放的调节机制

2. 循环血量改变　循环血量过多(增加 5%~10%)时,左心房被扩张,**容量感受器**(volume receptor)受刺激,冲动经迷走神经传入中枢,抑制下丘脑 - 神经垂体释放 VP,从而引起利尿。由于排出了过剩的水分,血量因而得以恢复正常。循环血量减少时,则发生相反的变化。

此外,动脉血压升高可刺激颈动脉窦压力感受器,反射性地抑制 VP 的释放。心房钠尿肽可抑制 VP 分泌,血管紧张素 II 则可刺激 VP 分泌。

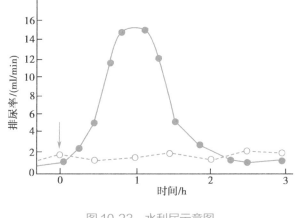

图 10-23　水利尿示意图
——:饮清水,------:饮生理盐水。

(二)肾素 - 血管紧张素 - 醛固酮系统

肾素 - 血管紧张素系统除在心血管活动调节中起重要作用外,对肾功能的调节也起重要作用,而且与肾上腺皮质球状带释放醛固酮的活动密切相关,故称为**肾素 - 血管紧张素 - 醛固酮系统**(renin-angiotensin-aldosterone system)。

肾素(renin)主要是由球旁器的球旁细胞分泌的,它是一种蛋白水解酶,能催化血浆中的血管紧张素原使之生成血管紧张素 I (十肽)。血液和组织中,特别是肺组织中有血管紧张素转换酶,后者可使血管紧张素 I 降解,生成八肽的**血管紧张素 II**(angiotensin II)。血管紧张素 II 可刺激肾上腺皮质球状带合成和分泌**醛固酮**(aldosterone)。血管紧张素 II 在血管紧张素酶 A 的作用下,再失去一个氨基酸,成为七肽的血管紧张素 III,血管紧张素 III 也能刺激肾上腺皮质合成和释放醛固酮。

1. 肾素分泌的调节　肾素的分泌受多方面因素的调节,包括:肾内机制、神经机制和体液因素。①肾内机制与肾内存在于入球小动脉处的牵张感受器和致密斑感受器功能密切相关。当循环血量减少,动脉血压下降时,肾内入球小动脉的压力也下降,肾血流量减少,于是对小动脉壁的牵张刺激减弱,引起肾素释放量增加;同时,由于入球小动脉的压力降低和血流量减少,肾小球滤过率将减少,滤过的 Na^+ 量也减少,到达致密斑的 Na^+ 流量也减少,激活了致密斑的 Na^+ 浓度感受器,引起肾素释放量的增加;②球旁器的球旁细胞受交感神经支配,肾交感神经兴奋时,其末梢释放的去甲肾上腺素作用于球旁细胞 β 受体,引起肾素的释放量增加;③体液中的前列腺素、肾上腺素和去甲肾上腺素等也可直接刺激球旁细胞,促使肾素释放增加。血管紧张素 II、VP 和一氧化氮等可抑制肾素的释放。

2. 血管紧张素 II 对尿生成的调节　血管紧张素 II 对尿液生成的调节包括:①刺激醛固酮的合成和分泌,醛固酮可调节远曲小管和集合管上皮细胞的 Na^+ 和 K^+ 的转运。②可直接刺激近端小管对 NaCl 的重吸收,使尿中排出的 NaCl 减少。③刺激垂体后叶释放 VP,增加集合管对水的重吸收,使尿量减少。④使出球小动脉和入球小动脉血管平滑肌收缩;入球小动脉收缩,肾血流量下降,肾小球滤过率下降;出球小动脉收缩,肾小球毛细血管压上升,有效滤过压增加,肾小球滤过率增加;在血管紧张素 II 浓度较低时,由于血管紧张素 II 对出球小动脉收缩作用大于入球小动脉收缩,综合结果肾小球滤过率的变化不大。在高浓度时,入球小动脉收缩也显著增强,肾血流量下降,肾小球滤过率降低。

3. 醛固酮对尿液生成的调节作用　醛固酮是肾上腺皮质球状带分泌的一种激素,可促进肾远曲小管和集合管的主细胞对 Na^+ 重吸收,同时促进 K^+ 的分泌,所以其主要作用是保 Na^+ 排 K^+,同时也能增加 Cl^- 的重吸收,促进 H^+ 的分泌。其作用机制是,醛固酮进入远曲小管和集合管的上皮细胞后,与胞浆受体结合,形成激素 - 受体复合物。该复合物跨过核膜,与核中 DNA 的特异性结合位点结合,促进特定的 mRNA 转录,诱导多种功能蛋白合成,产生的效应包括:①增加顶端膜 Na^+ 通道蛋白的合成,直接或间接促进小管液中 Na^+ 和 Cl^- 重吸收;②增加基底侧膜的钠 - 钾泵的合成和活性,有利于 Na^+ 的重吸收和 K^+ 分泌;③增加顶端膜上 K^+ 通道,增强 K^+ 分泌;④增加线粒体中 ATP 的合成,为基底侧膜上钠 - 钾泵转运功能提供更多的能量;⑤增强顶端膜 H^+-ATP 酶的活性(图 10-24)。

醛固酮作用
机制(动画)

醛固酮的分泌除了受血管紧张素 II 调节外,血 K^+ 浓度升高和血 Na^+ 浓度降低,也可直接刺激肾上腺皮质球状带增加醛固酮的分泌,导致保 Na^+ 排 K^+,从而维持了血 K^+ 和血 Na^+ 浓度的平衡;反之,血 K^+ 浓度降低,或血 Na^+ 浓度升高,则醛固酮分泌减少。醛固酮的分泌对血 K^+ 浓度升高十分敏感,血 K^+ 仅增加 0.5mmol/L 就能引起醛固酮分泌。而血 Na^+ 浓度必须降低很多才能引起同样的反应。

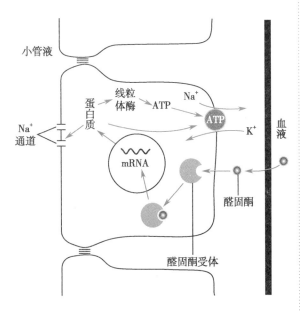

图 10-24　醛固酮作用机制示意图

（三）其他激素

心房钠尿肽（atrial natriuretic peptide，ANP）有明显的促进 NaCl 和水的排出作用。心房壁因血量过多，中心静脉压增高等因素受到牵拉刺激时，心房肌细胞释放 ANP；乙酰胆碱、去甲肾上腺素、VP、高 K^+ 等也可刺激 ANP 释放。

缓激肽（bradykinin）由肾中存在激肽释放酶 - 激肽合成，可使肾小动脉舒张，引起肾血流量和肾小球滤过率增加；抑制肾小管上皮细胞对 Na^+ 和水的重吸收，并对抗 VP 的作用，产生促进 Na^+ 排出和利尿作用。

内皮素（endothelin）对肾的作用主要是使小动脉收缩，血管阻力增加，肾血流量减少，肾小球滤过率降低，还能抑制集合管上皮细胞的钠 - 钾泵活性，使 Na^+ 重吸收减少；也可刺激心房细胞分泌 ANP 和抑制球旁细胞释放肾素。

一氧化氮（NO）是由血管内皮细胞合成和释放的一种舒血管物质，在肾小动脉血管内皮细胞生成的一氧化氮可使入球小动脉舒张，肾小球毛细血管压升高，肾小球滤过率增大。

肾功能的测量方法（拓展阅读）

第四节　肾功能评价

一、清除率的概念和计算方法

清除率（clearance，C）是指两肾在单位时间（每分钟）内能将多少毫升血浆中所含的某物质完全清除出去，这个被完全清除了某物质的血浆毫升数就称为该物质的清除率（ml/min）。所谓每分钟被完全清除了某物质的血浆毫升数，是一个相对的量，只是表明肾清除该物质的量相当于多少毫升血浆中所含的该物质的量。据此计算某物质（X）的清除率（C_X）需要 3 个数值：①尿中该物质浓度 U_X（mg/100ml）；②每分钟尿量 V（ml/min）；③血浆中该物质浓度 P_X（mg/100ml）。因为尿中的物质均来自血浆，所以 $U_X \times V = P_X \times C_X$，亦即：

$$C_X = U_X \times V / P_X \qquad\qquad 式（10-2）$$

二、测定清除率的意义

测定清除率不仅可以了解肾的功能，还可以测定肾小球滤过率、肾血流量和推测肾小管转运功能。

（一）测定肾小球滤过率

肾小球滤过率可通过测定菊糖清除率和内生肌酐清除率等来测定。从尿生成过程可知，肾每分钟排出某物质的量（尿中该物质的浓度 U_X 与尿量 V 的乘积）应为肾小球滤过量与肾小管、集合管的重吸收量和分泌量的代数和。设肾小球滤过率为 GFR，肾小囊囊腔超滤液中能自由滤过的物质的浓度应与其血浆中的浓度一致，假设为 P_X，重吸收量为 R_X，分泌量为 E_X，则：

$$U_X \times V = P_X \times GFR - R_X + E_X \qquad\qquad 式（10-3）$$

如果某物质在肾小球可以自由滤过，而且在肾小管既不被重吸收（$R_X=0$），也不被分泌（$E_X=0$），其每分钟肾排出的量等于滤过量，则 $U_X \times V = P_X \times GFR$，那么该物质清除率与肾小球滤过率相等：

$$C_X = U_X \times V / P_X = GFR \qquad\qquad 式（10-4）$$

菊糖（inulin，也称菊粉）是符合这个条件的物质，所以菊糖清除率（C_{In}）就是肾小球滤过率（GFR）。前文述及的肾小球滤过率约为 125ml/min 的数值就是根据菊糖清除率测得的。例如，静脉滴注一定量菊糖以保持血浆菊糖浓度（P_{In} 为 1mg/100ml）恒定，分别测得每分钟尿量（V）为 2ml/min，尿中菊糖浓度（U）为 125mg/100ml，菊糖清除率 C_{In} 可用下式计算：

$$C_{In} = U_{In} \times V / P_{In} = （125mg/100ml） \times （1ml/min）/（1mg/100ml）= 125ml/min$$

由于菊糖清除率试验操作繁杂,临床上改用较为简便的**内生肌酐**(endogenous creatinine)清除率试验,也能较准确地测得肾小球滤过率。所谓内生肌酐,是指体内组织代谢所产生的肌酐。试验前2~3日,被试者禁食肉类,以免从食物中摄入过多的外来肌酐。其他饮食照常,可从事一般工作,但要避免剧烈运动或体力劳动。在这种情况下,受试者血浆中的肌酐浓度以及在一昼夜内肌酐的尿中排出总量都比较稳定。在进行肌酐清除率试验时,只需从第2日清晨起收集24小时的尿量(L/24h),并测定混合尿中的肌酐浓度(mg/L)。抽取少量静脉血,测定血浆中的肌酐浓度(mg/L),按下式可算出24小时的肌酐清除率(L/24h):

$$内生肌酐清除率 = \frac{尿肌酐浓度(mg/L) \times 24h 尿量(L/24h)}{血浆肌酐浓度(mg/L)} = 128L/24h$$

肌酐能自由经肾小球滤过,在肾小管中很少被重吸收,但有少量是由近端小管分泌的。由于内生肌酐在血浆中的浓度相当低(0.1mg/100ml),近端小管分泌的肌酐量可忽略不计,因此内生肌酐清除率与菊糖清除率相近,可以代表肾小球滤过率。

(二)测定肾血流量

如果血浆中某一物质,经过肾循环一周后可以被完全清除掉(通过滤过和分泌),其在肾静脉中的浓度应接近于0,则该物质每分钟的尿中排出量($U_X \times V$),应等于每分钟通过肾的血浆中所含的量。每分钟通过肾的血浆流量为RPF,血浆中该物质浓度为P_X,则该物质的清除率(C_X)即为每分钟通过肾的血浆流量。即:

$$U_X \times V = C_X \times P_X = RPF \times P_X \qquad 式(10\text{-}5)$$

例如,当静脉滴注**对氨基马尿酸**(para-aminohippuric acid,PAH)钠盐,使其血浆浓度维持在较低水平时(1~3mg/100ml),PAH经肾循环一周后,几乎全部被清除掉,则肾静脉中的浓度应接近于0。而实际上,由于少量流经过肾的非泌尿部分(如肾被膜、肾盂等)血液既不被肾小球滤过,也不被肾小管重吸收和分泌,其中的PAH不能被清除,PAH经过肾脏大约有90%可从血浆中清除。因此PAH的清除率只代表有效肾血浆流量(有效RPF),即:

$$C_{PAH} = 有效\ RPF = U_{PAH} \times V/P_{PAH} \qquad 式(10\text{-}6)$$

如测得有效RPF=C_{PAH}为594ml/min,则:

$$RPF = 有效\ RPF/90\% = C_{PAH}/90\% = (594ml/min)/90\% = 660ml/min$$

前述滤过分数(FF)就是根据肾小球滤过率和肾血浆流量来推算的。已知GFR为125ml/min,那么滤过分数为:

$$FF = GFR/RPF \times 100\% = (125ml/min)/(660ml/min) \times 100\% = 19\%$$

根据肾血浆流量和红细胞比容(45%),按下式推算出肾血流量(RBF)为1 200ml/min,约占心输出量的1/5~1/4。

$$RBF = RPF/(100\%-45\%) = (660ml/min)/55\% = 1\ 200ml/min$$

(三)推测肾小管的功能

通过比较肾小球滤过率与某种物质的清除率,可以推测出这些物质是被肾小管净重吸收还是净分泌,从而推论肾小管对不同物质的转运功能。如图10-25所示,以C_{In}值代表肾小球的滤过率,某一物质的清除率为C_X,$C_X/C_{In}=1$,提示肾小管对该物质的重吸收和分泌相等;$C_X/C_{In}<1$,说明肾小管内有

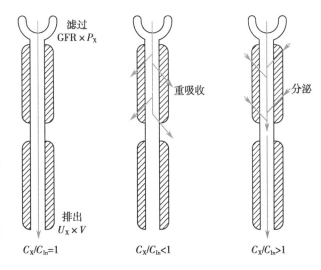

图10-25　肾小管对不同物质的处理示意图

净重吸收；$C_X/C_{In}>1$，则肾小管存在有净分泌。

第五节　尿　的　排　放

尿的生成是个连续不断的过程。持续不断进入肾盂的尿液，由于压力差以及肾盂的收缩而被送入输尿管。输尿管中的尿液则通过输尿管的周期性蠕动（1~5 次 /min）而被送入到膀胱。但是膀胱的排尿是间歇地进行的。尿液在膀胱内储存并达到一定量时，才能引起反射性排尿动作，将尿液经尿道排出体外。

一、膀胱与尿道的神经支配

膀胱逼尿肌（detrusor of bladder）和**膀胱内括约肌**（internal bladder sphincter）受交感和副交感神经双重支配。由骶髓（S_2~S_4）发出的盆神经中含副交感神经纤维，它的兴奋可使膀胱逼尿肌收缩、内括约肌松弛，促进排尿。交感神经纤维是由腰髓（L_1~L_2）发出，经腹下神经到达膀胱。它的兴奋可使逼尿肌松弛、内括约肌收缩，抑制尿的排放，但在排尿活动中交感神经的作用比较次要。

膀胱外括约肌（external bladder sphincter）受阴部神经（由骶髓前角发出的躯体神经）支配。阴部神经兴奋可使外括约肌收缩，这一作用受意识控制。至于外括约肌的松弛，则是排尿反射可反射性抑制阴部神经的活动所造成的。

上述三种神经中也含有传入纤维。膀胱充胀感觉的传入纤维在盆神经中，传导膀胱痛觉的纤维在腹下神经中，而传导尿道感觉的传入纤维在阴部神经中（图 10-26）。

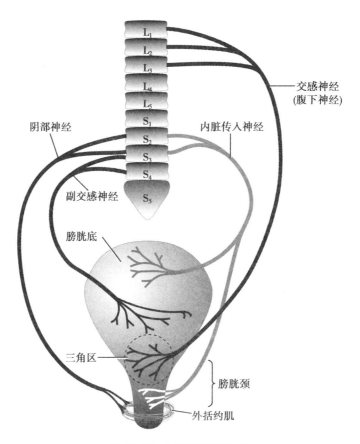

图 10-26　膀胱的神经支配

二、排尿反射

排尿反射（micturition reflex）是一种脊髓反射并受脑的高级中枢控制,可以由意识抑制或促进。

在正常情况下,膀胱逼尿肌在副交感神经紧张性冲动的影响下,处于轻度收缩状态,使膀胱内压经常保持在 10cmH$_2$O 以下。由于膀胱具有较大的伸展性,尿量增多可引起内压稍升高,而后很快回降。当膀胱尿量充盈到一定程度时(400~500ml),膀胱壁的牵张感受器受到刺激而兴奋,冲动沿盆神经传入,到达骶髓的排尿反射初级中枢;同时,冲动上传至脑桥和大脑皮层的排尿反射高位中枢,并产生尿意。脑桥可产生抑制和兴奋性冲动;大脑皮层中枢主要产生抑制性冲动。

如果条件允许则启动排尿反射,冲动沿盆神经传出,引起膀胱逼尿肌收缩、尿道内括约肌松弛;同时阴部神经的传出活动抑制,尿道外括约肌舒张,产生排尿。进入后尿道的尿液还可以刺激尿道感受器,通过阴部神经冲动再次传到脊髓排尿中枢,这是一个正反馈过程,可进一步加强膀胱逼尿肌收缩和尿道外括约肌松弛,于是尿液被强大的膀胱内压驱出,正反馈过程反复进行,直至尿液排空。在排尿末期,残留于尿道的尿液,在男性通过尿道海绵体肌肉收缩将其排尽,在女性则依靠尿液的重力排尽。此外,在排尿时,腹肌和隔肌的强力收缩也产生较高的腹内压,协助克服排尿的阻力。

如膀胱充盈后引起排尿反射,但条件不允许时,人可以有意识地通过高级中枢抑制排尿反射。随着膀胱的进一步充盈,引起排尿反射的信号越来越强,排尿反射就越来越频繁。小儿大脑发育未臻完善,对初级中枢的控制能力较弱,所以小儿排尿次数多,且易发生夜间遗尿现象。

排尿或储尿任何一个过程发生障碍,均可出现**排尿异常**（paruria）,临床上常见的有尿频、尿潴留和尿失禁。排尿次数过多者称为尿频,常常是由于膀胱炎症或机械性刺激(如膀胱结石)而引起的。膀胱中尿液充盈过多而不能排出者称为尿潴留,多半是由于腰骶部脊髓损伤使排尿反射初级中枢的活动发生了障碍所致,但尿路受阻也能造成尿潴留。当脊髓受损,以致初级中枢与大脑皮层失去功能联系时,排尿便失去了意识控制,可出现尿失禁。

分析思考

1. 简述肾小球的滤过过程及其影响因素。
2. 根据泌尿系统结构及功能的知识分析,哪些环节可能作为利尿药的靶点?
3. 糖尿病患者为什么会出现糖尿和多尿?

第十章
目标测试

（李卫东 林默君）

感觉器官的结构与功能

第十一章
教学课件

学习目标

1. **掌握** 感受器的一般生理特性;视敏度的概念;眼的调节;视网膜的两种感光换能系统;听阈的概念;声波传入内耳的途径;耳蜗的功能。
2. **熟悉** 眼的结构;眼的折光能力异常;视杆细胞的感光换能作用;与视觉有关的若干生理现象;耳的结构;中耳的功能;前庭器官的功能。
3. **了解** 感受器、感觉器官的定义和分类;眼的折光系统的光学特性;视锥细胞的感光换能和颜色视觉;外耳的功能;听神经动作电位。

人类生活的外环境和机体的内环境经常处于变化中。内、外环境变化的刺激可作用于不同的感受器或感觉器官,转换为相应的神经冲动,再沿一定的神经传导通路到达中枢的特定区域,从而产生相应的感觉。本章仅涉及机体主要感觉器官,即眼、耳的结构与功能。

第一节 感受器与感觉器官

一、感受器、感觉器官的定义和分类

感受器(sensory receptor)是指分布在体表或组织内部的一些专门感受刺激的结构或装置。感受器可以是感觉神经元的一部分,如游离感觉神经末梢,也可以是一些高度分化的感受细胞,如视网膜中的感光细胞和内耳中的毛细胞等。这些感受细胞连同它们的附属结构一起,就构成了复杂的**感觉器官**(sense organ),如眼、耳、鼻等。由于这些感觉器官感受特殊刺激,且分布在头部,又称为**特殊感觉器官**(special sense organ)。

感受器的分类方法多种多样,如根据感受器的分布部位,可分为内感受器和外感受器,内感受器又再分为本体感受器和内脏感受器;根据感受器所接受刺激的性质,可分为光感受器、机械感受器、温度感受器和化学感受器等。

二、感受器的一般生理特性

(一)感受器的适宜刺激

每种感受器都有自己最敏感、最容易接受的刺激形式,这种形式的刺激称为该感受器的**适宜刺激**(adequate stimulus)。例如,一定波长的电磁波是视网膜感光细胞的适宜刺激,一定频率的声波是耳蜗毛细胞的适宜刺激。引起某种感觉所需要的最小刺激强度称为**感觉阈**(sensory threshold)。此外,感受器对于一些非适宜刺激也可能做出反应,但是所需刺激强度要比适宜刺激大得多,即感觉阈值很大。因此,机体内、外环境中各种形式的刺激总是首先作用于和它们相对应的感受器。

（二）感受器的换能作用

各种感受器在接受刺激时,能够将各种形式的刺激能量转换为相应传入神经末梢或感受器细胞的电位变化,并最终触发传入神经纤维产生动作电位,这种作用称为感受器**换能作用**(transduction of receptor)。传入神经末梢的电位变化称为**发生器电位**(generator potential),感受器细胞的电位变化称为**感受器电位**(receptor potential)。两者都与终板电位一样,是一种过渡性慢电位,具有局部电位的特征,即没有"全或无"现象,可以发生总和,并且只能以电紧张形式进行传播。因此,发生器电位或感受器电位的幅度、持续时间和波动方向反映了外界刺激的某些特性,也就是说,外界刺激信号所携带的信息在换能过程中被转移到了这种过渡性电位变化的可变动参数之中。

产生发生器电位和感受器电位并不意味着已完成感受器换能,只有当这些过渡性电变化使与之相联系的感觉传入神经纤维上产生可远距离传导的动作电位时,才标志着感受器换能作用的完成。

（三）感受器的编码作用

感受器在将外界刺激转换成神经动作电位时,不仅发生了能量形式的转换,更重要的是将刺激所包含的环境变化信息也转移到了动作电位序列中,这种作用称为感受器的**编码**(coding)作用。由于每一刺激的性质和强度不同,编码作用主要包括性质编码和强度编码。

刺激性质的编码取决于接受刺激的感受器类型、传导冲动的专用通路以及最终到达大脑皮质的特定部位。如上所述,各种感受器所产生的传入神经冲动都是一些在波形上十分相似的动作电位,本质上并没有差别。因此,不同性质的刺激不可能通过动作电位的波形特征或幅度高低来编码。不同性质的刺激引起不同感觉,是由于刺激作用于某种特定的感受器,所产生的传入冲动经特定的感觉传入通路到达大脑皮质的特定部位,由此引起特殊性质的感觉,而上述这些生理特点是动物高度进化的结果。

同一感觉系统所接受的相同性质刺激的强度主要由单一传入神经纤维上动作电位频率高低以及参与信号传输的神经纤维数目多少来编码。例如,当给人的手部皮肤施以触压刺激时,随着触压力量增大,触觉感受器、压力感受器传入纤维上的神经冲动频率逐渐增高,并且传递冲动的传入神经纤维数目也逐渐增多。

（四）感受器的适应现象

当强度恒定的刺激持续作用于感受器时,相应传入神经纤维上的神经冲动频率将随刺激持续时间的延长而降低,这一现象称为感受器的**适应**(adaptation)。适应是所有感受器都具有的一个功能特点,但其出现的快慢在不同感受器有很大差别,据此可将感受器分为快适应感受器和慢适应感受器。

快适应感受器以皮肤触觉感受器为代表,当它们受到恒定的压力刺激时,只在刺激开始后的短时间内有传入冲动发放,以后虽然刺激仍在作用,但传入冲动频率很快降低到零。快适应现象有利于感受器和中枢再接受新的刺激。

慢适应感受器以肌梭、颈动脉窦压力感受器为代表,它们在刺激持续作用时,一般仅在刺激开始后不久出现传入冲动频率的下降,但以后可在较长时间内维持这一水平,直到刺激撤除为止。慢适应现象有利于机体对某些功能状态进行长时间持续的监测,并根据变化随时调整。

第二节 眼的结构与视觉功能

眼(eye)又称为**视器**(visual organ),是引起**视觉**(vision)的外周感觉器官。人眼的适宜刺激是波长为380~760nm的电磁波,在这个可见光谱范围内,外界物体发出的光线,经过眼的折光系统,在眼底视网膜上形成物像。视网膜上的感光细胞将外界光刺激所包含的视觉信息转变成电信号,由视神经传入到大脑视觉中枢,从而产生视觉。在人脑获得的全部信息中,至少有70%来自视觉,故眼是人体最重要的感觉器官。

一、眼的结构

眼包括眼球和眼副器两部分。

(一) 眼球

眼球位于眼眶内,近似球形。当眼平视前方时,眼球前面正中点称为前极,后面正中点称为后极,前、后极的连线称为眼轴。经瞳孔中央至视网膜中央凹的连线称为视轴。眼球是眼的主要部分,由眼球壁和眼球内容物组成(图 11-1)。

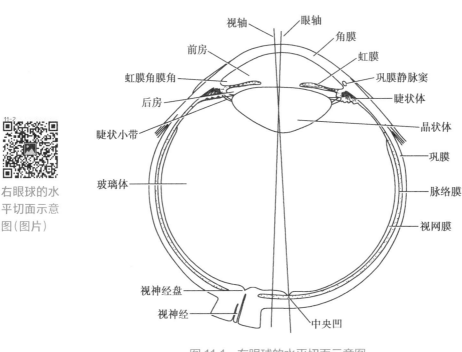

右眼球的水平切面示意图(图片)

图 11-1　右眼球的水平切面示意图

1. **眼球壁**　眼球壁由外向内分为纤维膜、血管膜和视网膜三层。

(1) 纤维膜:主要由致密结缔组织构成,分为角膜和巩膜两部分。**角膜**(cornea)占纤维膜的前 1/6,无色透明,无血管,但富含感觉神经末梢,发生病变时,疼痛剧烈。角膜曲度较大,前凸后凹,富有弹性,具有屈光作用。**巩膜**(sclera)占纤维膜的后 5/6,乳白色不透明,厚而坚韧,具有维持眼球形状和保护眼球内容物的作用。在靠近角膜缘处的巩膜实质内,有环形的巩膜静脉窦(又称施莱姆管),是房水流出的通道。

(2) 血管膜:呈棕黑色,富含血管和色素细胞,由前向后分为虹膜、睫状体和脉络膜三部分。

虹膜(iris)位于血管膜最前部,呈圆盘形(图 11-1、图 11-2)。虹膜中央的圆孔称为**瞳孔**(pupil),为光线入眼的通路。角膜与晶状体之间的间隙称为眼房,其被虹膜分为较大的前房和较小的后房,二者借瞳孔相交通。在前房的周边,虹膜与角膜交界处的环形区域,称为虹膜角膜角(图 11-1),又称前房角。

虹膜内有两种排列方向不同的平滑肌,一种在瞳孔周围呈环状排列,称为瞳孔括约肌,受副交感神经支配,收缩时可使瞳孔缩小;另一种在虹膜中呈放射状排列,收缩时可使瞳孔开大,称为瞳孔开大肌,受交感神经支配。在强光下或看近物时,瞳孔缩小,以减少光线的进入量;在弱光下或看远物时,瞳孔开大,使光线的进入量增多。

睫状体(ciliary body)是血管膜的中间部分,位于角膜与巩膜移行部的内面,前接虹膜根部,后端以锯齿缘为界移行于脉络膜(图 11-2)。睫状体前部有向内突出呈放射状排列的皱襞,称为睫状突。

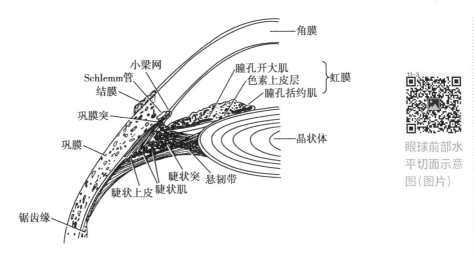

角膜

小梁网
Schlemm管
结膜
巩膜突
巩膜

瞳孔开大肌
色素上皮层　} 虹膜
瞳孔括约肌

晶状体

睫状突　悬韧带
睫状上皮　睫状肌

锯齿缘

图 11-2　眼球前部水平切面示意图

眼球前部水平切面示意图(图片)

由睫状突发出睫状小带(悬韧带)与晶状体相连(图 11-2)。睫状体内的平滑肌称为睫状肌,受副交感神经支配,收缩时可松弛悬韧带。睫状体有调节晶状体曲度和产生房水的作用。

脉络膜(choroid)占血管膜的后 2/3,富含血管及色素,外面与巩膜疏松相连,内面紧贴视网膜(图 11-1)。脉络膜可为眼球内组织供应营养,并能吸收眼内分散光线,以免干扰视觉。

(3) 视网膜:**视网膜**(retina)在血管膜的内面,由前向后分为虹膜部、睫状体部和脉络膜部。脉络膜部附于脉络膜内面,有感光作用,又称为视网膜视部;其余两部分不能感光,又称为视网膜盲部。距眼球后极内侧约 3mm 处有一境界清楚略呈椭圆形的盘状结构,称为**视神经盘**(optic disc),又视神经乳头,是视神经穿出眼球的部位。视神经盘中央凹陷,有视网膜中央动、静脉穿过,无感光细胞,称为盲点(blind spot)。视神经盘的颞侧稍偏下方约 3.5mm 处有一黄色小区,称为黄斑,其中央凹陷称中央凹,此区无血管,是感光和辨色最敏锐处(图 11-1)。

视网膜厚度只有 0.1~0.5mm,但结构十分复杂。经典组织学将视网膜分为十层,但按其功能特点可简化为四层,从外向内依次为色素细胞层、感光细胞层、双极细胞层和神经节细胞层(图 11-3)。色素细胞层含有黑色素颗粒和维生素 A,对与它相邻近的感光细胞起营养和保护作用。感光细胞层有视杆细胞和视锥细胞两种特殊分化的神经上皮细胞,它们都含有特殊的感光色素。视杆细胞和视锥细胞在形态上都可分为四部分,由外向内依次为外段、内段、胞体和终足(图 11-4)。其中外段是感光色素集中的部位,在感光换能中起重要作用。视杆细胞和视锥细胞的区别主要在外段,它们不仅外形不同,所含的感光色素也不同。视杆细胞外段呈长杆状,含有一种感光色素,即**视紫红质**(rhodopsin);视锥细胞外段呈短圆锥状,含有三种感光色素。两种感光细胞都通过终足与双极细胞层内的双极细胞发生突触联系,双极细胞再与神经节细胞层中的神经节细胞建立突触联系。由神经节细胞层发出的神经轴突向视神经盘处汇集,穿过脉络膜和巩膜

视网膜的主要细胞及其相互联系模式图(图片)

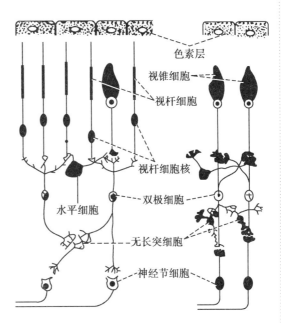

色素层
视锥细胞
视杆细胞

视杆细胞核

双极细胞

水平细胞

无长突细胞

神经节细胞

图 11-3　视网膜的主要细胞及其相互联系模式图
注:左半部表示周围区域,右半部表示中央凹。

后成为视神经(图 11-1)。

在视网膜中，除了上述细胞间的纵向联系外，还存在横向联系，如在感光细胞层和双极细胞层之间有水平细胞，在双极细胞层和神经节细胞层之间有无长突细胞。这些细胞的突起在两层细胞之间横向伸展，可以在水平方向传递信息，使视网膜不同区域之间有可能相互影响；有些无长突细胞还可直接向神经节细胞传递信号。

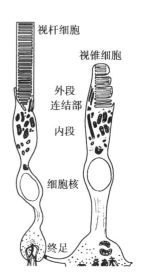

图 11-4　哺乳动物感光细胞模式图

哺乳动物感光细胞模式图(图片)

2. 眼球内容物　眼球内容物包括房水、晶状体和玻璃体(图 11-1)。这些结构透明而无血管，具有折光作用。

(1) 房水：**房水**(aqueous humor)为无色透明液体，充填于眼球的前房和后房内。房水由睫状体产生后到达后房，经瞳孔流入前房，然后由虹膜角膜角经小梁网进入巩膜静脉窦，最后汇入眼静脉。房水如此循环流动，以保证其生成与回流达动态平衡，从而维持正常房水量和眼内压。在某些病理情况下(如瞳孔闭锁)导致房水回流发生障碍时，可造成后房水过多，引起眼内压增高，影响视力，临床上称为继发性青光眼。通过使用缩瞳药(如毛果芸香碱)，可扩大虹膜角膜角，促进房水回流，从而降低眼内压。

(2) 晶状体：**晶状体**(lens)位于虹膜与玻璃体之间，无色透明，形如双凸透镜，前面曲度较小，后面曲度较大，富有弹性，不含血管和神经。晶状体由晶状体囊和晶状体纤维组成，外周的晶状体囊通过悬韧带与睫状体相连，睫状体收缩或舒张可调节其曲度，使之适应看清不同距离物体的需要。

(3) 玻璃体：**玻璃体**(vitreous body)为透明胶状物质，填充于晶状体和视网膜之间，约占眼球内腔的后 4/5。玻璃体对视网膜有支撑作用，可使视网膜与色素上皮紧贴；如果支撑作用减弱，可导致视网膜脱离。

案例分析

30 岁的小王经营一家网店，每天使用电脑达 15 小时以上。一天，小王感觉眼睛发红、干痒，眼角有刺痛感，遂去药店购买了妥布霉素地塞米松滴眼液，三天后症状消失。此后，只要眼睛疲劳不适，小王就用妥布霉素地塞米松滴眼液。用了近一年，小王发现眼睛经常流泪，有刺痛感，同时视力下降，遂去医院就诊。经医生检查，确诊小王患上了青光眼。

问题：

妥布霉素地塞米松滴眼液有何作用？为什么小王长期使用妥布霉素地塞米松滴眼液后会患青光眼？

分析：

妥布霉素地塞米松滴眼液(商品名为典必殊滴眼液)，含有妥布霉素(属氨基糖苷类抗生素)和地塞米松(属糖皮质激素)，具有较好的消炎、止痒及减轻结膜充血的作用，可用于治疗春季结膜炎、慢性结膜炎、过敏性结膜炎、沙眼、结膜充血及前葡萄膜炎等眼病。

本案例中，小王因长期用眼过度，导致出现眼睛发红、干痒、刺痛等症状。这些症状被小王误认为是细菌感染，遂自行到药店购买了妥布霉素地塞米松滴眼液。由于该药含有地塞米松，长期使用可引起小梁细胞功能和细胞外基质改变，使房水外流通道阻力增加，从而造成眼内压增高，导致皮质类固醇性青光眼。

(二) 眼副器

眼副器包括眼睑、结膜、泪器、眼球外肌等结构，具有保护、运动和支持眼球的作用。

　　眼睑(eyelid)位于眼球前方,分为上睑和下睑,是保护眼球的屏障。上、下睑间的裂隙称为睑裂。睑裂的内、外侧端分别称内眦和外眦。睑的游离缘称睑缘,有睫毛 2~3 行,可防止灰尘进入眼内和减弱强光照射。

　　结膜(conjunctiva)是一层薄而透明、富含血管的黏膜,按所在部位可分为睑结膜、球结膜和结膜穹隆三部分。睑结膜衬覆于眼睑内面,球结膜覆盖在眼球前面,结膜穹隆位于睑结膜与球结膜的移行处。

　　泪器(lacrimal apparatus)由分泌泪液的泪腺和排泄泪液的泪道组成。泪液具有防止角膜干燥、冲洗微尘及杀菌作用。

　　眼球外肌(ocular muscles)共有 7 块,包括上直肌、下直肌、内直肌、外直肌、上斜肌、下斜肌和上睑提肌,均为骨骼肌。眼球的正常运动就是这些肌肉协同作用的结果。

二、眼的折光系统

　　眼内与视觉产生直接相关的结构是眼的折光系统和视网膜。折光系统由角膜、房水、晶状体和玻璃体组成,其功能是使来自外界物体的光线经折射后最终成像在视网膜上。

(一)眼的折光系统的光学特性

　　根据光学原理,当光线由空气进入另一媒质构成的单球面折光体时,将发生折射,其折射特性决定于该媒质界面的曲率半径和该媒质的折射率。人眼并非一个单球面折光体,而是一个复杂的折光系统。射入眼内的光线,通过角膜、房水、晶状体和玻璃体 4 种折射率不同的折光体(媒质),并通过 4 个屈光度不同的折射面,即角膜的前表面、后表面和晶状体的前表面、后表面,才能在视网膜上形成清晰的物像。其中,最主要的光折射发生在角膜的前表面。

　　由于眼内有多个折光体,若用一般几何光学原理画出光线在眼内的行进途径和成像情况,显得十分复杂。为此,根据眼的实际光学特性,设计出一种与正常眼的折光效果相同、但更为简单的假想模型,称为**简化眼**(reduced eye)。该模型假定眼球由一个前后径为 20mm 的单球面折光体构成,其折射率为 1.333;外界光线由空气进入球形界面(角膜)时只折射一次,此球面的曲率半径为 5mm,即节点(n)在球形界面后方 5mm 处,后主焦点相当于人眼视网膜的位置。显然,这个模型和正常安静时的人眼一样,正好能使平行光线聚焦在视网膜上(图 11-5)。

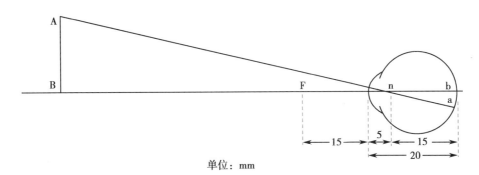

单位:mm

图 11-5　简化眼及其成像示意图

注:F 为前主焦点,n 为节点。

　　利用简化眼模型可以方便地计算出不同远近的物体在视网膜上成像的大小。如图 11-5 所示,△AnB 和△anb 是两个以对顶角相等的相似三角形,根据相似三角形原理,可以得出:

$$\frac{AB(物体的大小)}{Bn(物体至节点的距离)}=\frac{ab(物像的大小)}{nb(节点至视网膜的距离)} \qquad 式(11-1)$$

式中,nb 固定不变,为 15mm,那么,根据物体的大小(AB)和它与眼睛之间的距离(Bn),就可算出物

简化眼及其成像示意图（图片）

像的大小（ab）。此外，利用简化眼也可以算出正常人眼所能看清的最小物体在视网膜上成像的大小。眼对物体细小结构的分辨能力，称为视力，又称**视敏度**（visual acuity），其大小通常用视角的倒数来表示。视角是指从物体两端点发出的两条光线在节点交叉时所形成的夹角。一般人眼能分辨的最小物体，需要视角大约等于 1 分度（即 1′），此时在视网膜上的物像约等于 5μm，大致相当于视网膜中央凹处一个视锥细胞的平均直径。

（二）眼的调节

正常人眼在安静而不进行调节时，其折光系统后主焦点恰好是视网膜所在位置。对于人眼来说，来自 6m 以外物体发出的所有射入眼内的光线，都可以认为是平行光线，因而能在视网膜上形成清晰的物像。通常将人眼不作任何调节时所能看清眼前物体的最远距离称为**远点**（far point）。当眼视近物（6m 以内）时，如果眼不作调节，则近物发出的辐散光线经折射后将成像于视网膜之后，因而只能产生一个模糊的物像。但事实上，正常人通过眼的调节，即晶状体的调节、瞳孔的调节和双眼会聚，能看清一定距离的近处物体。

1. **晶状体的调节**　晶状体的调节可以使晶状体凸度改变，从而改变其折光能力。这实际上是一个神经反射性活动，其过程如下：当模糊的物像信息上传至视觉中枢后，经分析整合发出指令下行到中脑正中核，继而传到动眼神经缩瞳核，再经动眼神经中副交感节前纤维传到睫状神经节，最后经睫状短神经到达睫状肌，使其收缩，引起连接于晶状体囊的睫状小带松弛，由此促使晶状体因其自身弹性而向前方和后方凸出，尤以前凸更为明显。这样，晶状体前表面的曲率半径增大，折光能力增强，从而进入眼内的辐散光线能聚焦在视网膜上。显然，物体距眼球愈近，晶状体凸度增加愈明显。临床上，儿童验光配眼镜时，为避免睫状肌的调节影响到所检验出的晶状体屈光度的准确性，常用托吡卡胺等短效睫状肌麻痹药滴眼，以阻断 M 胆碱受体，使睫状肌充分松弛，晶状体形态得以固定，从而准确测量晶状体屈光度。

人眼看近物的能力，即晶状体的调节能力有一定限度，其最大调节能力可用眼能看清物体的最近距离来表示，这个距离称为**近点**（near point）。近点愈近，说明晶状体弹性愈好，即眼的调节能力愈强。随着年龄增长，晶状体弹性逐渐下降，导致眼的调节能力降低，称为老视。例如，10 岁左右儿童近点平均约 9cm，20 岁左右青年人约 11cm，而 60 岁时可增大到 83cm。

2. **瞳孔的调节**　瞳孔的调节可以通过改变瞳孔大小而控制进入眼内的光量。正常人眼瞳孔直径约为 1.5~8.0mm。当视近物时，可反射性地引起双眼瞳孔缩小，称为**瞳孔近反射**（near reflex of the pupil）或**瞳孔调节反射**（pupillary accommodation reflex）。这不仅可减少进入眼的光量，还可减少折光系统的球面像差和色像差，使视网膜成像更清晰。

瞳孔的大小主要由环境中的光线强度所决定，当环境中光照增强时瞳孔缩小，而光线减弱时瞳孔散大。瞳孔大小随光照强度而变化的反应，称为**瞳孔对光反射**（pupillary light reflex）。该反射的效应是双侧性的，即光照一侧眼时，被照眼出现瞳孔缩小（直接对光反射），同时未受光照的另一侧瞳孔也缩小（间接对光反射），其反射过程是：强光照射视网膜时产生的冲动经视神经上传到中脑顶盖前区，然后到达双侧动眼神经缩瞳核，再沿动眼神经中的副交感纤维传出，使瞳孔括约肌收缩，瞳孔缩小。由于反射中枢在中脑，且这一反射灵敏而又便于检查，因此临床上常作为判断神经病变部位、麻醉深度和病情危重程度的重要指标。

由于动眼神经中的副交感纤维末梢释放的递质为乙酰胆碱，故临床上检查眼底需要散瞳时，常滴用后马托品或托吡卡胺等扩瞳药，以阻断 M 胆碱受体，使瞳孔括约肌松弛，达到散瞳的目的。

3. **双眼会聚**　视近物时会发生双眼球内收及两眼视轴向鼻侧会聚的现象，称为**两眼集合**（convergence），又称**辐辏反射**（convergence reflex）。这种反射过程可以使双眼视近物时物体成像于两眼视网膜的对称点上，产生单一的清晰视觉，避免发生复视。

（三）眼的折光能力异常

正常人眼无须作任何调节，就能看清 6m 以外的物体；6m 内的近物，只要离眼的距离不小于近点，经过调节也能看清，这种眼称为正视眼。若眼的折光能力异常或眼球的形态异常，即使是平行光线也不能聚焦在安静未调节眼的视网膜上，这种眼称为非正视眼，也称屈光不正，包括近视眼、远视眼和散光眼（图 11-6）。

11-7
眼的近反射
（动画）

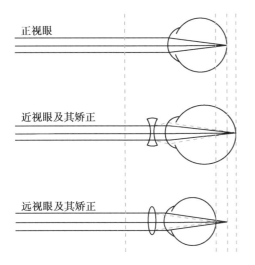

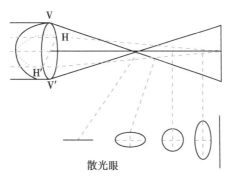

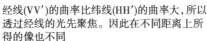

散光眼

经线(VV′)的曲率比纬线(HH′)的曲率大，所以透过经线的光先聚焦。因此在不同距离上所得的像也不同

11-8
眼的折光能
力异常及其
矫正（图片）

图 11-6　眼的折光能力异常及其矫正示意图
注：虚线表示透镜的矫正作用。

1. 近视　**近视**（myopia）是由于眼球的前后径过长（轴性近视）或折光系统的折光能力过强（屈光性近视），使远处物体发出的平行光线聚焦在视网膜前，因此物像模糊。近视眼可配戴凹透镜矫正，使入眼的平行光线适当辐散后聚焦在视网膜上。

2. 远视　**远视**（hyperopia）多数是由于眼球的前后径过短（轴性远视）或折光系统的折光能力过弱（屈光性远视），使远处物体发出的平行光线聚焦在视网膜之后，形成模糊的物像。远视眼可配戴凸透镜矫正。

3. 散光　正视眼的折光系统的各折光面都是正球面，即球面上任何一点的曲率半径都相等，因此经球面折射后的平行光线均能聚焦在视网膜上。**散光**（astigmatism）主要是由于角膜表面不同方向的曲率半径不等，导致经折射后的光线不能聚焦成单一的光点，而是形成焦线，造成物像变形或视物不清。规则散光可用柱面镜加以矫正。

11-9
近视、远视
和散光（动
画）

三、眼的感光换能系统

视网膜的基本功能是感光换能。来自外界物体的光线，通过眼的折光系统在视网膜上形成物像，并刺激视网膜内的感光细胞，由感光细胞将其转换为视神经纤维上的神经冲动。

（一）视网膜的两种感光换能系统

目前认为，在人和大多数脊椎动物的视网膜中存在着两种感光换能系统，即视杆系统和视锥系统。视杆系统又称**暗视觉**（scotopic vision）系统，由视杆细胞和与它们相联系的双极细胞和神经节细胞等成分组成，它们对光的敏感度较高，即使在昏暗的环境中也能感受光刺激而引起视觉，但视物时不能辨别颜色，只能区别明暗，对物体细节的分辨能力较差。视锥系统又称**明视觉**（photopic vision）系统，由视锥细胞和与它们相联系的双极细胞和神经节细胞组成，它们对光的敏感度较低，只有在类似白昼的强光条件下才能被激活，但视物时可以辨别颜色，且对物体细节具有较高的分辨能力。视网膜中两种感光换能系统的比较如表 11-1 所示。

表 11-1　视杆系统与视锥系统的比较

项目	视杆系统	视锥系统
感光细胞分布	主要在视网膜周边部	密集于视网膜中央凹
细胞间联系	会聚多	会聚少(中央凹一对一)
感光色素	1 种(视紫红质)	3 种(红敏、绿敏、蓝敏色素)
主司视觉	暗视觉	明视觉
光敏度	高(感受暗光)	低(感受强光)
分辨能力	低	高
颜色视觉	无	有
动物种系特点	夜间活动的动物为主(如猫头鹰)	白天活动的动物为主(如鸡)

(二)视杆细胞的感光换能作用

在视杆细胞外段,膜内细胞质甚少,绝大部分空间被一些整齐的重叠成层的圆盘状结构所占据,这些圆盘状结构称为膜盘。每个膜盘是一个扁平的囊状物,囊膜的结构和细胞膜类似,具有一般的脂质双分子层结构,其中镶嵌着视紫红质(图 11-7)。该色素在暗处呈紫红色,光照时发生一系列光化学反应,是产生视觉的物质基础。

视杆细胞外段的超微结构示意图(图片)

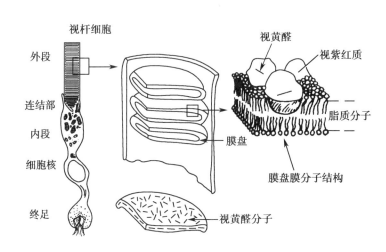

图 11-7　视杆细胞外段的超微结构示意图

1. 视紫红质的光化学反应　视紫红质由一分子**视蛋白**(opsin)和一分子**视黄醛**(retinene)的生色基团组成。光照时,视紫红质中的视黄醛发生构型变化,由 11- 顺式视黄醛转变为全反式视黄醛(维生素 A 的一种形式),并与视蛋白分离;同时视蛋白激活,再经过复杂的信号转导过程,诱发视杆细胞产生感受器电位(见后文)。

在亮处分解的视紫红质,在暗处又可重新合成,这是一个可逆反应,反应的平衡点取决于光照的强度。视紫红质的再合成是在色素上皮细胞中异构酶的催化下,全反式视黄醛转变为 11- 顺式视黄醛,然后 11- 顺式视黄醛再进入视杆细胞中与视蛋白结合成视紫红质。在视紫红质的分解和再合成过程中,有一部分视黄醛被消耗,最终需要食物中的维生素 A 来补充。此外,储存在视网膜色素上皮细胞中的维生素 A(全反式视黄醇)也可转变成 11- 顺式视黄醇,再氧化成 11- 顺式视黄醛,参与视紫红质的合成和补充(图 11-8)。如果长期摄入维生素 A 不足,会影响人的暗视觉,产生夜盲症。

2. 视杆细胞的感受器电位　视杆细胞在未受到光照时,由于其外段膜上一种 cGMP 门控通道开放,造成持续的 Na^+ 内流,称为暗电流,使膜发生去极化,故其静息电位只有 $-40 \sim -30mV$。与此同时,内段膜上的钠泵不停将 Na^+ 移出膜外,K^+ 经内段膜上的非门控钾通道外流,从而维持膜两侧 Na^+、K^+

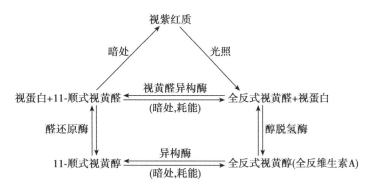

视紫红质的
光化学反应
示意图(图
片)

图 11-8　视紫红质的光化学反应示意图

浓度相对稳定。在光照引起视紫红质分解时,视杆细胞内段膜盘膜上的转导蛋白被激活,进而激活邻近的磷酸二酯酶,使外段胞质内的 cGMP 大量分解,导致 cGMP 门控通道关闭,Na$^+$ 内流停止;而内段膜上的非门控钾通道仍继续允许 K$^+$ 外流,由此产生超极化型感受器电位。

视杆细胞没有产生动作电位的能力,但其外段膜上产生的超极化型感受器电位能以电紧张形式扩布到细胞的终足部分,影响递质(主要是谷氨酸)释放,最终在神经节细胞产生动作电位,实现光 - 电换能作用。

(三) 视锥细胞的感光换能和颜色视觉

1. 视锥细胞的感光换能　视锥细胞的外段也具有与视杆细胞类似的盘状结构,并含有特殊的感光色素,称为视锥色素。已知大多数脊椎动物含有三种不同的视锥色素(红敏、绿敏、蓝敏色素),分别存在于不同的视锥细胞中。三种视锥色素都含有同样的 11- 顺式视黄醛,只是视蛋白的分子结构略有不同。当视网膜受到光照时,视锥细胞的外段膜也发生与视杆细胞类似的超极化型感受器电位,作为光 - 电转换的第一步,最终在相应的神经节细胞产生动作电位。

2. 颜色视觉　视锥细胞的主要功能特点是辨别颜色。**颜色视觉**(color vision)是一种复杂的物理心理现象,是由不同波长的光线作用于视网膜后在人脑引起的主观感觉。正常人眼可分辨波长在 380~760nm 之间的 150 余种颜色,每种颜色都与一定波长的光线相对应。

关于颜色视觉的形成,早在 19 世纪初,Young 和 Helmholtz 就提出了视觉的**三色学说**(trichromatic theory)。该学说认为在视网膜中存在三种视锥细胞,分别对红、绿、蓝三种颜色的光敏感。当不同波长的光线作用于视网膜时,三种视锥细胞发生兴奋的比例不同,这样的信息传到中枢,经分析处理后就会产生不同颜色的感觉。

三色学说可以用来解释色盲和色弱的发病机制。色盲是一种对全部或部分颜色缺乏分辨能力的色觉障碍。如果某种视锥细胞缺乏,将导致相应的红色盲、绿色盲或蓝色盲;如果三种视锥细胞都缺乏,则导致全色盲。此外,有些色觉异常的产生不是由于缺乏某种视锥细胞,而是由于某种视锥细胞的反应能力较正常人弱,使其对某种颜色的识别能力较正常人差,这种色觉异常称为色弱,常由后天因素引起。

四、与视觉有关的若干生理现象

(一) 暗适应和明适应

人从亮光处进入暗处时,最初看不清任何物体,经过一定时间后才能逐渐看清暗处的物体,这种现象称为**暗适应**(dark adaptation)。暗适应的时间较长,需 25~30 分钟,其产生机制与暗处视杆细胞中视紫红质的合成增强导致感光色素量增多有关。

相反,人从暗处来到亮光处时,最初感到一片耀眼的光亮,不能看清物体,稍待片刻后才能恢复视觉,这种现象称为**明适应**(light adaptation)。明适应的时间较短,约需几秒钟即可完成。耀眼的光感是由于在暗处蓄积的视紫红质在亮光下迅速分解所致,稍后由对光相对不敏感的视锥色素感光而恢复视觉。

(二) 视野

单眼固定注视正前方一点不动时,该眼所能看到的最大空间范围,称为**视野**(visual field)。视野的最大界限以它与视轴所形成的夹角大小来表示。在同一光照条件下,用不同颜色目标物测得的视野大小不一,白色视野最大,其次为黄色、蓝色,再次为红色,而绿色视野最小。此外,由于面部结构(鼻和额)阻挡视线,也影响视野的大小和形状,如一般人颞侧和下方视野较大,而鼻侧和上方视野较小。临床上通过检查视野可帮助诊断视网膜或视觉传导通路的病变。

(三) 视后像与融合现象

当人注视一个光源或较亮的物体,一定时间后闭上眼睛,这时可感觉到一个光斑,其形状和大小均与该光源或物体相似,这种主观的视觉后效应称为视后像。如果用重复的闪光刺激人眼,当闪光频率较低时,主观上常能分辨出一次又一次的闪光;而当闪光频率增加到一定程度时,重复的闪光刺激可引起主观上的连续光感,这称为融合现象。能引起闪光融合的最低频率,称为临界融合频率,其与光线强度有关。

(四) 双眼视觉和立体视觉

人和灵长类动物的双眼都在头部前方,视物时两眼视野大部分重叠,因此落在此范围内的任何物体都能被两眼同时看见。两眼同时看某一物体时产生的视觉称为**双眼视觉**(binocular vision)。正常人双眼视物时,在两眼视网膜上各形成一个完整的物像,依靠眼外肌的精细协调运动,可使来自物体同一部分的光线成像在两眼视网膜的对称点上,并在主观上产生单一物体的视觉。

双眼视物时,主观上可产生被视物体的厚度以及空间距离等感觉,称为**立体视觉**(stereoscopic vision),其主要原因是被视物体在两眼视网膜上所形成的物像并不完全相同,左眼看到物体的左侧面较多,而右眼看到物体的右侧面较多,这些来自两眼的图像信息经过视觉中枢处理后形成立体感觉。

第三节   耳的结构与功能

耳的结构示意图(图片)

耳(ear)又称**前庭蜗器**(vestibulocochlear organ),是听觉和位觉(平衡觉)的外周感觉器官,含有听觉感受器(听器)和位觉感受器(前庭器)。听觉感受器是感受声波刺激的感受器,位觉感受器是感受头部空间位置和运动速度刺激的感受器,二者虽功能不同,但在结构上关系密切。耳按部位可分为外耳、中耳和内耳。外耳和中耳是收集和传导声波的装置,内耳则是听觉感受器和位觉感受器的所在部位(图 11-9)。

一、耳的结构

(一) 外耳

外耳包括**耳郭**(auricle)和**外耳道**(external acoustic meatus)。耳郭以弹性软骨为支架,外覆皮肤。外耳道是从外耳门至鼓膜的管道,成人长约 2.0~2.5cm。

(二) 中耳

中耳由**鼓膜**(tympanic membrane)、**鼓室**(tympanic cavity)、**听骨链**(ossicular chain)和**咽鼓管**(auditory tube)等组成。

鼓膜为椭圆形半透明薄膜,面积为 50~90mm^2,厚约 0.1mm。鼓膜形如一个浅漏斗,其顶点朝向中耳,周缘附于颞骨上,是外耳与中耳的分界。鼓室是颞骨岩部内含气的不规则小腔,由上、下、前、后、内侧和外侧共 6 个壁围成,其中外侧壁主要由鼓膜构成。鼓室内有听小骨及附于其上的肌肉、血管和神经等。听小骨有 3 块,即锤骨、砧骨和镫骨,三者依次连接组成听骨链。锤骨柄附着于鼓膜,砧骨居中,镫骨底封闭前庭窗(又称卵圆窗)。咽鼓管为连通鼻咽部与鼓室的管道。

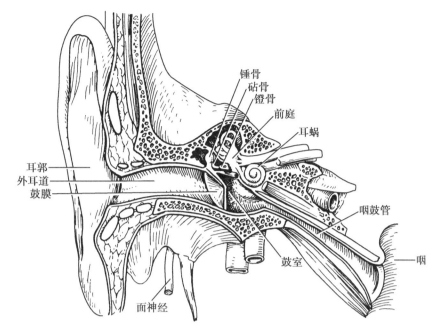

图 11-9　耳的结构示意图

（三）内耳

内耳又称迷路,位于颞骨岩部的骨质内,分为骨迷路和膜迷路。骨迷路为骨性管道,膜迷路为套在骨迷路内封闭的膜性管和囊,借纤维束固定于骨迷路的壁上。骨迷路与膜迷路之间充满外淋巴,膜迷路内充满内淋巴,内、外淋巴互不相通。

1. 骨迷路　骨迷路(bony labyrinth)由前向后分为耳蜗、前庭和骨半规管。耳蜗(cochlea)形如蜗牛壳,由蜗螺旋管(骨蜗管)围绕蜗轴旋转 $2\frac{1}{2}$~$2\frac{3}{4}$ 周构成。蜗螺旋管被基底膜和前庭膜分成 3 个管腔,上方称为前庭阶,与前庭窗相连;中间称为蜗管,属膜迷路;下方称为鼓阶,与蜗窗(圆窗)相连。前庭阶和鼓阶内的外淋巴在蜗孔处相通。蜗管内充满内淋巴,与外淋巴不相通。前庭(vestibule)是位于骨迷路中部近似椭圆形的空腔,前接耳蜗,后与骨半规管相通。骨半规管(bony semicircular canals)位于前庭的后上方,为三个互相垂直的半环形骨管。(图 11-10)

2. 膜迷路　膜迷路(membranous labyrinth)由前向后分为蜗管、球囊、椭圆囊和膜半规管,各部分相互连通(图 11-11)。蜗管与听觉有关,其他与位觉(平衡觉)有关。

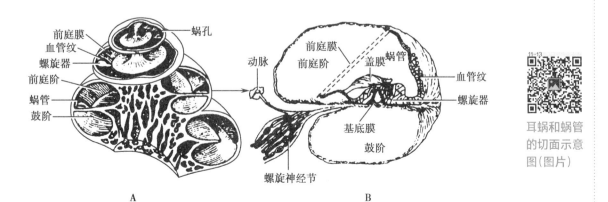

图 11-10　耳蜗和蜗管的切面示意图

A. 耳蜗的纵切面;B. 蜗管的横切面。

耳蜗和蜗管
的切面示意
图(图片)

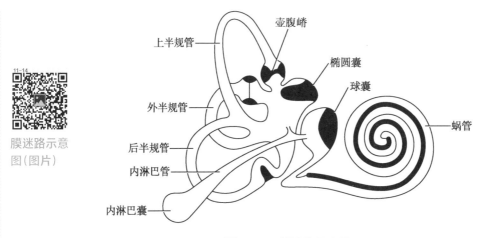

膜迷路示意图(图片)

图 11-11   膜迷路示意图

蜗管(cochlear duct)位于耳蜗内,为螺旋形的膜性盲管。蜗管介于前庭阶和鼓阶之间,其切面呈三角形,分为三个壁,上壁为前庭膜,外侧壁增厚与骨蜗管的骨膜连接,下壁由骨螺旋板和基底膜组成(图 11-10)。基底膜上有**螺旋器**(spiral organ),又称**科蒂器**(organ of Corti),是听觉感受器。螺旋器由内、外毛细胞及支持细胞等组成,其上覆以盖膜。在蜗管的近蜗轴侧有一行纵向排列的内毛细胞,靠外侧有 3~5 行纵向排列的外毛细胞。两种毛细胞顶部都有 50~150 条呈阶梯状排列的纤毛,最长的纤毛排在最外侧。毛细胞的顶部与蜗管内淋巴接触,其周围及底部与鼓阶外淋巴接触。

球囊(saccule)和**椭圆囊**(utricle)位于前庭内,两囊之间借椭圆球囊管相连。球囊和椭圆囊壁上分别有球囊斑和椭圆囊斑,均属位觉感受器,其上有感受性毛细胞。

膜半规管(membranous semicircular duct)位于骨半规管内,其形态类似于相应骨半规管,也有 3个,各自的膨大称为膜壶腹,每个膜壶腹的内面均有隆起的**壶腹嵴**(crista ampullaris),是位觉感受器,其内也有感受性毛细胞(图 11-11)。

(四)前庭蜗神经

前庭蜗神经(vestibulocochlear nerve)又称位听神经,是第Ⅷ对脑神经,由前庭神经和蜗神经组成。前庭神经节内神经元的周围突分布于球囊斑、椭圆囊斑和壶腹嵴中的毛细胞,其中枢突组成前庭神经,传递位置觉的神经冲动。螺旋神经节内神经元的周围突分布于螺旋器的毛细胞,其中枢突组成蜗神经,传递听觉的神经冲动。

二、听觉功能

听觉(hearing)是人耳的主要功能之一。由声源振动引起空气产生疏密波,通过外耳和中耳传到耳蜗,经耳蜗的感音换能作用,最终将声波机械能转变为听神经纤维神经冲动,后者传送到大脑皮质听觉中枢,产生听觉。

(一)声音的物理特性

人耳的适宜刺激是空气振动的疏密波,通常人耳能感受的声波振动频率在 20~20 000Hz 之间。对于每一种频率的声波,都有一个刚好能够引起听觉的最小振动强度,称为**听阈**(hearing threshold)。当振动强度在听阈以上继续增加时,听觉的感受也相应增强,但当振动强度增加到某一限度时,则会引起鼓膜的疼痛感觉,这个限度称为最大可听阈。如图 11-12 所示,图中下方曲线表示不同频率声波的听阈,上方曲线表示其最大可听阈,两者所包含的面积称为**听域**(hearing span)。正常人耳所能感受到的声波频率和强度都应在听域范围内,其中最敏感的频率范围是 1 000~3 000Hz。

(二)外耳和中耳的功能

1. 外耳的功能   耳郭不仅有收集声波的功能,而且还可帮助判断声源方向。外耳道是声波传导

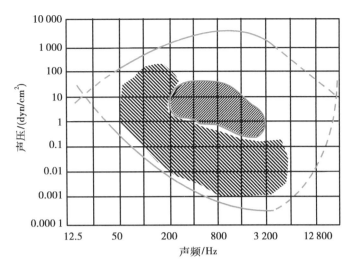

图 11-12　人的正常听域图

注：中心部的斜线区为通常的会话语言区，下方的斜线区为次要语言区。

的通道，可对约 3 800Hz 的声波产生最大共振作用。

2. 中耳的功能　中耳的主要功能是将空气中的声波振动能量高效地传递到内耳淋巴，其中鼓膜和听骨链发挥了重要作用。

鼓膜很像电话机受话器中的振膜，能随声波振动而振动，故能将声波振动如实地传导到中耳。听骨链的 3 块听小骨形成一个固定角度的杠杆，锤骨柄为长臂，砧骨长脚为短臂，该杠杆的支点刚好在听骨链的重心上，因而在能量传递过程中惰性最小，效率最高。鼓膜振动时，如锤骨柄内移，则砧骨长脚和镫骨底也作相同方向的内移。

声波由鼓膜经听骨链传到前庭窗时，其振动压强增大而振幅略减小，这就是中耳的增压功能，其主要来源于以下两个因素：①鼓膜的实际振动面积约 55mm²，而前庭窗面积只有 3.2mm²。如果听骨链传递时总压力不变，则作用于前庭窗上的压强将增大 17.2 倍。②听骨链杠杆的长臂与短臂之比约为 1.3：1，即锤骨柄较长，这样在短臂一侧的压力将增大为原来的 1.3 倍。因此，整个中耳传递过程中声压增高了 22.4 倍（17.2 × 1.3）。

此外，咽鼓管的主要功能是保持鼓室内压力与外界大气压平衡，这对于维持鼓膜的正常位置、形状和振动性能具有重要意义。

3. 声波传入内耳的途径　正常情况下，声波经外耳道引起鼓膜振动，再经听骨链和前庭窗进入耳蜗，这条声音传导途径称为**气传导**（air conduction），是声波传导的主要途径（图 11-13）。此外，声波还可直接引起颅骨振动，再引起耳蜗内淋巴的振动，这条声音传导途径称为**骨传导**（bone conduction）。骨传导的敏感性比气传导低得多，因此在正常听觉的引起中作用很小，但在鼓膜或中耳病变使气传导明显受损时相对增强。临床上常通过检查患者气传导和骨传导受损的情况，帮助诊断听觉异常的病变部位和性质。

（三）耳蜗的功能

耳蜗具有感音换能作用，即可将传到耳蜗的机械振动转变为听神经纤维神经冲动。在此过程中，耳蜗基底膜的振动是一个关键因素，它的振动使螺旋器中的毛细胞受到刺激，继而产生感受器电位，并最终形成听神经纤维动作电位。

1. 基底膜的振动和行波学说　骨性耳蜗管道四壁都是骨质，唯有圆窗通过圆窗膜与中耳腔相邻。由于液体具有不可压缩性质，当声波振动通过听骨链到达前庭窗时，压力变化立即传给耳蜗内

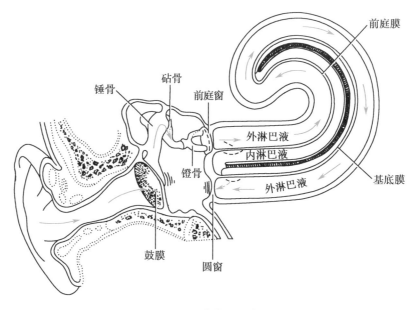

图 11-13 声传导示意图

不同频率的
纯音引起基
底膜位移示
意图(图片)

的淋巴液和膜性结构。如果镫骨底内移,则前庭膜和基底膜下移,最后鼓阶的外淋巴压迫圆窗膜,使圆窗膜外移(图 11-13)。相反,当镫骨底外移时,整个耳蜗内结构又作反方向移动,由此形成振动。振动从耳蜗底部基底膜(靠近前庭窗处)开始,再以行波的方式沿基底膜向耳蜗的顶部方向传播,就像人在抖动一条绸带时,有行波沿绸带向其远端传播一样。虽然,不同频率的声波振动引起的行波都是从耳蜗底部开始,但声波频率不同,行波传播的距离和最大振幅出现的部位不同。声音频率越高,行波传播越近,最大振幅出现的部位越靠近蜗底(前庭窗处);相反,声波频率越低,行波传播越远,最大振幅出现的部位越靠近蜗顶(图 11-14)。据此,耳蜗可以对声音频率进行初步分析。临床研究也证实耳蜗底部受损时主要影响高频听力,而耳蜗顶部受损时主要影响低频听力。

2. 耳蜗的感音换能机制 如图 11-15 所示,外毛细胞顶部一些较长的纤毛埋在盖膜的胶状物中,由于基底膜与盖膜的附着点不在同一个轴上,故当声波刺激引起基底膜振动时,基底膜与盖膜便沿着各自的轴上、下移动,于是在两膜之间产生剪切运动,使外毛细胞纤毛受到剪切力的作用而发生弯曲或偏转。由于内毛细胞顶部的纤毛较短,不与盖膜相接触,内毛细胞的纤毛是随着盖膜与基底膜之间的内淋巴流动而发生弯曲或偏转。

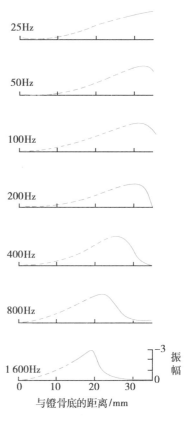

图 11-14 不同频率的纯音引起基底膜位移示意图

当基底膜上移时,短纤毛向长纤毛侧弯曲,引起纤毛顶部的机械门控通道开放,大量 K^+ 内流,由此产生去极化感受器电位;反之,当基底膜下移时,长纤毛向短纤毛侧弯曲,引起通道关闭,K^+ 内流停止而产生超极化感受器电位。在内毛细胞(也包括前庭器官中的毛细胞),当产生去极化感受器电位后,细胞基底侧膜上的电压门控钙通道被激活开放,引起 Ca^{2+} 内流,使细胞内 Ca^{2+} 浓度升高,触发递质释放,进而引起听神经纤维产生动作电位,并向听觉中枢传递。而在外毛细胞,其胞体会随着感受

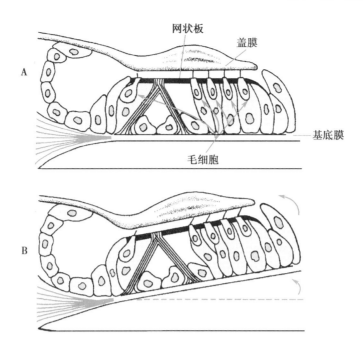

基底膜和盖膜之间的剪切运动引起外毛细胞纤毛弯曲示意图（图片）

耳蜗毛细胞感受器电位的形成机制（动画）

图 11-15　基底膜和盖膜之间的剪切运动引起外毛细胞纤毛弯曲示意图

A：静止时纤毛位置；B：基底膜在振动中上移时，剪切运动引起纤毛弯向蜗管外侧。

器电位的不同而产生伸缩，从而增强基底膜的振动，有助于盖膜卜内淋巴的流动，使内毛细胞更易受到刺激，提高对相应振动频率的敏感性。

3. 耳蜗的生物电现象

（1）耳蜗内电位：当耳蜗未受刺激时，如果将一个参考电极（零电位）放在鼓阶外淋巴中，另一个测量电极放在蜗管内淋巴中，则可测得 +80mV 左右电位，称为**耳蜗内电位**（endocochlear potential，EP），又称内淋巴电位。如果将此测量电极刺入毛细胞膜内，则记录到毛细胞的静息电位为 –80~–70mV。由于毛细胞顶端浸浴在内淋巴中，而周围和底部则浸浴在外淋巴中，故毛细胞顶端膜内、外的电位差可达 150~160mV，而毛细胞周围和底部膜内、外的电位差仅约 80mV，这是毛细胞电位与一般细胞电位的不同之处。

（2）耳蜗微音器电位：当耳蜗受到声音刺激时，在耳蜗及其附近结构可记录到一种与声波的频率和幅度完全一致的电位变化，称为**耳蜗微音器电位**（cochlear microphonic potential，CMP），其特点是没有潜伏期和不应期，不易疲劳，不发生适应现象，可以总和，并在听域范围内能重复声波的频率。耳蜗微音器电位是多个毛细胞在接受声音刺激时所产生的感受器电位的复合表现。与听神经动作电位不同，耳蜗微音器电位具有一定的位相性，即当声音位相倒转时，CMP 的位相也倒转，而听神经动作电位则不能（图 11-16）。

耳蜗微音器电位及听神经动作电位（图片）

（四）听神经动作电位

听神经动作电位是耳蜗对声音刺激所产生的一系列反应中最后出现的电变化，是耳蜗对声音刺激进行换能和编码的总结果。图 11-16 中的 N_1、N_2、N_3 是从听神经干上记录到的复合动作电位，是所有听神经纤维产生的动作电位的总和。在记录单一听神经纤维动作电位时发现，某一特定频率的纯音只需很小的刺激强度就可使该听神经纤维产生动作电位，这个频率即为该听神经纤维的特征频率，其取决于该纤维末梢在基底膜上的分布位置。不同频率的声音可兴奋基底膜上不同部位的毛细胞，并引起相应听神经纤维产生动作电位，而某一频率声音的强弱决定着兴奋的听神经纤维数目。这样，传向听觉中枢的动作电位就包含了不同声音频率及其强度的信息,经听觉中枢的分析整合后,人耳才能区别不同音色。

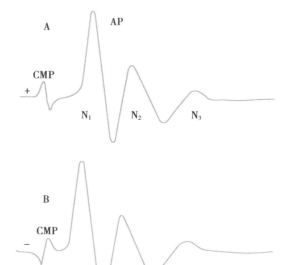

图 11-16　耳蜗微音器电位及听神经动作电位

AP: 听神经动作电位,包括 N_1、N_2、N_3 三个负电位;A 与 B 对比表明,当声音的位相倒转时,CMP 的位相也倒转,但 AP 的位相不变。

三、平衡觉功能

内耳中的三个半规管、椭圆囊和球囊合称为前庭器官,是人体感知自身运动状态和头部空间位置的感受器,对维持身体平衡起重要作用。

(一)前庭器官的感受细胞

前庭器官的感受细胞也称为毛细胞,它们具有与耳蜗毛细胞类似的结构和功能。每个毛细胞顶部有两种纤毛:一种是动纤毛,为最长的一条,位于一侧边缘处;另一种是静纤毛,相对较短,呈阶梯状排列。如图 11-17 所示,当纤毛都处于自然状态时,测得细胞的静息电位为 –80mV,同时毛细胞底部的传入神经纤维有一定频率的持续放电;当静纤毛向动纤毛一侧弯曲时,细胞发生去极化,达阈电位(–60mV)水平时传入神经纤维放电频率增加,表现为兴奋效应;而当动纤毛向静纤毛一侧弯曲时,细胞发生超极化(–120mV),同时传入神经纤维放电频率减少,表现为抑制效应。这是前庭器官中所有毛细胞感受外界刺激的一般规律。因此,当机体的运动状态和头部在空间的位置发生改变时,都能以特定方式改变前庭器官中毛细胞纤毛的倒向,通过与耳蜗内毛细胞相同的换能机制,使相应的传入神经纤维冲动发放频率发生改变,将这些信息传到中枢后,引起特殊的运动觉和位置觉,并出现相应的躯体和内脏功能的反射性变化。

前庭器官中毛细胞顶部纤毛受力情况与电位变化关系示意图(图片)

前庭毛细胞纤毛弯曲与传入冲动变化(动画)

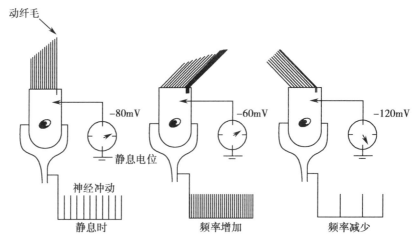

图 11-17　前庭器官中毛细胞顶部纤毛受力情况与电位变化关系示意图

(二)半规管的功能

半规管能感受旋转变速运动。半规管壶腹嵴上有一排面对管腔的毛细胞,其顶部动纤毛和静纤毛的相对位置固定。在水平半规管内,当内淋巴由管腔流向壶腹时,能使静纤毛向动纤毛一侧弯曲,引起毛细胞兴奋;而当内淋巴离开壶腹时,则使静纤毛向相反方向弯曲,引起毛细胞抑制。因此,当身体围绕不同方向的轴作旋转运动时,相应半规管壶腹嵴中的毛细胞因管腔中内淋巴的惯性作用而受到冲击,顶部静纤毛的弯曲方向亦发生相应改变,导致毛细胞的电活动发生改变。这种信息通过前庭神经传入中枢,引起旋转的感觉。

当半规管受到过强或过久的刺激时,常引起恶心、呕吐、眩晕、皮肤苍白等现象,称为前庭自主神经反应。有些人前庭功能过度敏感,一般的前庭刺激也会引起不适反应,如晕船、晕车等。最特殊的前庭反应是躯体作旋转运动时出现的眼球不自主的节律性运动,称为**眼震颤**(nystagmus)。眼震颤主要由半规管刺激引起,常用来检测前庭功能是否正常。

(三)椭圆囊和球囊的功能

椭圆囊和球囊能感受头部的空间位置和直线变速运动。椭圆囊囊斑和球囊囊斑中的毛细胞纤毛埋植在称为耳石膜的结构内。当人体直立不动时,椭圆囊囊斑所处平面与地面平行,耳石膜在毛细胞纤毛的上方,而球囊囊斑所处平面与地面垂直,耳石膜悬在纤毛的外侧。由于在两种囊斑中每个毛细胞顶部动纤毛和静纤毛的相对位置都不相同,因而能感受各个方向的直线变速运动。

分析思考

根据本章所学的知识分析临床应用缩瞳药和扩瞳药的可能作用环节。

第十一章
目标测试

（王爱梅）

第十二章

神经系统的结构与功能

学习目标

1. **掌握** 兴奋在神经纤维及反射弧中枢部分传播的特征;经典化学突触传递的过程及机制;中枢抑制;丘脑的感觉投射系统及其功能;内脏痛和牵涉痛;牵张反射及其产生机制;自主神经对内脏活动调节特点。

2. **熟悉** 神经系统的组成;脊髓的位置及灰质的分部;脑的分部;脊神经和脑神经的名称和分布范围;内脏运动神经的分部;主要的神经传导通路;主要的神经递质和受体系统;脊休克表现及其产生机制;各级中枢对肌紧张及肌运动的调节功能。

3. **了解** 灰质、神经核、神经节、白质的概念;神经的营养作用;神经胶质细胞的功能;反射活动的一般规律;大脑皮质的感觉代表区;脑电活动与觉醒和睡眠;学习与记忆。

神经系统在人体生理功能活动的调节中发挥主导作用,它接受内、外环境变化的各种信息,对其进行分析、整合,同时又发出指令对器官、系统的功能进行调节,并协调人体各器官、系统之间的功能联系,以维持机体内环境的稳定。

第一节 神经系统的组成与结构

第十二章
第一节
教学课件

神经系统(nervous system)可分为**中枢神经系统**(central nervous system)和**周围神经系统**(peripheral nervous system)。中枢神经系统包括脑和脊髓;周围神经系统包括脑神经、脊神经和内脏神经(图 12-1)。

神经系统主要由神经组织组成,神经元胞体及其突起的群体因组合和编排方式不同,形成不同的结构。

在中枢神经系统,大量神经元的胞体及其树突聚集在一起,构成**灰质**(gray matter)。

在中枢的内部,形态和功能相似的神经元胞体及其树突聚集在一起形成的灰质团块,称**神经核**(nucleus);各种神经纤维聚集在一起,总称为**白质**(white matter);在白质中,起止、行程和功能基本相同的神经纤维集合在一起,称为纤维束;神经元胞体和神经纤维交织排列成网状,形成网状结构。

在周围神经系统,形态和功能相似的神经元胞体集合在一起形成的结构,称**神经节**(ganglion)。神经纤维聚合在一起形成**神经**(nerve)。

一、脊髓和脑

(一)脊髓

1. 位置和外形 **脊髓**(spinal cord)位于椎管内,上端在枕骨大孔处接延髓,下端平第 1 腰椎下缘。脊髓呈前后稍扁的圆柱状,表面有 6 条纵沟,前面有前正中裂,后面有后正中沟,左、右两侧各有 1 条前外侧沟和 1 条后外侧沟。前外侧沟有脊神经前根的根丝穿出,后外侧沟有后根的根丝进入脊髓(图 12-2)。

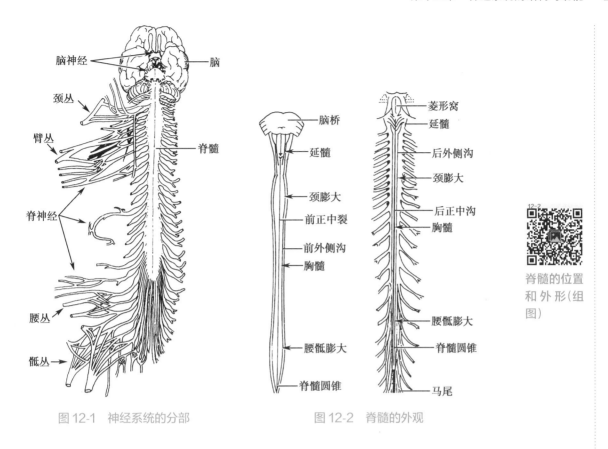

图 12-1　神经系统的分部　　　　　　　图 12-2　脊髓的外观

根据相连的 31 对脊神经根,可将脊髓相应地分为 31 个节段,其中颈段 8 节、胸段 12 节、腰段 5 节、骶段 5 节和尾段 1 节。脊髓的全长粗细不等,在颈段和腰骶段膨大,末端变细称脊髓圆锥。

2. 内部结构　在脊髓的横切面上,正中央有中央管,围绕中央管是 H 形的灰质,灰质的周围是白质。在中央管前方,连接两侧白质的横行纤维,称为白质前连合(图 12-3)。

灰质的前部扩大为**前角**(anterior horn),含前角运动神经元;后部变细为**后角**(posterior horn),由后向前依次有后角边缘核、胶状质、后角固有核等;前、后角之间的宽阔区域为中间带。胸 1 到腰 3 节段的中间带向外突出形成侧角,内有中间带外侧核。脊髓的第 2~4 骶段中间带的外侧,相当于胸段侧角

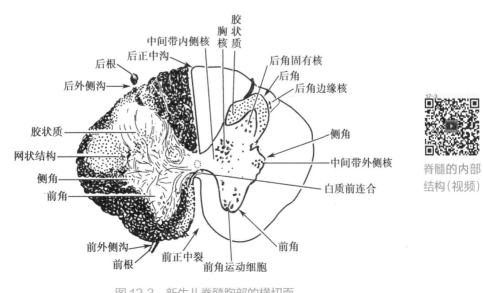

图 12-3　新生儿脊髓胸部的横切面

的部位有骶副交感核。

　　脊髓的白质由许多上、下行纤维束组成,左、右均借脊髓表面的纵沟分为前索、外侧索和后索 3 个索(图 12-4)。上行纤维束起自脊神经节细胞或脊髓灰质,将各种感觉信息自脊髓传递到脑,主要有薄束和楔束、脊髓丘脑束、脊髓小脑后束以及脊髓小脑前束等。脊髓的下行纤维束起自脑的不同部位,主要止于脊髓前角运动细胞,有皮质脊髓束(皮质脊髓侧束和皮质脊髓前束)、红核脊髓束和前庭脊髓束等。

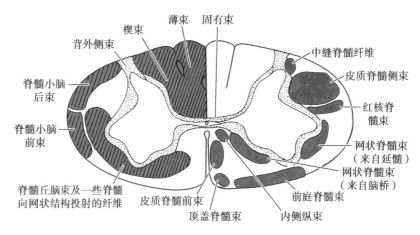

图 12-4　颈髓纤维束的分布示意图

(二) 脑

　　脑(encephalon 或 brain)位于颅腔内,可分为端脑、间脑、中脑、脑桥、延髓和小脑 6 个部分。通常把中脑、脑桥和延髓合称为脑干(图 12-5)。

　　1. 脑干　脑干(brain stem)位于颅后窝的枕骨大孔上方,自下而上分别为延髓、脑桥和中脑。上连间脑,下续脊髓。背面与小脑相连,两者之间的室腔为第四脑室,向下通脊髓中央管,向上通中脑水管,并借 3 个孔与蛛网膜下隙相通(图 12-5)。

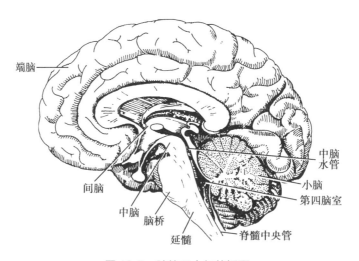

图 12-5　脑的正中矢状切面

　　(1) 外形:延髓(medulla oblongata)是脑干的最下部,呈倒置的锥体形。腹侧面上,上部与脑桥以延髓脑桥沟相隔,前正中裂的两侧纵行的隆起称锥体,下端是锥体交叉(图 12-6)。背侧面上,上部与脑桥以髓纹作为分界线,下部形似脊髓,后正中沟两侧有薄束结节和楔束结节。延髓背侧的上部由于中央管开放为第四脑室,它与脑桥背面共同形成第四脑室底(图 12-7)。

脑桥(pons)腹侧面为脑桥基底部,基底部正中有纵行的基底沟。基底部向外逐渐移行为小脑中脚,连于小脑(图 12-6)。背侧面的外侧为左、右小脑上脚,两侧上脚间的薄层白质板称上髓帆,构成第四脑室顶的上半(图 12-7)。

中脑(mesencephalon)在腹侧面上两侧为隆起的左、右大脑脚,其间的凹陷为脚间窝(图 12-6)。背侧面可见上、下两对圆形隆起,分别称上丘和下丘(图 12-7)。

(2) 内部结构:脑干内部的灰质为分散的神经核团,白质主要由上行与下行的纤维束所组成,网状结构很发达,其结构与功能也较复杂。

脑干的神经核团分为脑神经核和非脑神经核。脑神经核是指与脑神经相联系的核团,可简单分为 4 大类,它们在脑干中有规律地排列成纵行的功能柱。从中线向外侧依次有:①躯体运动核,发出纤维管理头面部的骨骼肌;②内脏运动核,发出纤维最终管理头、颈、胸、腹部器官的平滑肌、心肌和腺体;③内脏感觉核,接受脏器、心血管以及味觉的感觉纤维传入;④躯体感觉核,接受头面部皮肤与口、鼻腔黏膜以及内耳听觉和平衡觉感受器感觉纤维的传入。

非脑神经核有相当广泛的传入、传出纤维联系,但一般不与脑神经直接相关,这类核有薄束核、楔束核、脑桥核、下丘、上丘、红核和黑质等。

脑干的长上行纤维束主要有内侧丘系、脊髓丘系(脊髓丘脑束)、外侧丘系、三叉丘系以及脊髓小脑前、后束,起自脊髓或脑干,止于丘脑或小脑等部位。脑干的长下行纤维束主要有皮质脊髓束、皮质核束,二者常合称为

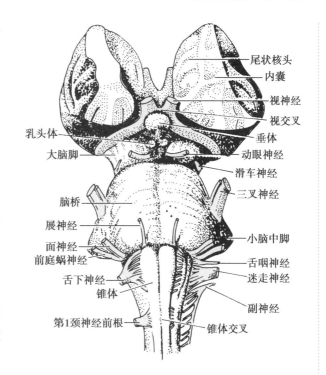

图 12-6　脑干的外形(腹侧面)

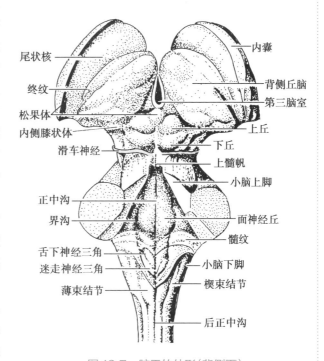

图 12-7　脑干的外形(背侧面)

锥体束,起自端脑,止于脊髓或脑干。其他的下行纤维束还有红核脊髓束、顶盖脊髓束、前庭脊髓束和网状脊髓束等,起自脑干,止于脊髓。

脑干的网状结构中弥散着大小不等的神经细胞团块,部分聚集成神经核,主要包括中缝核群、中央核群、外侧核群和向小脑投射的核群。其中,外侧核群中有调节心血管活动、呼吸运动的核团。

2. 小脑　**小脑**(cerebellum)位于颅后窝,大脑的后下方,脑干的背侧。小脑与脑桥、延髓围成第

四脑室。

(1) 外形和分叶：小脑的后上面平坦，前下面的中间部凹陷，容纳延髓。小脑的中间部称小脑蚓；两侧部膨大称小脑半球；前下面借 3 对小脑脚连接于脑干的背面(图 12-8)。

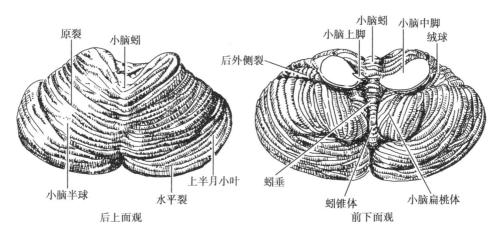

图 12-8 小脑的外形

小脑以 2 条深沟(原裂和后外侧裂)分为 3 个叶：①绒球小结叶，包括半球上的绒球和蚓部的小结以及两者间的绒球脚，借后外侧裂与小脑后叶为界；②小脑前叶，占小脑的前上部，以小脑上面中部稍前的原裂与后叶分界；③小脑后叶，介于原裂和后外侧裂之间，在人类占据小脑的大部分。小脑的功能分叶见本章第五节。

(2) 内部结构：小脑表面被覆一层灰质，称为小脑皮质，其深部是白质，即小脑髓体，髓体里埋藏着 4 对灰质核团，称为小脑核，从外侧向内侧依次为顶核、球状核、栓状核和齿状核。

3. 间脑 间脑(diencephalon)位于脑干和端脑之间，分为背侧丘脑、后丘脑、上丘脑、底丘脑和下丘脑。间脑的室腔为第三脑室，前上端以室间孔与侧脑室相通；后通中脑水管(图 12-5)。这里主要介绍背侧丘脑和下丘脑。

(1) 背侧丘脑：**背侧丘脑**(dorsal thalamus)又称**丘脑**(thalamus)，位于下丘脑的背侧和上方，由两个卵圆形的灰质团块借丘脑间黏合(中间块)连接而成，其前端为丘脑前结节，后端称丘脑枕。有一个自外上斜向内下的"Y"形纤维板——内髓板将背侧丘脑的灰质分为 3 个核群：前核群、内侧核群和外侧核群，在上述 3 部分内又各含有多个核团。其中外侧核群分为背、腹两层，腹层核群由前向后又分为腹前核、腹外侧核和腹后核，腹后核又分为腹后内侧核和腹后外侧核(图 12-9)。

(2) 下丘脑：**下丘脑**(hypothalamus)位于背侧丘脑前下方，向下通过漏斗与垂体相连。主要的核团有：视上核、室旁核、漏斗核、视交叉上核和乳头体核。

大脑半球外
侧面(图片)

4. 端脑 端脑(telencephalon)又称**大脑**(cerebrum)，由左、右大脑半球借胼胝体连接而成。端脑两侧的大脑半球间有大脑纵裂，在大脑与小脑之间有大脑横裂。

(1) 外形和分叶：在半球表面有隆起的大脑回和深陷的大脑沟，每侧半球以外侧沟、中央沟和顶枕沟 3 条恒定的沟分为 5 个叶(图 12-10，图 12-11)：额叶(frontal lobe)、**颞叶**(temporal lobe)、**枕叶**(occipital lobe)、**顶叶**(parietal lobe)和**岛叶**(insula)。其中岛叶位于外侧沟深面，被额、顶、颞叶所掩盖。

在上外侧面，中央沟的前方有与之平行的中央前沟，中央沟与中央前沟之间为**中央前回**(precentral gyrus)。在中央沟后方，有与之平行的中央后沟，此沟与中央沟之间为**中央后回**(postcentral gyrus)。在内侧面，自中央前、后回背外侧面延伸到内侧面的部分为中央旁小叶。其他的主要沟回见

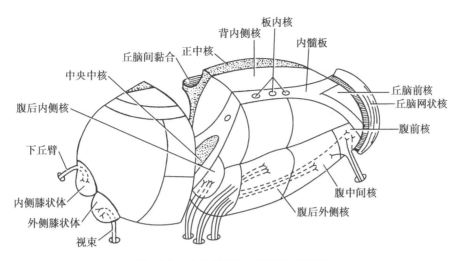

图 12-9　人右侧丘脑三维结构示意图

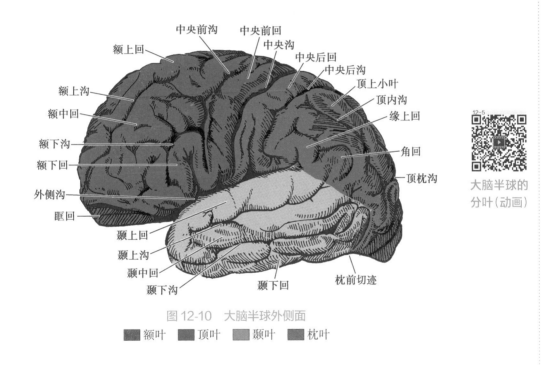

图 12-10　大脑半球外侧面

■ 额叶　■ 顶叶　■ 颞叶　■ 枕叶

图 12-10 和图 12-11。

（2）端脑的内部结构：大脑半球表面覆盖的灰质，称**大脑皮质**（cerebral cortex）。皮质深面的白质称髓质，髓质深部埋藏的灰质团块称**基底核**（basal nuclei），又称为基底神经节。基底核包括尾状核、豆状核、屏状核和杏仁体，前二者合称为纹状体（图 12-12）。

大脑半球的髓质可分 3 类，①联络纤维：联系同侧大脑半球内各部分皮质；②连合纤维：连接左、右大脑半球皮质的纤维，包括胼胝体、前连合和穹隆连合；③投射纤维：联系大脑皮质和皮质下结构，这些纤维大部经过尾状核、背侧丘脑与豆状核之间，形成宽厚的白质板层即**内囊**（internal capsule），分为前肢、膝和后肢 3 部分，前述的皮质核束、皮质脊髓束和由丘脑来的丘脑中央辐射和丘脑后辐射走于此（图 12-11，图 12-12）。

端脑的内腔为侧脑室，左右各一，内含脑脊液。两侧侧脑室通过室间孔与第三脑室相通，室腔内有脉络丛。在动物实验中，侧脑室也是常用的给药部位。

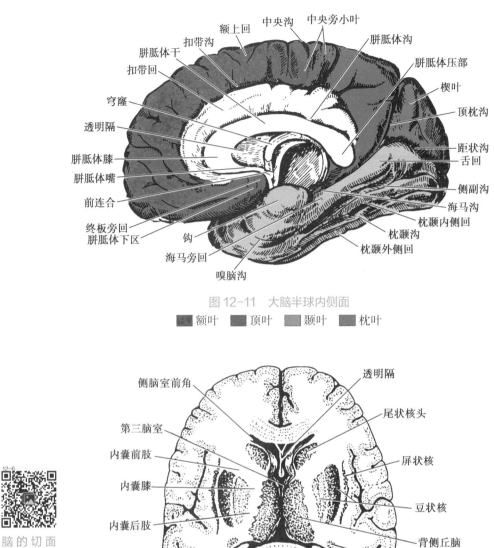

图 12-11　大脑半球内侧面

■ 额叶　■ 顶叶　■ 颞叶　■ 枕叶

脑的切面
（组图）

内囊（微课）

图 12-12　基底核、背侧丘脑和内囊

（三）脑和脊髓的被膜、脑脊液及脑屏障

1. 脑和脊髓的被膜　脑和脊髓的表面都包有 3 层被膜，由外向内依次为硬膜、蛛网膜和软膜，它们有保护、支持脑和脊髓的作用。

硬脊膜与椎管内面的骨膜之间有硬膜外隙，不通入颅内。麻醉药物注入此间隙内，就是通过阻断此间隙内的神经根从而达到硬膜外麻醉的目的。硬脑膜由两层合成，在某些部位两层分开，内面衬有内皮细胞，构成含静脉血的腔隙，称硬脑膜窦，是脑的静脉回流途径之一。蛛网膜与硬膜之间有潜在的硬膜下隙，蛛网膜与软膜之间有较宽的蛛网膜下隙，可以将药物注入此间隙内，达到给药目的（如腰麻）。蛛网膜在硬脑膜窦附近，形成绒毛状突起突入窦内，称蛛网膜粒，脑脊液由此渗入硬脑膜窦内。软膜紧贴脑和脊髓表面并深入其沟、裂中，在脑室的一定部位，软脑膜及其所含的血管与室管膜共同构成脉络组织。脉络组织中某些部位形成脉络丛突入脑室,产生脑脊液。

2. 脑脊液及其循环　**脑脊液**(cerebrospinal fluid)是充满于脑室系统、脊髓中央管和蛛网膜下隙内的无色透明液体,其功能相当于外周组织中的淋巴,对中枢神经系统起缓冲、保护、营养、运输代谢产物以及维持正常颅内压的作用。注入蛛网膜下隙的药物,除了可以直接作用于神经根(如麻醉药),还可以通过脑脊液进入中枢神经系统或再经血液进入全身其他部位。

脑和脊髓的
被膜(组图)

成年人的脑脊液总量约 150ml。脑脊液由各脑室脉络丛产生,依次经侧脑室、室间孔、第三脑室、中脑水管和第四脑室,流入蛛网膜下隙。然后,脑脊液再沿蛛网膜下隙流向大脑背面,经蛛网膜粒渗透到硬脑膜窦(主要是上矢状窦)内,回流入血液中。

3. 血 - 脑脊液屏障和血 - 脑屏障　**血 - 脑脊液屏障**(blood-cerebrospinal fluid barrier)存在于血液和脑脊液之间,其结构基础是无孔的毛细血管壁和脉络丛细胞中运输各种物质的特殊载体系统。**血 - 脑屏障**(blood-brain barrier)存在于血液和脑组织之间。该屏障由脑内的连续性毛细血管内皮、内皮外基膜、周细胞和星形胶质细胞突起的脚板构成。两种屏障对物质的通过都具有选择性,因此脑部疾病治疗用药及中枢神经系统药物设计都应考虑到这些屏障的存在。

脑屏障(图片)

二、脊神经和脑神经

(一)脊神经

脊神经(spinal nerves)共 31 对,包括颈神经 8 对,胸神经 12 对,腰神经 5 对,骶神经 5 对,尾神经 1 对。

脊神经借前根和后根与脊髓相连。前根属运动性,后根属感觉性,后根上有膨大的脊神经节。前后根在椎间孔处合成一条脊神经干,故脊神经是混合性神经,有躯体感觉、内脏感觉、躯体运动和内脏运动 4 种纤维成分(图 12-13)。

脊神经干出椎间孔后立即分为前支、后支、脊膜支和交通支(图 12-13)。人类除胸神经前支保持明显的节段性外,其余的前支分别交织成颈丛、臂丛、腰丛和骶丛,再由各丛分支分布于相应的区域(图 12-1,图 12-14,图 12-15,表 12-1)。

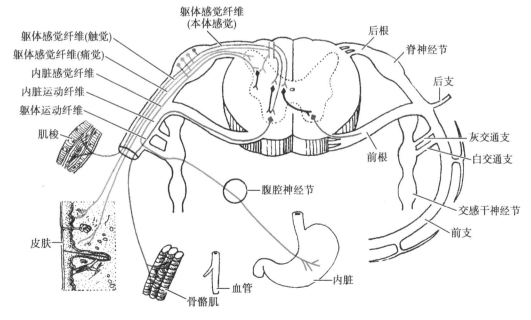

图 12-13　脊神经的组成和分布模式图

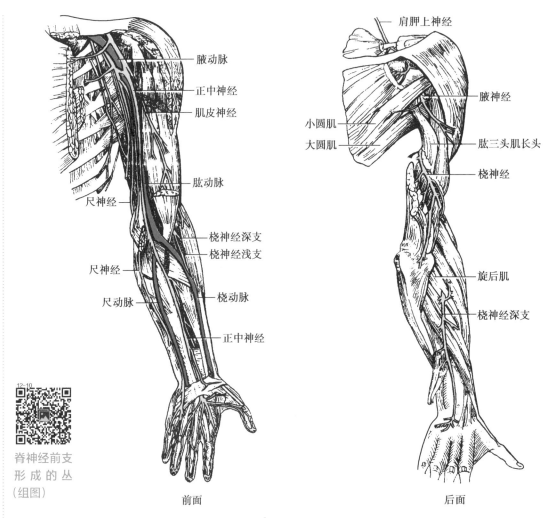

前面　　　　　　　后面

图 12-14　上肢的神经

表 12-1　主要脊神经的起源丛及分布

名称	起源丛	分布
膈神经	颈丛	运动纤维:膈肌;感觉纤维:胸膜、心包、部分腹膜
腋神经	臂丛	肌支:三角肌、小圆肌;皮支:肩、臂外侧上部皮肤
肌皮神经	臂丛	肌支:臂前群肌;皮支:前臂外侧皮肤
正中神经	臂丛	肌支:旋前圆肌、桡侧腕屈肌、掌长肌、指浅屈肌、指深屈肌桡侧半、拇长屈肌、旋前方肌、拇短展肌、拇短屈肌和拇对掌肌,第1、2蚓状肌;皮支:桡侧三个半指和鱼际皮肤
尺神经	臂丛	肌支:尺侧腕屈肌和指深屈肌尺侧半,小鱼际肌、拇收肌、骨间肌及第3、4蚓状肌;皮支:手背尺侧半和小指,环指及中指尺侧半背面,小鱼际、小指和环指尺侧半掌面的皮肤
桡神经	臂丛	臂部分支:肌支-肱三头肌、肱桡肌和桡侧腕长伸肌,皮支-臂、前臂后部皮肤。前臂终支:浅支-手背桡侧半和桡侧两个半手指近节背面皮肤;深支-前臂伸肌
股神经	腰丛	肌支:大腿前群肌;皮支:大腿和膝前面、髌下、小腿内侧面和足内侧缘皮肤
闭孔神经	腰丛	肌支:闭孔外肌、大腿内侧群肌;皮支:大腿内侧面皮肤
坐骨神经	骶丛	肌支:大腿后群肌;分支:胫神经、腓总神经(见下)
胫神经	骶丛	肌支:小腿后群肌和足底肌;皮支:小腿后部、足底和足背外侧缘皮肤
腓总神经	骶丛	肌支:小腿外侧群肌、前群肌,足背肌;皮支:小腿外侧、足背大部和趾背侧皮肤

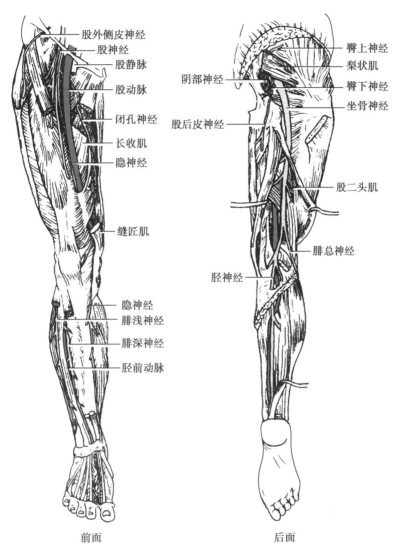

图 12-15　下肢的神经

（二）脑神经

脑神经（cranial nerves）共 12 对（图 12-16）。根据纤维成分的不同,脑神经可以分为以下几类:第Ⅰ、Ⅱ、Ⅷ对脑神经为感觉性神经;第Ⅲ、Ⅳ、Ⅵ、Ⅺ、Ⅻ对为运动性神经;第Ⅴ、Ⅶ、Ⅸ、Ⅹ对脑神经为混合性神经。此外,在第Ⅲ、Ⅶ、Ⅸ、Ⅹ对脑神经中含有副交感纤维(内脏运动纤维)。各脑神经的简况见表 12-2。

表 12-2　脑神经的纤维成分及分布

序数及名称	纤维成分	分布
Ⅰ嗅神经	内脏感觉	鼻腔嗅黏膜
Ⅱ视神经	躯体感觉	眼球视网膜
Ⅲ动眼神经	躯体运动	上、下、内直肌,下斜肌,上睑提肌
	内脏运动(副交感)	瞳孔括约肌、睫状肌
Ⅳ滑车神经	躯体运动	上斜肌
Ⅴ三叉神经	躯体感觉	头面部皮肤、口腔、鼻腔黏膜、牙及牙龈、眼球及舌前 2/3 黏膜
	躯体运动	咀嚼肌、下颌舌骨肌、二腹肌前腹
Ⅵ展神经	躯体运动	外直肌

续表

序数及名称	纤维成分	分布
Ⅶ面神经	躯体运动	面部表情肌、颈阔肌、茎突舌骨肌、二腹肌后腹
	内脏运动(副交感)	泪腺、下颌下腺、舌下腺及鼻腔和腭腺体
	内脏感觉	舌前 2/3 味蕾
Ⅷ前庭蜗神经	躯体感觉	半规管壶腹嵴、球囊斑及椭圆囊斑、螺旋器
Ⅸ舌咽神经	躯体运动	茎突咽肌
	内脏运动(副交感)	腮腺
	内脏感觉	咽、鼓室、软腭、舌后 1/3 的黏膜、舌后 1/3 味蕾、颈动脉窦、颈动脉小球
Ⅹ迷走神经	内脏运动(副交感)	心肌、胸腹腔脏器的平滑肌和腺体
	躯体运动	咽喉肌
	内脏感觉	咽及喉黏膜、胸、腹腔脏器
	躯体感觉	硬脑膜、耳郭及外耳道皮肤
Ⅺ副神经	躯体运动	咽、喉肌、胸锁乳突肌、斜方肌
Ⅻ舌下神经	躯体运动	舌内肌和舌外肌

三、内脏神经系统

内脏神经系统(visceral nervous system)主要分布于内脏、心血管和腺体,含有感觉和运动两种纤维成分。内脏运动神经调节内脏、心血管的运动和腺体的分泌,通常不受人的意志控制,故将内脏运动神经又称为**自主神经系统**(autonomic nervous system)。此外,还有肠神经系统分布于胃肠壁内,具有独立调节控制胃肠道功能的作用。

(一) 内脏运动神经

内脏运动神经从低级中枢到达所支配的器官须经过两级神经元。第一级神经元称节前神经元,胞体位于脑干和脊髓的低级中枢,发出的轴突称节前纤维,至周围部的自主神经节,交换神经元。自主神经节由第二级神经元称节后神经元的胞体组成,发出的轴突称节后纤维到达效应器(图 12-17)。内脏运动神经随脑、脊神经行走,或攀附脏器或血管形成神经丛,由丛再分支至效应器。

根据形态、功能和药理学特点,内脏运动神经分为**交感部(神经)**(sympathetic part/nerve)和**副交感部(神经)**(parasympathetic part/nerve)两部分。

1. 交感神经　交感神经由低级中枢即脊髓胸 1~ 腰 3 节段的灰质侧角的中间带外侧核发出节前纤维,至交感神经节交换神经元。交感神经节包括椎旁节和椎前节两种。椎旁节即交感干神经节,位于脊柱两旁,借节间支连成左、右两条交感干。每一个交感干神经节与相应的脊神经前支之间有交通支相连。椎前节位于脊柱前方,腹主动脉脏支的根部附近(图 12-17)。换元后的交感神经节后纤维通过加入脊神经、攀附血管和 / 或直接分布至器官三种方式,支配头、颈、胸腹腔脏器和四肢的血管、汗腺和立毛肌。

交感干(图片)

2. 副交感神经　副交感神经由低级中枢即脑干的副交感神经核和脊髓骶部第 2~4 节段灰质的骶副交感核发出节前纤维,至副交感神经节交换神经元,再分布至相应的器官。副交感神经节包括器官旁节和器官内节,位于颅部的副交感神经节较大,肉眼可见,有睫状神经节、下颌下神经节、翼腭神经节和耳神经节等(图 12-18)。位于身体其他部位的副交感神经节很小,需借助显微镜才能看到。副交感神经纤维一部分随脑神经分布,另一部分随盆丛分布至结肠左曲以下的消化管和盆腔脏器(表 12-2,图 12-18)。

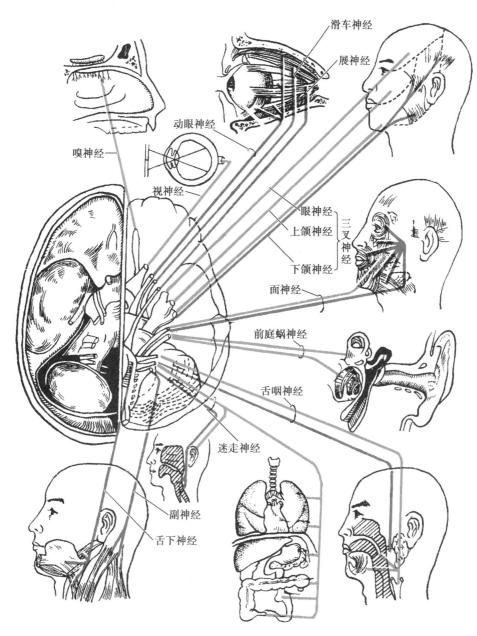

图 12-16　脑神经概观
—— 躯体运动纤维，—— 感觉纤维，　　内脏运动纤维。

（二）内脏感觉神经

　　内脏感觉神经元的胞体位于脑神经节和脊神经节内,为假单极神经元。其周围突随同舌咽、迷走、交感神经和骶部副交感神经分布于内脏器官,内脏感受器接受来自内脏的刺激。其中枢突一部分随同舌咽、迷走神经入脑干,终于孤束核;另一部分随同交感神经及盆内脏神经进入脊髓,终于灰质后角。在中枢内,内脏感觉纤维一方面直接或经中间神经元与内脏运动神经元联系,以完成内脏 - 内脏反射;或与躯体运动神经元联系,以完成内脏 - 躯体反射。另一方面则可经过一定的传导途径,将冲动传导到大脑皮质,产生内脏感觉。

四、神经系统的传导通路

（一）感觉传导通路

1. 躯干和四肢意识性本体感觉传导通路　又称深感觉传导通路,同时还传导皮肤

神经阻滞麻醉(拓展阅读)

神经系统的传导通路(微课)

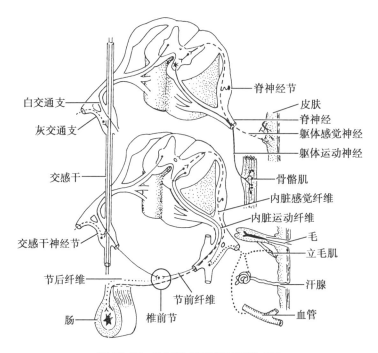

图 12-17 交感神经纤维走行模式图

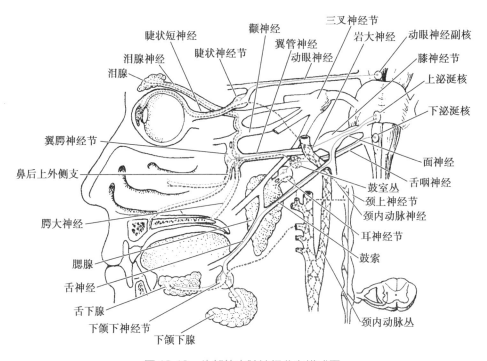

图 12-18 头部的内脏神经分布模式图

的精细触觉。此通路由 3 级神经元组成(图 12-19)。第 1 级神经元为脊神经节细胞,其周围突分布于肌、肌腱和关节等处的本体觉感受器和皮肤的精细触觉感受器,中枢突经脊神经后根的内侧部进入脊髓后索。其中,来自第 4 胸节以下的纤维形成薄束,来自第 4 胸节以上的纤维形成楔束。两束上行分别止于延髓的薄束核和楔束核。由薄束核、楔束核的第 2 级神经元发出纤维在中线交叉到对侧(内侧丘系交叉),交叉后的纤维再转折向上,称内侧丘系,最后止于背侧丘脑的腹后外侧核。第 3 级神经元的胞体在腹后外侧核,发出的纤维称丘脑中央辐射,经内囊后肢,主要投射至中央后回的中、上部和中央旁小叶后部,部分纤维投射至中央前回。

2. 痛、温觉和粗触觉传导通路　又称浅感觉传导通路，由 3 级神经元组成（图 12-20）。

（1）躯干、四肢的痛、温觉和粗触觉传导通路：第 1 级神经元为脊神经节细胞，其周围突分布于躯干、四肢皮肤内的感受器；中枢突经后根进入脊髓。其中，传导痛、温觉的纤维（细纤维）经后根的外侧部入背外侧束，传导粗触觉的纤维（粗纤维）经后根内侧部进入脊髓后索，再终止于第 2 级神经元。第 2 级神经元胞体主要位于脊髓后角，它们发出纤维经白质前连合，上升 1~2 个节段到对侧的外侧索和前索内上行，组成脊髓丘脑侧束和脊髓丘脑前束（侧束的纤维传导痛、温觉，前束的纤维传导粗触觉）。脊髓丘脑束上行终止于背侧丘脑的腹后外侧核。第 3 级神经元的胞体在背侧丘脑的腹后外侧核，它们发出纤维组成丘脑中央辐射，经内囊后肢投射到中央后回中、上部和中央旁小叶后部。

（2）头面部的痛、温觉和触觉传导通路：第 1 级神经元为三叉神经节细胞，其周围突经三叉神经分布于头面部皮肤及口、鼻腔黏膜的有关感受器；中枢突经三叉神经根入脑桥，传导痛、温觉的纤维向下止于三叉神经脊束核；传导触觉的纤维终止于三叉神经脑桥核。此二核为第 2 级神经元的胞体，它们发出纤维交叉到对侧，组成三叉丘系，上行止于第 3 级神经元的胞体即背侧丘脑的腹后内侧核。第 3 级神经元发出的纤维经内囊后肢，投射到中央后回下部。

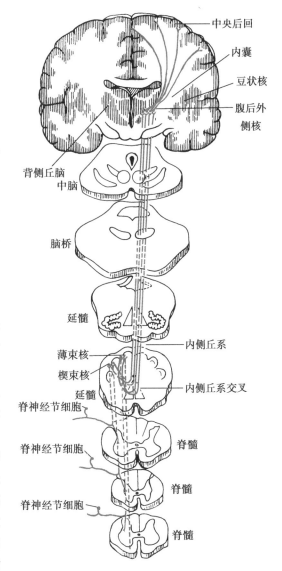

图 12-19　躯干和四肢意识性本体感觉传导通路

3. 视觉传导通路　视网膜内的视锥细胞和视杆细胞为光感受器细胞，双极细胞为视觉传导通路的第 1 级神经元，神经节细胞为第 2 级神经元，其轴突在视神经盘处集合成视神经。视神经形成视交叉后，延为视束。在视交叉中，来自两眼视网膜鼻侧半的纤维交叉，交叉后加入对侧视束；来自视网膜颞侧半的纤维不交叉，进入同侧视束。第 3 级神经元胞体在外侧膝状体内，由此发出纤维组成视辐射，经内囊后肢投射到端脑距状沟两侧的视区，产生视觉。

（二）运动传导通路

运动传导通路系指从大脑皮质至躯体运动效应器的神经联系，它由上、下运动神经元所组成。**下运动神经元**（lower motor neuron）为脑神经运动核和脊髓前角的运动神经元，**上运动神经元**（upper motor neuron）为自大脑皮质至脑神经躯体运动核和脊髓前角的传出神经元链。躯体运动传导通路主要为锥体系和锥体外系。

1. 锥体系　**锥体系**（pyramidal system）的上运动神经元包括中央前回和中央旁小叶前部的巨型锥体细胞（Betz 细胞）和其他类型的锥体细胞，以及位于其他区域的锥体细胞，上述细胞的轴突组成的下行纤维束大部分都经过延髓锥体，故称锥体束，包括皮质脊髓束和皮质核束两部分。锥体系通过下运动神经元的轴突组成的脑神经和脊神经的运动纤维，管理头面部和躯干、四肢的随意运动。

（1）皮质脊髓束：由中央前回上、中部和中央旁小叶前半部等处皮质的锥体细胞轴突集中而成，下

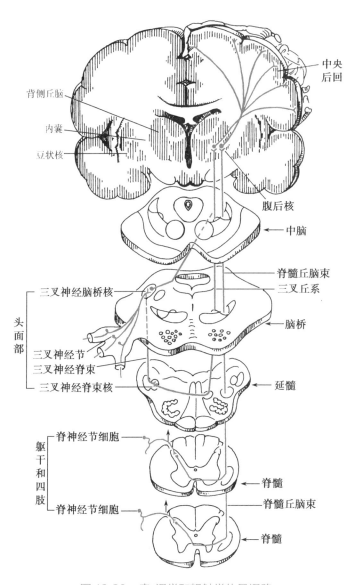

图 12-20 痛、温觉和粗触觉传导通路

行经内囊后肢、大脑脚底和脑桥基底部至延髓锥体。在锥体下端，大部分纤维交叉至对侧，形成锥体交叉，交叉后的纤维继续于对侧脊髓侧索内下行，称皮质脊髓侧束，逐节终止于脊髓同侧灰质的前角运动神经元，支配四肢肌。在锥体未交叉的纤维形成皮质脊髓前束，该束仅达胸节，其中大多数纤维经白质前连合逐节交叉至对侧，最后终止于前角细胞，支配躯干和四肢肌；少数纤维始终不交叉而止于同侧脊髓前角细胞，支配躯干肌（图 12-21）。所以，躯干肌是受两侧大脑皮质支配的。

（2）皮质核束：主要由中央前回下部的锥体细胞的轴突集合而成，下行经内囊膝至大脑脚底向下，大部分终止于双侧脑神经躯体运动核，支配眼外肌、咀嚼肌、面上部表情肌、胸锁乳突肌、斜方肌和咽喉肌。小部分纤维完全交叉到对侧，终止于面神经核支配面下部肌的细胞群和舌下神经核，支配面下部表情肌和舌肌（图 12-22）。因此，除支配面下部肌的面神经核和舌下神经核为单侧（对侧）支配外，其他脑神经躯体运动核均接受双侧皮质核束的纤维。

2. 锥体外系 **锥体外系**（extrapyramidal system）是指锥体系以外影响和控制躯体运动的传导通路，其结构十分复杂，包括大脑皮质、纹状体、背侧丘脑、底丘脑、红核、黑质、脑桥核、前庭神经核、小脑和脑干网状结构等以及它们的纤维联系。锥体外系的纤维经过多次换元，最后经红核脊髓束、网状脊髓束等中继，下行终止于脑神经运动核和脊髓前角运动神经元，从而调节肌张力、协调肌群活动、维持

神经系统的
结构和功能
1(目标测试)

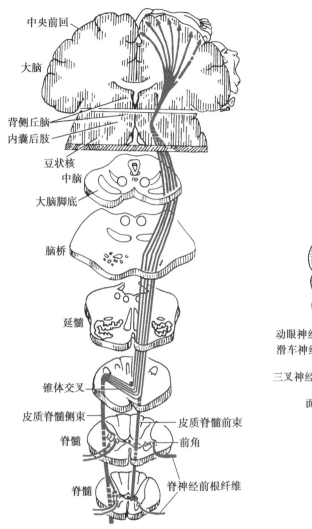

图 12-21　皮质脊髓束

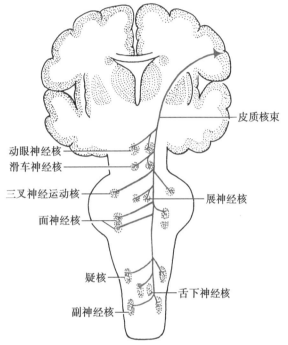

图 12-22　皮质核束

身体姿势和习惯性动作等。在锥体外系传导通路中,尚有返回大脑皮质的反馈回路,以影响大脑皮质运动区域的活动。

第二节　神经元与神经胶质细胞的一般功能

第十二章
第二~四节
教学课件

　　神经元是神经系统的基本结构和功能单位。它的主要功能是对接受的传入信息进行分析整合,发出传出信息到其他神经元或效应细胞,调节其活动。神经胶质细胞主要对神经元起支持、保护及营养等作用。

一、神经元

执着追求,
治学严谨
(拓展阅读)

(一) 神经元的一般结构和功能

　　神经元通常有一个轴突和多个树突,轴突末端分成许多分支,各分支末端膨大呈球状,称为**突触终扣**(synaptic terminal button)或**突触小体** synaptic knob)。在一个神经元与另一个神经元或效应细胞相接触而形成的**突触**(synapse)结构中,轴突末端通常构成突触前部分。

　　在功能上,神经元的胞体和树突是主要接受和整合信息的部位,神经元的轴丘和轴突分别是动作电位产生和传导的部位,突触末梢是释放递质、传递信息的部位(图 12-23)。

（二）神经纤维的功能

1. 神经纤维的兴奋传导   神经元兴奋时产生的动作电位以一定的速度沿神经纤维传导,神经纤维上传导的动作电位称为**神经冲动**(nerve impulse)。

（1）神经纤维传导冲动的特征

1）生理完整性:动作电位在神经纤维上的传导要求神经纤维结构完整、功能正常。如果神经纤维受损或被切断,神经冲动传导将受阻。局部麻醉药物(如利多卡因、普鲁卡因)则可通过抑制电压门控钠离子通道开放,影响离子的跨膜转运而使神经冲动的传导受阻。

2）双向性:人为刺激神经纤维上任何一点,产生的动作电位可同时向神经纤维两端传导。但在整体情况下,神经冲动总是从胞体传向神经末梢。感觉传入神经纤维的冲动则是由外周端传向中枢端。

3）绝缘性:神经干内的许多神经纤维在同时传导神经冲动时,相互之间并无干扰,其主要原因是细胞外液对电流的短路作用,使局部电流主要在一条神经纤维上形成。

4）相对不疲劳性:在实验条件下连续电刺激神经纤维数小时至十几小时,神经纤维始终保持其传导兴奋的能力,不容易发生疲劳。

（2）神经纤维传导冲动的速度:动作电位在神经纤维上的传导速度介于 0.5~120m/s 之间。传导速度受到纤维直径大小、有无髓鞘、髓鞘厚度以及温度高低等因素影响。神经纤维直径越大,传导速度越快;有髓神经纤维以跳跃式传导的方式传导冲动的速度远快于无髓神经纤维。有髓神经纤维可因脱髓鞘病变而致神经传导速度明显降低,如吉兰 - 巴雷综合征。

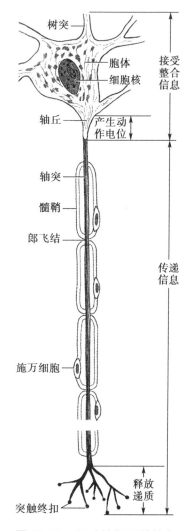

图 12-23   运动神经元结构与功能示意图

2. 神经纤维的轴浆运输   轴突的蛋白质是在胞体合成后再转运到轴突的。物质在胞体和轴突末梢之间借助轴浆流动进行的物质运输称为**轴浆运输**(axoplasmic transport)。轴浆运输分为自胞体向轴突末梢的顺向轴浆运输和自轴突末梢向胞体的逆向轴浆运输。顺向轴浆运输主要运输具有膜结构的细胞器,如线粒体、递质囊泡和分泌颗粒等;逆向轴浆运输主要见于一些被轴突末梢摄取的物质,如神经生长因子、狂犬病毒、破伤风毒素等。这些物质被逆向运输至胞体,对神经元的活动和存活产生影响。

3. 神经对效应组织的营养性作用   神经除了对所支配的组织发挥功能性调节作用外,神经末梢还经常释放某些化学物质,缓慢且持续地调整被支配组织的代谢活动,影响其组织结构和生理功能,这一作用称为神经的营养性作用(trophic action)。临床上,下运动神经元损伤(如脊髓灰质炎及周围神经损伤)患者所出现的肌萎缩就是由于肌肉失去了运动神经的营养性作用所致。

4. 神经营养因子对神经元的调控作用   **神经营养因子**(neurotrophin, NT)是指一类由神经所支配的效应组织(如肌肉)和神经胶质细胞(主要为星形胶质细胞)产生且为神经元生长与存活所必需的蛋白质或多肽分子。它们在神经元的发生、迁移、分化和凋亡过程中起着重要的作用。

二、神经胶质细胞

神经胶质细胞广泛存在于中枢和周围神经系统,其数量为神经元的 10~50 倍。神经胶质细胞具有分裂增殖能力,当神经系统受到损伤或发生病变时,神经胶质细胞能增殖以填补神经元缺损所留下的空间。神经胶质细胞的突起无树突和轴突之分,细胞间不形成化学突触,但普遍存在缝隙连接。其膜电位的形成与胶质细胞外的 K^+ 浓度有关,但不产生动作电位。主要的神经胶质细胞及其功能如下。

1. 星形胶质细胞　星形胶质细胞是脑内最多的神经胶质细胞,充满了神经元的空隙,其长突起在脑和脊髓交织成网,构成支持神经元的支架;它的血管周足包绕毛细血管,与内皮细胞一起构成血 - 脑屏障;其钠 - 钾泵可将细胞外过多的 K^+ 泵入胞内,并通过缝隙连接将其分散到其他胶质细胞,以维持细胞外合适的 K^+ 浓度,使神经元电活动正常进行。星形胶质细胞通过包裹突触连接点,限制被释放的神经递质分子扩散,其膜上特殊蛋白质能主动把许多神经递质从突触间隙移走以终止递质和受体的相互作用;它还能合成和分泌多种神经营养因子及多种生物活性物质,如血管紧张素原、前列腺素、白细胞介素等。

中枢神经系统内不同种类的神经胶质细胞示意图(图片)

2. 成髓鞘胶质细胞　少突胶质细胞和施万细胞分别在中枢和周围神经系统形成神经纤维的髓鞘。此外,在周围神经再生过程中,轴突可沿着施万细胞所构成的索道生长。

3. 小胶质细胞　小胶质细胞能转变成巨噬细胞,清除神经系统正常发育形成的碎片,吞噬微生物和损伤的神经组织。

第三节　神经系统功能活动的基本原理

一、突触传递

神经系统是由数量巨大的神经元和神经胶质细胞组成的一个有序的神经网络,神经元是这个系统中进行信号处理的基本单位。神经元之间相接触的部位称为**突触**(synapse)。神经元在突触处进行信息交流。突触可分为**化学突触**(chemical synapse)和**电突触**(electrical synapse)两类。

(一) 化学突触传递

化学突触传递是以神经递质为媒介而进行的信息交流形式,是神经系统信息传递的主要方式。化学突触传递可分为定向突触和非定向突触两种不同的类型。

1. 定向突触传递　神经元之间的经典突触和骨骼肌神经肌肉接头(见第三章)属于典型的定向突触。下面以经典突触为例介绍化学突触传递原理。

(1) 经典突触的结构和分类:经典的化学突触由突触前膜、突触间隙和突触后膜构成,其突触前、后两部分之间有紧密的解剖关系(称为定向突触)。电子显微镜下,突触前膜和突触后膜稍增厚,二者之间有宽约 20~40nm 的突触间隙,在靠近前膜的轴浆内含有线粒体和大量囊泡,后者称为**突触囊泡**(synaptic vesicle)。囊泡直径为 20~80nm,内含神经递质。与突触前膜相对应的突触后膜密集分布着特异性受体。

按照神经元相互接触的部位,突触主要分为三种类型:①轴 - 树突触;②轴 - 体突触;③轴 - 轴突触(图 12-24)。

(2) 经典突触的传递过程:**突触传递**(synaptic transmission)是指突触前神经元的信号经过突触,传递给突触后细胞的过程。典型的化学突触传递过程如下(图 12-25):①动作电位沿突触前神经元轴突传至神经末梢,突触前膜发生去极化;②突触前膜去极化达到一定程度时,膜上电压门控 Ca^{2+} 通道开放,细胞外 Ca^{2+} 流入突触末梢的轴浆内;③突触末梢内 Ca^{2+} 浓度瞬时升高,触发突触囊泡出胞。出胞时,每个囊泡贮存的上千神经递质分子会同时释放,神经递质这种以囊泡为单位的释放方式称为量子式释放。神经递质的释放量与进入轴浆内的 Ca^{2+} 量呈正相关;④神经递质释放入突触间隙后,经扩

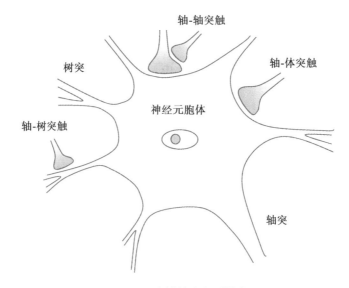

图 12-24　突触基本类型模式图

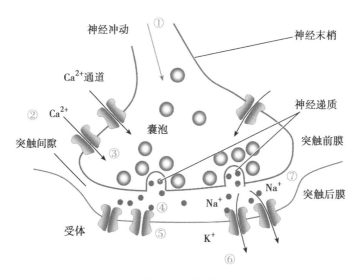

图 12-25　化学突触传递过程示意图

散抵达突触后膜,与膜上特异性受体结合;⑤神经递质与受体结合引起受体蛋白构象改变,通道开放,某些带电离子通过通道进出细胞膜;⑥突触后膜因带电离子跨膜移动,发生一定程度的去极化或超极

化,这种发生在突触后膜上的电位改变称为**突触后电位**(postsynaptic potential)。突触后电位可以总和,一旦总和达到阈电位,即可触发突触后神经元在轴丘处产生动作电位;⑦神经递质作用于受体产生生物效应后,很快即被清除。清除的方式有酶促降解、突触前末梢或神经胶质细胞重摄取以及递质在突触间隙的扩散等。

凡影响递质释放、递质与受体结合及已释放递质清除的因素等均可影响正常的化学突触传递过程。

(3) 突触后神经元的电活动

1) 兴奋性突触后电位:突触后膜在递质作用下发生去极化,突触后神经元的兴奋性升高,这种去极化电位称为**兴奋性突触后电位**(excitatory postsynaptic potential, EPSP)。兴奋性突触后电位的产生是由于突触前膜释放的兴奋性递质与突触后膜相应受体结合,引起化学门控通道开放,突触后膜对阳离子(Na^+ 和 K^+)的通透性增大,离子跨膜移动(其中尤以 Na^+ 内流为主),结果使膜发生去极化的(图 12-26)。

突触传递的
机制(动画)

动物毒素与
突触传递
(拓展阅读)

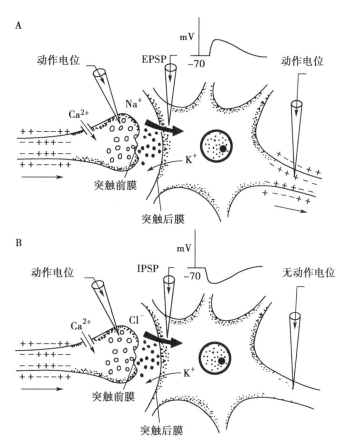

动作电位在突触后神经元的产生示意图（图片）

图 12-26　突触后电位产生机制示意图

2）抑制性突触后电位：突触后膜在递质作用下发生超极化，突触后神经元的兴奋性下降，这种超极化电位称为**抑制性突触后电位**（inhibitory postsynaptic potential，IPSP）。抑制性突触后电位的产生是由于突触前膜释放的抑制性递质与突触后膜的相应受体结合，引起化学门控 Cl^- 通道或 K^+ 通道开放，Cl^- 内流或 K^+ 外流，结果使膜发生超极化（图 12-26）。

3）突触后神经元的兴奋与抑制：一个突触后的神经元可与其他神经元之间形成几百个到两万个不等的突触。突触后神经元产生的突触后电位既有 EPSP，也有 IPSP。因此，突触后神经元胞体就好比是个整合器，其兴奋性的高低就取决于同时产生的 EPSP 和 IPSP 的代数和。只有在突触后膜去极化达到阈电位水平时，神经元才会在轴突始端产生动作电位。

2. 非定向突触传递　非定向突触的突触前、后两部分之间无紧密的解剖关系，即神经纤维末端并未膨大形成突触终扣与效应器构成经典的化学突触结构，而是在其末端的许多分支上形成大量串珠状的膨大结构，称为**曲张体**（varicosity）（图 12-27）。曲张体内含有大量的突触囊泡。神经冲动到达曲张体时，递质从曲张体被释放出来与周围效应细胞上相应的受体结合，使效应器活动发生改变。这种传递模式也称为**非突触性化学传递**（non-synaptic chemical transmission）。非定向突触所释放的递质扩散距离较远、范围较广。因此，其突触传递的时间较长，作用部位较分散而无特定的靶点，是否产生传递效应取决于突触后成分有无相应的受体。

非定向突触的结构模式图（图片）

非定向突触传递存在于外周和中枢神经系统，如外周的自主神经交感节后纤维、中枢的黑质多巴胺能纤维以及脑干 5- 羟色胺能纤维均以这类方式传递信息。

（二）电突触传递

电突触传递的结构基础是**缝隙连接**（gap junction）。在缝隙连接部位，两个神经元靠得很近，其间隙小于3nm。两侧连接体端-端相连,形成连接体通道,两侧细胞内的离子和小分子(直径小于1.0nm)可经此通道流动。因此,局部电流可以电紧张性扩布的形式从一个神经元传到另一个神经元。电突触传递具有双向性,传递速度快,有助于促进神经元同步化活动。

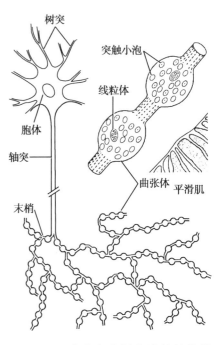

图 12-27 非定向突触传递的结构模式图
注:右上部分示放大的曲张体和平滑肌。

二、神经递质和受体

神经递质作为化学突触传递的媒介,通过与相应的受体结合,完成信息在细胞间的传递。因而,神经递质和受体是化学突触传递的基本要素,也是临床药物治疗的重要环节。

(一)神经递质

递质的代谢
(知识拓展)

神经递质(neurotransmitter)是指由突触前神经元合成并在末梢处释放,作用于突触后神经元或效应器细胞上的特异性受体,使突触后神经元或效应器细胞产生一定效应的信息传递物质。目前已知的哺乳动物神经递质约有100多种,根据其化学结构可分为胆碱类、胺类、氨基酸类、肽类、嘌呤类、气体类及脂类等。

1. 递质和调质 神经系统有大量的化学物质,但要确认为神经递质则应符合以下条件:①突触前神经元内含有合成递质的前体和酶系统,并能合成这一物质;②递质贮存于突触囊泡内,神经冲动可触发囊泡释放递质;③递质扩散至突触后膜与受体结合,引发其生理效应;④存在使该递质失活的酶或其他失活方式;⑤用特异的受体激动剂或阻断剂能分别模拟或阻断该递质的突触传递作用。新的研究发现,一些物质(如一氧化氮、一氧化碳)虽不完全符合上述经典递质的5个条件,但在细胞之间所起的信息传递作用与递质完全相同,故也将它们视为神经递质。

神经递质和
神经调质的
作用模式图
(图片)

除递质外,神经元还合成和释放一些化学物质,虽不直接参与神经元之间的信息传递,但可增强或削弱递质的信息传递效率,这类对递质信息传递起调节作用的物质称为**神经调质**(neuromodulator)。在某些情况下,递质和调质的角色可以互换,因此两者之间并无十分明确的界限。

2. 递质的共存 一个神经元内可以存在两种或两种以上的递质,这种现象称为**递质共存**(neurotransmitter coexistence)。例如,支配猫唾液腺的副交感神经内含乙酰胆碱和血管活性肠肽(图 12-28),其中乙酰胆碱能引起唾液分泌,血管活性肠肽可致血管舒张,二者共同作用可使唾液腺分泌大量稀薄的唾液。

(二)神经递质的受体

神经系统的受体具有前述(见第三章)一般受体的基本特征,但它们一般以神经递质为自然配体。**配体**(ligand)是能与受体结合的化学物质的统称。**受体激动剂**(agonist)指与受体特异结合后能增强受体生物活性的化学物质;**受体拮抗剂**(antagonist)指与受体特异结合后不改变受体的生物活性,反因占据受体而产生对抗激动剂效应的化学物质。每个配体可有数个受体亚型,因此特定的递质能在不同的效应细胞引发多样化效应。

1. 受体的分类 根据作用于受体的递质名称,将受体相应分为胆碱能受体、肾上腺素能受体等;根据受体在突触前、后膜的分布,将受体分为突触前受体和突触后受体。突触前受体数量少,激活后可调制突触前膜递质的释放量。突触后受体激活后介导细胞跨膜信号转导。

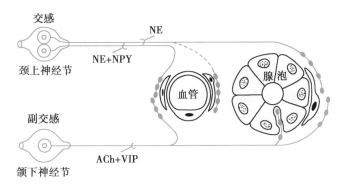

图 12-28　支配唾液腺的自主神经中递质共存模式图

NE: 去甲肾上腺素;NPY: 神经肽 Y;ACh: 乙酰胆碱;VIP: 血管活性肠肽。

2. 受体的作用机制　按照递质与受体结合后激活通道的机制不同,介导细胞跨膜信号转导的受体主要分为离子通道型受体(促离子型受体)和 G 蛋白耦联受体(促代谢型受体)。离子通道型受体激活后,直接引起通道蛋白通透性改变,离子跨膜移动,对效应细胞产生快速效应;G 蛋白耦联受体激活后,活化的 G 蛋白、细胞内产生的第二信使等,可调节离子通道功能和改变细胞代谢,对效应细胞产生较慢且持续时间较长的效应。

3. 受体的调节　膜受体蛋白的数量和与递质结合的亲和力在不同的生理或病理情况下均可发生改变。当神经递质释放减少时,膜受体蛋白的数量和亲和力均会逐渐增加,称为受体的**上调**(up regulation);反之,当神经递质释放过多时,膜受体蛋白的数量和亲和力均会下降,称为受体的**下调**(down regulation)。

（三）主要神经递质及其受体

1. 乙酰胆碱及其受体　以**乙酰胆碱**(acetylcholine,ACh)作为递质释放的神经元称为**胆碱能神经元**(cholinergic neuron)。胆碱能神经元合成的胆碱乙酰基转移酶经轴浆运输至轴突末梢,催化乙酰辅酶 A 和胆碱生成递质 ACh。生成的 ACh 由乙酰胆碱转运体转至突触囊泡储存。ACh 的清除依靠胆碱酯酶。胆碱酯酶可将 ACh 分解为胆碱和乙酸,生成的胆碱被胆碱转运体重新摄取到突触前末梢内,用于重新合成新递质。

胆碱能神经元在中枢分布极为广泛,如脊髓前角运动神经元,丘脑的特异性感觉投射神经元等,都是胆碱能神经元。脑干网状结构上行激动系统、边缘系统的梨状区、纹状体、杏仁核、海马等部位也都有胆碱能神经元。

根据药理特性,胆碱能受体可分为**毒蕈碱受体**(muscarinic receptor,M receptor)和**烟碱受体**(nicotinic receptor,N receptor)两类,它们广泛分布于中枢和周围神经系统。在中枢,M 受体介导的胆碱能系统功能包括了学习和记忆、觉醒与睡眠、感觉与运动、内脏活动以及情绪等多方面的活动。在外周,M 受体激活时引起的作用统称为**毒蕈碱样作用**(muscarine-like action),简称 M 样作用。临床上可使用 M 受体阻断剂阿托品解除胃肠平滑肌痉挛,使心率加快、唾液和汗液分泌减少等。N 受体激活所产生的作用称为**烟碱样作用**(nicotine-like action),简称 N 样作用,该作用可被 N 受体阻断剂筒箭毒等拮抗剂所阻断。

外周胆碱能受体的分布、效应及拮抗剂(拓展阅读)

以 ACh 为递质的神经纤维称为**胆碱能纤维**(cholinergic fiber)。外周胆碱能神经纤维分布、受体激活的效应及阻断剂见表 12-3。

2. 去甲肾上腺素和肾上腺素及其受体　以**去甲肾上腺素**(norepinephrine,NE 或 noradrenaline,NA)为递质的神经元称为**去甲肾上腺素能神经元**(noradrenergic neuron),分布于中枢和周围神经系统;以**肾上腺素**(epinephrine,E)为递质的神经元称为**肾上腺素能神经元**(adrenergic neuron),仅分布于中

表 12-3 外周主要神经递质、受体、主要生理效应及拮抗剂

递质	神经纤维类别	受体	主要生理效应	拮抗剂
ACh	大多数副交感节后纤维	M	心收缩力减弱、心率减慢 部分血管(如脑膜、唾液腺、胃肠外分泌腺和外生殖器的血管等)舒张 支气管平滑肌收缩、腺体分泌增加 胃肠平滑肌收缩、腺体分泌增加 胆囊和胆道收缩、膀胱逼尿肌收缩	阿托品
	少数交感节后纤维		皮肤汗腺分泌、竖毛肌收缩 骨骼肌血管舒张	
	自主神经节前纤维	N_1	自主神经节突触传递	筒箭毒(N) 美卡拉明(N_1) 六烃季铵(N_1)
	骨骼肌运动神经纤维	N_2	骨骼肌收缩	戈拉碘铵(N_2) 十烃季铵(N_2)
NE	大多数交感节后纤维	α_1	腹腔内脏血管、皮肤黏膜血管、脑血管、唾液腺血管等收缩	酚妥拉明(α) 哌唑嗪(α_1)
		α_2	胃肠腺体分泌减少	育亨宾(α_2)
		β_1	心收缩力增强、心率加快	普萘洛尔(β) 阿替洛尔(β_1)
		β_2	支气管平滑肌舒张、腺体分泌增加 胃肠平滑肌舒张、胆囊和胆道舒张 膀胱逼尿肌舒张	丁氧胺(β_2)

枢神经系统。以 NE 或 E 为递质的神经纤维均称为**肾上腺素能纤维**(adrenergic fiber)。

NE 由酪氨酸在细胞质内的酪氨酸羟化酶和多巴脱羧酶作用下形成多巴胺,然后进入突触囊泡,再由多巴胺 -β- 羟化酶催化转变为 NE。苯乙醇胺氮位甲基转移酶可将 NE 甲基化为 E。递质主要通过突触前神经元的重摄取被清除。

外周肾上腺素能受体的分布、效应及拮抗(拓展阅读)

去甲肾上腺素能神经元胞体主要分布在低位脑干的脑桥蓝斑核、中脑网状结构以及延髓网状结构等部分,其向上的纤维投射到大脑皮层、边缘前脑和下丘脑,向下的纤维投射至脊髓,支配脑干部分则分布于低位脑干内部。

能与 NE 和 E 结合的受体称为**肾上腺素受体**(adrenergic receptor),该类受体可分为 α 型肾上腺素受体和 β 型肾上腺素受体,它们可再分为 α_1、α_2 以及 β_1、β_2、β_3 受体亚型。所有的肾上腺素受体都属于 G 蛋白耦联受体,它们广泛分布于中枢和周围神经系统。中枢肾上腺素受体介导的作用主要涉及心血管活动、情绪、体温、摄食和觉醒等方面的调节。

外周肾上腺素能纤维分布、受体激活的效应及阻断剂如表 12-3 所示。

3. 多巴胺及其受体 **多巴胺**(dopamine,DA)系统主要存在于中枢的黑质 - 纹状体、中脑 - 边缘系统和结节 - 漏斗三条通路。已发现并克隆的多巴胺受体有 5 种,它们都是 G 蛋白耦联受体。多巴胺系统主要参与对躯体运动、精神情绪活动、垂体内分泌功能以及心血管活动等的调节。

4. 5- 羟色胺及其受体 **5- 羟色胺**(5-hydroxytryptamine,5-HT)系统主要存于低位脑干的中缝核内。其纤维向上投射到纹状体、丘脑、下丘脑、边缘前脑和大脑皮层,向下投射到脊髓,脑干局部则分布于低位脑干内部。5- 羟色胺受体有 $5-HT_1$~$5-HT_7$ 等 7 种,少数是离子通道型受体(如 $5-HT_3$ 受体),大多数为 G 蛋白耦联受体。5- 羟色胺系统主要调节情绪、情感行为和睡眠等功能活动。临床使用的

抗抑郁药氟氧苯丙胺,通过选择性阻断 5- 羟色胺的重摄取达到治疗目的。

5. 组胺及其受体　**组胺**(histamine)能神经元集中于下丘脑后部的结节乳头核,其上行纤维弥散地投射到前脑的广泛区域,下行纤维投射至脑干和脊髓。组胺受体有 H_1、H_2 和 H_3 三型,受体广泛存在于中枢和周围神经系统内。组胺与 H_1 受体结合后能激活磷酯酶 C,与 H_2 受体结合后能提高细胞内 cAMP 浓度。多数 H_3 受体为突触前受体,激活后抑制递质的释放。中枢组胺系统可能与觉醒、性行为、腺垂体激素分泌、血压、饮水和痛觉等调节有关。

6. 氨基酸类递质及其受体　氨基酸类递质主要有**谷氨酸**(glutamic acid)、**甘氨酸**(glycine)和 **γ-氨基丁酸**(γ-aminobutyric acid,GABA),前一种为兴奋性氨基酸,后两种则为抑制性氨基酸。

谷氨酸能神经元在中枢内分布极为广泛。谷氨酸受体有促离子型受体和促代谢型受体两大类型。促离子型受体通常可再分为**海人藻酸**(kainic acid,KA)受体、α- 氨基 -3- 羟基 -5- 甲基 -4- 异唑受体(α-amino-3-hydroxy-5-methyl-4-isoxazoleproprionate receptor,AMPAR)和 N- 甲基 -D- 天[门]冬氨酸受体(N-methyl-D-aspartate,NMDAR)受体 3 个类型,这些受体的激活使 Na^+、K^+ 及 Ca^{2+} 跨膜流动,产生去极化作用,对神经元产生兴奋作用。

甘氨酸能神经元主要分布在脊髓和脑干,甘氨酸受体介导 Cl^- 跨膜流动。

γ- 氨基丁酸是抑制性反馈回路的主要递质,在脑中分布广泛。γ- 氨基丁酸受体也分为促离子型受体和促代谢型受体两大类,前者为 Cl^- 通道,后者则通过升高 IP_3 和 DG 而增加 K^+ 电导,二者都对突触后神经元产生抑制作用。

7. 神经肽及其受体　**神经肽**(neuropeptide)是指分布于神经系统的起信息传递或调节信息传递作用的肽类物质。它们在神经元胞体生成,突触囊泡贮存,轴突末梢释放,其活性由神经肽酶终止。它们都是 G 蛋白耦联受体,可以调质、递质或激素的形式发挥作用。神经肽主要有:速激肽、**阿片样肽**(opioid peptide)、下丘脑调节肽、脑 - 肠肽等。

8. 其他递质　嘌呤类递质主要有**腺苷**(adenosine)和 ATP。腺苷受体在中枢和周围神经系统均有分布,ATP 受体以周围神经系统居多。气体分子一氧化氮(NO)和一氧化碳(CO)属于非经典的神经递质,可通过激活鸟苷酸环化酶发挥生物效应。

神经递质和受体(视频)

三、反射活动的一般规律

(一)反射及反射弧

反射是神经调节的基本方式,反射弧是反射的结构基础。反射中枢是由调节某一特定生理功能的神经元群构成。在反射活动中,反射中枢决定了反射的性质、形式和强度。

整体情况下,脊髓或脑干通常作为传入信息的初级反射中枢发出传出冲动,而脑的其他部位如丘脑、下丘脑、小脑、大脑皮质等作为更高级中枢对传入信息进行进一步整合,调整反射的传出冲动。因此,进行反射时,既有初级水平的整合,也有较高级水平的整合。通过多级水平的整合,反射活动更具复杂性和适应性。

(二)中枢神经元的联系方式

构成反射弧的神经元有传入神经元、中间神经元和传出神经元。其中的中间神经元数量众多,参与组成中枢神经网络。中枢神经元之间联系方式多样,不同联系方式产生不同的传递效应,其主要联系方式如下(图 12-29)。

1. 单线式联系　单线式联系(single line connection)指一个突触前神经元仅与一个突触后神经元发生突触联系(图 12-29A)。该联系方式可产生高分辨能力的传递效果。例如,视网膜中央凹处的视锥细胞、双极细胞以及神经节细胞就常采用这种单线式联系,它使视锥系统具有较高的分辨能力。

2. 辐散式联系和聚合式联系　**辐散式联系**(divergent connection)指一个神经元通过其轴突末梢分支与多个神经元形成突触联系(图 12-29B)。这种联系方式可扩大信息传播的空间范围,使与之相联系的许多神经元同时兴奋或抑制。例如,传入脊髓的感觉神经纤维,既有分支与脊髓的运动神经元及中间神经元发生联系,又有侧支上传至延髓或丘脑与其他神经元发生突触联系。此种联系方式在传入通路中较多见。**聚合式联系**(convergent connection)是指一个神经元可接受来自多个神经元轴突末梢的投射而建立突触联系(图12-29C)。这种联系方式将来源不同的神经元的兴奋和抑制信息汇聚在同一神经元上,产生整合性的传递效果。例如,脊髓前角运动神经元接受来自感觉传入纤维及高位中枢下传通路的突触联系,对来源不同的信息进行整合,然后作为传出通路的最后公路发出信息控制骨骼肌的运动。这种联系方式在传出通路中较多见。

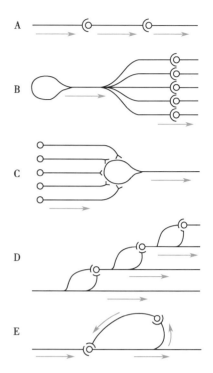

图12-29 中枢神经元的联系方式模式图

A. 单线式联系;B. 辐散式联系;C. 聚合式联系;D. 链锁式联系;E. 交互式联系。

3. **链锁式联系和交互式联系** **链锁式联系**(chain connection)是指在中间神经元之间辐散与聚合式联系同时存在的突触联系方式(图12-29D),它可扩大信息在空间上的作用范围。**交互式联系**(recurrent connection)是指神经环路中,传出通路上的神经元发出侧支返回到最初被传入刺激兴奋的神经元,与之形成反馈回路(图12-29E)。在交互式联系中,即使最初的刺激已经停止,传出通路上冲动发放仍能持续几毫秒至几分钟,这种现象称为后发放或**后放电**(after discharge)。后发放的结构基础是交互式联系,它可见于各种神经反馈活动中。兴奋冲动通过交互式联系既可因正反馈使兴奋增强和延续,也可因负反馈而使活动及时终止。

(三) 兴奋在反射中枢内传播的特征

1. 单向传递 单向传递(one-way conduction)是指兴奋只能从突触前神经元向突触后神经元传递,而不是逆向传递。这一特性是由突触结构的极性所决定的,因为神经递质通常由突触前膜释放后作用于突触后膜的受体。单向传递使信息朝特定的目标传递。

2. 中枢延搁 兴奋在中枢传播时往往需要较长时间,这一现象称为中枢延搁(central delay)。这主要是因为兴奋通过化学突触传递时要经历递质释放、突触间隙扩散、递质与突触后膜受体结合以及后膜离子通道开放等多个环节。这些过程所耗费的时间至少需要 0.5 毫秒,即兴奋通过一个突触的时间。反射通路上跨越的化学突触数目越多,则中枢延搁的时间就越长,反射所需时间也越长。

3. 兴奋总和 单个神经末梢传入的一次冲动几乎不能引起突触后神经元的兴奋,因为一次冲动在突触后膜上引起的兴奋性突触后电位通常不超过 0.5~1mV,而神经元兴奋所需要的阈电位约为 10~20mV。在反射活动中,若干神经纤维的传入冲动同时到达中枢的同一神经元或单根纤维上连续快速发生的冲动传入中枢的同一神经元,均可能兴奋突触后神经元,产生传出效应。这种由若干传入纤维引起的多个突触后电位互相叠加而产生的突触后效应称为**空间总和**(spatial summation);而由单根纤维上连续快速的冲动引起的多个突触后电位互相叠加而产生的突触后效应称为**时间总和**(temporal summation)。当突触后电位总和达到阈电位时,细胞兴奋,暴发动作电位,产生传出效应。

4. 兴奋节律的改变 反射活动中,传入神经(突触前神经元)和传出神经(突触后神经元)在兴奋传递过程中的放电频率往往不同,即兴奋节律发生了改变。这是因为传出神经元的兴奋节律要受到突触传递数目、中间神经元的性质以及突触后神经元自身功能状态等多种因素的影响。因此,最后传出冲动的节律取决于各种影响因素的综合效应。

5. 后发放 如上所述,后发放是指在传入神经环路的刺激已经停止后,传出通路仍有冲动持续发放的现象。后发放可发生在交互式联系的反射通路和各种神经反馈活动中。

6. 对内环境变化敏感和易疲劳　神经递质必须在突触间隙从突触前膜扩散到突触后膜才能发挥信息传递作用,因此内环境中理化因素的变化,如 pH 变化、缺氧、CO_2 过多、麻醉剂以及某些药物等均可影响突触传递。此外,对于突触前快速反复的刺激,突触后神经元的活动会逐渐降低,出现突触传递的疲劳现象,其主要原因可能与递质的耗竭有关。

(四) 中枢抑制和中枢易化

反射中枢活动既有兴奋又有抑制,二者保持平衡使反射活动能协调进行。**中枢抑制**(central inhibition)和**中枢易化**(central facilitation)均为主动过程,且都可发生于突触前和突触后。

1. 突触后抑制　**突触后抑制**(postsynaptic inhibition)都是由抑制性中间神经元释放抑制性递质,引起突触后神经元产生 IPSP,从而使突触后神经元产生抑制的突触作用方式。突触后抑制有传入侧支抑制和回返性抑制两种形式。

(1) 传入侧支抑制:神经冲动沿传入纤维进入中枢后,一方面直接兴奋某一中枢的神经元;另一方面通过侧支先使一个抑制性的中间神经元兴奋,再通过后者所释放的抑制性递质在另一个中枢的神经元产生 IPSP,这种抑制称为**传入侧支抑制**(afferent collateral inhibition)。传入侧支抑制可使不同中枢之间的活动相互协调。例如,刺激皮肤的伤害性信息进入脊髓后,直接兴奋支配屈肌的运动神经元,而其侧支则通过兴奋抑制性中间神经元,转而抑制支配伸肌的运动神经元,使屈肌在收缩的同时伸肌舒张(图 12-30)。

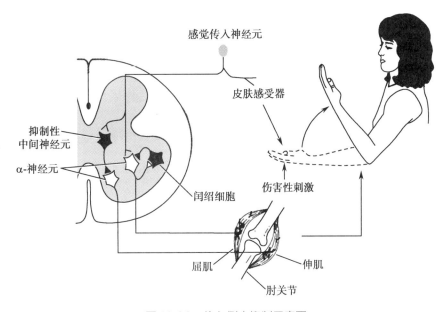

图 12-30　传入侧支抑制示意图

(2) 回返性抑制:中枢神经元沿轴突发出传出冲动的同时,又经轴突侧支兴奋一个抑制性中间神经元,后者释放抑制性递质,反过来抑制原先发生兴奋的神经元及同一中枢的其他神经元,这种抑制称为**回返性抑制**(recurrent inhibition)。回返性抑制可使神经元的活动及时终止,或使同一中枢内许多神经元的活动同步化。例如,脊髓前角运动神经元发出轴突直接支配骨骼肌的同时,其侧支与抑制性中间神经元——闰绍细胞(释放甘氨酸)构成突触联系。闰绍细胞再通过其轴突回返性抑制该运动神经元和同类的其他运动神经元(图 12-31)。士的宁和破伤风毒素可破坏闰绍细胞的功能,阻断回返性抑制,导致骨骼肌痉挛。

2. 突触前抑制　**突触前抑制**(presynaptic inhibition)广泛存在于中枢,尤其多见于感觉传入通路中,对调节感觉传入活动有重要作用。产生突触前抑制的神经元联系方式及机制如图 12-32 所示,轴突末梢 A 与神经元 C 形成轴 - 胞式突触,轴突末梢 A 又与轴突末梢 B 形成轴 - 轴式突触,轴突末梢 B 与神经元 C 无直接接触。若仅兴奋轴突末梢 B,则神经元 C 不出现膜电位改变;若仅兴奋轴突末梢 A,神经元 C 可产生一定大小的 EPSP;若轴突末梢 B 先兴奋,一定时间后轴突末梢 A 再兴奋,此时神经元 C 产生的 EPSP 将明显减小。突触前抑制主要因突触前轴突末梢 B 释放抑制性递质 GABA 所致。末梢 B 兴奋时,释放递质 GABA,引起末梢 A 去极化,这使得传到轴突末梢 A 的动作电位幅度变小,时程缩短,进入末梢 A 的 Ca^{2+} 减少,由此引起递质释放量减少,最终导致神经元 C 的兴奋性突触后电位明显变小(图 12-32)。

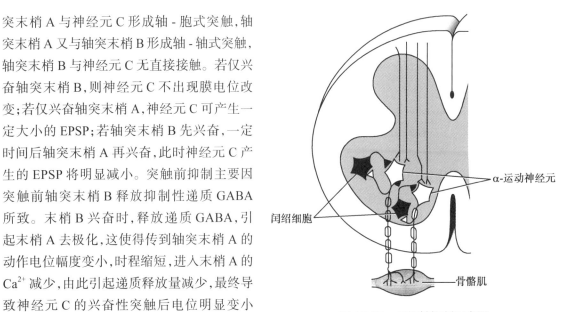

图 12-31　回返性抑制示意图

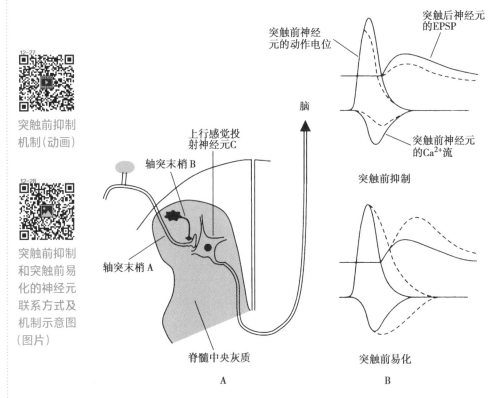

图 12-32　突触前抑制和突触前易化的神经元联系方式及机制示意图
A. 神经元联系方式;B. 机制解释。
虚线所示为发生突触前抑制和突触前易化时的情况。

　　3. 突触后易化　**突触后易化**(postsynaptic facilitation)表现为 EPSP 的总和。由于突触后膜去极化可使膜电位接近阈电位水平,因此,在此基础上再有刺激引起 EPSP,就容易诱发突触后神经元暴发动作电位。

　　4. 突触前易化　**突触前易化**(presynaptic facilitation)与突触前抑制具有同样的结构基础。如图 12-32 所示,形成轴 - 轴突触的末梢 B 预先兴奋释放递质(如 5-HT)使末梢 A 内 cAMP 水平升高,钾通道磷酸化而关闭,结果到达末梢 A 的动作电位复极化过程延缓,钙通道开放的时间延长,进入末梢 A 的 Ca^{2+} 量增多,末梢 A 释放递质增加,最终使得神经元 C 的 EPSP 增大,产生突触前易化。

第四节　神经系统的感觉分析功能

机体内外环境中的各种刺激因素由感受器感受并转换成神经冲动,通过专用的感觉传导通路上传至大脑皮质特定部位进行分析和整合,产生相应的感觉。**感觉**(sensation)人脑对客观事物的主观反映。形成感觉的任何一部分损伤都会发生感觉障碍。

一、脊髓与脑干的感觉传导功能

传导躯体浅感觉(包括痛觉、温度觉和轻触觉)和深感觉(精细触压觉、本体感觉和关节的位置觉)的初级传入纤维进入脊髓,经脊髓神经元接替后上行投射到丘脑;头面部的痛、温觉和触觉信息分别由三叉神经脊束核和三叉神经脑桥核中继,再经三叉丘系传至丘脑。

二、丘脑与感觉投射系统

丘脑是由大量神经元组成的神经核团集群。各种感觉纤维(除嗅觉外)在丘脑换元后向大脑皮质投射,形成丘脑感觉投射系统。丘脑不仅是感觉上传的重要中继站,还能对感觉传入进行初步的分析和整合。

(一)丘脑核团分类

丘脑的核团按其功能分为特异感觉接替核、联络核以及非特异投射核。

1. 特异性感觉接替核　主要为腹后核,它们接受第二级感觉投射纤维,经换元后投射到大脑皮质特定的区域。内侧膝状体和外侧膝状体分别作为听觉和视觉传导通路的换元站也归入此类核团。

2. 联络核　主要有丘脑前核、丘脑外侧核及丘脑枕,它们接受丘脑感觉接替核和其他皮层下中枢的纤维,换元后投射到大脑皮层的特定区域。

3. 非特异性感觉接替核　主要指髓板内核群,包括束旁核、中央中核、中央外侧核等。它们接受脑干网状结构的上行纤维,多突触换元接替后弥散地投射到皮质广泛区域。

(二)感觉投射系统

1. 特异性投射系统　**特异性投射系统**(specific projection system)是指丘脑感觉接替核接受深、浅感觉、视觉、听觉、味觉(嗅觉除外)的感觉传入,换元后将其纤维投射到大脑皮质(主要为第四层)特定区域的纤维投射系统(图 12-33),引起特定的感觉,并激发大脑皮质发出神经冲动。来自躯体各部位和各种类型的感觉传导路径都是专一的,体表与大脑皮质具有点对点的投射关系。联络核的投射纤维也属特异投射系统,主要在丘脑和大脑皮质间起联络和协调的作用。

2. 非特异性投射系统　上述感觉传导路的纤维上传经过脑干时,发出侧支与脑干网状结构的神经元发生突触联系,反复换元后抵达丘脑中线核、板内核和网状核,再行换元后发出纤维弥散地投射到大脑皮质的广泛区域,丘脑这一纤维投射

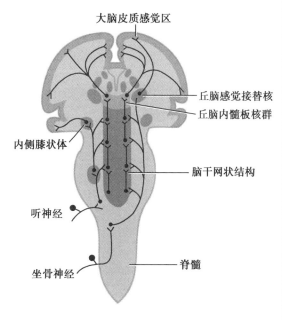

图 12-33　感觉投射系统示意图

特异性和非特异性感觉投射系统的比较（拓展阅读）

系统称为**非特异性投射系统**（non-specific projection system）（图 12-33）。它是不同感觉的共同上传路径，其投射纤维广泛终止于大脑皮质各层，不具有点对点的投射关系。该投射系统的主要功能是维持与改变大脑皮层的兴奋状态。

从脑干网状结构到丘脑的传入通路称为**脑干网状结构上行激活系统**（ascending activating system）。中脑头端网状结构切断的动物及脑干网状结构损害的患者将处于昏睡状态。由于脑干网状结构上行激活系统是经多突触接替上行，因此该系统的功能活动易受药物影响发生传导障碍，如某些麻醉药可能通过阻断上行激活系统的传导而产生麻醉作用。

感觉传入的特异和非特异投射系统在功能上相互作用和配合，使大脑皮质既能处于觉醒状态，又能产生各种特定的感觉。

三、大脑皮质的感觉分析功能

人类大脑皮质接受不同部位和不同性质的感觉信号并进行分析、整合，产生特定的感觉。大脑皮质是产生感觉的最高级中枢。不同性质的感觉在大脑皮质有不同的代表区。

（一）体表感觉代表区

大脑皮质的体表感觉代表区主要有以下两个部分。

1. 第一体感区　位于中央后回，主要接收对侧腹后核的纤维投射，其感觉投射规律为：①交叉性投射，即躯体一侧的传入冲动投射到对侧皮质，头面部投射为双侧；②投射区域的大小与躯体表面的感觉分辨精细程度有关，分辨愈精细的部位，其代表区的面积愈大；③投射区域有一定的分野，下肢的代表区在中央后回的顶部，膝部以下的代表区在中央旁小叶后部，上肢代表区在中央后回的中间部，头面部代表区在中央后回的底部。躯体总的安排是倒置的，而头面部代表区内部的排列是正立的（图 12-34）。

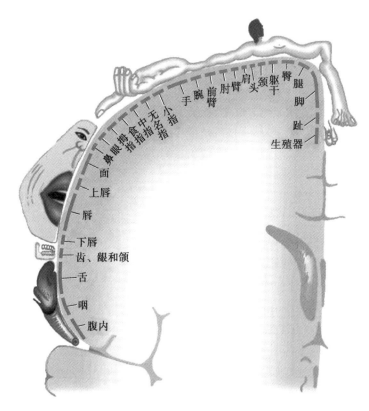

图 12-34　大脑皮质第一体感代表区示意图

中央后回皮质的6层细胞呈纵向柱状排列,构成感觉柱(sensory column)。位于同一感觉柱内的神经元接受同一感受野的同一类感觉信息并分析整合,感觉柱是感觉皮层最基本的功能单位。

2. 第二体感区　位于大脑外侧沟的上壁,由中央后回底部延伸到脑岛的区域。身体各部分向第二体感区的感觉投射和定位都不如中央后回完善和具体。该区对感觉作粗略分析,但与痛觉尤其是慢痛有密切的关系。人类第二躯体感觉区被切除或损伤时,并不产生显著的感觉功能障碍。

(二) 本体感觉代表区

猫、兔等较低等的哺乳类动物,体表感觉区与运动区基本重合在一起,称为感觉运动区。该区既是体表感觉和肌肉本体感觉的代表区,又是运动代表区。在灵长类动物,体表感觉区与运动区逐渐分离,前者位于中央后回,后者位于中央前回,其关节、肌肉本体感觉传入投射到中央前回。人类的本体感觉代表区位于中央前回(4区)。

(三) 特殊感觉的皮质代表区

视觉代表区在枕叶皮质内侧面距状裂的上、下缘;听觉代表区位于颞叶皮质颞横回和颞上回;听觉投射是双侧性的,即一侧皮质代表区可接受双侧耳蜗感受器的听觉投射;嗅觉皮质投射区在边缘叶的前底部区域;味觉皮质投射区在中央后回头面部感觉投射区的下部。

四、痛觉

痛觉(pain sensation)是与实际或潜在组织损伤相关联的不愉快感觉和情绪体验,痛觉也是人体受到伤害性刺激时的一种报警信号,对机体有保护性的作用。痛觉感受器为游离的神经末梢,能被伤害性刺激激活。强烈的机械刺激、温度过高、缺氧、某些化学物质等都能引起组织损伤。细胞损伤可释放出内源性致痛物质,如 K^+、H^+、组胺、5-羟色胺、缓激肽、前列腺素、降钙素基因相关肽、P物质等,它们能激活痛觉感受器,或使其阈值降低。

(一) 皮肤痛觉及其传导

当皮肤受到伤害性刺激时,可先后产生快痛和慢痛两种性质不同的痛觉。**快痛**(fast pain)是一种发生快、定位明确、性质尖锐的"刺痛",一般不伴有明显的情绪改变;**慢痛**(slow pain)是一种发生慢、定位不明确的"烧灼"痛,一般在刺激作用后0.5~1.0秒才能被感觉到,常伴有明显的不愉快情绪。快痛和慢痛分别由有髓 A_δ 类神经纤维和无髓C类神经纤维传导。临床上,用普鲁卡因等局麻药所做的神经封闭治疗就是为了阻断痛觉冲动的传导,从而达到镇痛的目的。

(二) 深部痛觉

深部痛觉是指机体的深部组织,如肌(腱)、关节和韧带等受到伤害性刺激时引起的疼痛感觉。其具有慢痛性质,疼痛持久、弥散、定位不清,常伴有恶心、出汗、血压升高等自主神经反应。当肌腱、骨骼和关节受到损伤产生疼痛时,可反射性引起邻近骨骼肌痉挛性收缩而导致局部组织缺血,而缺血又使疼痛进一步加剧。缺血性疼痛的可能机制是肌肉收缩时局部组织释放了某种致痛物质。

(三) 内脏痛和牵涉痛

1. 内脏痛　**内脏痛**(visceral pain)是指内脏组织器官受到机械牵拉、缺血、炎症、痉挛及化学物质等刺激时产生的疼痛感觉。与皮肤痛相比,内脏痛具有一些显著的特征:①疼痛缓慢,持续时间较长;②定位不准确、对刺激的分辨力差;③对于机械性牵拉、痉挛、缺血、炎症等刺激敏感,而对切割、烧灼等刺激不敏感;④有明显的情绪反应,并常伴有牵涉痛。

2. 牵涉痛　**牵涉痛**(referred pain)是指某些内脏疾病往往引起远隔的体表部位发生疼痛或痛觉过敏的现象。例如,心肌缺血时,常感到心前区、左肩和左上臂尺侧疼痛;胆囊病变时,可在右肩胛区出现疼痛;阑尾炎时,可有肚脐周围或上腹部疼痛。由于出现牵涉痛的部位是相对固定的,因此,牵涉痛在临床上对某些疾病的诊断具有一定价值。

第十二章
第五～七节
教学课件

第五节 神经系统对躯体运动的调节

运动是机体的基本功能之一。躯体的各种运动和姿势都是骨骼肌在神经系统的控制下完成的。控制机体运动的中枢从高级到低级，分为负责运动总体策划的大脑皮层联络区、基底神经节和皮质小脑，负责运动协调、组织和实施的运动皮质和脊髓小脑，以及负责运动执行的脑干和脊髓。三个水平对运动的调控作用不同。

一、脊髓对躯体运动的调节

脊髓是调节躯体运动的最基本中枢。脊髓的功能包括传导功能和反射功能。脊髓单独存在时完成的简单运动反射，称为脊髓反射（如屈反射、牵张反射等）。

（一）脊髓运动神经元和运动单位

脊髓前角灰质中主要有 α 和 γ 运动神经元。α 运动神经元支配梭外肌，γ 运动神经元支配梭内肌。α 运动神经元是脊髓前角中胞体较大的一种神经元，其轴突形成的纤维直径较粗，称为 α 传出纤维，其末梢分为许多小支，每一小支支配骨骼肌的一根梭外肌纤维。当一个 α 运动神经元产生兴奋时，会引起它所支配的所有肌纤维同时收缩。由一个 α 运动神经元及其末梢所支配的所有肌纤维组成的功能单位，称为**运动单位**（motor unit）（图 12-35）。γ 运动神经元胞体较小，其轴突形成的纤维称为 γ 传出纤维，支配梭内肌。γ 运动神经元的兴奋性较高，常以较高频率持续放电。当 γ 传出纤维传出冲动增加时，可使梭内肌纤维收缩，其作用是提高肌梭对牵拉刺激的敏感性。

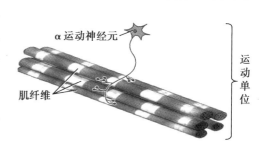

图 12-35 运动单位示意图

（二）脊髓的躯体运动反射

1. 脊动物与脊休克　为了研究脊髓自身对躯体运动的调节作用，需将动物脊髓与延髓的联系切断（即横断脊髓），切断平面一般在颈脊髓 5 节段以下，以保持呼吸功能正常。这种脊髓与高位中枢离断的动物称为脊动物。当动物的脊髓与高位中枢离断后，横断面以下的脊髓暂时丧失反射活动的能力而进入无反应状态，这种现象称为**脊休克**（spinal shock）。

脊休克主要表现为断面以下躯体感觉和运动功能丧失，肌紧张减退甚至消失，外周血管扩张，血压下降，发汗反射消失，粪、尿潴留等。脊休克发生后，一些脊髓反射可在不同时间、不同程度上恢复。简单原始的反射先恢复，如屈肌反射、腱反射等；较复杂的反射随后恢复，如对侧伸肌反射、搔爬反射等。与此同时，内脏反射也逐渐恢复，如血压回升到一定水平，排尿、排便反射也在一定程度上得以恢复，但脊髓断面水平以下的感觉和随意运动将永久丧失。反射恢复所需的时间与动物的种属有关，蛙类只需数分钟，犬则需要数天，而在人类，脊髓反射的恢复就需要数周乃至数月。

上述现象说明脊髓是躯体反射和内脏反射的初级中枢，但平时它的活动受到高位中枢的控制。脊休克发生是由于脊髓突然失去了高位中枢（大脑皮质、前庭核和脑干网状结构）支配的缘故。

2. 牵张反射　与脊髓中枢保持正常联系的骨骼肌，当受到外力牵拉而伸长时，能反射性地引起受牵拉的同一肌肉收缩，这种反射称为**牵张反射**（stretch reflex）。

（1）牵张反射的反射弧：牵张反射的感受器是骨骼肌中的肌梭。肌梭是一种能感受牵拉刺激或肌肉长度变化的梭形感受装置，属于本体感受器（图 12-36）。肌梭长为几个毫米，外层为一结缔组织囊，肌梭囊内一般含 6~12 根肌纤维，称为梭内肌纤维。梭内肌纤维的收缩成分位于纤维的两端，感受装置位于中间，两者呈串联关系。肌梭外的一般肌纤维称为梭外肌纤维。整个肌梭附着于梭外肌纤维

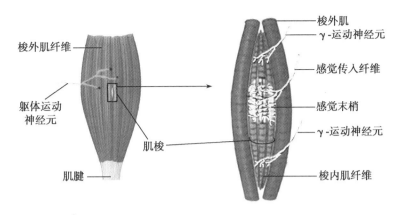

图 12-36　肌梭示意图

上,并与其平行排列呈并联关系。因此,当梭外肌纤维收缩时,肌梭感受装置所受牵拉刺激减少;而当梭内肌纤维收缩时,肌梭感受装置对牵拉刺激的敏感性增高。肌梭作为对长度变化敏感的感受器,既可通过梭外肌牵拉也可通过梭内肌纤维的收缩使感受部分拉长激活。

　　肌梭内感受装置的传入神经纤维为 I_a 和 II 类纤维。I_a 类纤维为直径较粗、传导速度较快的有髓神经纤维。当肌梭受到牵拉刺激时,I_a 类纤维的传入冲动增加,使支配该肌肉的脊髓前角 α 运动神经元兴奋。而支配肌梭的 γ 传出纤维传出冲动增加时,梭内肌纤维两端收缩成分缩短,中间感受装置受牵拉,引起 I_a 传入神经纤维放电增加。冲动传入中枢后,再使支配同一块肌肉的 α 神经元兴奋,导致梭外肌收缩,这一反射途径被称为 γ- 环路(图 12-37)。

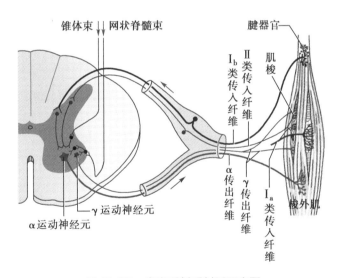

图 12-37　牵张反射反射弧示意图

　　除肌梭外,在骨骼肌肌腱的胶原纤维之间还有另一种牵张感受装置,称为**腱器官**(tendon organ)。其与梭外肌纤维呈串联关系,兴奋阈值高,属于张力感受器。传入冲动经 I_b 类纤维传导,对同一肌肉的 α 神经元起抑制作用,避免肌肉被过度牵拉而受到损伤(图 12-37)。

　　(2)牵张反射的类型:牵张反射有腱反射和肌紧张两种类型。

　　腱反射(tendon reflex)是指快速牵拉肌腱引起的牵张反射。因其表现出迅速而明显的肌肉收缩,又称为位相性牵张反射。如膝反射,当膝关节处于半屈曲状态时,叩击股四头肌肌腱,股四头肌因受牵拉而发生快速收缩。完成一次腱反射的时间很短,约 0.7 毫秒,仅为一次突触接替所需的时间,可见腱反射是单突触反射。

　　肌紧张(muscle tonus)是指缓慢而持续的牵拉肌腱引起的牵张反射,表现为受

腱反射(图片)

牵拉肌肉处于持续、轻度的收缩状态。肌紧张常表现为同一肌肉的不同运动单位交替收缩,故能持久收缩,不易疲劳,肌肉张力增加而不出现明显的肌肉缩短,因此肌紧张是维持身体姿势最基本的反射,也是随意运动的基础。例如人体处于直立位时,抗重力肌(伸肌)为对抗重力的持续牵拉而发生的牵张反射。肌紧张与腱反射的反射弧基本相似,感受器都是肌梭,但肌紧张中枢的突触接替不止一个,属多突触反射。

正常情况下,腱反射和肌紧张要受到脊髓以上高位中枢的控制。临床上也常用检查腱反射和肌紧张(肌张力)的方法来了解神经系统的功能状态。腱反射和肌紧张减弱或消失提示反射弧某部分受到损伤;而腱反射和肌紧张亢进则提示高位中枢可能有病变。

(三) 脊髓的其他反射

1. 屈肌反射　脊动物的皮肤受到伤害性刺激时,受刺激一侧肢体屈肌收缩而伸肌舒张,肢体屈曲,称为**屈肌反射**(flexor reflex)。屈肌反射使肢体避开伤害性刺激,具有保护意义,但不属于姿势反射。

2. 对侧伸肌反射　当一侧肢体受到较强的伤害性刺激时,则在该侧肢体发生屈曲的基础上,出现对侧肢体的伸直,称为**对侧伸肌反射**(crossed-extensor reflex)。对侧肢体伸直可以支持体重,维持姿势,保持身体平衡。对侧伸肌反射是一种姿势反射。

二、脑干对肌紧张的调节

脑干对肌紧张具有调节作用,该调节作用可用去大脑动物实验予以研究和证实。在中脑上、下丘之间横断脑干,动物立即出现四肢伸直、坚硬如柱、头尾昂起、脊柱挺硬等抗重力肌(伸肌)过度紧张的现象,称为**去大脑僵直**(decerebrate rigidity)(图 12-38A)。

电刺激动物脑干网状结构的不同部位观察到,脑干网状结构延髓腹内侧部分具有抑制肌紧张及运动的作用,这些部位称为抑制区(inhibitory area)(图 12-38B)。抑制区下行冲动抑制脊髓前角 γ 运动神经元的活动。抑制区神经元没有自发放电,其神经元放电活动要受大脑皮质、基底神经节、小脑前叶蚓部等传入神经冲动的驱动。而脑干网状结构的背外侧部分、脑桥的被盖、中脑的中央灰质及被盖则具有加强肌紧张及运动的作用,称为易化区(facilitatory area)(图 12-38B)。易化区下行冲动兴奋脊髓前角 γ 运动神经元活动。易化区神经元兴奋性高,有自发放电活动。此外,易化区还受到来自前庭核、小脑前叶两侧等部位传入神经冲动的兴奋性作用。因此,一般情况下,易化区的活动相对比较强,抑制区的活动比较弱,二者相互拮抗,调节肌紧张的平衡。

在动物中脑上、下丘之间横切脑干后,来自大脑皮质、基底神经节等高位中枢对脑干网状结构抑制区的神经联系通路被阻断,抑制肌紧张的活动减弱,而易化肌紧张的活动则占有相对优势,易化区

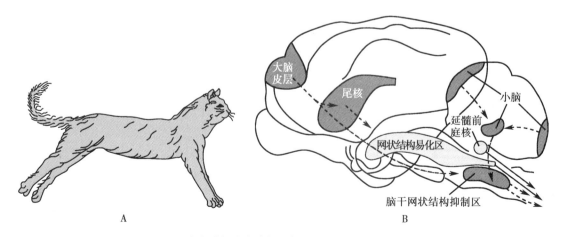

图 12-38　去大脑僵直(A)与网状结构的抑制区和易化区(B)

和抑制区二者的平衡被打破,因而出现伸肌(抗重力肌)紧张性的明显亢进。而当局部肌内注射麻醉药或切断相应的脊髓后跟消除了肌梭的传入冲动后,伸肌紧张性增强的现象便消失,说明去大脑僵直是一种过强的牵张反射。

脑干网状结构易化区与抑制区比较（拓展阅读）

三、小脑对躯体运动的调节

小脑在调节肌紧张、维持姿势、协调和形成随意运动中均有重要作用。根据小脑的传入和传出纤维联系,通常将其分成前庭小脑、脊髓小脑和皮质小脑三个功能部分(图 12-39)。

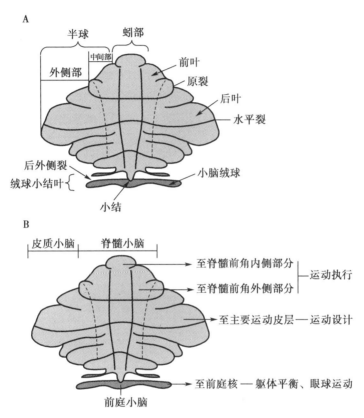

图 12-39 小脑结构与功能分区示意图
A. 小脑结构分区示意图;B. 小脑功能分区示意图。

(一)前庭小脑

前庭小脑主要由绒球小结叶构成。前庭小脑参与身体姿势平衡功能的调节。如实验切除绒球小结叶的猴,或第四脑室附近患肿瘤压迫绒球小结叶的患者,都表现为站立不稳、步态困难、没有支撑不能行走等症状。绒球小结叶调节身体平衡的功能与其对延髓前庭核的活动调节有关。前庭器官传入的冲动经前庭核传给绒球小结叶,绒球小结叶的传出冲动又回到前庭核,然后经前庭脊髓束抵达脊髓前角运动神经元调节身体平衡。

此外,前庭小脑还可通过眼外肌运动核,参与眼球运动的调节。切除猫的绒球小结叶后,可出现**位置性震颤**(positional nystagmus),即当头部固定于特定位置时出现的眼震颤,这是由于动物失去了利用前庭信息来协调眼外肌运动的能力。

(二)脊髓小脑

脊髓小脑由小脑前叶和后叶的中间带构成。脊髓小脑的功能是调节肌紧张和协调随意运动。脊髓小脑其对肌紧张的调节具有易化和抑制双重作用。小脑前叶蚓部有抑制肌紧张的作用,小脑前叶两侧部和后叶的中间带有加强肌紧张的作用,它们分别是通过加强脑干网状结构抑制区和易化区的活动实现的。脊髓小脑后叶中间带除有加强肌紧张的作用外,在执行大脑皮质运动中枢发动的随意运动方面还起协调作用。当切除或损伤这部分小脑后,会出现**小脑性共济失调**(cerebellar ataxia),同时表现有肌张力减退,四肢无力。共济失调是小脑损害的主要症状,表现为随意运动的力量、速度、方向、限度及协调上发生极大的障碍。例如,患者不能完成精巧的动作,肢体在完成动作时抖动而把握不住动作方向,且越接近目标时抖动越厉害,这种现象称为**意向性震颤**(intention tremor);行走时,摇晃呈酩酊蹒跚状;不能做拮抗肌轮替快速转换动作(如手掌不能反复交替地向上和向下转动)。这些动作协调障碍统称为小脑性共济失调。

(三)皮质小脑

皮质小脑是指小脑半球的外侧部,它与随意运动的形成和运动程序的编制有关。例如,在学习完成某项精巧的运动时,最初动作往往不协调;在此后的练习过程中,大脑皮质与小脑之间不断通过环路进行联系,逐步纠正运动过程中发生的偏差,使运动逐步协调起来,皮质小脑也将运动成熟后的一整套程序储存起来。当大脑皮质再次发动这项运动时,就可通过大脑 - 小脑环路从皮质小脑提取存储的程序,回输到大脑皮质,再经皮质脊髓束发动运动。这样的运动就表现得协调、准确和熟练。

四、基底神经节对躯体运动的调节

基底神经节是皮质下一些神经核团的总称,包括尾核、壳核、苍白球、底丘脑核和黑质(图 12-40A)。尾核和壳核在发生上较新称为新纹状体,苍白球在发生上较古老称为旧纹状体。基底神经节的新纹状体接受大脑皮质的纤维投射,经丘脑接替后再回到大脑皮质的运动前区和前额叶,参与对运动的调控。

(一)基底神经节的纤维联系

基底神经节新纹状体通过**直接通路**(direct pathway)和**间接通路**(indirect pathway)投射纤维到苍白球内侧部,再经丘脑腹前核和腹外侧核接替至大脑皮质运动区(图 12-40B)。

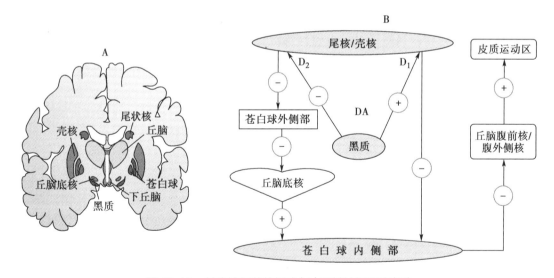

图 12-40　基底神经节的组成(A)及其神经通路(B)

直接通路的途径为:大脑皮质广泛区域→新纹状体→苍白球内侧部。大脑皮质对新纹状体的作用是兴奋的,从新纹状体经苍白球内侧部到丘脑的纤维是抑制性的。因此,大脑皮质的神经冲动激活直接通路时,苍白球内侧部的活动被抑制,其对丘脑的抑制作用减弱,丘脑活动加强,该现象称为**去抑制**(disinhibition)。直接通路活动的结果是易化大脑皮质发动运动。

间接通路是指在直接通路中的新纹状体到苍白球内侧部的回路联系之间插入了苍白球外侧部和

丘脑底核两个中间接替核的通路。在该通路上，投射到苍白球外侧部以及丘脑底核的纤维都是抑制性的，而丘脑底核投射到苍白球内侧部的纤维则是兴奋性的。因此，在间接通路上，新纹状体活动增加的结果是丘脑和大脑皮质活动被抑制。间接通路的作用可部分抵消直接通路对丘脑和大脑皮质的兴奋作用。

黑质纹状体环路示意图（图片）

另外，纹状体还接受来自黑质致密体部的多巴胺能纤维投射，构成黑质 - 纹状体投射系统。黑质 - 纹状体多巴胺纤维末梢释放的多巴胺激活 D_1 受体时可增强直接通路的活动，而激活 D_2 受体时则可抑制间接通路的活动。多巴胺对这两条通路的传出效应都能使丘脑 - 皮质投射系统的活动加强，从而易化大脑皮质的活动，使运动增多。

（二）基底神经节损伤有关的运动功能障碍

基底神经节与随意运动的稳定、肌紧张的调节、本体感觉传入冲动信息的处理等都有关系。临床上基底神经节损伤的主要表现可分为两大类：一类是运动过少而肌紧张过强综合征，以帕金森病（震颤麻痹）为代表；另一类是运动过多而肌紧张降低综合征，以舞蹈病和手足徐动症为代表。

1. **帕金森病**　帕金森病患者的症状是全身肌紧张增强、肌肉强直、随意运动减少、动作缓慢、面部表情呆板。此外，患者常伴有静止性震颤，这种震颤多见于上肢和头部。帕金森病患者的病变部位在双侧黑质，其黑质内多巴胺（DA）能神经元变性受损，DA 递质合成释放减少，使直接通路的活动减弱，而间接通路的活动加强，导致皮质对运动的发动受抑制，出现上述帕金森病患者的一系列症状。临床对帕金森病患者可使用合成 DA 的前体物质左旋多巴或 M 受体的拮抗剂东莨菪碱治疗。

2. **舞蹈病**　舞蹈病主要表现为不自主的上肢和头部的舞蹈样动作，并伴有肌张力的降低等。舞蹈病患者双侧新纹状体内 γ- 氨基丁酸能中间神经元变性或遗传缺损引起新纹状体对苍白球外侧部的抑制作用减弱，导致间接通路活动减弱而直接通路活动增强，大脑皮质发动运动的作用增强，出现运动过多的症状。临床上使用利血平耗竭黑质多巴胺能神经元的递质可缓解症状。

五、大脑皮质对躯体运动的调节

大脑皮质是调节躯体运动的最高级中枢。大脑皮质中与躯体运动调控有密切关系的区域，称为大脑皮质运动区。大脑皮质运动区的损伤将导致随意运动的障碍。

（一）大脑皮质运动区

人类的大脑皮质主要运动区位于中央前回、中央旁小叶前部和运动前区，相当于 Brodmann 分区的 4 区和 6 区。中央前回（4 区）、中央旁小叶前部主要与肢体远端关节如手指、脚趾等的精细运动的调节有关，运动前区（6 区）主要与肢体近端关节如肩、髋等的粗大运动的调节有关。

主要运动区对机体随意运动的控制具有以下特征：①交叉支配，即一侧运动皮质支配对侧躯体的肌肉运动。但头面部的肌肉如咀嚼肌、喉肌及脸上部肌肉是双侧支配，而面神经支配的下部面肌及舌下神经支配的舌肌主要受对侧支配。②功能定位精细，呈倒置安排，即运动皮质的一定区域支配躯体一定部位的肌肉，总的安排与感觉相似，呈倒立分布；下肢代表区在顶部，上肢代表区在中间部，头面部肌肉代表区在底部，但头面部的代表区内部安排仍是正立的。③皮质代表区的大小与运动的精细、复杂程度有关，即运动愈精细、复杂的肌肉，其代表区面积愈大，如手和五指所占的代表区面积几乎与躯体运动代表区所占面积相当（图 12-41）。

此外，参与躯体运动调节的还有运动辅助区和第二运动区。运动辅助区位于 Brodmann 第 6 区内侧部，刺激该区的反应一般是双侧性的。第二运动区分布在中央前回与岛叶之间，即第二体感区的位置。用较强的电刺激时，能引起双侧运动反应。

（二）运动传出通路的运动调节功能

大脑皮质运动区的运动指令可通过皮层脊髓束和皮质核（脑干）束下行，发动随意运动和调节肌紧张和姿势。皮质脊髓束又分皮质脊髓侧束和皮质脊髓前束。皮质脊髓侧束支配四肢远端肌肉的活

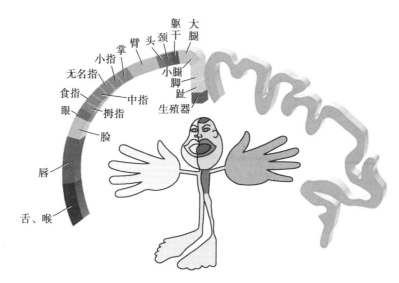

图 12-41　人类各部位皮质代表区的大小比例(初级运动皮质)

动,与精细的、技巧性的运动有关;而皮质脊髓前束支配躯干和四肢近端肌肉,尤其是屈肌的活动,与姿势的维持和粗略的运动有关。

此外,上述通路发出的侧支和一些直接起源于运动皮质的纤维,经脑干某些核团接替后形成顶盖脊髓束、网状脊髓束、前庭脊髓束和红核脊髓束。顶盖脊髓束、网状脊髓束、前庭脊髓束的功能与皮质脊髓前束相似,参与对近端肌肉粗略运动和姿势的调节;而红核脊髓束的功能可能与皮质脊髓侧束相似,参与对四肢远端肌肉精细运动的调节。

(三) 运动传出通路有关的运动功能障碍

运动传出通路损伤,临床上常出现**弛缓性瘫痪**(flaccid paralysis,又称**软瘫**)和**痉挛性麻痹**(spastic paralysis,又称**硬瘫**)两种表现。两者都有随意运动的丧失,但软瘫表现为牵张反射减退或消失,肌肉松弛,常见于脊髓运动神经元损伤,巴宾斯基征阴性,如脊髓灰质炎;而硬瘫表现为牵张反射亢进,巴宾斯基征阳性,常见于中枢性损伤,如内囊出血引起的卒中(图 12-42)。

上、下运动
神经元损伤
区别(拓展
阅读)

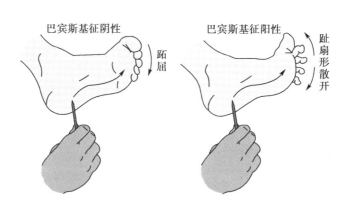

图 12-42　巴宾斯基征阳性和阴性体征示意图

案例分析

患者,女,58 岁。入院前 1 天患者晨起时右侧肢体无力伴不能言语。既往有高血压病史。查体:血压 230/120mmHg,心率不规则,眼底出血。右侧肢体肌力 0 级,左右失认,口角左歪,皱眉对称,辐辏反射正常,右侧肢体的腱反射亢进,右侧巴宾斯基征阳性。CTA 检查示:左侧大脑中动脉中央支栓塞。临床诊断:右侧偏瘫。

问题：

1. 中枢神经系统的哪部分受到了损伤？哪一侧？
2. 是什么原因导致了这些神经功能障碍？
3. 受损的运动传导通路有哪些？为什么该患者仍然可以皱眉？

分析：

1. CTA检查大脑中动脉中央支栓塞，左侧大脑中动脉中央支供应内囊，该部位的动脉出现栓塞形成引起上述症状。支配右侧躯体随意运动的通路起源于左侧额叶，通过左侧内囊，大部分纤维经延髓锥体交叉下行到达脊髓及脑干神经核团。左侧内囊的严重损伤会引起右侧中枢性面瘫和右侧肢体的麻痹，也可以引起对侧偏盲、偏身感觉消失，即为"三偏综合征"。

2. 患者动脉粥样硬化引起的高血压导致脑血管意外或称为卒中。

3. 被阻断的运动通路包括皮质脊髓束、皮质脑干束。如果是相关运动通路的阻断则导致痉挛性麻痹。支配上面部肌肉的运动神经元来自双侧皮质核束。因此，一侧皮质核束的损伤不会引起上面部肌肉的麻痹。但是，支配下面部肌肉的面神经核接受对侧皮质核束支配。因此，如果左侧内囊处的动脉出现栓塞，就会出现右侧下面部麻痹。

第六节　神经系统对内脏活动的调节

自主神经系统接受内脏下意识的感觉信息，经中枢整合后，其传出神经支配内脏平滑肌、心肌和腺体，调节内脏活动，维持内环境稳态。自主神经系统对内脏器官的传出有两个部分：交感神经系统和副交感神经系统（图12-43）。

神经系统对
内脏活动的
调节（微课）

一、交感与副交感神经系统的结构与功能

（一）交感及副交感神经系统的结构特点

交感及副交感神经的结构特点不同，见表12-4。

表12-4　交感和副交感神经系统的结构特点

特点	交感神经系统	副交感神经系统
中枢起源	$T_1 \sim L_3$脊髓灰质侧角	Ⅲ、Ⅶ、Ⅸ、Ⅹ对脑神经核 $S_2 \sim S_4$脊髓灰质相当于侧角的神经核（神经元）
神经节部位	远离效应器，故节前纤维短，节后纤维长	离效应器较近或就在效应器壁内，故节前纤维长，节后纤维短
分布与器官支配	分布广泛，几乎支配所有内脏器官	分布较局限，有些内脏器官没有副交感神经支配（如汗腺、竖毛肌、肾上腺髓质、肾脏、皮肤和骨骼肌的血管等）

（二）交感与副交感神经系统的主要功能及其功能特点

1. 交感及副交感神经系统的主要功能　交感及副交感传出神经通过释放递质与相应的受体结合，发挥对内脏器官和腺体的功能调节作用（表12-5）。

2. 交感及副交感神经系统的功能特点

（1）功能相互拮抗：在受双重神经支配的器官中，交感和副交感神经的作用往往是相拮抗的。当机体运动时，不仅有交感神经活动的增强，还有副交感神经活动的抑制，使机体的心输出量增多，血压升高，运动的肌肉血量增多，腹腔内脏的功能活动被抑制，从而有利于机体在运动时满足心、脑和运动中的肌肉对O_2和能量物质的需求。如交感神经过度兴奋，导致心动过速；而副交感神经过度兴奋，导致心动过缓。交感与副交感神经系统对某些器官的功能作用也可表现协同效应，如交感与副交感神

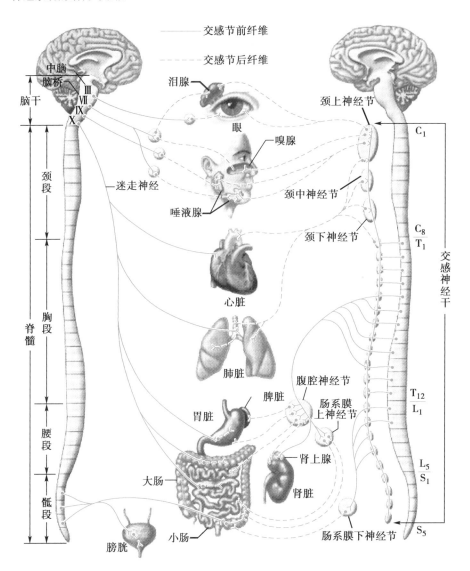

图 12-43 交感与副交感神经系统分布示意图

经都具有促进唾液腺分泌的功能,前者使唾液分泌量少而黏稠,后者使唾液分泌量多而稀薄。

(2) 紧张性作用:在安静时,自主神经经常发放低频神经冲动传至效应器官,使效应器官处于一种微弱的持续的活动状态,称为**紧张性作用**(tonic action),包括交感紧张和副交感紧张。自主神经的紧张性作用可通过实验方法加以证明,例如,切断心迷走神经后心率加快。自主神经紧张性来源于中枢的紧张性活动,例如,缩血管神经的紧张性由延髓缩血管中枢的紧张性活动所决定,当缩血管中枢紧张性增强,其传出神经的紧张性也相应增强,则放电频率增加,血管收缩程度加强;反之,则血管舒张。

(3) 自主神经外周作用与效应器的功能状态有关:交感和副交感神经对某一器官的兴奋或抑制作用与效应器官的功能状态有关。如交感神经兴奋可使无孕的子宫舒张,但可引起有孕的子宫收缩。原因是无孕的子宫平滑肌上表达的是 β_2 受体,而受孕后的子宫平滑肌上表达的是 α_1 受体。

(4) 交感及副交感神经系统的功能意义:在应急反应中,交感神经系统兴奋,并常伴有肾上腺髓质分泌的增加,产生广泛的生理效应,表现为心率加快、皮肤与腹腔内脏血管收缩、血压升高,同时还可出现骨骼肌血管舒张、支气管扩张、肝糖原分解以及血糖浓度上升等,从而动员机体许多器官的潜在功能以适应环境的急剧变化。而当机体处于安静状态时,副交感神经系统活动增强,并常伴有胰岛素分泌增加,表现为心率减慢、胃肠活动加强、消化液分泌增多,同时肝糖原合成增加、血糖下降等,主要在于保护机体、休整恢复、促进消化、积蓄能量、加强排泄和生殖功能等。

表 12-5　自主神经系统肾上腺素和胆碱受体的分布及其功能

效应器		肾上腺素能系统		胆碱能系统	
		受体	效应	受体	效应
眼	瞳孔括约肌			M	收缩（缩瞳）
	瞳孔开大肌	α_1	收缩（扩瞳）		
	睫状肌	β_2	舒张（视远物）	M	收缩（视近物）
心	窦房结	β_1	心率加快	M	心率减慢
	传导系统	β_1	传导加快	M	传导减慢
	心肌	β_1	收缩力增强	M	收缩力减弱
血管	冠状血管	α_1	收缩	M	舒张
		β_2	舒张（为主）		
	脑血管	α_1	收缩	M	舒张
	皮肤黏膜血管	α_1	收缩	M	舒张
	腹腔内脏血管	α_1	收缩（为主）		
		β_2	舒张		
	骨骼肌血管	α_1	收缩	M	舒张（交感胆碱能纤维）
		β_2	舒张（为主）		
支气管	平滑肌	β_2	舒张	M	收缩
	腺体	α_1	抑制分泌	M	促进分泌
		β_2	促进分泌		
胃肠道	胃平滑肌	β_2	舒张	M	收缩
	小肠平滑肌	α_2	舒张[①]	M	收缩
		β_2	舒张		
	括约肌	α_1	收缩	M	舒张
	腺体	α_2	抑制分泌	M	促进分泌
	胆囊和胆道	β_2	舒张	M	收缩
膀胱	逼尿肌	β_2	舒张	M	收缩
	括约肌	α_1	收缩	M	舒张
	输尿管平滑肌	α_1	收缩	M	收缩[①]
	子宫平滑肌	α_1	收缩（有孕）	M	可变[②]
		β_2	舒张（无孕）		
皮肤	汗腺	α_1	促进精神性发汗	M	促进温热性发汗（交感胆碱能纤维）
	竖毛肌	α_1	收缩		
	唾液腺	α_1	分泌少量黏稠唾液	M	分泌大量稀薄唾液

注：①可能是突触前受体调制递质的释放所致；②因月经周期、循环中雌激素、孕激素以及其他因素而发生变动。

二、各级中枢对内脏活动的调节

中枢神经系统的各级水平都存在调节内脏活动的核团，它们在内脏反射活动的整合中发挥重要作用。较简单的内脏反射通过脊髓整合即可完成，而较复杂的内脏反射活动则需要延髓以上的中枢参与。

（一）脊髓对内脏活动的调节

脊髓是某些内脏反射活动的初级中枢,如血管运动、排尿、排便、发汗和勃起反射等。在脊髓离断的动物,当脊休克期过去后,上述内脏反射活动逐渐恢复,表明脊髓内有调节内脏活动的反射中枢。但这种反射调节功能是初级的,不能很好地适应正常生理功能的需要。如脊髓离断的患者虽可进行基本的排尿、排便反射,但由于失去了大脑皮质的意识控制,常会出现尿失禁和粪便失禁现象。

（二）低位脑干对内脏活动的调节

脑干中有许多重要的内脏活动中枢。调节心血管活动的基本中枢、控制呼吸运动和产生节律性呼吸活动的有关部位均位于延髓。因此,延髓是维持生命活动的基本中枢。此外,唾液分泌、咳嗽、恶心、呕吐等内脏反射的中枢部位也在延髓。瞳孔对光反射中枢在中脑。

（三）下丘脑对内脏活动的调节

下丘脑不仅是调节内脏活动的较高级中枢,而且能把机体内脏活动、内分泌活动和躯体活动三者联系起来,以实现对机体的摄食行为、水平衡、体温、内分泌、生物节律和情绪反应等许多重要生理功能的调节。

1. 调节腺垂体的内分泌功能   下丘脑内某些神经内分泌细胞能合成、分泌多种调节性多肽,经垂体门脉运至腺垂体,调节腺垂体激素的分泌(见第十三章)。

2. 调节体温   体温调节的基本中枢在下丘脑。视前区 - 下丘脑前部(PO/AH)的温度敏感神经元既能感受所在区域的温度变化,又能将传入的温度信息进行整合(见第九章),调节机体的产热与散热活动,维持体温的相对恒定。

3. 调节摄食活动   研究表明,下丘脑外侧区存在着摄食中枢,而下丘脑的腹内侧核为饱中枢,这两个中枢之间存在交互抑制作用。电刺激清醒动物的下丘脑外侧区,可引起动物的摄食活动;而刺激下丘脑的腹内侧核,则动物停止摄食活动,表现为拒食。

4. 调节水平衡   人体通过渴觉引起摄水,在下丘脑外侧区摄食中枢的附近,有饮水中枢(又称渴中枢),当机体血浆晶体渗透压升高或循环血量减少时,可使机体产生渴感而引发摄水行为。动物实验中发现,毁损动物下丘脑外侧区,动物除拒食外,饮水量也明显减少。另一方面,下丘脑前部还有渗透压感受器,能根据血液中的渗透压的变化来调节抗利尿激素的分泌,以控制肾脏对水的排出(详见第十章)。

5. 调节情绪反应   人们的喜、怒、哀、乐等情绪变化,实际上是由于事件、情景或观念所引起的心理反应,并伴有一系列的生理变化,包括内脏功能变化和躯体运动变化,称为情绪反应。下丘脑对于情绪反应有重要的调节作用,如在间脑水平以上切除猫的大脑,只保留下丘脑以下结构完整,将会引起类似于人类发怒时的一系列反应,称为"假怒"。若损伤整个下丘脑则"假怒"就不再出现。

6. 控制生物节律   机体内的许多生理活动常按一定的时间顺序发生周期性变化,称为**生物节律**(biorhythm)。机体内许多组织细胞的功能活动都表现为以 24 小时为周期的节律性波动,即为日节律或昼夜节律。如觉醒与睡眠、体温、血细胞计数、一些激素的分泌等都呈现明显的日节律变化。目前认为,下丘脑的视交叉上核可能是日周期节律的控制中心。人体的功能活动形成的生物节律并不是一成不变的,如长期上夜班或跨时区飞行时,某些生理活动的日节律将受到干扰而发生改变。

（四）大脑皮质对内脏活动的调节

1. 新皮质   大脑皮质是调节内脏活动的高级中枢。电刺激新皮质除能引起躯体运动外,也能引起内脏活动的变化。例如,电刺激 Brodmann 第 4 区内侧面,可引起膀胱和直肠的运动变化;刺激其外侧面可导致呼吸和血管的活动变化;刺激其底部会出现消化道运动及唾液分泌变化;刺激 Brodmann 第 6 区则会引起出汗、竖毛以及上、下肢血管的舒缩反应。

2. 边缘系统   围绕脑干的大脑半球内侧面的一些结构(包括海马、海马旁回、扣带回、胼胝体下回等)称为边缘叶。边缘系统包括边缘叶及与其有密切关系的皮质和皮质

边缘系统
(图片)

下结构。边缘系统是调节内脏活动的重要中枢,参与对血压、心率、呼吸、胃肠、瞳孔、竖毛、体温、汗腺、排尿、排便等活动的调节,故有人称其为内脏脑。此外,边缘系统还与情绪、食欲、生殖、防御、学习和记忆等活动有密切关系。

第七节　脑的高级功能和脑电图

人类的大脑皮质高度发达,除了能产生感觉和对躯体运动、内脏活动进行精细、完善的调节外,还有更为复杂的高级功能,如完成复杂的条件反射、觉醒与睡眠、学习与记忆以及实现意识、思维、语言等功能活动。

一、大脑皮质的电活动

大脑皮质的神经元在无明显刺激情况下经常自发地产生节律性的电位变化,这种电位变化称为自发脑电活动。用脑电图仪在头皮表面记录到的自发脑电活动称为**脑电图**(electroencephalogram,EEG)(图12-44)。而通过人工刺激外周感受器或传入神经在大脑皮质一定部位引导出来的电位变化,则称为**诱发电位**(evoked potential)。

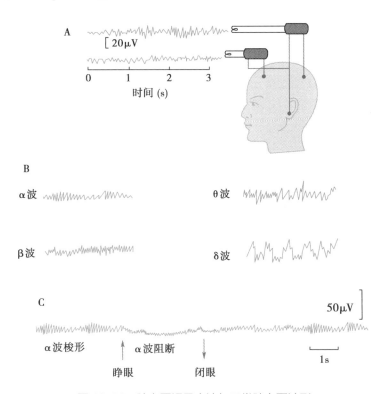

图 12-44　脑电图记录方法与正常脑电图波形
A. 脑电图记录方法;B. 正常脑电基本波形;C. 睁眼时脑电波出现 α 波阻断。

(一)脑电图的正常波形

脑电图的波形在不同的条件下(如激动、困倦、睡眠等)表现不同。脑电图波形的分类,主要根据其频率的不同划分为 α、β、θ 和 δ 等波型(表12-6)。

(二)脑电波形成的机制

脑电波主要是由大量皮质神经元的电活动形成的。皮质的锥体细胞排列整齐,其顶树突相互平行并垂直于皮质表面,因此其同步产生的突触后电位易总和而形成较强的电场,从而改变皮质表面的电位。脑电图的幅度反映了在一定时间内记录电极下相似类型的电活动数目的多寡,即高幅度的脑

表 12-6　正常脑电图基本波形的参数和主要特征

波形	频率 /Hz	幅度 /μV	主要特征
α	8~13	20~100	为慢波，呈梭形，清醒、安静、闭目时出现，睁眼或进行紧张性思维或接受其他刺激时消失（α-阻断），枕叶显著
β	14~30	5~20	为快波，觉醒睁眼、兴奋、激动、注意力集中时出现，额叶、顶叶较显著
θ	4~7	100~150	为慢波，睡眠、困倦时出现，颞叶、顶叶较显著
δ	1~3	20~200	为慢波，睡眠、深度麻醉及婴儿期出现，额叶较显著

电波表示许多神经元同步活动，低幅度脑电波则表示较少的神经元活动或神经元非同步化活动；脑电图的频率反映了脑电波形周期性变化的快慢。一般认为，低频代表了皮质的反应状态较低（如睡眠），而高频则代表了皮质警觉程度增高。

二、睡眠与觉醒

觉醒与睡眠（wakefulness and sleep）都是人和动物的正常生理活动所必需的。机体只有在觉醒状态下，才能从事各种活动；同时只有通过良好的睡眠才可使机体的体力和精力得到恢复。睡眠对于机体具有重要的保护意义，睡眠功能障碍将导致中枢神经系统活动的失常。正常人需要的睡眠时间，因年龄、工作及个体情况而不同。新生儿需要 18~20 小时，儿童需要 12~14 小时，成年人一般需要 7~9 小时，老年人可减少到 5~7 小时。

（一）睡眠期间一般生理功能变化

在睡眠状态下，机体的生理功能活动会发生一系列变化，表现机体感觉与运动功能变化，如嗅、视、听、触等感觉功能暂时减退以及骨骼肌反射活动和肌紧张减弱；自主神经功能变化，如心率和呼吸频率减慢，血压下降，代谢率降低，体温下降，瞳孔缩小，尿量减少，发汗功能增强，胃液分泌增多，但唾液分泌减少。

（二）睡眠的时相及其特征

在睡眠过程中，除上述一般生理功能活动发生了一系列变化外，机体的脑电、肌电和眼动等活动也发生了特征性的变化。根据这些变化特征，将睡眠分为**非快眼动睡眠**（non-rapid eye movement sleep，NREM sleep）和**快速眼动睡眠**（rapid eye movement sleep，REM sleep）两个不同时相。前者又称为**慢波睡眠**（slow wave sleep，SWS），后者又称为**快波睡眠**（fast wave sleep，FWS）或**异相睡眠**（paradoxical sleep，PS）。睡眠不同时相的特征及生理意义如表 12-7 所示。

表 12-7　两种不同睡眠时相的生理特征

生理特征	慢波睡眠	快波睡眠
脑电图	同步化慢波	去同步化快波
眼	无快速眼动	出现快速眼动
肌反射及肌紧张	减弱，仍有较多的肌紧张	肌肉几乎完全松弛，部分肢体抽动
心率和呼吸频率	减慢，但不显著	加快，变化不规则
血压	降低，但较稳定	升高或降低，变化不规则
做梦	偶尔	经常
唤醒阈值	低	高
生理意义	生理意义生长素释放明显增多，有利于消除疲劳，恢复体力和促进儿童生长	脑组织的蛋白质合成增加，促进幼儿神经系统的发育、成熟，促进成人建立新的突触联系，增强记忆功能

由上表可知,慢波睡眠有利于促进生长和体力恢复,是正常人所必需的。一般成年人持续觉醒15~16 小时便可称为睡眠剥夺,长期睡眠剥夺后,如果任其自然睡眠,则慢波睡眠尤其是深度睡眠将明显增加,以补偿前阶段的睡眠不足。同样,异相睡眠也是正常人所必需的。如果受试者连续几夜在睡眠过程中一出现异相睡眠就被唤醒,则受试者将变得容易激动。因异相睡眠有助于记忆的整合和巩固,如经常剥夺人的异相睡眠则可以损害学习记忆能力。

(三) 觉醒状态的维持

如前所述,觉醒状态的维持与脑干网状结构上行激动系统的"唤醒"作用有关。进一步的研究发现,觉醒状态可分为脑电觉醒(electroencephalographic arousal)和行为觉醒(behavioral arousal)两种。脑电觉醒是指脑电波呈现去同步化快波(β 波),而行为上不一定处于觉醒状态。脑电觉醒的维持与脑干网状结构上行激动系统(ACh 递质系统)和蓝斑上部去甲肾上腺素递质系统的活动有关。行为觉醒是指机体出现了觉醒时的各种行为表现,它的维持可能与中脑黑质多巴胺递质系统的功能有关。

三、学习和记忆

学习(learning)是人和动物获取外界信息,形成新的行为、习惯以适应环境的过程。**记忆**(memory)则是将所获取到的信息进行储存和"读出"的过程。学习和记忆是两个相互紧密联系的神经过程。

(一) 学习的形式

1. 非联合型学习　**非联合型学习**(non-associative learning)是对单一刺激做出行为反应的过程,是一种简单的学习形式,如**习惯化**(habituation)和**敏感化**(sensitization)。习惯化是指机体对反复温和的刺激反应逐渐减弱的过程,习惯化使个体学会忽略无意义的重复性刺激。敏感化是指在受到较强的伤害性刺激之后,机体对原先的弱刺激引起的反应明显增强的过程,敏感化有助于人们避开伤害性刺激。

2. 联合型学习　**联合型学习**(associative learning)是对时间上非常接近且重复发生的两个事件建立联系的过程。条件反射是联合型学习的典型例证。联合型学习分为两种类型:**经典条件反射**(classical conditioning)和**操作性条件反射**(operant conditioning)。

(1) 经典的条件反射:巴甫洛夫把反射分为**非条件反射**(unconditioned reflex)和**条件反射**(conditioned reflex)两类。非条件反射是指先天固有的反射活动,引起非条件反射的**非条件刺激**(unconditioned stimulus, US)是特定和有限的,反射弧数量亦有限,如婴儿的吸吮反射、膝反射、角膜反射等。它是人和动物在长期的种系发展中形成的,对于个体和种系的生存具有重要意义。条件反射是在非条件反射的基础上,在大脑皮质参与下建立起来的高级反射活动。

条件反射建立的基本条件是条件刺激与非条件刺激顺序、多次结合(图 12-45)。例如,在巴甫洛夫的经典动物实验中,食物可引起狗分泌唾液,这是非条件反射,食物就是非条件刺激。单独给予狗铃声刺激,不会引起唾液分泌,因为铃声是与食物无关的刺激。但是,如果先给予铃声再给予食物,这种情况下铃声就成为引起唾液分泌的条件刺激。经过条件刺激与非条件刺激在时间上的结合即**强化**(reinforcement),由铃声引起唾液分泌这一条件反射就被建立起来。

引起条件反射的**条件刺激**(conditioned stimulus, CS)是可变的,反射通路不固定,数量无限,可以建立,也可以消退。经典条件反射建立后,如果反复给予条件刺激(铃声),而不用非条件刺激(喂食)强化,条件反射(唾液分泌)就会减弱,最后完全消失,这称为条件反射的**消退**(extinction)。条件反射的消退不是条件反射的简单丧失,而是从原先引起兴奋的条件反射(有唾液分泌)转变为产生抑制性的条件反射(无唾液分泌)。

(2) 操作式条件反射:操作式条件反射可使受试动物学会将一种行为反应与一种有意义的刺激联系起来。例如,将一只饥饿的大鼠放在笼子里,笼子里有一个可分发食物的杠杆,大鼠爬行过程中碰巧踩到杠杆,一粒食物弹了出来。这种偶然事件反复发生后,大鼠就学会压杠杆以获取食物奖励。在

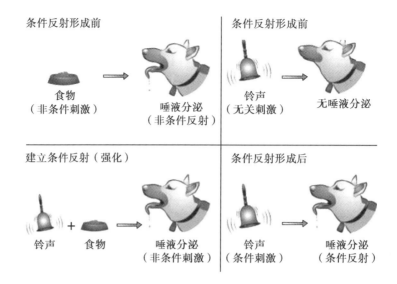

图 12-45   铃声刺激建立狗唾液分泌条件反射示意图

操作式条件反射中,动物学会了将一种特定的行为与一个特定的结果相联系。

条件反射扩大了机体对外界复杂环境的适应范围,使机体能预先做出不同的反应。因此,条件反射使机体具有更大的预见性、灵活性和适应性。

在人类,可由现实具体的感觉信号,如铃声作为条件刺激,建立条件反射;也可由抽象的语词代替具体的信号,形成条件反射。巴甫洛夫把现实具体的信号称为第一信号,而把相应的语词称为第二信号;并将人类大脑皮质对第一信号发生反应的功能系统称为**第一信号系统**(first signal system),对第二信号发生反应的功能系统为**第二信号系统**(second signal system)。因此,人脑功能有两个信号系统,而动物只有第一信号系统。第二信号系统是人类区别于动物的主要特征。

(二) 记忆的形式和过程

1. 记忆的形式   根据信息在脑中储存和回忆的方式,记忆被分为**陈述性记忆**(declarative memory)和**非陈述性记忆**(nondeclarative memory)两类。

陈述性记忆编码的信息主要包括亲历事件、客观事实等,它们可用语言文字清楚地表达出来,与意识有关。陈述性记忆依赖于记忆信息在海马、内侧颞叶及其他脑区内的滞留时间。非陈述性记忆是一个需要反复尝试、缓慢积累的记忆过程,主要通过熟练的行为活动来表达,而不是文字,它与意识无关,也不涉及记忆信息在海马的滞留时间,如某些技巧性的动作、习惯性的行为和条件反射等。陈述性记忆可转化为非陈述性记忆,如学习骑自行车,最初是对某些情景的陈述性记忆,完全学会后的技巧性动作是非陈述性记忆。

记忆又可按记忆保留的时间被划分为:①**短时程记忆**(short-term memory),即记忆保留数秒至几分钟,如打电话时的拨号,拨完后记忆随即消失,短时程记忆能转变为长时程记忆;②**长时程记忆**(long-term memory),即记忆保留数天至数年甚至一生,如与自己和最接近的人密切相关的信息,可终生保持。

2. 记忆的过程   人类的记忆过程可以细分为四个阶段,即感觉性记忆、第一级记忆、第二级记忆和第三级记忆(图 12-46)。首先是感觉性记忆阶段,机体通过感觉系统获得外界信息后将其储存在脑的感觉区,这个阶段一般不超过 1 秒钟,如果信息没有被加工处理,就会很快消失。如果能在此阶段将那些先后传入的信息片段进行整合,形成新的连续的印象,即可从感觉性记忆转入第一级记忆。信息在该阶段的停留时间大约为数秒到数分钟。反复学习运用可使信息在第一级记忆中循环,信息停留时间延长,从而使信息容易转入第二级记忆(持续数分钟到几年)。第二级记忆是一个大而持久的储存系统,可受到一些先前或后来的信息的干扰。有些记忆的痕迹,如自己的名字和每天都在进行操

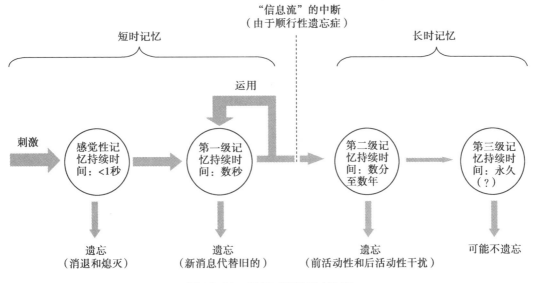

图 12-46　记忆过程的四个阶段

作的手艺等,通过长年累月的运用,是不易遗忘的,这一类记忆储存在第三级记忆中。前两个阶段相当于短时程记忆,后两个阶段相当于长时程记忆。

（三）学习和记忆的机制

1. 学习和记忆的神经基础　学习和记忆在脑内有一定的定位,如陈述性记忆的形成与内侧颞叶有关,短时记忆的形成与前额叶有关,长时记忆形成与海马有关,海马受损则短时记忆不能转变为长时记忆。研究表明,短时记忆只涉及原有突触联系的传递活动的增强,而长时记忆则涉及脑内结构与神经生物化学的改变。如当发生昏迷、深度麻醉、电休克和脑缺血等情况时,可干扰神经元动作电位及突触后电位形成过程,影响短时记忆的形成。再如每次在动物学习训练后的 5 分钟内,给予动物麻醉、电击、低温处理或给予阻断蛋白质合成的药物、抗体等,干扰脑内蛋白质的合成过程,则长时程记忆不能建立。

2. 影响学习和记忆的神经递质　在与学习和记忆有关的重要结构海马环路中,含有丰富的乙酰胆碱,实验观察到,注射抗胆碱药东莨菪碱可使动物记忆减退,拟胆碱药毒扁豆碱可加强动物的记忆活动;正常青年受试者长期服用阿托品可引起记忆减退。胆碱药还可改善老年人因中枢胆碱递质系统功能减退引起的健忘症。其他递质对学习记忆也产生影响,如利血平可耗竭脑内儿茶酚胺,破坏学习记忆过程;一定量的脑啡肽可使动物学习过程遭受破坏,而纳洛酮则可增强记忆。

四、大脑皮质的语言功能

（一）大脑皮质的语言中枢

语言是人类特有的一种非常复杂的高级神经活动。研究表明,人类大脑皮质一定区域的损伤,可导致听、说、读、写等一些特殊的语言活动障碍。大脑皮质中与听、说、读、写有关的区域称为语言中枢（图 12-47）。

临床上常见的语言活动障碍有:①运动失语症（motor aphasia）,是由于中央前回底部前方的布罗卡（Broca）三角区受损所致,患者表现为可以看懂文字与听懂别人的谈话,但自己却不会讲话;②失写症（agraphia）,损伤的部位在额中回后部接近中央前回的手部代表区,患者可以听懂别人讲话,看懂文字,自己也会说话,但不会书写;③感觉失语症（sensory aphasia）,由颞上回后部的损伤所致,患者可以讲话和书写,也能看懂文字,但听不懂别人的谈话;④失读症（alexia）,受损的部位在角回,患者看不懂文字的含义,但视觉和其他语言功能良好。以上说明,皮质的语言功能与大脑皮质一定区域的活动有

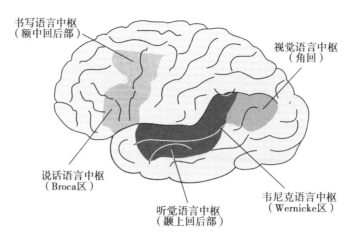

图 12-47   人类大脑皮质的语言功能区域

关。但皮质各区域的语言功能也是密切相关的,人体语言的功能完整有赖于皮质各区域活动的密切联系。临床上严重的失语症患者可同时出现上述多种语言活动障碍。

（二）大脑皮质功能的一侧优势现象

人类两侧大脑半球的功能是不对称的,脑的高级功能向一侧半球集中的现象称为一侧优势。对于大多数右利手的成人,语言活动功能主要集中在其大脑左半球;而右侧半球则认为在非语词性认识功能上占优势,如对空间的辨认,对深度的知觉和触觉以及音乐欣赏等。一般将语言活动功能占优势的半球称为优势半球或主要半球。这种优势现象仅为人类所特有,它的出现除与一定的遗传因素有关外,主要是在后天生活实践中逐渐形成的,这与人类习惯用右手进行劳动有密切关系。左利手的人,其优势半球可在右侧或左侧大脑半球。

一侧优势现象说明人类两侧大脑半球的功能是不对等的,但人类两侧大脑皮质的功能又是相关的,两半球之间通过联合纤维(胼胝体)进行功能的各种联系。如右手学会了一种技巧运动,左手虽然没有经过训练,但在一定程度上也会完成这种技巧运动,如果事先切断动物的胼胝体,此现象就不会发生。

分析思考

1. 试分析药物影响突触传递的可能作用位点。

2. 根据自主神经对内脏功能活动的支配特点,分析临床实施腰麻后出现血压下降、恶心、呕吐等反应的原因。

3. 有机磷农药中毒的患者,给予 M 受体拮抗剂阿托品后,将主要改善哪些方面的症状与体征?

第十二章
目标测试

（杨向群   周华   蔡青）

第十三章

内分泌系统的结构与功能

13-1

第十三章
教学课件

学习目标

1. **掌握** 甲状腺、甲状旁腺、肾上腺和胰岛的位置;激素的概念、分类及作用机制;下丘脑和腺垂体的结构与功能联系;下丘脑促垂体区分泌的调节肽;腺垂体分泌的激素及其生理功能;甲状腺激素、糖皮质激素、胰岛素的生理功能和分泌调节;下丘脑-垂体-靶腺轴;神经内分泌概念。

2. **熟悉** 下丘脑和神经垂体的结构与功能联系;神经垂体释放的激素及其生理功能;降钙素、维生素D_3、甲状旁腺素、肾上腺髓质激素、胰高血糖素的生理作用及其分泌调节;激素的代谢和分泌特点;应急反应和应激反应的概念、意义及其区别。

3. **了解** 内分泌系统的组成;甲状腺、甲状旁腺、肾上腺和胰岛的形态和结构;松果体、胸腺、脂肪的内分泌功能。

内分泌系统(endocrine system)是由内分泌腺和分散存在于某些组织和器官中的内分泌细胞组成的一个重要调节系统,该系统与神经系统相互作用,密切配合,共同调节、整合机体的各种功能活动,维持内环境相对稳定。

第一节 内分泌系统的组成和结构

一、内分泌系统的组成

具有内分泌功能的细胞称为**内分泌细胞**(endocrine cell),其构成的组织称为内分泌组织。由内分泌组织构成并主要行使内分泌功能的器官称为**内分泌腺**(endocrine gland)。内分泌腺没有排泄管,故又称无管腺,其分泌的激素直接进入血液、淋巴液或局部组织液,由体液运送到所作用的靶器官,影响其功能活动。此外,**内分泌组织**以细胞团或散在的细胞形式存在于一些器官、组织中,如胰腺内的胰岛、睾丸内的间质细胞、卵巢内的卵泡颗粒细胞和黄体、消化道管壁内的内分泌细胞以及分泌激素的神经细胞等。

内分泌腺和内分泌组织主要有垂体、甲状腺、甲状旁腺、肾上腺、胰岛、松果体、胸腺、性腺等(图 13-1)。在此仅对甲状腺、甲状旁腺、肾上腺和胰岛的位置和形态进行简要描述,垂体、松果体和胸腺等位置和形态见本章第三节和第四节。

13-2

内分泌腺概况(图片)

二、主要内分泌腺的位置和形态

(一)甲状腺

甲状腺(thyroid gland)位于气管上端两侧,甲状软骨的下方,是人体内最大的内分泌腺。重20~30g,形如 H,分为左、右两个侧叶,中间以峡部相连。侧叶呈锥体形,贴附在喉下部和气管上部的

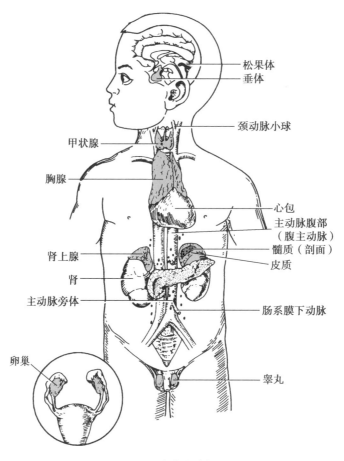

图 13-1　内分泌腺概况

甲状腺和甲状旁腺(组图)

侧面,上达甲状软骨中部,下抵第 6 气管软骨环;峡部多位于第 2~4 气管软骨环的前方(图 13-2,图 13-3)。甲状腺表面包有薄层致密结缔组织构成的纤维囊,称为甲状腺被囊。此囊伸入腺组织,将腺体分为大小不等的小叶。囊外还有颈深筋膜包绕,且甲状腺侧叶与环状软骨之间常有韧带样结缔组织相连,故吞咽时,甲状腺可随喉上、下移动。

（二）甲状旁腺

甲状旁腺（parathyroid gland）为棕黄色、扁椭圆形、黄豆大小的腺体,每个重约

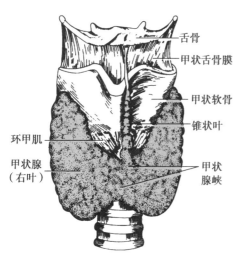

图 13-2　甲状腺的位置和形态

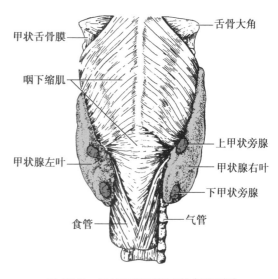

图 13-3　甲状腺和甲状旁腺(后面观)

50mg。甲状旁腺的数目和位置有很大变化,通常有上、下两对,均贴附在甲状腺侧叶的后面。上一对多位于甲状腺侧叶后面的上、中 1/3 交界处,下一对多位于甲状腺下动脉附近(图 13-3)。有时甲状旁腺可埋于甲状腺组织内。

（三）肾上腺

肾上腺(suprarenal gland)位于腹膜之后、肾的内上方,与肾共同包在肾筋膜内。肾上腺左、右各一,左侧者近似半月形,右侧者呈三角形。腺的前面有不显著的门,是血管、神经出入之处(图 13-1)。

肾上腺(组图)

（四）胰岛

胰岛(pancreatic islet)是胰腺的内分泌部分,呈许多大小不等、形状不定的细胞团,散布在胰腺的各处,以胰尾最多。胰腺中有数十万到一百多万个胰岛,占胰腺总体积的 1%~2%。每个胰岛周围都有丰富的毛细血管以及交感神经、副交感神经和肽能神经分布,这些神经末梢都直接终止于胰岛细胞。

第二节　激　素

激素(hormone)是由内分泌腺或器官组织的内分泌细胞合成和分泌,以体液为媒介,在细胞间传递信息的高效能生物活性物质。激素通过其特有的传递方式和作用机制,参与调节机体的新陈代谢、生长发育和生殖等功能活动,对维持机体稳态发挥重要作用。

一、激素的分类

激素分类方法有多种,按化学结构,将激素分为三大类:第一类是胺类激素,如肾上腺素;第二类是肽类和蛋白质类激素,如抗利尿激素是肽类激素、胰岛素是蛋白质类激素;第三类是脂类激素,包括类固醇激素、固醇类激素和脂肪酸衍生物甘烷酸类(eicosanoid)物质等。如皮质醇、性激素属于类固醇激素,花生四烯酸(arachidonic acid)转化而成的前列腺素族(prostaglandin,PG)属于甘烷酸类物质。大部分胺类、多肽和蛋白质类激素发挥作用是与细胞膜受体结合而对靶细胞产生调节效应。类固醇激素等亲脂性激素可直接进入靶细胞发挥作用。

按分泌激素的腺体、组织及细胞对激素进行分类,见表 13-1。此外,还可按功能对激素进行分类。

表 13-1　主要内分泌腺分泌的激素

来源		激素
下丘脑		促甲状腺激素释放激素、促肾上腺皮质激素释放激素、促性腺激素释放激素、生长激素释放抑制激素、生长激素释放激素、催乳素释放抑制激素、催乳素释放激素、促黑素细胞激素释放激素、促黑素细胞激素释放抑制激素
垂体	腺垂体	促甲状腺激素、促肾上腺皮质激素、卵泡刺激素、黄体生成素、生长激素、催乳素、促黑素细胞激素、促脂素、β- 内啡肽
	神经垂体	血管升压素、缩宫素
松果体		褪黑素、8- 精缩宫素
甲状腺		三碘甲状腺原氨酸、甲状腺素、降钙素
甲状旁腺		甲状旁腺激素
胸腺		胸腺素
胰岛		胰岛素、胰高血糖素、生长抑素、胰多肽、促胃液素、血管活性肠肽、淀粉素
肾上腺	皮质	糖皮质激素、盐皮质激素、雄激素
	髓质	肾上腺素、去甲肾上腺素、肾上腺髓质素

续表

来源	激素
卵巢	雌激素、孕激素、抑制素、激活素、松弛素
睾丸	雄激素、抑制素、激活素
心、血管	心房钠尿肽、内皮素、一氧化氮、硫化氢
肝脏	胰岛素样生长因子
胃肠道	促胃液素、胆囊收缩素、促胰液素、血管活性肠肽
肾脏	促红细胞生成素、1,25-二羟维生素 D_3
胎盘	人绒毛膜促性腺激素、人绒毛膜生长激素等

二、激素作用的共同特征

激素对内环境稳态、新陈代谢、生长发育和生殖等功能活动均有重要的调节作用。在发挥调节作用的过程中,体现出一些共同特征。

(一) 信息传递作用

激素作为一种化学**信使**(messenger),介导细胞与细胞之间的信息传递,促进或抑制细胞的某些生理、生化过程。例如,生长激素促进生长发育,甲状腺激素促进代谢反应,胰岛素调控葡萄糖进入细胞。在这些作用中,激素既不为细胞添加成分,也不提供能量、不产生新的作用,只是增强或减弱原有的生理功能。

(二) 相对特异性

多数激素可通过血液运送到全身各个部位,但激素只选择作用于某些器官、组织或细胞,此为激素作用的特异性。激素选择作用的细胞称为**靶细胞**(target cell),激素与靶细胞上受体特异识别结合后,经细胞信号转导产生特定的生理效应。有些激素作用的特异性很强,作用的靶细胞较局限,如促甲状腺激素主要作用于甲状腺细胞;促肾上腺皮质激素主要作用于肾上腺皮质细胞。有些激素的作用则比较广泛,如生长激素、甲状腺激素,受体存在于多种靶细胞上,因此它们几乎对全身组织细胞的代谢过程都发挥调节作用。

(三) 生物作用的高效性

生理状态下,激素在血液中的浓度很低,一般为 $10^{-12} \sim 10^{-7}$ mol/L,但其生物学效应显著。原因在于激素与受体结合后的信号转导过程中,会发生一系列酶促反应并产生逐级放大效应,从而发挥显著的生理作用。例如,1mol 胰高血糖素可使肝糖原分解产生 3×10^6 mol 的葡萄糖。激素之间也可形成一个放大系统,例如,0.1μg 的促肾上腺皮质激素释放激素,可使腺垂体释放 1μg 的促肾上腺皮质激素,后者能引起肾上腺皮质分泌 40μg 肾上腺糖皮质激素,生物学作用放大了 400 倍。

若内分泌腺分泌的激素有增多或减少,会引起机体功能明显异常,分别称为该内分泌腺功能亢进或减退。

(四) 在靶细胞水平的相互作用

当多种激素共同参与某一生理活动的调节时,激素与激素之间往往存在着**协同作用**(synergism)与**拮抗作用**(antagonism),这对维持生理功能的相对稳定十分重要。例如,生长激素、肾上腺素、糖皮质激素和胰高血糖素均升高血糖,虽然各自作用的环节不同,但在升血糖效应上有协同作用;相反,胰岛素则降低血糖,与上述激素的升高血糖效应有拮抗作用。甲状旁腺激素与 1,25-二羟维生素 D_3 均可升高血钙,而降钙素则有降低血钙的作用。激素之间的协同作用与拮抗作用可以发生在受体水平,也可以发生在受体后的信息传递过程,或者是细胞内酶促反应的某个环节。还有的激素本身并不能直接对某些器官、组织或细胞产生生理效应,但只有这种激素存在时,另一种激素才能发挥作用,这种现象称为**允许作用**(permissive action)。例如,糖皮质激素对血管平滑肌并无收缩作用,但其存在时,去甲肾上腺素才能充分发挥收缩血管的作用。其原因是糖皮质激素增加血管平滑肌细胞表面的肾上腺素受体的数量,促进受体介导的细胞内信号传递过程。再如,甲状腺激素对生殖器官的发育也有允许作用,在甲状腺激素分泌不足时,性激素的作用就不能正常发挥。此外,还有一些激素因为化学结构相似通过竞争结合同一受体的结合位点,激素间的这种作用称为竞争作用(competitive action)。如盐皮质激素与孕激素有相似的结构,均可以与盐皮质激素受体结合,孕激素水平较高时,可以竞争性结合盐皮质激素受体,减弱盐皮质激素的作用。

三、激素的作用机制

激素作为细胞间的化学信使物质,将信息传递到靶细胞并产生调节效应的步骤为:①激素与靶细胞的受体结合;②启动细胞信号转导系统;③细胞功能活动发生相应的改变。激素受体有的分布在细胞膜表面,如多数含氮类激素的受体;有的则分布在细胞内,如类固醇激素、固醇类激素和甲状腺激素的受体。

(一) 含氮类激素的作用机制

多数含氮类激素不能通过细胞膜进入细胞,只能与细胞膜上的受体结合,启动细胞的跨膜信号转导过程,发挥生物效应。这种跨膜信号转导过程借助 G 蛋白耦联受体介导的跨膜信号转导、酶耦联型受体或通道介导的跨膜信号转导等来实现(详见第三章)。

(二) 类固醇激素的作用机制

这类激素分子量小,脂溶性高,可以透过细胞膜进入细胞内。激素与胞内受体结合成激素 - 受体复合物,转移到核内,以二聚体形式与靶基因上特定位置的激素反应元件结合,促进或抑制特定基因的转录,进而增加或减少特殊功能蛋白质的合成而引起相应的生物效应(图 13-4)。

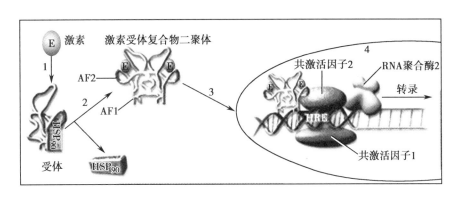

图 13-4 类固醇激素作用机制示意图

1. 激素进入细胞内,诱导受体与热休克蛋白解离,并与激素结合成激素 - 受体复合物;2. 激素 - 受体复合物形成二聚体;3. 激素 - 受体复合物转移到核内;4. 与激素反应元件结合,调控转录过程。HSP_{90}:热休克蛋白;HRE:激素反应元件;AF1:转录激活功能区;AF2:共激活因子作用部位。

甲状腺激素虽属含氮激素,但它可进入细胞,与核受体结合调节基因表达。近年发现,一些细胞膜上也存在某些类固醇激素受体或结合位点,如在神经元上发现糖皮质激素的膜受体。

(三) 靶细胞激素受体的敏感性

激素与受体的结合是其发挥生物效应的关键。激素与受体间的相互作用取决于三个因素:血中激素的浓度,靶细胞的受体密度,激素与受体的亲和力。三种因素可相互影响,引起激素作用的增强或减弱。靶细胞受体的数量及与受体的亲和力会随激素浓度的变化出现相应的改变。如果激素使受体数量和与激素的亲和力增加称为上调;反之称为下调。一种激素还可能对其他激素的受体进行调节,如孕激素可使子宫内膜细胞的雌激素受体减少,从而对抗雌激素的作用;而雌激素却使同样细胞内产生更多的孕激素受体,从而增强靶细胞对孕激素的反应。

四、激素分泌的调节

肽类激素在核蛋白体合成后,经内质网运输到高尔基体进行剪切、装配,由质膜包裹,形成分泌颗粒;其他激素经一系列酶促反应合成后,也由质膜包裹成分泌颗粒;在适宜的刺激下,细胞通过出胞作用,将激素释放到体液中称为激素分泌。调节激素分泌的因素包括体液调节、神经调节及其他多种因素的调节。

(一)激素分泌的体液调节

1. 直接反馈调节　激素调节新陈代谢,而激素的分泌又受到代谢产物的调节,形成直接反馈调节。体内一些生理、生化过程所产生的代谢产物可影响激素的分泌,如血钙浓度受甲状旁腺素和降钙素的调节,而血钙浓度升高也反馈性的调节甲状旁腺素和降钙素的分泌,从而维持血钙水平的稳态(图 13-5A)。

此外,有些激素的分泌直接受功能相关联或相抗衡的激素影响,如胰岛 α 细胞分泌的胰高血糖素和胰岛 δ 细胞分泌的生长抑素可以抑制胰岛 β 细胞分泌胰岛素,胰岛素和生长抑素也可以通过旁分泌方式影响胰岛 α 细胞分泌胰高血糖素。通过这些激素的相互作用,共同维持血糖的相对稳定。

2. 轴系反馈调节　一些激素常可影响其他激素的分泌,最典型的是腺垂体激素的分泌受下丘脑激素的调节,而腺垂体激素又调节其他靶腺的分泌活动,形成下丘脑 - 垂体 - 靶腺轴。通过此调节轴可以把下丘脑的信息转达到其他腺体,在此过程中还可实现生物效应的放大。

下丘脑 - 垂体 - 靶腺轴内高位激素对下位内分泌活动具有促进作用,而下位激素对高位内分泌活动多起抑制性作用(图 13-5B),从而形成具有自动控制能力的反馈环路,使血中激素的浓度不至于过高或过低,维持激素分泌量的稳定。利用这种反馈调节模式,可人为干预激素的分泌。例如,用雌激素类似物可反馈抑制下丘脑 - 垂体 - 性腺轴上的垂体促性腺激素的分泌,阻碍卵泡发育成熟和抑制雌激素分泌,从而达到避孕的目的。轴系中也存在较少正反馈控制,例如,卵泡在成熟发育过程中,其分泌的雌激素在血液达到一定水平后,可正反馈地引起 LH 分泌出现高峰,最终促发排卵(图 13-5C)。

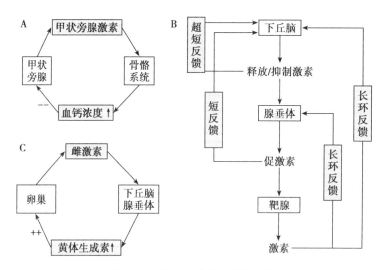

图 13-5　激素分泌的调控模式图

A. 血钙浓度对甲状旁腺激素分泌的直接反馈调节;B. 下丘脑 - 垂体 - 靶腺轴的多轴系反馈调节;C. 卵泡成熟发育过程中雌激素对 LH 分泌的正反馈调节。

（二）激素分泌的神经调节

神经系统活动可调控体内许多内分泌腺或内分泌细胞的分泌功能。如在应急状态下，交感神经兴奋，使肾上腺髓质分泌肾上腺素增多；餐后副交感神经兴奋，刺激胰岛素分泌，进而促进糖原、脂肪和蛋白质合成。婴儿吸吮乳头通过神经反射引起催乳素分泌增加，胎儿分娩过程中对宫颈刺激可以反射性引起缩宫素释放，这些神经-内分泌调节方式调控生理功能，共同维持机体内环境稳态。

（三）其他因素对激素分泌的影响

激素分泌常表现出时间节律，如褪黑素在黑夜时浓度高。生长激素是在慢波睡眠时呈现分泌高峰。还有许多激素的分泌量与个体发育阶段相关，如性激素在青春期前和绝经期后很少分泌。激素的分泌也与机体的状态相关，如在伤害性刺激时，糖皮质激素的分泌量大增。临床在给予激素类药物治疗时应充分考虑到这些规律。

第三节　下丘脑与垂体的结构和功能联系

研究表明，神经系统的活动能引起内分泌功能的变化，其控制内分泌活动的主要部位是下丘脑，下丘脑通过分泌生物活性物质或发出神经纤维进入垂体，因此，在下丘脑与垂体间必定有着密切的结构和功能联系。

下丘脑的结构已在神经系统中介绍。**垂体**（pituitary）位于颅底的垂体窝内，悬垂于脑的底面，通过垂体柄与下丘脑相连。垂体很小，重量不到 1g。女性的垂体较男性的稍大。垂体分为前叶、中间部、后叶及垂体柄，垂体柄包括结节部和漏斗。前叶、中间部和结节部内主要是腺细胞，后叶充满神经组织，因此，将前叶、中间部和结节部合称为腺垂体，后叶和漏斗称为神经垂体。现将垂体的构成列表如下：

$$
垂体
\begin{cases}
腺垂体
\begin{cases}
远侧部（前叶）\\
结节部\\
中间部
\end{cases}\\
\\
神经垂体
\begin{cases}
神经部（后叶）\\
漏斗
\end{cases}
\end{cases}
$$

一、下丘脑与垂体的结构联系

下丘脑通过垂体柄与垂体相连。垂体柄内有垂体门脉和下丘脑垂体束通过，下丘脑借助于二者分别与腺垂体和神经垂体建立结构和功能联系。

（一）下丘脑与腺垂体的联系——垂体门脉系统

垂体上动脉自基底动脉环发出后进入下丘脑，在正中隆起处形成毛细血管网（第一级毛细血管），随后汇集成数条垂体门微静脉，通过垂体柄下行至腺垂体，于腺垂体再次分成毛细血管网（第二级毛细血管）。由第二级毛细血管网汇合而成的垂体静脉出腺垂体汇入邻近的静脉。在下丘脑与腺垂体之间，垂体门微静脉及其两端的毛细血管网构成的独特血管网络称为垂体门脉系统（hypophyseal portal system）。下丘脑神经内分泌细胞的轴突末梢与垂体门脉系统的第一级毛细血管网接触，其释放的神经激素可通过第一级毛细血管进入垂体门微静脉，运送到腺垂体，再从第二级毛细血管网透出，作用于腺垂体的内分泌细胞。因此，垂体门脉系统完成下丘脑与腺垂体之间的激素运送（图 13-6）。下丘脑与腺垂体构成一个完整的功能单位。

（二）下丘脑与神经垂体的联系——下丘脑垂体束

下丘脑视上核和室旁核等核团的神经元发出神经纤维，经垂体柄下行至神经垂体，终止于神经垂体内的毛细血管壁上，这些神经纤维构成下丘脑垂体束。神经垂体由神经纤维和神经胶质细胞组成，无腺细胞,不具有分泌功能。

视上核与室旁核合成的血管升压素和缩宫素与同时合成的神经垂体激素运载蛋白形成复合物,经下丘脑垂体束运到神经垂体,并在此贮存。受到适宜刺激时,由神经垂体释放入血液中。因此,下丘脑的视上核、室旁核和神经垂体构成一个完整的分泌单位。

二、下丘脑促垂体区分泌的调节肽

下丘脑内侧基底部主要由正中隆起和弓状核等组成的下丘脑促垂体区。此区的**肽能神经元**(peptidergic neuron)可分泌一些**神经肽**(neuropeptide),这些神经肽经垂体门脉到达腺垂体,调节腺垂体的分泌功能,故又称其为下丘脑调节肽,或下丘脑神经激素。这些激素的命名是根据它所调节的腺垂体激素名

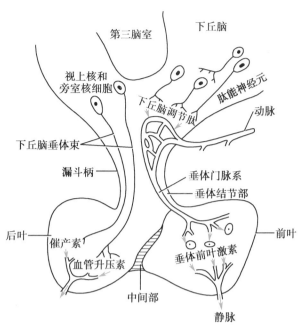

图 13-6　下丘脑与垂体间联系示意图

称加上其功能,即促进释放或抑制释放激素。在下丘脑神经元分泌的激素中,有些还具有腺垂体外作用(表 13-2)。

表 13-2　下丘脑分泌的主要调节肽

中文名称	英文名称	缩写	主要功能
促甲状腺激素释放激素	thyrotropin-releasing hormone	TRH	促进腺垂体分泌 TSH
促肾上腺皮质激素释放激素	corticotropin-releasing hormone	CRH	促进腺垂体分泌 ACTH
促性腺激素释放激素	gonadotropin releasing hormone	GnRH	促进腺垂体分泌 FSH、LH
生长激素释放抑制激素	growth hormone release inhibiting hormone	GHIH	抑制腺垂体分泌 GH
生长激素释放激素	growth hormone releasing hormone	GHRH	促进腺垂体分泌 GH
催乳素释放激素	prolactin releasing hormone	PRH	促进腺垂体分泌 PRL
催乳素释放抑制激素	prolactin release inhibiting hormone	PIH	抑制腺垂体分泌 PRL
促黑素细胞激素释放激素	melanophore stimulating hormone releasing hormone	MRH	促进腺垂体分泌 MSH
促黑素细胞激素抑制激素	melanophore stimulating hormone release-inhibiting hormone	MIH	抑制腺垂体分泌 MSH

三、腺垂体分泌的激素

腺垂体含三类内分泌细胞:嗜酸性细胞、嗜碱性细胞和嫌色细胞。嗜酸性细胞包括生长激素分泌细胞(占分泌细胞的 50%)和催乳素分泌细胞;嗜碱性细胞包括促甲状腺激素、促肾上腺皮质激素和促性腺激素分泌细胞;嫌色细胞约占细胞总数的 50%,可分泌多种细胞因子。腺垂体结节部很小,中间部能分泌促黑素细胞激素。

已知腺垂体分泌的激素有 7 种:**生长激素**(growth hormone,GH)、**催乳素**(prolactin,PRL)、**促黑素细胞激素**(melanocyte stimulating hormone,MSH)、**促甲状腺激素**(thyroid stimulating hormone,TSH)、

促肾上腺皮质激素（adrenocorticotropic hormone，ACTH）、卵泡刺激素（follicle stimulating hormone，FSH）和黄体生成素（luteinizing hormone，LH）。

（一）生长激素

生长激素是含 191 个氨基酸的多肽，有以下主要功能。

1. 促生长作用　GH 促进全身的生长发育，一方面促进骨骼的生长，使身材高大；另一方面促进蛋白质合成使肌肉发达。GH 可使肝脏合成一种生长素介质（somatomedin，SM），也称胰岛素样生长因子（insulin-like growth factors，IGFs）的多肽。GH 通过 IGFs 发挥其促生长作用，如 IGFs 促进细胞摄取氨基酸，加速细胞蛋白质合成；促软骨组织生长，软骨骨化后即变成骨。GH 对其他细胞如肝细胞、骨骼肌细胞和成纤维细胞也有促生长的作用，但对神经细胞的生长和发育没有明显影响。

2. 对代谢的影响　GH 参与对物质代谢和能量代谢的调节，此作用与 IGFs 无关。GH 通过使 DNA、RNA 合成加速，促进蛋白质的合成。同时使储存状态的脂肪进入细胞，将脂肪作为燃料供应能量，减少葡萄糖的消耗。GH 通过对抗胰岛素的作用使外周组织细胞对糖的摄取和利用减少，糖原分解增加，导致血糖升高；促进脂肪分解氧化，使机体由糖提供能量转向由脂类提供能量；促进蛋白质合成，利于机体的生长和修复。

GH 在慢波睡眠时相分泌增加，故 GH 的分泌模式与慢波睡眠同步（图 13-7）。GH 的分泌受下丘脑 GHRH 和 GHIH 的双重调节，通常以 GHIH 作用占优势。IGFs 对 GH 分泌有负反馈调节作用。血中糖和氨基酸含量等多种因素可影响 GH 的分泌；在应激反应时，GH 分泌增加；运动也能促进 GH 的分泌。

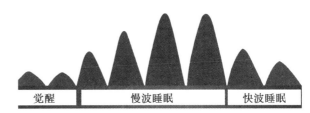

| 觉醒 | 慢波睡眠 | 快波睡眠 |

图 13-7　生长激素分泌模式图

GH 分泌低下的儿童，身材矮小，但智力正常，称为侏儒症。相反，幼年时 GH 分泌量过多，则使身材发育过于高大，形成巨人症。如果成年后 GH 分泌过多，则将刺激肢端骨及面骨增生，出现肢端肥大症。此类患者的内脏器官，如肝、肾等体积增大。可见，适量的 GH 对维持机体正常生长起着重要作用。

（二）催乳素

催乳素是由 199 个氨基酸组成的多肽，结构与 GH 相似，其作用广泛，主要有以下生理功能。

（1）促进泌乳：在卵巢激素作用的基础上，PRL 进一步促进乳腺发育、使已具备泌乳条件的乳腺开始分泌乳汁并维持泌乳。

（2）影响机体免疫功能：促进 B 细胞分泌抗体，还可以刺激巨噬细胞的吞噬功能。

（3）影响胎儿生长发育：调节羊水量和其中的渗透压，从而影响胎儿的生长和发育；PRL 使胎儿肺泡卵磷脂增加，提示其与肺表面活性物质的生成有关。

（4）参与应激反应：在应激状态下，血中 PRL 程度可有不同程度的升高，是应激反应中腺垂体分泌的激素之一。

PRL 的分泌受 PRH 和 PIH 的双重控制。吸吮乳头或触摸乳房所引起的传入神经冲动，经脊髓传入至下丘脑，使 PRH 神经元兴奋，继而引起 PRL 分泌，这是一种典型的神经内分泌反射。

腺垂体激素的作用和分泌调节总结于表 13-3。

表 13-3　腺垂体激素的主要作用和分泌调节

激素	靶点	功能	分泌调节
GH	肝、骨、骨骼肌	促进蛋白质合成，促进软骨骨化，参与对物质代谢和能量代谢的调节	GHIH 抑制、GHRH 促进 GH 分泌
PRL	乳腺、卵巢	促进乳腺发育并泌乳，参与应激反应	PRH 促进、PIH 抑制 PRL 分泌

续表

激素	靶点	功能	分泌调节
FSH	睾丸支持细胞 卵巢颗粒细胞	促进精子生成 促进卵泡发育,生成卵子并分泌雌激素	GnRH 促进 FSH 分泌
LH	卵巢颗粒细胞 睾丸间质细胞	诱发排卵,促进黄体形成并分泌雌、孕激素 促进睾丸分泌雄激素	GnRH 促进 LH 分泌
ACTH	肾上腺皮质	促进肾上腺皮质束状带和网状带细胞 分泌肾上腺糖皮质激素、性激素	CRH 促进 ACTH 分泌
TSH	甲状腺滤泡细胞	促进甲状腺的发育,促进甲状腺滤泡细胞 分泌甲状腺激素	TRH 促进 TSH 分泌
MSH	皮肤黑素细胞	促进皮肤黑素细胞酪氨酸转化为黑色素, 使皮肤颜色变深,调节虹膜、毛发的颜色	MRH 促进、MIH 抑制 MSH 分泌

四、神经垂体释放的激素

神经垂体释放两种激素即血管升压素与,两者都是 9 肽,分子结构有相似之处,生理作用也有交叉。

(一)血管升压素

血管升压素(vasopressin,VP)又称**抗利尿激素**(antidiuretic hormone,ADH)。ADH 的主要生理作用已在本书循环系统及泌尿系统介绍过。其分泌调节主要受血容量、血浆渗透压的影响,疼痛、低血压、尼古丁、吗啡及巴比妥类药物也可促进其分泌。

(二)缩宫素

缩宫素(oxytocin,OXT)有刺激乳腺和子宫的双重作用,哺乳期妇女乳腺对 OXT 敏感,婴儿吸吮乳头时通过刺激乳头感觉神经末梢,神经冲动传到下丘脑后,不仅引起 PRL 释放,还刺激 OXT 的分泌。OXT 作用于乳腺周围的肌上皮细胞,使其收缩促进贮存于乳腺中的乳汁排出,并能维持乳腺分泌乳汁。

OXT 可使子宫平滑肌收缩,妊娠晚期子宫对其敏感,可促进由子宫底向子宫颈方向的节律性收缩,有助于胎儿的娩出。雌激素能增加子宫对 OXT 的敏感性,而孕激素的作用则相反。临床上,OXT 用于催生和产后止血,而未孕子宫对其不敏感。

由动物的垂体后叶提取的 VP 与 OXT,具有收缩血管的作用,可治疗肺出血、上消化道出血等疾病。

第四节　主要内分泌腺的功能

一、甲状腺

(一)甲状腺基本组织结构

甲状腺由许多大小不等的圆形或椭圆形滤泡构成(图 13-8)。滤泡由单层立方上皮细胞围成,是甲状腺激素合成与释放的部位。滤泡腔内充满胶质,为滤泡上皮细胞的分泌物,主要成分为甲状腺球蛋白。滤泡上皮细胞的形态特征及滤泡腔中的胶质量随甲状腺功能的不同而发生相应的变化。在甲状腺滤泡之间和滤泡上皮细胞之间有滤泡旁细胞,又称 C 细胞,可分泌降钙素。

(二)甲状腺激素的合成

甲状腺激素(thyroid hormone,TH)主要包括**甲状腺素**(thyroxine),又称**四碘甲腺[原]氨酸**

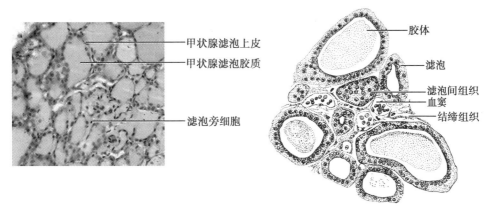

图 13-8　甲状腺滤泡
左图：人甲状腺切片，右图：甲状腺滤泡示意图。

（3，5，3′，5′-tetraiodothyronine，T_4）和**三碘甲腺[原]氨酸**（3，5，3′-triiodothyronine，T_3）两种，它们都是酪氨酸碘化物。

合成 TH 的基本原料为碘和酪氨酸，碘的摄入量对甲状腺功能的维持十分重要。TH 的合成过程包括以下四步（图 13-9）。

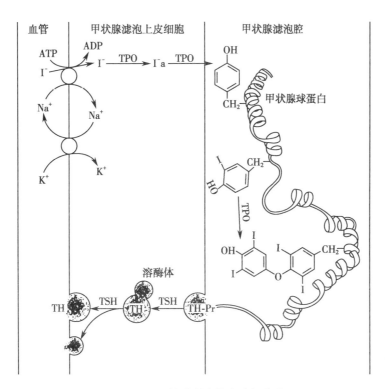

图 13-9　甲状腺激素的合成与分泌
TPO：甲状腺过氧化酶；TSH：促甲状腺激素。

1. **甲状腺球蛋白的合成与储存**　甲状腺球蛋白在甲状腺滤泡上皮细胞合成，然后被释放到甲状腺滤泡中贮存。

2. **甲状腺滤泡聚碘与 I^- 的活化**　甲状腺滤泡上皮细胞基底膜上存在着碘转运蛋白，依赖 Na^+，K^+-ATP 酶提供能量，将血液中的碘主动转运至甲状腺滤泡上皮细胞内，在**甲状腺过氧化酶**（thyroid peroxidase，TPO）催化下，碘被氧化为活性形式。

3. 酪氨酸碘化   在甲状腺滤泡上皮细胞与滤泡腔胶质交界处,活化的 I^- 再在 TPO 催化下使甲状腺球蛋白上的酪氨酸残基碘化,首先在酪氨酸苯环的 3 位加碘生成**一碘酪氨酸**(monoiodotyrosine, MIT),再在 5 位加碘形成**二碘酪氨酸**(diiodotyrosine, DIT)。

4. MIT 和 DIT 的耦联   在甲状腺球蛋白分子上,两个分子的 DIT 在 TPO 催化下,耦联生成 T_4;一个分子的 MIT 与另一个分子的 DIT 发生耦联,形成 T_3。在一个甲状腺球蛋白分子上,T_3 与 T_4 之比一般为 1:20,但这种比值常受碘含量的影响;当甲状腺内碘化活动增强时,DIT 增多,T_4 含量也相应增加;在缺碘时,MIT 增多,则 T_3 含量明显增加。TPO 对甲状腺激素的合成起关键作用,临床通过抑制甲状腺过氧化酶系统,治疗甲状腺功能亢进。

(三)甲状腺激素的贮存、释放、运输与代谢

1. 贮存   在甲状腺滤泡上皮细胞中产生的 TH,与甲状腺球蛋白一起进入滤泡腔内以胶质形式贮存。滤泡腔中甲状腺激素的贮存量很大,可供机体利用 50~120 天。

2. 释放   当甲状腺受到 TSH 刺激后,腺上皮细胞通过吞饮作用把滤泡腔内的甲状腺球蛋白吞入腺细胞内,形成吞噬体并与溶酶体融合。在溶酶体蛋白水解酶的作用下,甲状腺球蛋白水解,使 T_3、T_4 以及 DIT 和 MIT 得以释放。释放的 T_3 和 T_4 迅速进入血液。T_4 每日分泌量约为 80~100μg,T_3 约为 4~6μg,DIT 和 MIT 则在脱碘酶的作用下脱碘,脱下的碘再重新利用。

3. 运输 T_4 释放入血后,可与肝脏合成的**甲状腺素结合球蛋白**(tyrosine-binding globulin, TBG)结合运输,也可以游离态的形式运输。两者之间能够互相转化,维持动态平衡。游离的 TH 在血液中含量甚少,然而,正是这些游离的激素才能进入细胞发挥作用。T_3 与血浆蛋白的亲和力小,主要以游离形式存在。正常成年人血清 T_4 浓度为 51~142nmol/L,T_4 浓度为 1.2~3.4nmol/L。

4. 代谢   血浆中 T_4 半衰期约为 7 天,T_3 半衰期为 1.5 天。一小部分 T_4 与 T_3 在肝内降解后,与葡萄糖醛酸或硫酸结合,经胆汁排入小肠。在小肠内 T_4、T_3 的代谢产物被进一步分解后随粪便排出。大部分 T_4 在外周组织脱碘酶的作用下,转变为 T_3;血液中的 T_3 有 75% 由 T_4 转化而来,其余来自甲状腺。T_3 可再经脱碘变成二碘、一碘以及不含碘的甲状腺氨酸。另外,还有少量的 T_4 与 T_3 在肾组织脱氨基和羧基,分别形成四碘甲状腺醋酸与三碘甲状腺醋酸,随尿排出。

(四)甲状腺激素的生物学作用

TH 可与全身大多数细胞的特异受体结合发挥生物效应,是维持机体功能活动的基础性激素。T_3 与受体的亲和力约为 T_4 的 10 倍,因此 T_3 的作用更强。

1. 产热效应   TH 可提高绝大多数组织的耗氧率,增加氧的利用和产热量。1mg T_4 可增加产热 4 300kJ。产热效应可能与 TH 增加 Na^+,K^+-ATP 酶的活性有关。TH 也能促进脂肪酸氧化,产生大量的热能,提高基础代谢率。

2. 对物质代谢的影响

(1)蛋白质代谢:TH 促进蛋白质与各种酶的生成,特别是肌肉、肝与肾的蛋白质合成,这对儿童的生长、发育十分重要。TH 分泌不足时,蛋白质合成减少,可引起黏液性水肿;但 TH 分泌过多时,则加速蛋白质分解,特别是促进骨骼肌和骨的蛋白质分解,因而消瘦无力、血钙升高和骨质疏松。

(2)糖代谢:TH 促进小肠黏膜对糖的吸收,加速糖原分解,抑制糖原合成,并能增强肾上腺素、胰高血糖素、皮质醇和生长激素的升糖作用。因此,TH 使血糖升高。但同时,TH 还可加强外周组织对糖的利用,提高糖氧化相关酶的活性,促进糖氧化,又起到降低血糖的作用。甲状腺功能亢进时,血糖常先升高,甚至出现糖尿,但随后血糖又迅速降低。

(3)脂肪代谢:TH 促进脂肪酸氧化,增强儿茶酚胺与胰高血糖素对脂肪的分解作用;既促进胆固醇的合成,又可通过肝脏加速胆固醇的降解,且分解的速度更快。所以,甲状腺功能亢进患者血中胆固醇含量低于正常。甲亢时,由于蛋白质、糖和脂肪的分解代谢增强,患者常感饥饿,食欲旺盛,且明显消瘦。

3. 对生长发育的影响　TH 是促进生长发育必需的激素。其在婴儿时期作用最明显，婴儿出生后 4 个月内其影响最大。它的作用主要是促进骨和脑组织的生长发育。TH 缺乏时，垂体分泌的 GH 也减少。所以，先天或幼年时缺乏 TH 可引起**克汀病**（cretinism，又称**呆小症**），表现为骨生长停滞导致身材矮小，上下半身比例失调。又因神经细胞变小，突触和轴突、树突均减少，胶质细胞数量也减少，脑的发育明显障碍，造成智力低下。因此，对于 TH 分泌不足的婴儿最好在出生后 3 个月以内及时补充，否则将错过治疗的最佳时机。

4. 对神经系统的影响　TH 除在胚胎和婴儿时期对中枢神经系统的发育起重要作用外，对已分化成熟的神经组织也有作用。甲状腺功能亢进时，中枢神经系统的兴奋性增高，出现失眠、易怒、注意力不集中及肌肉颤动等症状。相反，甲状腺功能低下时，中枢神经系统兴奋性降低，出现抑郁、记忆力下降、反应迟钝等现象。TH 还能增加交感神经系统的效应。

5. 对心血管系统的影响　TH 可使心率增快，促进心肌细胞肌质网释放 Ca^{2+}，增强心肌收缩力、心输出量与心脏做功量。TH 还能增加血管平滑肌细胞肾上腺素受体的数量和亲和力，提高心肌细胞对儿茶酚胺的敏感性。

此外，甲状腺激素对血液、消化、呼吸、泌尿、运动和内分泌与生殖系统均有调节作用。

（五）甲状腺功能的调节

1. 下丘脑 - 腺垂体 - 甲状腺轴的调节　腺垂体分泌的 TSH 是调节甲状腺功能的主要激素。TSH 是一种糖蛋白，由 α 和 β 两个亚单位组成，其生物活性主要取决于 β 亚单位。血清中 TSH 浓度为 0.4~4.2mU/L，半衰期约 30 分钟。腺垂体 TSH 分泌受下丘脑 TRH 的控制，TSH 又控制 TH 的分泌，从而形成下丘脑 - 腺垂体 - 甲状腺轴。寒冷等刺激或机体能量消耗的增加均可刺激下丘脑分泌 TRH，再通过 TSH 与甲状腺滤泡上的受体结合，增加甲状腺激素的分泌。TSH 浓度在白天很低，入睡前出现高峰，整个夜晚，TSH 维持在较高水平。当血中游离的 T_3 与 T_4 浓度增高时，通过负反馈分别抑制 TRH 和 TSH 分泌从而控制外周甲状腺激素的水平。

2. 自身调节　甲状腺可根据机体碘的多少，调节其摄碘及分泌 TH 的能力。血碘含量不足时，甲状腺的碘转运机制增强，并加强 TH 的合成，以维持 TH 浓度的正常。如果长期碘摄入不足，TH 合成减少，造成甲状腺功能低下。当血碘浓度增加时，TH 的合成有所增加；但当血碘浓度超过 1mmol/L 时，TH 合成速度降低；若血碘浓度达到 10mmol/L 时，TH 合成减少，即过量的碘可产生抗甲状腺效应，称为**碘阻滞效应**（iodine blocking effect）又称"沃尔夫 - 柴可夫效应"（Wolff-Chaikoff effect）。如果持续加大供碘量，则抑制 TH 合成的现象消失，激素的合成再次增加，即发生碘阻断的"脱逸现象"。因此，碘对甲状腺激素的合成非常重要。在甲状腺手术前，给患者服用大剂量碘，可抑制甲状腺功能，使腺体萎缩便于手术。

3. 自主神经对甲状腺功能的调节　甲状腺接受交感神经和副交感神经双重支配。交感神经兴奋可使 TH 合成增加；副交感神经兴奋则抑制 TH 的分泌。

4. 免疫调节　甲状腺滤泡上皮细胞膜上存在许多免疫活性物质和细胞因子的受体，因此相关的免疫活性物质可以影响甲状腺激素的分泌和功能。

另外，雌激素促进甲状腺激素的分泌，而生长激素和糖皮质激素抑制其分泌。

二、甲状旁腺及调节钙代谢的激素

钙参与了机体的许多生理过程，而机体 99% 的钙却储存在骨里，赋予骨骼硬度。骨骼的结构是以蛋白质为基本框架，其肽链的谷氨酸残基，在羧化酶作用下，形成 γ 羧化谷氨酸，γ 羧化谷氨酸有 2 个羧基，与 Ca^{2+} 结合，将含钙的羟基磷灰石结合在蛋白质上（图 13-10）。因此，谷氨酸羧化是骨质形成的关键，催化此过程的羧化酶需要维生素 K_2 的参与。钙在骨骼的存储与动员受甲状旁腺激素、降钙素、1，25- 二羟维生素 D_3 的调节。雌激素、生长激素、糖皮质激素、胰岛素等激素也影响钙代谢。

（一）甲状旁腺与甲状旁腺激素

甲状旁腺激素（parathyroid hormone，PTH）是由甲状旁腺主细胞合成并分泌。PTH 由 84 个氨基酸残基组成，主要生理功能是：①使破骨细胞数量增加，将骨质溶解，使 Ca^{2+} 迅速转移入血，将离子态的钙和磷酸盐释放到血液中，升高血 Ca^{2+}；②促进肾小管 Ca^{2+} 的重吸收和磷酸盐的排出；③PTH 通过活化维生素 D 间接促进钙的吸收，从而使血钙升高。低血钙刺激 PTH 的分泌。

（二）降钙素

降钙素（calcitonin，CT）是由甲状腺 C 细胞（又称滤泡旁细胞）合成分泌，正常人血清中的 CT 浓度为 10~50pg/ml，其半衰期不到 1 小时。CT 是由 32 个氨基酸组成，CT 的受体主要分布在骨和肾，其一方面抑制破骨细胞溶解骨质，增强成骨细胞活动，促进骨中钙盐沉积，从而使血钙向骨转移；另一方面对抗 PTH 的作用，抑制肾小管对钙的重吸收。CT 的作用发生快，维持时间短，其分泌受血钙浓度调节，血钙增多时 CT 分泌增加，进食及促胃液素刺激 CT 的分泌。

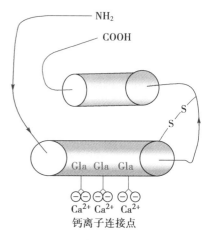

图 13-10　Ca^{2+} 与羧化谷氨酸的结合位点

Gla：羧化谷氨酸。

（三）1,25- 二羟维生素 D_3

1,25- 二羟维生素 D_3（1,25-dihydroxy vitamin D_3）又称钙化醇。肠道的胆固醇在细菌的作用下转变为 7- 脱氢胆固醇，后者吸收后，在皮肤处经紫外线照射转化为维生素 D_3，再在肝脏羟化酶的作用下形成 25- 羟维生素 D_3，再经肾 1α- 羟化酶作用转变为具有生物活性的 1,25- 二羟维生素 D_3，其功能是促进小肠对钙、磷的吸收，促进骨钙代谢，包括骨钙动员和骨钙沉积的双重作用。

机体需要的钙主要源于食物，在胃酸提供的酸性环境下，食物中的 Ca^{2+} 在小肠上部吸收入血，1,25- 二羟维生素 D_3 促进此过程。Ca^{2+} 入血后刺激降钙素的分泌，后者促进 Ca^{2+} 在骨骼中沉积，雌激素、生长激素都可促进骨钙沉积。PTH 则促进骨钙溶解，几种激素共同维持机体钙代谢的平衡。人在 36 岁左右形成骨钙高峰，以后随增龄，每年以 1% 的速率骨骼脱钙，同时，部分钙渐渐地在血管壁沉积，导致血管硬化。

三、胰岛

胰岛中主要的内分泌细胞为 α 细胞和 β 细胞。α 细胞分泌**胰高血糖素**（glucagon）；β 细胞分泌**胰岛素**（insulin）。另有少量 δ 细胞分泌生长抑素（somatostatin，SS），PP 细胞分泌**胰多肽**（pancreatic polypeptide，PP）（图 13-11）。

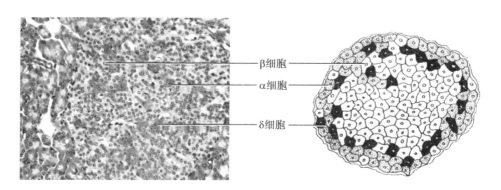

图 13-11　胰岛

（一）胰岛素

胰岛素是由A（21个氨基酸残基）和B（30个氨基酸残基）两条肽链共51个氨基酸组成的蛋白质。我国率先在1965年人工合成了结晶牛胰岛素,这项工作开辟了人工合成蛋白质的时代,在生命科学发展史上产生了重大的意义与影响。

1. 胰岛素的生物学作用

（1）调节糖代谢:胰岛素作用于细胞膜上的胰岛素受体,通过磷脂酰肌醇激酶及其信号通路使葡萄糖载体安装到细胞膜上,从而转运葡萄糖进入细胞,氧化供能;同时,还促进葡萄糖转化为糖原贮存;并使肝细胞内葡萄糖转变成脂肪酸,再转运到脂肪组织贮存;抑制蛋白和脂肪转化为糖。因此,胰岛素有降低血糖水平的作用。

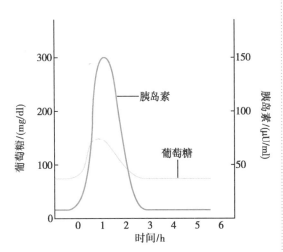

结晶牛胰岛素的发现历史和意义（拓展阅读）

（2）脂肪代谢:胰岛素使葡萄糖进入脂肪细胞转化成磷酸甘油,促进肝细胞和脂肪细胞合成脂肪酸,磷酸甘油再和脂肪酸形成甘油三酯贮存于脂肪细胞内。此外,胰岛素还能抑制脂肪分解。

（3）蛋白质代谢:胰岛素增加细胞内氨基酸含量,并直接作用于核糖体,促进蛋白质的合成;抑制蛋白质分解;在机体的生长过程中,胰岛素与GH同样重要。

2. 胰岛素分泌的调节　胰岛素分泌受多种因素影响:①血糖浓度升高时可以直接刺激β细胞分泌胰岛素,使其基础分泌水平提高10~20倍;餐后葡萄糖的大量入血促进胰岛素分泌,胰岛素促进糖原合成,降低血糖浓度(图13-12);②血液中多种氨基酸如精氨酸、赖氨酸也有刺激胰岛素分泌的作用;③血液中脂肪酸和酮体大量增加时,也能促进胰岛素的分泌;④多种胃肠道激素以及胰高血糖素都有刺激胰岛素分泌的作用,后者还可以通过使血糖升高间接促进胰岛素的分泌;⑤迷走神经兴奋时,可引起胰岛素分泌。

图 13-12　餐后胰岛素的分泌和血糖水平变化

（二）胰高血糖素

胰高血糖素是含29个氨基酸残基的多肽。它的生物学作用在很多方面与胰岛素的作用相拮抗,能促进肝脏糖原分解和葡萄糖异生,使血糖明显升高;促进脂肪分解,使酮体增多;并使氨基酸加快进入肝细胞以转化成葡萄糖。血中葡萄糖浓度降低或氨基酸含量升高时胰高血糖素分泌增加;胰岛素可通过降低血糖浓度而使胰高血糖素的分泌增加,胰岛素也可以直接作用于邻近的胰岛α细胞,抑制胰高血糖素的分泌;刺激交感神经促进胰高血糖素的分泌。

胰高血糖素与胰岛素从两个方向调节三大营养素代谢,再加上甲状腺激素、肾上腺素、生长激素、糖皮质激素等多种激素的共同作用,使机体的代谢活动调节更精准,更稳定。

案例分析

患者,男,75岁,以"血糖升高6年,口干、乏力1个月,意识不清3小时"为主诉入院。患者6年前体检时发现血糖升高,后诊断为"糖尿病",应用二甲双胍、阿卡波糖等药物口服降糖,平素未系统监测血糖。1个月前,患者出现口干、乏力,自测血糖13.2mmol/L,自行应用胰岛素皮下注射。3小时前,家属发现其意识不清,呼之不应,遂由120送至医院急诊,测血糖1.6mmol/L,诊断为"低血糖昏迷"。

查体:T 36.2℃,P 112 次 /min,R 20 次 /min,BP 105/67mmHg,精神萎靡,心肺腹未见异常;实验室检查:急诊测血浆葡萄糖 1.6mmol/L,肝功能、肾功能均正常,头 CT 未见明显异常。

问题:

1. 患者出现低血糖昏迷的原因是自行应用胰岛素治疗,胰岛素临床应用的主要不良反应有哪些?

2. 该患者急诊治疗最有效快速的方式是什么?

3. 胰岛素降糖的作用机制是什么?

分析:

胰岛素临床治疗原则是适应证范围内规范治疗,监测血糖。胰岛素应用最常见并发症是低血糖反应,严重可以引起低血糖昏迷,多见于胰岛素使用过量或者给药时间不当。

该患者急诊治疗最有效快速的方式是给予 50% 葡萄糖注射静脉推注。对低血糖昏迷的患者,待意识恢复后,可以继续 10% 葡萄糖注射液静滴,监测血糖。

胰岛素降糖的主要机制就是调节糖代谢,加速葡萄糖转运进入细胞,氧化供能;同时,还促进葡萄糖转化为糖原贮存。胰岛素可以增加氨基酸的转运,促进蛋白质的合成,抑制蛋白质的分解。胰岛素还能促进葡萄糖进入脂肪细胞转化成磷酸甘油,促进肝细胞和脂肪细胞合成脂肪酸。此外,胰岛素还能抑制脂肪分解。

四、肾上腺

肾上腺包括两部分,即中央部的髓质和周围的皮质,两者在发生、结构与功能上均不相同,是两种不同的内分泌腺。皮质是腺垂体激素的一个靶腺,髓质受交感神经节前纤维直接支配,起着交感神经节的作用。

(一) 肾上腺皮质

1. 肾上腺皮质的组织结构　肾上腺皮质在光镜下观察分三层:自外向内依次分为球状带、束状带和网状带。球状带较薄,分泌盐皮质激素,主要为醛固酮。束状带位于皮质中间,构成皮质的大部分。网状带位于皮质最内层,束状带与网状带分泌糖皮质激素,网状带还分泌少量性激素(图 13-13)。

2. 糖皮质激素　肾上腺糖皮质激素在人体内主要是**皮质醇**(cortisol),其主要作用是调节三大营养物质代谢并参与人体应激和防御反应。

(1) 对物质代谢的影响:糖皮质激素可升高血糖,一方面促进蛋白质、脂肪、糖原分解,转变为葡萄糖;另一方面拮抗胰岛素的作用,抑制外周组织对葡萄糖的利用,抑制葡萄糖的转化,导致血糖升高。糖皮质激素使脂肪重新分布,四肢脂肪分解,而腹、面、肩背部等靠近身体中轴部位的脂肪合成增加。肾上腺皮质功能亢进时可呈现脸和躯干部发胖而四肢消瘦的特殊体型,即"向心性肥胖"。糖皮质激素抑制蛋白质合成,可减慢伤口愈合,减小瘢痕。抑制骨组织蛋白质合成,造成骨破坏,导致骨质疏松。糖皮质激素还可抑制抗体蛋白形成,产生免疫抑制。

(2) 对水盐代谢的影响:糖皮质激素与醛固酮的作用有一定交叉,具有保钠、保水和排钾作用。又促进肾小球滤过功能,抑制血管升压素的分泌。

(3) 对血细胞的影响:使红细胞、血小板和中性粒细胞增加;使嗜酸性粒细胞数量减少;使淋巴组织萎缩,血中淋巴细胞减少,产生免疫抑制作用。

(4) 对血管的影响:一方面使肾上腺素和去甲肾上腺素降解减慢;另一方面提高血管平滑肌对去甲肾上腺素的敏感性,使血压升高。另外,它还能降低毛细血管的通透性,既可以保持血容量,又可防止血细胞逸出到血管外,产生抗过敏作用。

(5) 在应激反应中的作用:环境中一切对机体有害的刺激,如麻醉、感染、失血、中毒、创伤、寒冷、

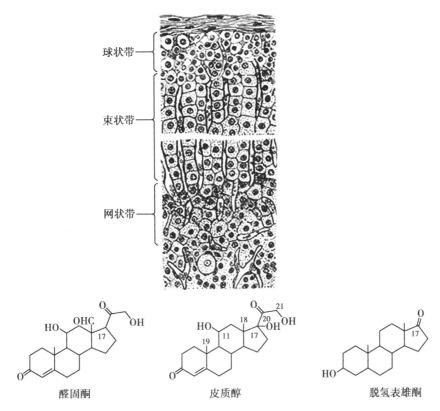

图 13-13 肾上腺皮质的结构及其分泌的激素

恐惧等因素作用于机体时,使肾上腺糖皮质激素分泌增加,调动各个系统,抵御上述刺激的危害,称为**应激反应**(stress reaction)。在这一反应中,糖皮质激素对机体代谢、血液、循环等功能进行调节,使血压升高,保证心、脑、骨骼肌的供血,增加 O_2 和糖的供应,以增强机体对应激刺激的反应,缓解伤害性刺激对机体的损伤。

此外,糖皮质激素还具有稳定溶酶体膜作用,防止溶酶体内的蛋白水解酶在细胞缺氧时逸出,延缓细胞坏死。因此,在机体发生血栓、休克等致细胞缺氧的危急情况下应用糖皮质激素有重要意义。

糖皮质激素的分泌受腺垂体 ACTH 的控制,ACTH 的分泌又受下丘脑促肾上腺皮质激素释放激素(CRH)控制。当血中糖皮质激素分泌过多时,能反馈抑制 ACTH 和 CRH 的分泌,ACTH 分泌过多时也能抑制 CRH 的分泌。正是由于下丘脑 - 腺垂体 - 肾上腺皮质功能轴的反馈调节,使血中糖皮质激素的含量维持在相对稳定的水平(称其为闭环调节)。但在应激情况下,中枢神经系统通过多种神经传导途径使下丘脑 - 腺垂体 - 肾上腺皮质功能轴活动加强,表现为皮质醇分泌量剧增,比正常分泌量高几倍,此时下丘脑 - 腺垂体 - 肾上腺皮质轴的负反馈调节暂时失效,称其为开环调节。

糖皮质激素的分泌还呈昼夜节律特征,每日清晨分泌达高峰,以后逐渐下降,到晚上入睡后再明显下降,至午夜时分泌达最低点,以后再逐渐上升。目前认为,这种节律受下丘脑生物钟的控制。实验证明 ACTH 和 CRH 分泌也有这种节律。所以,临床应用此类药物时,在早晨 8 点给药一次,其他时间不给,这样做产生的疗效好,副作用小。

3. 肾上腺盐皮质激素 肾上腺皮质球状带分泌的盐皮质激素在人体以醛固酮为主。醛固酮促进肾脏远曲小管和集合管的 K^+-Na^+ 交换,具有保 Na^+、排 K^+、保水作用,对水盐代谢的调节十分重要。其分泌受肾素 - 血管紧张素系统调节,血 K^+ 升高、血 Na^+ 降低、ACTH 和心房钠尿肽均可促进其分泌。

4. 性激素 肾上腺皮质网状带分泌的性激素以雄激素为主,也有少量的脱氢表雄酮。少量的雄性激素对女性的性行为极为重要,若其分泌过量,可使女性男性化,脱氢表雄酮的分泌量与年龄呈负相关。

（二）肾上腺髓质

肾上腺髓质位于肾上腺的中心,相当于一个交感神经节,受内脏大神经节前纤维支配(属交感神经),形成交感 - 肾上腺髓质系统。肾上腺髓质分泌肾上腺素和去甲肾上腺素,其比例大约为 4∶1,它们的生物学作用与交感神经系统紧密联系,作用很广泛。在机体遭遇紧急情况时,突如其来的恐惧、惊吓、焦虑、创伤或失血等情况,交感神经活动加强,肾上腺髓质的分泌激素也急剧增加,其结果出现心率加快、心肌收缩力加强、心输出量增加、血压升高、血流加快、内脏血管收缩、骨骼肌血管舒张、支气管舒张、血糖升高等反应。上述特定情况下由于交感 - 肾上腺髓质系统激活所引起的反应即为**应急反应**(emergency reaction)。应急反应有助于机体在不利情况下更好地适应环境急剧变化。

"应急"与"应激"两者间既有联系又有区别。两反应的不同之处在于前者的刺激突如其来,启动交感 - 肾上腺髓质系统,发挥作用快;后者的刺激是伤害性的,启动下丘脑 - 腺垂体 - 肾上腺皮质系统,影响面广。当机体受到有害刺激时,两个系统常同时发生反应,相辅相成,使机体的适应能力更强。在应激反应中尚伴有生长激素、胰高血糖素、催乳素、血管升压素及肾素等多种激素分泌增多,使机体适应能力更加完善。

五、其他内分泌腺及激素

（一）松果体

松果体位于中脑四叠体两上丘间的松果体窝内,以柄附于第三脑室顶的后部,受交感神经节后纤维支配。松果体分泌的主要激素为**褪黑素**(melatonin)。褪黑素的分泌受光照抑制。所以,褪黑素的浓度在白天很低,夜间较高。机体通过褪黑素浓度的变化,感知光周期信号和四季更替的光照信息。褪黑素的分泌在 6 岁左右达到高峰,以后随年龄增加逐年降低。其作用有:

（1）调节机体生物节律使其与环境物理周期同步,从而使机体能够更好地适应环境的变化,因此,称其为同步因子。如调节因跨时区飞行等原因造成的睡眠节律紊乱,使机体更快适应新的环境,建立正常睡眠节律。

（2）中枢抑制作用:当用强光长时间照射人体,抑制褪黑素的分泌,使人兴奋。

（3）抑制性腺活动:人在青春期前生殖功能处于抑制状态与体内较高浓度的褪黑素水平有关,儿童性早熟也与褪黑素的分泌障碍有关。

（二）胸腺

胸腺位于胸腔内前纵隔上部,胸骨柄后部,分左、右两叶,呈长扁条状,两叶借结缔组织相连,上端可达胸腔上口。在幼儿时期胸腺生长很快,到两岁时重量可达 10~15g,青春期达到顶点,重量25~40g;以后胸腺逐渐退化,到 45 岁后逐渐萎缩,被脂肪组织所代替。胸腺的网状上皮细胞分泌的**胸腺素**(thymosin),是多肽类激素。胸腺素具有免疫调节作用,能促进淋巴细胞的生长与成熟。胸腺也是 T 淋巴细胞成熟的场所。因此,认为胸腺是免疫器官。

（三）脂肪

近年研究证明脂肪组织也具有内分泌功能,可分泌瘦素及多种激素。1994 年,在对小鼠和人类相应的肥胖基因进行克隆定位时,发现由脂肪细胞 6 号染色体的肥胖基因(obese gene)表达的 146 个氨基酸构成的肽可以降低体重,因此,将其命名为**瘦素**(leptin)。瘦素由脂肪细胞分泌入血后,作用于外周的瘦素受体,增加机体的能量消耗使体重降低。瘦素转运入中枢神经系统后,抑制下丘脑与摄食有关的神经肽 Y 的合成与释放,从而抑制食欲。

此外,近年来发现由肠道 L 细胞分泌的**胰高血糖素样肽** -1(glucagon-like peptide-1,GLP-1),呈葡萄糖依赖性促进胰岛 β 细胞的胰岛素分泌,抑制胰岛 α 细胞的胰高血糖素分泌,降低血糖浓度。靶向 GLP-1 及其受体的药物目前已经结应用于糖尿病的临床治疗。

靶向 GLP-1 及 GLP-1 受体的药物研发(药学实践)

分析思考

1. 近年来研究发现,由肠道 L 细胞分泌的胰高血糖素样肽 -1 具有降血糖的作用,松果体分泌的肽类激素可能对生殖功能产生影响,如何利用所学设计动物实验证明某种内分泌细胞或者器官的功能及分泌调节方式?

2. 糖皮质激素分泌调节的重要方式是下丘脑 - 腺垂体 - 肾上腺皮质轴,临床上应用糖皮质激素治疗的患者应如何避免突然停药之后产生的不良反应?

第十三章
目标测试

（杨向群　崔　巍）

生殖系统的结构与功能

第十四章
教学课件

学习目标

1. **掌握** 精子的发生及其调控;卵泡的发育及其调控;雄激素、雌激素、孕激素的生理作用。
2. **熟悉** 睾丸、输精管、前列腺、卵巢、子宫的位置、外形及基本结构;月经周期及其调控;受精、着床的基本过程;胎盘的主要功能。
3. **了解** 男、女性外生殖器的结构;妊娠的维持与分娩机制;青春期和性行为。

机体生长发育到一定阶段后,能产生与自己相似的个体,这种功能称为**生殖**(reproduction)。生殖功能对于种族的繁衍、遗传信息的传递、动物的进化都起着重要作用。

人类和其他高等动物的生殖活动需要两个性别不同的个体共同参与完成。本章重点讨论男、女生殖系统的结构,与生殖功能有关的两性性腺的功能及其调节,受精、着床及分娩等基本过程及其机制。

第一节 生殖系统的组成与结构

生殖系统(reproductive system)包括男性生殖系统和女性生殖系统,两者均由内生殖器(包括生殖腺、生殖管道和附属腺)和外生殖器构成。

一、男性生殖系统

男性内生殖器包括睾丸、输精管道和附属腺体等(图 14-1)。睾丸为男性生殖腺,可产生精子和分泌男性激素;输精管道(附睾、输精管、射精管及尿道)贮存和运送精子;附属腺(精囊、前列腺及尿道球腺)分泌的液体参与组成精液,且供给精子营养有利于精子活动。男性外生殖器包括阴囊和阴茎。阴茎具有排尿和射精的双重功能。

(一) 内生殖器

1. 睾丸 **睾丸**(testis) 为男性生殖腺,位于阴囊内,是左、右各一的椭圆形器官,其长、宽、厚约为 4cm × 3cm × 2cm,重 10~15g。性成熟期以前,发育较慢,至性成熟迅速发育增大。老年人的睾丸则年龄增加而逐渐萎缩变小。睾丸表面包有一层坚韧的纤维膜,为白膜。白膜沿睾丸后缘增厚,并由此进入睾丸实质内,形成睾丸纵隔。从睾丸纵隔发出许多结缔组织小隔,将实质分

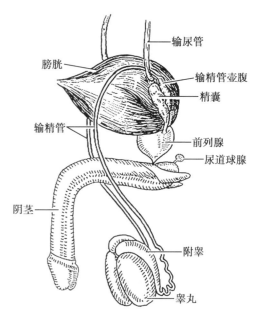

图 14-1 男性生殖系统全貌

隔成约 200 个睾丸小叶。每个小叶内含 1~4 条弯曲而细长的生精小管,又称曲细精管,为高度弯曲的复层上皮管道。成人的生精管道每条长 30~70cm,由特殊生精上皮构成。生精上皮由生精细胞和支持细胞组成。生精上皮的基膜明显,基膜外有胶原纤维和梭形肌样细胞。肌样细胞的收缩有助于精子排出。在青春期前,生精小管为实心结构。生精细胞为一系列细胞,根据发育程度不同,分为精原细胞、初级精母细胞、次级精母细胞、精子细胞和精子。生精小管之间的结缔组织,称为睾丸间质,可分泌雄激素。曲细精管逐渐向睾丸纵隔处集中,并汇成短而直的管道,称为精直小管。精直小管进入睾丸纵隔内,相互交织成睾丸网。由睾丸网发出 12~15 条睾丸输出小管进入附睾头(图 14-2)。

男性泌尿生殖系统全貌(图片)

2. 附睾　附睾(epididymis)呈新月状,紧贴睾丸的上端和后缘。上端膨大为附睾头,中部为附睾体,下端狭细为附睾尾,并移行为输精管。

附睾头由睾丸输出小管弯曲盘绕而成。输出小管最后汇合形成一条附睾管,迂回盘曲于附睾体、尾之中,其末端移行为输精管。

3. 输精管和射精管　输精管(ductus deferens)是附睾管的直接延续,管壁厚,肌层比较发达,管腔细小。沿睾丸后缘上升入精索(此处输精管位置表浅,男性节育手术常在此处进行),经腹股沟管入盆腔,至膀胱的后面与精囊的排泄管汇合成射精管穿入前列腺,开口于尿道的前列腺部。

4. 精囊　精囊(seminal vesicle)又称精囊腺,位于膀胱后方,输精管的外侧。是一对长椭圆形的囊状器官,表面凹凸不平,主要由迂曲的小管构成,其排泄管与输精管末端合成射精管。

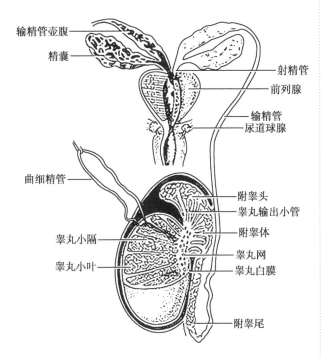

图 14-2　睾丸和附睾结构及排精路径模式图

图中标注:输精管壶腹、精囊、射精管、前列腺、输精管、尿道球腺、曲细精管、附睾头、睾丸输出小管、附睾体、睾丸网、睾丸白膜、附睾尾、睾丸小隔、睾丸小叶

5. 前列腺　前列腺(prostate)是不成对的实质性器官,由腺组织和肌组织构成,位于膀胱和尿生殖膈之间,呈栗子形,上端近前缘有尿道穿入,近后缘处有一对射精管穿入,后面较平坦,在正中线上有一纵行浅沟,称前列腺沟。前列腺的排泄管较多,开口于尿道的前列腺部。小儿前列腺很小,性成熟期腺组织生长迅速,中年以后腺组织逐渐退化,结缔组织增生,常形成老年性前列腺肥大,压迫尿道引起排尿困难。

精子的排出途径(动画)

6. 尿道球腺　尿道球腺(bulbourethral gland)是一对豌豆大的球形腺体,包埋在会阴肌束内,腺的导管开口于尿道。

(二)外生殖器

男性外生殖器主要包括阴囊和阴茎(图 14-1)。

膀胱(男性盆腔正中矢状切面)(图片)

阴囊为一皮肤囊袋,位于阴茎根部的下方。阴囊壁由皮肤和肉膜组成。阴囊的皮肤薄而柔软,色素沉着明显,含有大量弹性纤维,使阴囊皮肤富有伸展性。皮肤的深面为肉膜,由致密结缔组织、弹性纤维和散在平滑肌构成。平滑肌随外界温度变化呈反射性收缩与舒张,以调节阴囊内的温度。肉膜在正中线上向阴囊深部发出阴囊中隔将阴囊腔分为左、右两部,容纳两侧的睾丸和附睾。

阴茎可分为头、体、根三部分。其中,前端的阴茎头膨大,尖端有矢状位的尿道外口,头后稍细的部分为阴茎颈。阴茎主要由 2 个阴茎海绵体和 1 个尿道海绵体构成,外面包以筋膜和皮肤。阴茎海绵体为两端尖细的圆柱体,左、右各一,位于阴茎背侧。尿道海绵体亦呈圆柱状,位于阴茎海绵体的腹侧,尿道贯穿其全长。每个海绵体外面均包有一层厚而致密的纤维膜,坚韧而富有伸展性,称白膜。海绵体由许多海绵体小梁和腔隙组成,腔隙与血管相通。当这些腔隙充血时,阴茎即变粗变硬而勃起。阴茎皮肤薄而柔软,富有伸展性,至阴茎颈处向前反折游离,形成双层皮肤的环形皱襞,包绕阴茎头,称阴茎包皮。

二、女性生殖系统

女性内生殖器包括卵巢、输卵管、子宫及阴道(图 14-3)。卵巢是女性生殖腺,可产生卵子和分泌女性激素。输卵管为输送卵子的管道和卵子受精的部位。子宫是孕育胎儿的器官并可定期产生和排出月经。阴道为性交、月经排出和胎儿娩出的通道。女性外生殖器包括阴阜、大阴唇、小阴唇、阴蒂、前庭球、前庭大腺和阴道前庭等。

(一) 内生殖器

1. 卵巢   卵巢(ovary)为成对的实质性器官,左、右各一,位于盆腔子宫两侧,由髂内、外动脉形成的夹角内,被子宫阔韧带后层的腹膜所包裹(图 14-4)。

卵巢的形态、大小随年龄而异。幼年时卵巢较小,表面光滑;性成熟期卵巢体积最大,由于排

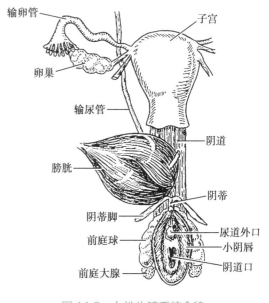

图 14-3   女性生殖系统全貌

卵,其表面形成瘢痕,变得凹凸不平。成年人卵巢呈扁卵圆形,其长、宽、厚约为 4cm×2cm×1cm,重 3~4g。35~40 岁卵巢逐渐缩小,50 岁左右随月经停止而逐渐萎缩。

卵巢的表面覆盖着一层上皮。上皮深面有一薄层致密结缔组织膜,称白膜。卵巢实质由浅层的皮质和深层的髓质构成。髓质范围窄小,无卵泡,主要由结缔组织、血管、淋巴管和神经组成。皮质占卵巢大部分,以结缔组织为基质,内有大小不等数以万计的卵泡(图 14-5)。

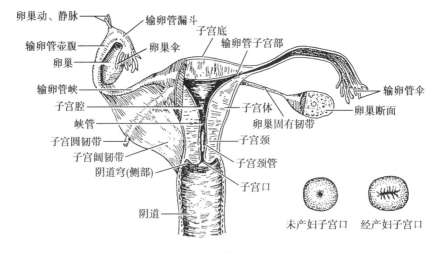

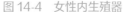

图 14-4   女性内生殖器

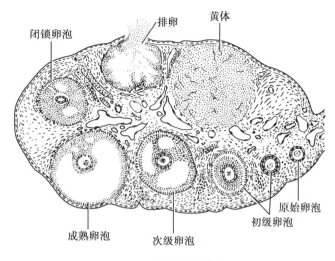

图 14-5　卵巢结构模式图

2. 输卵管　输卵管(uterine tube)为一对细长而弯曲的管道,长 10~12cm,连于子宫底两侧,内端开口于子宫腔。外端游离,开口于腹膜腔(图 14-4)。输卵管由外侧向内侧可分为输卵管漏斗、输卵管壶腹、输卵管峡、输卵管子宫部四部分。其中输卵管壶腹为卵子受精部位;输卵管峡较狭窄,输卵管结扎术常在此处进行。

输卵管管壁由黏膜、肌层及外膜三层构成。黏膜上皮为单层柱状纤毛上皮。纤毛的摆动和肌层的蠕动有助于受精卵进入子宫腔。

3. 子宫　子宫(uterus)是供胎儿生长发育的肌性器官,宫壁厚而内腔相对较小。其形态、大小、位置和结构随年龄、妊娠和月经周期发生变化(图 14-4)。

成人子宫呈前后略扁的倒置梨形,可分为底、体、颈三部。位于两侧输卵管子宫口以上的部分称为子宫底;子宫下端狭窄的部分为子宫颈,下 1/3 伸入阴道;子宫颈与子宫底之间的部分为子宫体。子宫颈末端有平滑而隆起的周缘,其中央有子宫口与阴道相通。未产妇此口平滑呈椭圆形,经产妇为不规则的横裂状。子宫体与子宫颈的上端短而狭细的部分为子宫峡;子宫峡在非妊娠期长仅约 1cm,妊娠中期以后,子宫峡逐渐伸展、变长。妊娠末期子宫峡可延至 7~11cm,其壁逐渐变薄,产科常在此处剖宫取胎。子宫体内的呈倒置三角形的腔隙的称子宫腔。

子宫位于盆腔的中央,膀胱与直肠之间,两侧有输卵管相连。成年女性子宫正常位置为轻度的前倾和前屈。维持子宫正常位置的装置主要是会阴肌和一些韧带等结构。

子宫壁由内向外可分为三层。内层为黏膜层,又称为子宫内膜,由单层柱状上皮和固有层组成,固有层中有子宫腺和螺旋动脉。子宫内膜可分为功能层和基底层,具有周期性变化。中层为强厚的平滑肌和小量的纤维组织构成。肌纤维纵横交织排列成网,其间有大量的血管。外层最薄,覆盖子宫底和子宫体的为浆膜,是腹膜的脏层,于子宫前面形成膀胱子宫陷凹,在子宫的后面形成直肠子宫陷凹。子宫峡部和子宫颈的外膜为纤维膜(图 14-6)。

4. 阴道　阴道(vagina)为前后略扁的肌性管状器官,平

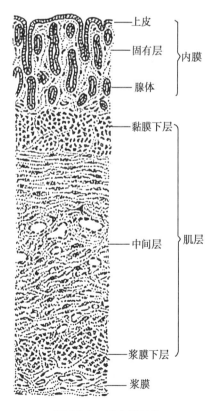

图 14-6　子宫壁结构

女性生殖系统概观(图片)

子宫壁仿真(动画)

均长为 7~9cm,有导入精液、排出月经和娩出胎儿的作用。

阴道位于骨盆腔中央,子宫的下方,其前方有膀胱、尿道等,后邻直肠。上端包绕子宫颈末端,下端开口于阴道前庭。

阴道壁由黏膜、肌层及纤维性外膜组成。黏膜表面为复层扁平上皮,但无角化层。肌层由平滑肌束交错排列而成。外膜为纤维膜,与邻近的结缔组织相连。

（二）外生殖器

女性外生殖器主要包括阴阜、大阴唇、小阴唇、阴道前庭、阴蒂、前庭球和前庭大腺等(图 14-7)。

阴阜位于耻骨联合前面的皮肤隆起,内含较多的脂肪组织,性成熟期以后,皮肤表面生有阴毛。

大阴唇位于前庭球外侧部的表面,为一对纵行隆起的皮肤皱襞;小阴唇位于大阴唇的内侧,是一对前后纵行较薄的皮肤皱襞,表面光滑无毛,富有弹性。

阴道前庭是指两侧小阴唇之间的菱形裂隙。前半部有尿道外口,后半部有阴道口。阴道口有一层膜称处女膜。在小阴唇与处女膜之间的沟内,左、右各有一个前庭大腺导管的开口。

阴蒂由两个阴蒂海绵体前端在正中线靠拢形成。阴蒂海绵体相当于男性的阴茎海绵体,呈圆柱形,位于阴道前庭上方两侧大阴唇之间。其头端称阴蒂头,富有感觉神经末梢。

前庭球相当于男性的尿道海绵体,呈蹄铁形,分为较细小的中间部和较大的外侧部。中间部位于尿道外口与阴蒂之间的皮下,外侧部位于大阴唇的皮下。

前庭大腺位于阴道口的两侧,导管向内侧开口于阴道前庭,分泌少量液体润滑阴道。

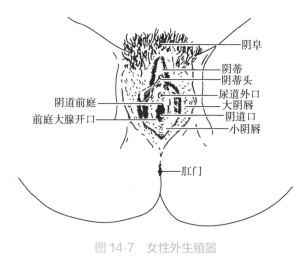

图 14-7　女性外生殖器

第二节　男性生殖功能

男性从出生到 12 岁左右的儿童期内,男孩与女孩在生理特点上没有太大的差异;从儿童到青春期,男性特征变化最为明显,进入青春期后随着生殖器官发育成熟并开始具有生殖功能,同时在雄激素的作用下出现胡须,喉结和骨骼粗大等男性第二性征,青春期终止于 15~17 岁。男性的生殖功能在青春期后的整个成年时期一直处于相对稳定状态;直到老年后男性的睾丸仍可有精子生成,并具有一定生育力,但生育能力维持时间的长短则因人而异。

一、睾丸的功能

睾丸由曲细精管和间质组成,主要功能是生成精子及合成分泌雄激素。精子生成在曲细精管进行,雄激素主要由由睾丸的间质细胞分泌。

（一）睾丸的生精功能

1. 曲细精管的结构　曲细精管上皮主要由支持细胞及镶嵌在支持细胞之间处于不同发育阶段的各级生精细胞构成。曲细精管的管周有基膜和类肌细胞,精原细胞和支持细胞都位于基膜上;相邻支持细胞伸出的突起相互间形成紧密连接,在基膜与管腔之间构成一些小室,精原细胞及其各级生精细胞位于其中（图 14-8）。

2. 精子的发生过程　从精原细胞有丝分裂开始到生成外形成熟的精子的过程称为**精子发生**（spermatogenesis）。包括有丝分裂、减数分裂及精子成熟三个阶段。

从青春期开始，一些处于分裂间期的精原干细胞进入有丝分裂，形成两个精原细胞，其中一个作为干细胞贮存，另一个再经过有丝分裂形成初级精母细胞，初级精母细胞进行减数分裂，经过次级精母细胞阶段，最终形成具有 23 条染色体的单倍体精细胞；精细胞失去大部分胞浆，形成顶体、鞭毛等一系列形态变化，成为外形成熟的**精子**（spermatozoon）。在上述生精过程中，随着生精细胞的不断成熟，各级生精细胞不断突破支持细胞间的紧密连接向管腔迁移，最后释放入曲细精管的管腔。曲细精管上皮的生精细胞需要适当的理化环境，局部炎症、酒精中毒、局部长期的高温环境等都可能引起生精功能的障碍，导致不育。

睾丸曲细精管内产生的精子还不具备运动和受精能力，必须借助于管周类肌细胞的收缩和管腔内液体的流动运输到附睾，在附睾贮存并完成功能上的成熟，获得运动和受精能力。精子连同由睾丸、附睾、精囊腺、前列腺和尿道球腺分泌的液体一起组成**精液**（semen）。

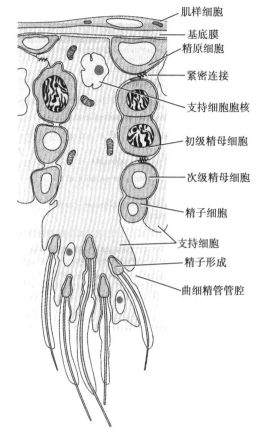

图 14-8　曲细精管上皮的结构

3. 支持细胞的功能　支持细胞是生精上皮中唯一的体细胞，对于精子的发生具有以下重要作用：①构成**血 - 睾屏障**（blood-testis barrier），阻止血液中的有害物质损伤生精细胞；避免生精细胞与机体免疫系统接触，防止出现针对精子和各级生精细胞的自身免疫反应；②对生精细胞的支持和营养作用，为各级生精细胞发育成熟提供场所，将摄取的能量物质、氨基酸、维生素等直接或加工后供给生精细胞利用；③分泌功能，分泌**雄激素结合蛋白**（androgen binding protein，ABP）、金属结合蛋白和维生素结合蛋白等，协助睾酮、一些金属离子及维生素等精子发生所必需的物质运输；分泌液体进入曲细精管的管腔，帮助精子的转运。

（二）睾丸的内分泌功能

睾丸**间质细胞**（interstitial cell）分泌的**雄激素**（androgen）主要包括**睾酮**（testosterone，T）和**雄烯二酮**（androstenedione），卵巢、肾上腺也能合成分泌少量雄激素。另外，支持细胞也分泌**抑制素**（inhibin）和雌激素等参与睾丸功能调节。

1. 雄激素的合成、运输和代谢　合成睾酮的原料胆固醇被转运到线粒体，经胆固醇侧链裂解酶作用生成孕烯醇酮，孕烯醇酮经过羟化、脱氢等过程转变为雄烯二酮，雄烯二酮再经 17β- 羟基类固醇脱氢酶催化生成睾酮。正常成年男性血浆睾酮浓度为 19.79~24.31nmol/L，50 岁以后随年龄增加，血中睾酮的含量逐渐降低。睾酮分泌入血后，仅有 1%~2% 为游离状态的睾酮，其余约 98% 的睾酮与血浆中的性激素结合蛋白、白蛋白或皮质醇结合蛋白结合运输。睾酮经血液运输到靶组织后，以游离的形式进入靶细胞直接发挥作用，或经靶细胞内 5α- 还原酶的作用转化为活性更强的双氢睾酮产生调节效应。

雄激素的作用机制与其他类固醇激素一样，主要通过经典的基因组途径发挥调节作用。雄激素的代谢主要在肝脏及前列腺进行，睾酮及其他雄激素在肝脏转化为 17- 酮类固醇，在前列腺转化为双氢睾酮,最后形成水溶性的葡萄糖醛酸盐或硫酸盐随尿液排出,部分经胆汁进入肠道随粪便排出。

　　2. 雄激素的生理功能

　　(1) 对胎儿性别分化的影响:**性别分化**(sexual differentiation)在胎儿时期完成。男性胎儿性染色体为 XY,决定着原始性腺发育为睾丸;再由睾丸所分泌的睾酮等激素决定男性内、外生殖器的形成。由于睾酮对正常男性胎儿生殖器的分化起关键作用,如果胚胎时期睾酮含量过低或雄激素受体缺乏,胚胎不能进行正常的性别分化,可能导致出现不同程度的男性假两性畸型。

　　(2) 促进生殖器官的发育及男性副性征的出现:青春期后随着睾酮分泌的增加,睾丸、阴茎、精囊和前列腺体积增大。睾酮还能促进男性第二性征发育,刺激和维持正常的性欲。

　　(3) 促进生精过程:睾酮与支持细胞产生的 ABP 结合,转运至曲细精管,直接或转变为活性更强的双氢睾酮后与生精上皮的雄激素受体结合,促进精子的生成。

　　(4) 对骨骼生长的影响:在青春期,雄激素首先促进骨骼的生长及钙、磷在骨骼中的沉积,使身高迅速增加,但身高增长到一定程度又导致骺与长骨的融合。

　　(5) 对代谢的影响:促进蛋白质的合成,抑制蛋白质的分解,如使肌肉、骨骼和肾脏等组织蛋白质合成增加。另外,睾酮还参与了水和电解质平衡的调节。

　　(6) 其他作用:促进红细胞的生成;作用于中枢神经系统,参与调节具有男性特征的行为活动。

　　根据雄激素对男性生殖器官、生精功能及男性第二性征发育的调节效应,临床上将睾酮用于部分雄激素相关的男性性腺功能减退、少精症等的治疗。

二、睾丸功能的调节

　　睾丸的生精功能和激素的分泌除受下丘脑、腺垂体的调控外,也受睾丸局部的旁分泌和自分泌调节。

　　1. 下丘脑 - 腺垂体 - 睾丸轴　从青春期开始,下丘脑分泌的**促性腺激素释放激素**(gonadotropin releasing hormone,GnRH)经垂体门脉系统到达腺垂体,促进腺垂体分泌**卵泡刺激素**(follicle-stimulating hormone,FSH)和**黄体生成素**(luteinizing hormone,LH),FSH 与 LH 在睾丸通过各自的靶细胞发挥作用。

　　一方面,FSH 和 LH 主要通过 G 蛋白耦联受体途径发挥其调节效应。FSH 作用于支持细胞启动生精过程,并与睾酮一起参与精子发生的维持。LH 作用于间质细胞,促进睾酮的合成和释放。间质细胞分泌的睾酮与支持细胞分泌的 ABP 结合转运至曲细精管,使曲细精管局部具有高浓度的睾酮,以旁分泌的形式促进生精过程,维持精子发生。

　　另一方面,睾丸分泌的激素对下丘脑、腺垂体的功能具有反馈调节作用。当血浆中睾酮达到一定浓度后,可作用于下丘脑和垂体,抑制 GnRH 和 LH 的分泌。支持细胞分泌的抑制素抑制了垂体 FSH 的分泌;正是由于下丘脑、腺垂体及睾丸之间的相互作用保证了睾丸功能活动的正常进行(图 14-9)。

　　2. 睾丸的旁分泌或自分泌调节　除上述下丘脑 - 腺垂体 - 睾丸轴的功能联系外,睾丸局部产生的胰岛素样生长因子、表皮生长因子、成纤维细胞生长因子、转化生长因子等以旁分泌、自分泌的形式也参与了精子发生等睾丸功能的调控。

三、男性的性兴奋与性行为

　　男性的性兴奋与性行为除心理活动外,主要表现为阴茎的勃起和射精。阴茎的勃起和射精的基本中枢都在脊髓的腰骶段,但高位中枢对其有下行激活或抑制作用。

　　阴茎的**勃起**(erection)指受到性刺激时阴茎迅速长大、变硬并挺直的现象。这是一些心理和外生殖器局部的机械刺激引起的反射活动。其副交感传出神经的舒血管效应,使阴茎内动脉扩张,血流量明显增加,这是引起阴茎勃起的主要原因。同时,由于血流量增加,阴茎海绵体的压力升高,使阴茎的

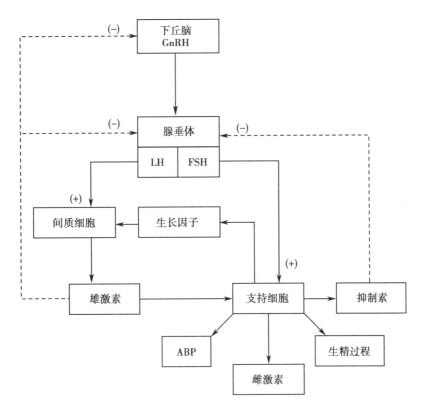

图 14-9　下丘脑 - 腺垂体 - 睾丸轴功能活动的调节

静脉回流受阻,进而维持阴茎的勃起。临床上用于改善男性性功能和治疗阳痿的药物就是通过增加阴茎海绵体的血流量来达到治疗目的。

　　射精(ejaculation)是男性性高潮时精液经尿道射出体外的过程;分为移精及排精两个阶段。其中移精过程的传出神经主要是腹下神经及阴部神经,腹下神经兴奋使附睾、输精管平滑肌按一定的顺序收缩,将精子输送至尿道,并与前列腺、精囊的分泌物混合组成精液。然后,阴部神经兴奋,使环绕阴茎基底部的尿道海绵体肌节律性收缩,压迫尿道,迫使精液射出。射精的同时伴有强烈的快感,此时性兴奋达到顶峰,即性高潮。

第三节　女性生殖功能

　　女性的一生经历胎儿期、新生儿期、儿童期、青春期、性成熟期、围绝经期及绝经后期。其中生殖功能变化最明显的是青春期和围绝经期。女性青春期以第一次月经来潮为标志,一般发生在 12~15 岁。随着生殖器官发育成熟,卵巢功能开始表现为周期性的活动,并出现乳房发育、体态丰满和骨盆变宽等女性第二性征。性成熟期的卵巢生殖功能与内分泌功能最为旺盛,并保持规律的周期性活动。女性大约从 45 岁起卵巢功能开始衰退进入围绝经期,机体内分泌和生理功能也出现一系列变化。绝经后卵巢生殖和内分泌功能丧失,生殖器官萎缩老化,心血管系统、脂代谢、骨代谢也发生相应的改变。

一、卵巢的功能及其调控

卵巢是女性生殖系统的主要器官,卵巢的主要功能是产生卵子和分泌卵巢激素。

（一）卵巢的生卵作用

1. 卵子的发生及生命历程　　不同于精子生成,卵子的生成始于胚胎期,减数分裂历时很长,且要经历两次停滞。从胎龄 5~6 周开始,从卵黄囊迁移到生殖嵴的原始生殖细胞通过有丝分裂增殖成为卵原细胞,卵原细胞从胎龄 8~9 周开始陆续进入第一次减数分裂并停滞在第一次分裂前期,转化为初级卵母细胞(primary oocyte)。到出生后 6 个月,几乎所有卵原细胞均转化为初级卵母细胞。青春期后,随着卵泡成熟,在 LH 峰作用下卵母细胞恢复减数分裂并完成第一次分裂,排出第一极体,成为次级卵母细胞(secondary oocyte)并发生排卵。排卵后,次级卵母细胞紧接着开始第二次减数分裂并再次停滞在分裂中期。此时如果卵子受精,卵母细胞即完成第二次减数分裂,排出第二极体,成为成熟卵,又称卵子,并成为受精卵,开始发育成新的生命。若卵子没有受精,次级卵母细胞则发生凋亡、溶解。

2. 卵泡的生长发育　卵泡是卵巢的基本功能单位,由卵母细胞与包围它的卵泡细胞构成。

(1) 各类卵泡的结构及功能特点:根据不同生长阶段的结构和功能特点,卵泡分为以下类型。

1) **原始卵泡**(primordial follicle):由初级卵母细胞及围绕它的单层梭形颗粒细胞组成,外有基底膜,此时卵泡处于生长静止状态。原始卵泡数量在胎龄 5 个月时达到约 700 万个,此后陆续发生闭锁,到出生时约有 200 万个,性成熟时仅剩约 40 万个。卵巢中原始卵泡的数量代表了卵巢储备(ovarian reserve)。

2) **初级卵泡**(primary follicle):围绕卵母细胞的颗粒细胞由单层变为复层,卵母细胞周围形成透明带(zona pellucida,ZP),卵泡外的基质细胞分化成泡膜细胞。

3) **次级卵泡**(secondary follicle):颗粒细胞进一步增殖,并表达 FSH 受体及芳香化酶。在颗粒细胞间先形成一些不规则腔隙,并逐渐融合成一个卵泡腔,内有卵泡液,此时的卵泡又称为窦状卵泡(antral follicle);此时围绕卵泡的泡膜层分为内膜细胞及外膜细胞,内膜细胞表达 LH 受体,与颗粒细胞协同合成雌激素。

4) **成熟卵泡**(mature follicle),卵泡直径可达 15~25mm 以上,内有卵丘和放射冠,此阶段卵泡合成雌激素的量最多。临床上可以根据 B 超显示的卵泡大小及血中雌激素水平判断卵泡成熟程度(图 14-10)。

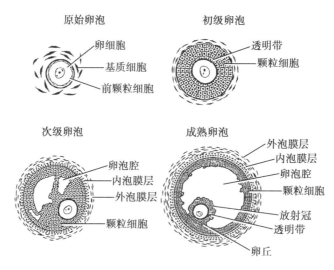

图 14-10　不同发育时期的卵泡

(2) **卵泡的生长发育及调控**:从原始卵泡开始,卵泡的生长发育要经历漫长的过程,且生长发育的机会对于每个卵泡而言是严重不均等的。人出生时两侧卵巢约有 200 万个原始卵泡,而大量原始卵泡陆续发生退化闭锁,到青春期仅剩约 40 万个,女性个体一生中仅有 400~500 个原始卵泡可发育至成熟卵泡阶段并排卵,其余卵泡在发育的不同阶段均发生闭锁,绝经以后,卵巢中会留存约 1 000 个原始卵泡,保持生长静止状态直到个体生命终结。根据卵泡不同时期的生长发育特点,可将其分为三个阶段(图 14-11)。

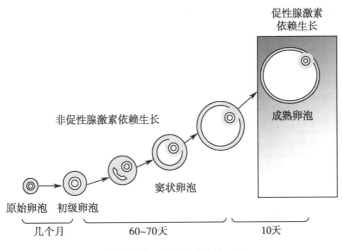

图 14-11 卵泡生长的过程

1）促性腺激素非依赖的缓慢生长：原始卵泡生长发育到初级卵泡的过程非常漫长，并且这个时期的卵泡生长不依赖垂体促性腺激素。从胎儿时期到绝经前任何时期都可能发动这一阶段的生长发育，其始动因素主要受卵巢合成分泌的一些旁分泌因子调控。

2）促性腺激素反应性生长：进入青春期后，在垂体促性腺激素（主要是 FSH）基础分泌量的作用下，陆续有卵泡对促性腺激素做出反应，加快生长速度，经过约 75~85 天，生长为直径约 2~5mm 的窦状卵泡。这一阶段的卵泡生长虽然需要一定的 FSH，但与月经周期中 FSH 的波动水平无关。

3）促性腺激素高度依赖快速生长：在青春期后的每一次黄体 - 卵泡转化期，相当于月经周期的 1~4 天，血中雌激素、孕激素水平降低，导致 FSH 水平上升。此时，双侧卵巢中约 10~20 个已经发育到直径为 2~5mm 的窦状卵泡能够对当时血中增加的 FSH 水平发生反应，进入促性腺激素依赖的快速生长期，称为**周期募集**（cyclic recruitment）。在被募集的一群卵泡中，通常只有一个成为**优势卵泡**（dominant follicle），能够最后发育成熟，即优势卵泡的**选择**（selection）。

关于优势卵泡选择的机制，目前公认的有 **FSH 阈值**（FSH threshold）学说，也称为 **FSH 窗口**（FSH window）**学说**。FSH 阈值指卵泡生长发育所需的 FSH 最低血浆浓度；阈值的高低反映卵泡对 FSH 的敏感性。由于每一个卵泡都有自己的发育轨迹，因而在同一时间点不同卵泡对 FSH 的敏感性不同；卵泡期开始阶段，由于血中 FSH 水平的升高，能同时达到一群卵泡生长所需的阈值，使这些卵泡得以继续生长；但是 FSH 的升高仅有一个有限的时间窗口，此后，随着卵泡的发育，卵泡合成的雌激素以及抑制素对腺垂体的负反馈作用，导致腺垂体分泌 FSH 减少，这时一般仅有一个发育较快的卵泡由于其 FSH 阈值最低，能够在较低水平的 FSH 支持下继续发育成熟（图 14-12）。卵泡的选择过程一般发生在月经周期的 5~7 天。

促排卵药物
（药学实践）

新型促排卵药物的发现
（药学实践）

按照上述原理，临床上实施的人工诱导超数排卵，是通过给予外源 FSH 以干扰选择，使更多的卵泡能够成熟，并通过调整 FSH 的起始量、维持量和用药时间控制卵泡成熟的数量。甾体激素类口服避孕药则是通过外源给予雌激素、孕激素，加强负反馈作用抑制 FSH 分泌，干扰卵泡选择，从而达到避孕的目的。

3. 排卵　**排卵**（ovulation）是指成熟卵泡的卵泡壁破裂，卵母细胞与放射冠随同卵泡液排出卵泡的过程，一般发生在下次月经来潮前的 14 天，LH 峰出现后的 12 小时。当优势卵泡发育成熟时，其分泌的大量雌激素对腺垂体的正反馈效应，形成 LH 峰，由 LH 峰触发排卵。

4. 黄体的形成及退化　排卵后剩余的颗粒细胞和卵泡膜细胞在 LH 的作用下发生黄素化，转化为黄体细胞，形成**黄体**（corpus luteum）。黄体的主要功能是分泌孕激素，同时也分泌雌激素。如排出的卵子得以受精,则黄体在滋养层细胞分泌的**人绒毛膜促性腺激素**(human chorionic gonadotropin,hCG)的作用下继续发育增大,转变为**妊娠黄体**(corpus luteum of pregnancy),为胚胎着床及着床后胚胎的发育提供性激素支持,直到胎盘形成后替代黄体的作用。若卵子没有受精,黄体在 2 周后开始退化,最后由被称为**白体**(corpus albicans)的瘢痕组织取代。

5. 卵泡闭锁　女性一生中仅有 400~500 个卵泡能最后发育成熟并排卵。自胚胎时期开始就不断有卵泡在发育的各阶段逐渐退化、消失,这一过程叫卵泡**闭锁**(atresia),由细胞凋亡所致。

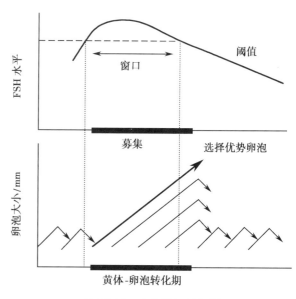

图 14-12　卵泡选择的机制

(二)卵巢的内分泌功能

1. 雌激素和孕激素的合成与代谢　卵巢合成及分泌的类固醇激素主要是**雌激素**(estrogen)、**孕激素**(progesterone)和少量雄激素。除类固醇激素外,卵巢还分泌多种生长因子参与卵巢、下丘脑及腺垂体功能的调节。

(1) 雌激素和孕激素的合成:卵巢类固醇激素的合成主要以血中胆固醇为原料,由卵泡膜细胞及颗粒细胞共同完成。按照雌激素合成的“双重细胞学说”,首先是卵泡膜细胞在 LH 作用下合成孕激素,再由孕激素转化为雄激素,雄激素扩散进入颗粒细胞,在芳香化酶作用下转变为雌激素,即**雌酮**(estrone)和**雌二醇**(estradiol),进入血液循环或卵泡液中(图 14-13)。由于 FSH 作用于发育到一定阶段的卵泡颗粒细胞,诱导其芳香化酶的表达,因此只有发育接近成熟的优势卵泡才能合成分泌大量雌激素。性激素分子结构的一些基团被替代后得到的人工合成的激素类似物可应用于临床疾病的治疗或避孕药物。

(2) 雌激素和孕激素的运输与代谢:卵巢分泌的雌激素主要与血浆中的雌激素结合蛋白或白蛋白结合运输至靶器官。孕激素主要与白蛋白结合,少量可与血中皮质醇结合蛋白结合运输。雌激素、孕激素主要在肝脏降解为**雌三醇**(estriol)和**孕二醇**(pregnanediol),其代谢产物以葡萄糖醛酸盐或硫酸盐的形式,分别经尿液或经胆汁随粪便排出。

2. 雌激素和孕激素的生理作用　与其他类固醇激素一样,雌激素和孕激素主要通过经典的基因组途径发挥其相应的调节作用。另外,雌激素和孕激素还具有快速的非基因组效应。一般情况下,雌激素和孕激素对于女性生殖器官的结构和功能的调节具有协同互补和拮抗双重作用。在月经周期中,卵巢首先分泌雌激素,雌激素促进某些靶器官孕激素受体表达,为孕激素发挥其生物效应奠定了基础。相反,孕激素又可对一些靶器官的雌激素受体表达产生降调节效应,从而降低这些器官对雌激素的反应性。

(1) 雌激素的作用:雌激素除对生殖系统的形态和功能具有明显的调节作用外,对中枢神经系统、心血管系统及骨骼等也有广泛的效应。

1) 对生殖器官的作用:①促进子宫发育,子宫内膜增生;雌激素主要是促进子宫内膜上皮、腺体及螺旋小动脉增生,使内膜具有对胚胎的接受性;使排卵期宫颈口松弛,子宫颈分泌大量清亮、稀薄的黏液,有利于精子通过;②促进输卵管黏膜上皮中纤毛细胞的增生,增强纤毛向子宫方向的摆动及输卵管蠕动,有利于将受精卵运送至子宫;③与 FSH 协同使卵泡颗粒细胞 FSH 受体表达增加,使芳香化酶活性升高,促进卵泡发育;④促进阴道上皮的增生和角化,使阴道分泌物呈酸性,增强其对损伤及

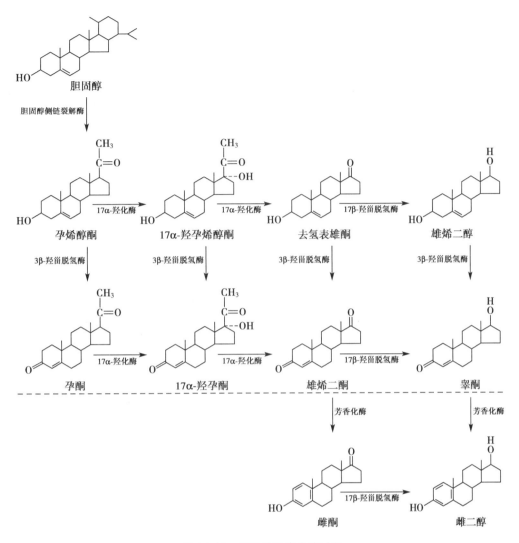

图 14-13　卵巢性激素合成过程

感染的抵抗力;⑤促进外生殖器的发育;⑥刺激性欲。

2) 对乳腺和副性征的作用:刺激乳腺导管和腺泡生长发育,促进脂肪组织在乳腺的聚集,形成女性乳房特有的外部形态。促进其他女性第二性征如全身脂肪和毛发的分布,女性体态等的出现。

3) 对骨骼生长发育的影响:刺激成骨细胞的活动,促进骨中钙、磷的沉积。因此进入绝经期后,由于雌激素水平的降低,导致绝经后妇女发生骨质疏松、骨折的危险性升高。

4) 对中枢神经系统的影响:雌激素能诱导某些神经元生长,促进突触形成。雌激素的缺乏可能与阿尔茨海默病的发生有一定的关系。

5) 对心血管系统的影响:雌激素能使血中高密度脂蛋白含量增加,低密度脂蛋白含量减少;促进胆固醇的代谢和转运,降低血中胆固醇的浓度,防止动脉硬化。因此绝经期后,女性的心血管疾病发病率显著升高。

临床上对于卵巢功能早衰的患者可采用雌激素替代疗法以减小骨质疏松和心血管疾病发生的可能性。

(2) 孕激素的作用:孕激素的作用大多是在雌激素作用的基础上得以发挥。

1) 对生殖器官的作用:①抑制子宫内膜细胞的增殖,促使子宫内膜上皮由增生期向分泌期转化,为受精卵着床和胚胎发育提供良好条件;②使子宫平滑肌兴奋性降低,抑制子宫收缩,防止妊娠期胚胎的排出,促进基质细胞增殖并且发生蜕膜化;③使宫颈黏液分泌减少且变稠,不利于精子通过;④促进输卵管上皮的分泌,为着床前受精卵及卵裂球提供营养,促进受精卵向子宫腔运动;⑤抑制阴道上皮增生和角化。

2)对乳腺的作用:在雌激素作用的基础上,孕激素进一步促进乳腺小叶及腺泡发育,腺泡细胞增生,为分娩后泌乳作好准备。

3)产热作用:孕激素可增强能量代谢,也可作用于下丘脑体温调节中枢,使体温调定点水平上移或影响散热过程,因而排卵后基础体温会升高 0.2~0.5℃,并在黄体期一直维持在这一水平。临床上可将基础体温的双相变化作为判断卵巢排卵功能的手段之一。

二、月经周期及调节

女性在生育年龄,卵巢中卵泡的生长发育、排卵与黄体形成呈周期性变化,称为**卵巢周期**(ovarian cycle),伴随的雌激素和孕激素合成分泌也具有明显的周期性变化,由此引起子宫内膜周期性的剥落、出血现象,称为**月经**(menstruation)。以月经为特征的这种周期性变化称为**月经周期**(menstrual cycle)。所以,卵巢周期又称月经周期,一般指两次月经第 1 天之间的间隔时间,其长度因人而异,平均约 28 天,其中月经持续时间正常为 3~5 天。女性的第一次月经称为初潮(menarche),多出现在 12~15 岁。

(一)月经周期的分期

根据月经周期中卵巢与子宫的形态和功能变化,可将月经周期分为**增生期**(proliferative phase)、**分泌期**(secretory phase)及**月经期**(menstrual period)三个时期。

增生期又称为**卵泡期**(follicular phase),一般为月经周期的第 1~14 天,与周期性募集的促性腺激素高度依赖的卵泡快速生长期相对应。此期内由于卵泡生长,分泌的雌激素逐渐增加;在雌激素的作用下,月经期损伤的子宫内膜修复、生长,子宫腺体和间质中螺旋小动脉增生。

分泌期又称**黄体期**(luteal phase),一般为月经周期的第 15~28 天。在黄体分泌的大量孕激素作用下,子宫内膜进一步发育,内膜腺体更为弯曲,分泌大量黏液,有利于囊胚的存活及附着于子宫内膜。此期的黄体细胞也分泌雌激素,雌激素除协同孕激素促进子宫内膜发育外,对于子宫内膜的"胚胎种植窗"的形成也起重要作用。

月经(menstruation)一般为月经周期的 1~4 天,与增生期的早期重叠。如果排卵后卵子未受精,则黄体萎缩退化,导致血中雌激素和孕激素水平明显降低,子宫螺旋小动脉痉挛性收缩,内膜靠宫腔面 2/3 的功能层组织发生缺血、变性、坏死剥脱,血管破裂出血。坏死的内膜组织连同血液一起排出即月经,同时子宫平滑肌收缩有助于月经血从子宫腔排出,但也可引起痛经。

除子宫内膜的变化外,阴道黏膜、宫颈黏液、输卵管及乳房受月经周期中雌激素和孕激素的影响也发生相应的周期性变化,临床上也可根据此特点判断卵巢功能。

(二)月经周期的调节

正常月经周期的形成是下丘脑-腺垂体-卵巢功能轴活动的结果。

1. 下丘脑-腺垂体-卵巢轴的作用　青春期开始后,下丘脑的一些神经内分泌细胞合成并脉冲式释放的 GnRH 经垂体门脉系统运输到达腺垂体,与腺垂体的促性腺激素细胞上受体结合,引起腺垂体脉冲性释放 FSH 和 LH。FSH 与卵泡颗粒细胞上的 FSH 受体结合,促进雌激素合成的关键酶芳香化酶的表达,进而使雄激素转化为雌激素;FSH 也促进颗粒细胞合成抑制素和**激活素**(activin)。LH 作用于卵泡膜细胞上的 LH 受体,促进孕激素与雄激素的合成。另一方面,卵巢分泌的雌激素、孕激素、抑制素和激活素也对下丘脑及腺垂体激素分泌存在反馈调节。其中,雌激素和孕激素对下丘脑及腺垂体反馈调节,除排卵前的短时间正反馈效应外,主要表现为负反馈调节。另外,抑制素和激活素作用于腺垂体,抑制或促进促性腺激素的合成与分泌(图 14-14)。

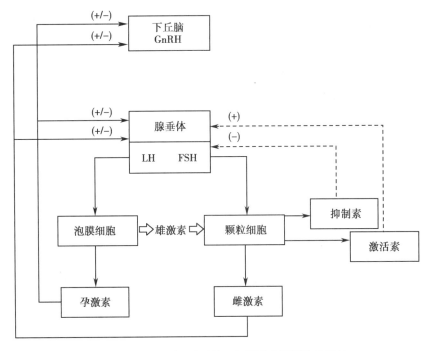

图 14-14　下丘脑 - 腺垂体 - 卵巢轴功能活动的调节

案例分析

　　患者,女,38 岁,月经紊乱,周期缩短 2 年,停经 6 个月,伴潮热、睡眠差、焦虑。患者 2 年前无明显诱因出现月经紊乱,月经周期逐渐缩短至 20 天,经量逐渐减少 1/2,服用中药治疗 6 个月,病情未见缓解。现停经 6 个月,伴睡眠差、烦躁、焦虑,来我院就诊,无生育要求。月经史:初潮 12 岁,周期 20~23 天,经期 1~2 天,经量少。既往体健,怀孕 3 次,分娩 1 次,流产 2 次,无特殊病史。专科查体:外阴未见异常,阴道无充血,白色白带,宫颈光滑,宫体前位,双附件软,无压痛。实验室检查:B 超检查未见卵泡发育,雌、孕激素水平低,FSH 及 LH 水平高,且血清抗米勒氏管激素水平低,末次月经起监测基础体温 60 天,持续无高温相。该患者被诊断为卵巢早衰(premature ovarian failure,POF)

问题:

　　低水平的雌激素对子宫内膜有何影响? 治疗原则是什么?

分析:

　　该患者卵巢卵泡数目少,卵泡发育障碍,导致雌激素和孕激素分泌降低,卵巢雌、孕激素的负反馈作用减弱,继而引起下丘脑 - 垂体分泌的促性腺激素分泌激素(GnRH)及促性腺激素 FSH/LH 分泌增加。但由于卵泡池中卵泡数量减少,卵巢自身对 FSH 及 LH 反应降低,即使垂体促性腺激素分泌增加,卵泡仍不能正常发育和排卵,因而表现为雌激素和孕激素持续低值,FSH 及 LH 持续增高。低水平的雌激素致子宫内膜不能正常生长,无排卵导致的孕激素缺乏又使子宫内膜不能有效地从增生期转化成分泌期内膜,无定期脱落,因而导致月经紊乱。当病情进一步发展到卵巢储备极低时,雌激素水平降低到不足以使子宫内膜增生,这时候出现停经并伴随睡眠障碍、焦虑等围绝经期的临床表现。由于患者年龄低于 40 岁,非正常绝经年龄,因而考虑卵巢早衰。

　　鉴于患者较为年轻,长期的卵巢激素低下可能导致骨质疏松、代谢紊乱及心血管疾病,故考虑给予雌激素和孕激素周期性替代治疗(雌激素制剂 21 天,孕激素制剂 10~14 天),使子宫内膜能够周期性地增生、转化、并脱落,保持规律月经到正常绝经年龄。

2. 月经周期中的内分泌调节

（1）卵泡期:由于前一个月经周期的卵巢黄体萎缩,体内孕激素及雌激素水平下降,解除了对下丘脑及腺垂体的抑制效应。下丘脑 GnRH 的脉冲性释放,促使腺垂体的 FSH 及 LH 脉冲性分泌。在 FSH 和 LH 作用下,卵泡发育并分泌雌激素,雌激素进一步促进子宫内膜增生。此后,由于卵巢颗粒细胞产生的雌激素和抑制素对下丘脑及腺垂体的负反馈作用,腺垂体分泌 FSH 有所减少。

(2) 排卵:月经周期中期,随着优势卵泡发育成熟,分泌雌激素进一步增加,此时血中高浓度的雌激素对下丘脑及腺垂体的正反馈作用,触发下丘脑 GnRH 释放增加,使腺垂体分泌 LH 和 FSH 达到峰值,尤以 LH 峰更为明显。LH 峰在排卵前一天出现,是排卵的必要条件。

(3) 黄体期:排卵后 LH 和 FSH 分泌有所减少,但是黄体期一定水平的促性腺激素,特别是 LH 能促进黄体的形成和维持,并分泌孕激素和雌激素,形成孕激素和雌激素的第二个高峰。此后,由于雌激素和孕激素及抑制素对下丘脑、腺垂体产生的负反馈作用,使 FSH 和 LH 分泌进一步减少。在黄体期末,下次月经前 48 小时,FSH 和 LH 明显降低,黄体开始萎缩,孕激素及雌激素分泌随之下降,子宫内膜得不到性激素的支持,发生坏死、脱落,月经来潮。

由于体内性激素水平的下降解除了其对下丘脑及腺垂体的抑制,下丘脑 GnRH 脉冲性释放又开始增加,进而促使腺垂体分泌 FSH 及少量 LH,又有部分卵泡进入促性腺激素依赖的生长,并逐步发育成熟分泌雌激素,使子宫内膜修复增生,进入下一个月经周期(图 14-15)。

月经周期中,下丘脑 - 腺垂体 - 卵巢轴的功能还受到其他一些内分泌激素,如催乳素、甲状腺激素和胰岛素等的调节,这些激素的分泌异常也可导致月经周期的紊乱。

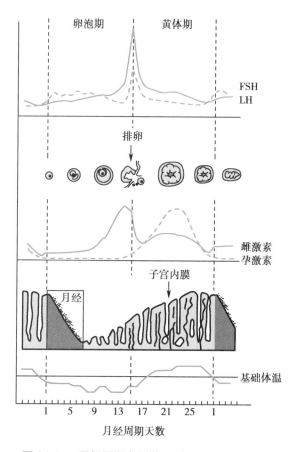

图 14-15　月经周期中卵巢、子宫内膜、激素的变化

三、妊娠、分娩与泌乳

(一) 妊娠

妊娠(pregnancy)是指母体内新的个体产生的过程,包括受精、着床、妊娠的维持及胎儿生长发育。

1. 受精　**受精**(fertilization)指精、卵识别,精子穿入卵细胞及两者融合的过程。一般于排卵后的 6~7 天在输卵管的腹壶部完成。

受精包括一系列复杂的生物学过程,卵子发育成熟和精子获能是受精的必要条件。从卵巢排出的卵子停止于第二次成熟分裂的中期,只有这一时期的卵子才能受精。在人类和大多数哺乳动物,精子进入阴道后必须在女性生殖道停留一段时间才能获得穿过透明带使卵子受精的能力,即**获能**(capacitation)。获能包括了精子离开雄性生殖道后至受精前所发生的一切形态及功能的变化。获能的本质是暴露精子表面与卵识别的部位;解除对顶体功能的抑制;增强精子膜的流动性,便于精卵结合;获能的最后阶段是精子发生**顶体反应**(acrosome reaction),释放出顶体中贮存的顶体酶。

受精包括以下几个环节:①精子通过自发顶体反应,破坏卵周的放射冠,部分精子通过头部的摆动到达透明带;②精子表面的细胞膜受体与透明带蛋白相互作用,发生诱导顶体发应;③顶体酶作用于透明带,再加上精子本身的机械运动,使精子穿过透明带;④精子头部暴露的顶体后膜与卵膜发生融合,精子头部的核物质随即进入卵子;⑤精子进入卵子后,触发卵内的皮质反应,使透明带变硬阻止多精受精;⑥卵激活,迅速恢复和完成第二次减数分裂,细胞核的染色体随即解聚形成雌原核;进入卵内的精子核也解聚形成雄原核;⑦雌、雄原核融合形成一个新的细胞即**合子**(zygote),受精过程完成。

2. 着床 **着床**(implantation)是指胚泡通过与子宫内膜的相互作用侵入子宫内膜的过程。是发育到囊胚期的胚胎与具有对胚胎的接受性的子宫内膜相互作的结果。

受精卵在输卵管内发育至桑葚胚,在输卵管的蠕动和输卵管管腔上皮纤毛摆动的作用下,逐渐向子宫运行,于受精后第 3 天到达宫腔。胚胎在宫腔一般停留 3 天,在此期间从子宫内膜的分泌物中获得营养,进一步发育至囊胚期胚胎。与此同时,由于黄体分泌的大量孕激素及一定量雌激素的协同作用,使子宫内膜发生形态及功能的变化而具备对胚胎的接受性。子宫内膜对胚胎的接受性仅限于称为"胚胎种植窗"有限的时间。该窗口仅持续 3~4 天,一般在月经周期的第 20~23 天。因此,实施试管婴儿技术时应注意胚胎移植的最佳时间。

着床过程包括以下三个环节:①囊胚定位并附着在子宫特定部位的内膜细胞;②囊胚穿过子宫上皮的基底膜进入内膜基质层;③囊胚最后植入。囊胚穿过上皮基底膜后,滋养层细胞分泌的蛋白酶分解基质成分,同时分泌几种旁分泌调节因子促进着床部位所在区域的基质细胞进一步发生蜕膜化。蜕膜细胞内富含糖原及脂质,一方面为植入早期的胚胎提供营养,同时致密蜕膜区的形成又在胚胎周围建立起机械及免疫学屏障,防止胚泡过度侵入和母体免疫系统对胚胎的排斥。

3. 妊娠的维持 着床一旦发生,来自囊胚的滋养层细胞和母体的蜕膜细胞迅速增生形成胎盘。胎盘是妊娠期重要的器官,具有以下多种功能:①物质交换功能,胎儿发育所需的各种营养物质及代谢物都通过胎盘与母体的血液循环之间交换完成;②贮存大量营养物质,如蛋白质、多肽、糖原和铁等,供胎儿在母体提供的营养不足时或分娩过程的需要。③内分泌功能,胎盘是一个临时性的内分泌器官,它能分泌 GnRH、hCG、人绒毛膜促生长素、生长抑素、神经肽 Y 以及雌激素、孕激素等类固醇激素。这些激素对维持妊娠和促进胎儿生长发育有着重要作用。

胎盘分泌的激素中,由胎盘绒毛组织的合体滋养层细胞分泌的 hCG 是最重要的糖蛋白激素,hCG 与 LH 在结构及功能上有很大的相似性。hCG 的分泌开始于胚泡形成早期,在排卵后 8~9 天就能从母体血中检测到 hCG,以后逐渐增多,于妊娠 8~10 周达到峰值后下降。因此,临床上常采用检测女性血中或尿中 hCG 水平作为诊断早孕的指标。hCG 的作用是防止妊娠早期黄体的退化,使之发育为妊娠黄体,继续分泌大量的雌激素和孕激素;因此,hCG 可用于妊娠的维持,防止早期流产。

整个妊娠期母体孕激素和雌激素都保持很高水平,这也是维持妊娠的必要条件。妊娠头 2 个月,雌激素和孕激素由妊娠黄体产生;妊娠第 8 周后,胎盘开始合成孕激素、雌激素(以雌三醇为主)并逐渐代替黄体成为母体雌激素和孕激素的主要来源。由于胎盘缺乏合成激素所需的原料胆固醇以及雌激素生成的一些关键酶,因此,雌激素和孕激素的合成需要母体 - 胎盘 - 胎儿单位共同完成。妊娠期分泌的雌激素进一步促进子宫、乳腺的发育;使骨盆韧带、关节松弛,利于胎儿的娩出。孕激素促进子宫内膜蜕膜化;抑制子宫平滑肌收缩,防止流产;与雌激素协同进一步促进乳腺发育,为泌乳做好准备。

(二)分娩

分娩(parturition)指胎儿及其附属物从母体子宫经阴道排出体外的过程。一般发生在妊娠的 40 周左右。

分娩发动的机制还不十分清楚。妊娠末期胎盘雌激素分泌增加,胎儿下丘脑 - 腺垂体 - 肾上腺轴的作用,胎儿生长到一定程度对子宫的牵张刺激,子宫局部和胎膜释放的前列腺素以及垂体分泌的催产素等都可能参与了分娩过程的发动。分娩的过程分为三个阶段,属于正反馈调节。首先是起源于子宫底部的收缩逐渐向下扩布,胎儿被推向宫颈,使宫颈扩大变薄,时间可长达几小时。然后,胎儿对子宫颈的刺激反射性地引起子宫收缩,同时神经垂体释放的催产素也使子宫收缩不断增强直到胎儿经阴道娩出。在胎儿娩出后约 10 分钟,胎盘与子宫分离被排出体外。在此过程中,胎盘产生的一种**松弛素**(relaxin)使女性的骨盆韧带松弛,子宫颈松软,有利于胎儿娩出。

（三）泌乳

妊娠期在孕激素、催乳素及胎盘催乳素的作用下,乳房小叶的腺泡进一步发育为泌乳作好准备。另外,在妊娠晚期,乳房组织中的淋巴细胞增多,分泌的 IgA 被乳腺上皮细胞摄取转运至乳汁,因而初乳中含有大量的免疫球蛋白。由于妊娠期高浓度的雌激素和孕激素阻碍乳汁的合成、分泌,所以泌乳的发动开始于分娩后,属于反射活动。催乳素在哺乳期一直维持较高水平,抑制了下丘脑 GnRH 的释放。另外,高浓度催乳素也可能直接抑制卵巢的功能,导致哺乳期闭经和停止排卵,具有一定的避孕作用,但不能完全避免哺乳期妊娠。

四、女性的性兴奋与性行为

女性的性兴奋与性行为主要包括阴道的润滑、阴蒂的勃起及性高潮。

当女性受到性刺激后,阴道壁的血管充血,血管滤出一种黏性液体,以润滑阴道和外阴,有利于性交时阴茎插入阴道;同时由于阴道下 1/3 充血,使阴道口缩窄,对插入的阴茎有"紧握"作用;阴道上 2/3 扩张,宫颈及宫体上抬,使阴道上段变宽,利于性交及容纳精液。

阴蒂有丰富的神经末梢,是性器官中最敏感的部位。性兴奋时,阴蒂充血、膨胀、对刺激的敏感性提高,从而获得性快感。当外阴及阴道所受到的刺激达到一定程度时,子宫、阴道、会阴及盆腔底部肌肉出现自主的节律性收缩,并伴有呼吸、循环功能改变等全身性反应即女性性高潮。

分析思考

根据男、女生殖功能的特点分析避孕药物可能作用的环节。

第十四章
目标测试

（李卫东　袁东智）

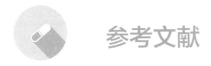

参考文献

［1］周华,崔慧先.人体解剖生理学.7 版.北京：人民卫生出版社,2016.

［2］王庭槐.生理学.9 版.北京：人民卫生出版社,2018.

［3］苏佳灿,黄标通,许金廉.医学起源与发展简史.上海：上海大学出版社,2020.

［4］张大萍,杜长林.人类医学大发现.济南：山东画报出版社,2016.

［5］吴襄.近代生理学发展简史.北京：高等教育出版社,1996.

［6］HALL J E,HALL M E. Guyton and Hall Textbook of Medical Physiology. 14th ed. Philadephia：Elsevier,2021.

［7］SHIER D,BUTLER J,LEWIS R. Hole's human anatomy & physiology. 14th ed. New York：McGraw-Hill Education,2016.

［8］COSTANZO L S. Physiology. 6th ed. Pennnsylvania：Elsevier,2018.

［9］王庭槐.生理学.3 版.北京：人民卫生出版社,2015.

［10］柏树令,应大君.系统解剖学.8 版.北京：人民卫生出版社,2013.

［11］邵水金,朱大诚.解剖生理学.3 版.北京：人民卫生出版社,2021.

［12］周瑞祥,杨桂姣.人体形态学.4 版.北京：人民卫生出版社,2017.

［13］杨康鹃,李冰,张春斌.医学细胞生物学.3 版.北京：人民卫生出版社,2020.

［14］李家增,贺石林,王鸿利.血栓病学.北京：科学出版社,1998.

［15］姚泰,赵志奇,朱大年,等.人体生理学.4 版(下).北京：人民卫生出版社,2015.

［16］张红岩,任野平,丁勇.促红细胞生成素及其受体的研究进展.临床荟萃,2014,29(5)：585-589.

［17］KOEPPEN B M,STANTON B A. Berne & Levy Physiology. 7th ed. Philadelphia：Elsevier,2018.

［18］BARRETT K E,BARMAN S M,BROOKS H L,et al. Ganong's Review of Medical Physiology. 26th ed. New York：McGraw-Hill Education,2019.

［19］MARIEB E N,HOEHN K. Human Anatomy & Physiology. 7th ed. San Francisco：Pearson Benjamin Cummings,2007.

［20］JELKMANN W. Molecular biology of erythropoietin. Intern Med,2004,43(8)：649-659.

［21］BARBER D L,BEATTIE B K,MASON J M,et al. A common epitope is shared by activated signal transducer and activator of transcription-5(STAT5) and the phosphorylated erythropoietin receptor：implications for the docking model of STAT activation. Blood,2001,97(8)：2230-2237.

［22］杨宝峰.药理学.8 版.北京：人民卫生出版社,2013.

［23］吴梧桐.生物化学.6 版.北京：人民卫生出版社,2007.

［24］张传森,杨向群,刘亚国.人体系统解剖学.2 版.上海：第二军医大学出版社,2006.

［25］Stanfield CL.Human Physiology. 闫剑群,主编.改编教学版.北京：人民卫生出版社,2020.

［26］WIDMAIER E P,RAFF H,STRANG K T. Vander's Human Physiology：The Mechanisms of Body Function. 13th ed. New York：McGraw-Hill,2014.

［27］FOX S I,ROMPOLSKI K L. Human Physiology. 15th ed. New York：McGraw-Hill Education,2019.

［28］BORON W F,BOULPAEP E L. Medical Physiology. 3rd ed. Philadelphia：Elsevier,2017.

［29］丁文龙,刘学政.系统解剖学.9 版.北京：人民卫生出版社,2018.

［30］孔维佳,周梁.耳鼻咽喉头颈外科学.3 版.北京：人民卫生出版社,2015.

［31］ABBARA A,HUNJAN T,HO V,et al. Endocrine Requirements for Oocyte Maturation Following hCG,GnRH Agonist, and Kisspeptin During IVF Treatment. Front Endocrinol 2020(11)：537205.

［32］姚泰,赵志奇,朱大年,等.人体生理学.4 版(上).北京：人民卫生出版社,2015.

［33］RUOHONEN S T,POUTANEN M,TENA-SEMPERE M. Role of kisspeptins in the control of the hypothalamic-pituitary-ovarian axis：old dogmas and new challenges. Fertil Steril,2020,114(3):465-474.

［34］SPAZIANI M,TARANTINO C,TAHANI N,et al. Hypothalamo-Pituitary axis and puberty. Mol Cell Endocrinol,2021 (520):111094.

10